解读“华西现象”

讲述华西故事

展示华西成果

消化系统疾病发病机制及临床诊治新进展

XIAOHUA XITONG JIBING FABING JIZHI JI LINCHUANG ZHENZHI XIN JINZHAN

主　编　张　虎
副主编　陈毅丁

四川科学技术出版社
·成都·

图书在版编目（CIP）数据

消化系统疾病发病机制及临床诊治新进展 / 张虎主编.
-- 成都 : 四川科学技术出版社, 2018.11
ISBN 978-7-5364-9320-9

Ⅰ. ①消… Ⅱ. ①张… Ⅲ. ①消化系统疾病 - 诊疗Ⅳ. ①R57

中国版本图书馆CIP数据核字（2018）第269494号

消化系统疾病发病机制及临床诊治新进展

主　编　张　虎
副主编　陈毅丁

出 品 人　钱丹凝
责任编辑　胡小华
组稿编辑　罗小燕
封面设计　经典记忆
版式设计　大　路
责任校对　王星懿
责任出版　欧晓春
出版发行　四川科学技术出版社
地　　址　四川省成都市青羊区槐树街2号　邮政编码：610031
成品尺寸　156mm × 236mm
印　　张　35　字数 500 千　插页4
印　　刷　成都市金雅迪彩色印刷有限公司
版　　次　2019年8月第 1 版
印　　次　2019年8月第 1 次印刷
书　　号　ISBN 978-7-5364-9320-9
定　　价　128.00元

本书编委会

主　　编　张　虎

副主编　陈毅丁

编　　者（排名不分先后）

张　虎　马春香　王主君

玉　珍　木婧熙　蒋明珊

李力力　雷　蕾　陈毅丁

罗承昕　朱　敏　曾　臻

沈思岚

《华西医学大系》总序

由四川大学华西临床医学院/华西医院（简称“华西”）与新华文轩出版传媒股份有限公司（简称“新华文轩”）共同策划、精心打造的《华西医学大系》陆续与读者见面了，这是双方强强联合，共同助力健康中国战略、推动文化大繁荣的重要举措。

百年华西，历经120多年的历史与沉淀，华西人在每一个历史时期均辛勤耕耘，全力奉献。改革开放以来，华西励精图治、奋进创新，坚守“关怀、服务”的理念，遵循“厚德精业、求实创新”的院训，为践行中国特色卫生与健康发展道路，全心全意为人民健康服务做出了积极努力和应有贡献，华西也由此成为了全国一流、世界知名的医（学）院。如何继续传承百年华西文化，如何最大化发挥华西优质医疗资源辐射作用？这是处在新时代站位的华西需要积极思考和探索的问题。

新华文轩，作为我国首家“A+H”出版传媒企业、中国出版发行业排头兵，一直都以传承弘扬中华文明、引领产业发展为使命，以坚持导向、服务人民为己任。进入新时代后，新华文轩提出了坚持精准出版、精细出版、精品出版的“三精”出版发展思路，全心全意为推动我国文化发展与繁荣做出了积极努力和应有贡献。如何充分发挥新华文轩的出版和渠道优势，不断满足人民日益增长的美好生活需要？这是新华文轩一直以来积极思考和探索的问题。

基于上述思考，四川大学华西临床医学院/华西医院与新华文轩出版传媒股份有限公司于2018年4月18日共同签署了战略合作协议，启动了《华西医学大系》出版项目并将其作为双方战略合作的重要方面和旗舰项目，共同向承担《华西医学大系》出版工作的四川科学技术出版社授予了“华西医学出版中心”铭牌。

人民健康是民族昌盛和国家富强的重要标志，没有全民健康，就没有全面小康，医疗卫生服务直接关系人民身体健康。医学出版是医药卫生事业发展的重要组成部分，不断总结医学经验，向学界、社会推广医学成果，普及医学知识，对我国医疗水平的整体提高、对国民健康素养的整体提升均具有重要的推动作用。华西与新华文轩作为国内有影响力的大型医学健康机构与大型文化传媒企业，深入贯彻落实健康中国战略、文化强国战略，积极开展跨界合作，联合打造《华西医学大系》，展示了双方共同助力健康中国战略的开阔视野、务实精神和坚定信心。

华西之所以能够成就中国医学界的“华西现象”，既在于党政同心、齐抓共管，又在于华西始终注重临床、教学、科研、管理这四个方面协调发展、齐头并进。教学是基础，科研是动力，医疗是中心，管理是保障，四者有机结合，使华西人才辈出，临床医疗水平不断提高，科研水平不断提升，管理方法不断创新，核心竞争力不断增强。

《华西医学大系》将全面系统深入展示华西医院在学术研究、临床诊疗、人才建设、管理创新、科学普及、社会贡献等方面的发展成就；是华西医院长期积累的医学知识产权与保护的重大项目，是华西医院品牌建设、文化建设的重大项目，也是讲好“华西故事”、展示“华西人”风采、弘扬“华西精神”的重大项目。

《华西医学大系》主要包括以下子系列：

①《学术精品系列》：总结华西医（学）院取得的学术成果，学术影响力强；②《临床实用技术系列》：主要介绍临床各方面的适宜技术、新技术等，针对性、指导性强；③《医学科普系列》：聚焦百姓最关心的、最迫切需要的医学科普知识，以百姓喜闻乐见的方式呈现；④《医院管理创新系列》：展示华西医（学）院管理改革创新的系列成果，体现华西“厚德精业、求实创新”的院训，探索华西医院管理创新成果的产权保护，推广华西优秀的管理理念；⑤《精准医疗扶贫系列》：包括华西特色智力扶贫的相关内容，旨在提高贫困地区基层医院的临床诊疗水平；⑥《名医名家系列》：展示华西人的医学成就、贡献和风采，弘扬华西精神；⑦《百年华西系列》：聚焦百年华西历史，书写百年华西故事。

我们将以精益求精的精神和持之以恒的毅力精心打造《华西医学大系》，将华西的医学成果转化为出版成果，向西部、全国乃至海外传播，提升我国医疗资源均衡化水平，造福更多的患者，推动我国全民健康事业向更高的层次迈进。

《华西医学大系》编委会

2018年7月

前 言

近年来，随着医学技术及临床诊疗理念的快速发展，国内外胃肠病学领域不断涌现出大量高质量的科研成果，进一步增强了学者们对消化系统疾病发病机制及临床管理的认识。在此基础上，各胃肠病学组及专家、学者相继制定了针对消化系统疾病的诊疗指南及共识意见，为推进临床工作的专业化、规范化及标准化奠定了坚实的基础。

本书以临床常见的消化系统疾病为中心，广泛结合相关科研成果，全面梳理各诊疗指南及共识意见，旨在综合呈现消化系统常见疾病的基础及临床新进展。本书具有“全”“新”“用”等特点。

“全”是指内容全面。本书汇集了胃肠病学基础实验及临床研究的新近成果，涉及疾病的遗传背景、分子通路等发病机制，涵盖疾病的临床表现、诊疗手段等临床特点，全方位揭示疾病的特征，为系统性认识消化系统常见疾病提供了便捷的途径。

“新”是指参考资料较新。本书的主要参考资料为近十年来的国内外专业书籍、期刊文献及最新制定的诊疗指南与共识意见等，在编写过程中努力确保内容的前沿性与可靠性，力求强化常见胃肠道疾病相关新知识、新理念、新观点的普及和更新。

“用”是指方便使用。本书的编写着眼于临床实践，将解决临床问题作为出发点和落脚点，以临床思维为主线，统筹整合各类资料，兼容并蓄，深入浅出，具有较高的科学性及可读性；此外，各章节均归纳整理了疾病的诊治要点，有助于增强查阅的便利性。

本书内容翔实，知识点前沿，结构合理，重点突出，是一部实用性、时效性较强的胃肠病学读本，适合消化内科临床一线医生及其他相关学科基层医务工作者使用，希望能满足广大读者的临床需求。

本书的编写工作得到了多位专家与同仁的支持和关怀，他们在繁忙的工作之余对本书提出了宝贵的意见和建议，在此表示衷心的感谢。

由于编者水平有限，书中不足之处在所难免，望读者朋友批评指正。

编者

2018年10月

目 录

第一章　胃食管反流病

胃食管反流病（gastro- esophageal reflux disease，GERD）指胃、十二指肠内容物反流入食管，可引起食管炎及烧心等相关症状，造成咽、喉、气道等食管外组织损伤，常见的反流物主要包括胃液、十二指肠液等。本病可分为反流性食管炎（reflux esophagitis，RE）和内镜检查阴性的胃食管反流病，即非糜烂性反流病（non-erosive reflux disease，NERD），RE多有食管黏膜糜烂、溃疡等表现，NERD无内镜下阳性发现。GERD在西方国家人群中较为常见，我国患者的病情通常较西方国家患者轻。本病的发病率随患者年龄增大而上升，多见于40～60岁人群，男女患者的发病率无明显差异。

【病因和发病机制】

酸性物质或其他有害物质自胃部逆流进入食管是引起GERD的主要原因，胃食管反流的发生通常与食管下括约肌（LES）压力降低或功能缺陷有关，正常黏膜防御机制出现异常亦可导致GERD的发生。

一、食管抗反流机制减弱

1. 抗反流屏障

食管和胃的连接处有食管下段括约肌、膈食管韧带、膈肌脚等解剖结构，共同组成抗反流屏障，具有阻抑胃内容物反流的作用，其中，对抗反流屏障功能影响最大的结构为食管下段括约肌（LES），即食管末端的环形肌束，长度通常为3～4 cm。LES常处于收缩状态，阻止胃内容物从胃内反流，吞咽食物时则松弛，使食物进入胃内。LES功能障碍引起胃食管反流的主要病理生理过程包括：①LES可自发出现与吞咽无关的短暂松弛，称为一过性LES松弛（TLESR），呕吐、嗳气、恶心、食管扩张均可引起LES松弛，TLESR与间歇性非糜烂性反流的关系较为密切；②腹腔受压、弯腰、妊娠、腹水等因素刺激后常可出现腹腔内压力瞬时增高，若腹腔内压力超过食管括约肌张力则可引起反流；③某些因素可造成LES压力降低，如激素（胰高血糖素、血管活性肠肽、胆囊收缩素等）、食物（如巧克力、高脂饮食等）、药物（如地西泮、抗胆碱能药物、钙通道阻滞剂、茶碱类）等，从而诱发或加重反流症状。

2. 食管酸清除作用降低

胃液是造成食管损伤的主要物质，多数GERD患者的胃液量正常，但其胃液与食管黏膜接触的时间较长，同样易使黏膜受损，研究表明，食管黏膜的酸暴露时间对食管炎严重程度的影响较反流频率而言更为显著，而酸暴露时间和反流的频率均与食管清除有害物质的速度存在相关性。食管的清除能力与重力作用、食管蠕动、唾液分泌等因素相关，正常情况下，食管内容物通过重力作用进入胃内，在该过程中，蠕动功能正常的食管可有效清除反流物，并具有较为重要的抵抗反流物的作用，为食管廓清的重要方式。与健康人群相比，GERD患者食管远端的有效收缩率明显下降，蠕动的波幅亦随之降低，食管收缩率及蠕动波幅下降愈明显，酸反流程度愈大，提示食管远端酸清除障碍为引起反流的关键原因之一。此外，可通过吞咽动作增加唾液分泌量从而增强食管的廓清能力，唾液内含淀粉酶、黏蛋白等多种保护食管黏膜的有机物，可缓冲胃内容物对食管的刺激。若唾液的分泌量减少，则难以维持食管内中性pH值的环境，因此老年人、干燥综合征患者出现食管反流的可能性较大。部分患者夜间常发生GERD，可能与睡眠时吞咽动作减少、无重力作用使反流物不易清除有关。

3. 食管黏膜屏障功能降低

食管黏膜屏障包括：①上皮前屏障，食管壁细胞具有分泌黏液及碳酸氢盐的作用，其分泌产物为上皮前屏障的重要组成部分，有助于防止食管内容物损伤食管黏膜；②上皮屏障，由紧密连接鳞状上皮的和上皮细胞内的负离子蛋白及碳酸氢盐组成；③上皮后屏障，指组织在基本情况下的酸状态及血液供应情况，若患者存在长期吸烟、饮酒、进食刺激性食物、服用药物等情况，则易破坏食管黏膜屏障功能。有研究显示，与健康人群相比，GERD患者的食管上皮细胞间隙较宽，感觉神经末梢暴露较多，生理水平的胃内容物反流即可引发烧心等症状。食管上皮细胞内具有食管钙黏蛋白（E–cadherin），正常情况下E–cadherin可维持上皮细胞间的紧密连接及提高上皮屏障的防御能力，有研究发现，GERD患者的食管中存在E–cadherin降解现象，提示E–cadherin的降解可能为食管上皮屏障功能障碍的重要原因之一；此外，RE患者食管黏膜上皮内蛋白酶激活受体2（PAR–2）的表达水平较高，PAR–2为一种G蛋白偶联受体，在胰蛋白酶及肥大细胞激活剂的刺激下可呈高表达，进而引发IL–8大量分泌，并可增强反流物对食管黏膜上皮细胞微结构的破坏作用。

4. 胃、十二指肠功能异常

约50%的GERD患者存在胃排空障碍，研究表明，在合并胃排空障碍的GERD患者中，近端胃排空时间较长者酸反流程度较大，而远端胃排空障碍者则不易出现酸反流，总体胃排空功能障碍亦与酸反流无明显相关性。胃蠕动与胃壁肌细胞的电活动具有一定相关性，50%的GERD患者存在胃电活动功能的异常，且其酸反流较胃电活动正常的GERD患者更为明显。此外，十二指肠胃食管反流（DGER）为GERD的诱因之一，约12.8%的GERD患者存在DGER，该类患者食管黏膜的损害程度较单纯病理性酸反流者更重，食管黏膜发生肠化生的风险亦较高。

5. 幽门螺杆菌（*H.pylori*）感染

*H.pylori*感染与GERD的关系目前尚无定论。有学者认为*H.pylori*可影响胃肠道的运动能力，继而引起GERD；亦有研究显示正常人群的*H. pylori*感染率高于GERD患者，提示*H.pylori*感染可能为GERD的保护因素，且根除*H.pylori*与 GERD的发生和发展无相关性。

6. 神经因素

迷走神经和交感神经均可支配LES。迷走传入神经（感觉支）外周部起自远端食管和LES，中枢部终止于孤束核；分布于LES的传出神经（运动支）的中枢部起自迷走运动神经背核，刺激迷走神经背核可诱发LES松弛，刺激其喙部可导致LES收缩。迷走神经通路或可通过影响TLESR进而引起GERD，研究发现，氟丙胺磷（一种GABA受体激动剂）可作用于迷走反射弧，有助于减少TLESR的发生频率和酸反流。交感神经通路与GERD的关系目前尚不明确。

7. 内脏敏感性增强

部分 GERD患者的酸反流程度正常，但仍存在反流的临床表现，此外，酸灌注试验结果显示，伴有与不伴有食管炎的GERD患者的酸反应敏感度不同，上述表现均表明食管的高敏感性与GERD的发生具有一定相关性，食管黏膜损害、自主神经通路功能异常及食管持续收缩等因素可能影响疾病的发生。食管组织内的肥大细胞具有激活伤害性受体、促进食管内炎症介质的表达及释放的作用，研究表明，肥大细胞的数量可能与GERD患者烧心症状的严重程度有关，食管的传入神经（包括感觉神经及中枢神经系统）敏感性增强亦可影响GERD患者的烧心症状。

二、反流物对食管黏膜的攻击作用

反流物刺激和损害食管黏膜的程度与反流物的质和量、反流物与黏膜的接触时间、接触部位有关，若食管的抗反流机制减弱，则反流物与食管黏膜接触机会增多，导致食管黏膜更易受到损伤，若GERD患者的食管黏膜反复暴露于胃液、胃蛋白酶等反流物，酸性物质则可扩散进入黏膜，导致细胞酸化和坏死，最终引发食管炎。研究显示，胆汁反流可与酸反流并存，反流的胆汁中，非结合胆盐和胰酶是发挥攻击作用、损伤食管黏膜的主要因子，若胆汁反流为单纯性，则对其他因素的食管损伤作用有一定的促进能力。

【病　理】

内镜下可见RE患者的食管黏膜出现糜烂和溃疡，可有复层鳞状上皮细胞层增生和固有膜内中性粒细胞浸润，部分 NERD患者食管鳞状上皮细胞间隙增宽。胃食管反流物可破坏食管下段鳞状上皮，继而病变区鳞状上皮被柱状上皮移行替代（多发生于齿状线的近端），导致 Barrett食管的发生；食管黏膜鳞状上皮被柱状上皮替代后呈橘红色，可为环形、舌形或岛状。

【诊　断】

一、临床表现

1. 症状和体征

本病的临床表现主要有反流、食管刺激症状等。反流指胃内容物在无恶心和不用力的情况下涌入咽部或口腔，表现为反酸、反食、嗳气等，饱餐后易出现反流症状。反流物刺激食管黏膜上皮内的神经末梢，常可引起烧心、胸痛等症状，烧心是指胸骨后或剑突下有烧灼感；食管黏膜损伤严重时，患者可有吞咽疼痛感。此外，食管外组织或器官受到反流物的刺激可出现损伤，导致咽喉炎、慢性咳嗽、哮喘等食管外症状，少数GERD患者以食管外症状为首发或主要表现，严重者可发生吸入性肺炎。

2. 并发症

严重反流或反复发作的食管炎可发展为食管狭窄，多见于60～80岁患者；多数患者存在LES功能缺陷伴食管裂孔疝，主要表现为吞咽困难，进干食时尤为明显。由于存在食管黏膜糜烂及溃疡，RE患者可出现呕血、黑便等上消化道出血症状；若食管炎症迁延不愈，则可进展为Barrett食管，其癌变风险是正常食管的10～20倍。

二、检　查

1. 实验室检查

若患者合并上消化道出血，则血常规检查可发现血红蛋白浓度降低，粪检示大便隐血试验阳性。

2.X 线钡餐造影

与内镜检查作用相似，有助于发现食管狭窄、黏膜病变及食管裂孔疝等。该检查可直接显示上消化道的运动变化，具有无需插管、动态观察等优势。X线钡餐造影诊断RE的敏感性不高，对于不愿接受或无法耐受胃镜检查的患者，使用该方法有一定鉴别诊断价值。

3. 内镜检查及组织学活检

上消化道内镜检查可明确黏膜损伤及相关并发症，为诊断反流性食管炎的重要手段。GERD患者的食管黏膜在胃镜下可表现为正常、红斑、水肿、质脆、渗出、糜烂、溃疡、狭窄及Barrett化生等。病理活检有助于明确诊断，食管炎的组织学特征为食管乳头向上皮层突出及基底细胞增生，血管床的急性损伤、水肿和中性粒细胞（或嗜酸性粒细胞）浸润亦可提示食管损伤的存在。慢性食管炎的特征为食管组织内巨噬细胞浸润和肉芽组织形成，损伤严重时，成纤维细胞可产生大量胶原纤维，造成食管狭窄。

4. 24 h 食管 pH 值监测

通过便携式pH值记录仪监测患者食管下段24 h pH值为诊断本病的金标准。通常情况下，正常食管腔内pH值为5.5～7.0，若pH<4，则应考虑存在酸性反流物。常用以下6个参数作为判断指标：①24 h内pH<4的总百分时间；②直立位pH<4的百分时间；③仰卧位pH<4的百分时间；④反流次数；⑤时长超过5 min的反流次数；⑥最长的反流持续时间。上述诊断病理反流的参数有助于判断是否存在食管过度酸反流，食管pH值监测亦有助于评价酸反流与不典型症状（如胸痛等）的相关性，其中pH<4的总百分时间具有较高的阳性率。进行该检查前，应至少停用抑酸剂和促胃肠动力药物3 d，以防止出现假阳性或假阴性结果。

5. 便携式食管 24 h 胆红素监测

常使用Bilitec2000，测得的光吸收值即可反映胆红素浓度并呈正相关，吸收值<0.14为正常。对于存在胆汁反流的患者，该方法有较大诊断价值。

6. 食管测压

食管测压无法直接反映反流情况，但可为反流程度的评估提供依据，食管下段括约肌压力<10 mmHg*时应考虑本病可能。由于食管蠕动异常的类型可影响抗反流手术方式的选择，对食管体部蠕动能力的测压评估亦为重要的术前检查项目。

7. 食管内多通道阻抗监测

腔内电阻抗测量是评估食管内容物导电性的技术，该试验通过鉴别液体（低阻抗、高导电性）和气体（高阻抗、低导电性）的导电性能，从而判断反流物性质（为液体抑或为气体）。此外，可根据反流物性质将食管反流分为酸性反流和非酸性反流，阻抗测量有助于探测食管pH值监测无法发现的非酸性反流。同时应用24 h阻抗监测和pH值监测，为

* 1 mmHg ≈ 0.133 kPa

目前检测胃食管反流最佳的方法之一，对GERD诊断的灵敏度和特异度均高于90%。

三、诊断要点

GERD的诊断基于：有反流症状；内镜可发现RE的表现；食管过度酸反流的客观证据。①若患者有典型的烧心和反酸症状，则可做出GERD的初步诊断；②内镜检查若发现RE的表现并能排除其他原因引起的食管病变，GERD的诊断可成立；③对有典型症状而内镜检查无阳性发现者，可行24 h食管pH值监测，若试验证实存在食管过度酸反流，则诊断成立；④有典型症状但无法行内镜或食管24 h pH值监测者，可行质子泵抑制剂（PPI）试验性治疗（如奥美拉唑每次20 mg，每日2次口服，连用1～2周），若症状明显改善，则本病诊断成立；⑤若患者出现咽痛、声音嘶哑、咳嗽等食管外症状，反复发作，对症治疗效果不明显，应考虑本病可能，可通过内镜、食管24 h pH值监测或质子泵抑制剂试验性治疗等予以证实。

四、鉴别诊断

1. 功能性消化不良与功能性烧心症

本病常与紧张、焦虑等精神因素有关，患者可有烧心、早饱、上腹胀等消化系统症状，胃镜、食管24 h pH值监测、LES压力测定等检查结果均正常，患者亦无肝、胆、胰疾病。

2. 心源性胸痛

多见于老年患者，胸痛常在运动、劳累、激动时发作，患者多有高血压、糖尿病史，胸痛表现为胸骨后压榨性疼痛，可向左肩部放射。心电图常提示有心肌缺血性改变，含服硝酸甘油等血管扩张药物有助于缓解胸痛等症状。

3. 胆系疾病

患者多有右上腹痛，疼痛可向右肩部放射，进食油腻食物常诱发或使症状加重。B超检查可资鉴别。

4. 消化性溃疡

患者常有规律性上腹痛，伴有反酸、嗳气、纳差、腹部不适等症状。胃镜或X线钡餐检查可确诊。

5. 其他原因所致的食管炎

感染性食管炎亦较为常见，好发部位通常为食管中段，病原菌检查可有阳性发现。药物性食管炎患者通常有服药史，病变常位于近段食管。内镜检查均易鉴别。

6. 贲门失弛缓症

X线食管钡剂造影提示本病食管下段呈对称性漏斗状狭窄，结合胃镜检查可明确诊断。

【治　疗】

本病的治疗目的为消除症状、改善病情、防止食管狭窄或Barrett食管等并发症的发生，应合理制定治疗方案，及时、积极开展治疗。

一、一般治疗

帮助患者建立良好的生活方式为治疗GERD的基础，可嘱患者睡眠时抬高床头15～20 cm，以促进夜间食管内酸性物质的清除。由于烟草和乙醇具有降低LES压力、损伤食管酸清除能力和上皮细胞功能的作用，故GERD患者应戒烟和戒酒； 减少每餐量并限制脂肪和巧克力的摄入有助于减轻胃胀、降低TLESR发生率及避免LES压力下降。患者亦应注意避免饮用咖啡、茶、番茄汁、柑橘类及含碳酸盐的饮料，此类饮品可刺激胃液分泌或通过渗透作用而使不适症状加重；此外，应尽量减少使用可使LES压降低的药物如钙通道阻滞剂、抗胆碱能药、多巴胺、地西泮、茶碱等。

二、药物治疗

药物治疗为治疗GERD最常用、最重要的方法。药物治疗的目的包括增强抗反流屏障能力、降低胃内容物的酸度、提高食管酸清除力、减少酸性物质反流量、防止十二指肠胃反流、增强胃排空能力和幽门括约肌张力、促进炎症愈合等。

1. 抗酸药

可中和胃液从而减弱或解除胃液对食管黏膜的刺激或腐蚀，该类药物缓解症状作用迅速，适用于轻、中度 GERD患者。单用抗酸药促进愈合作用有限，故仅为辅助用药。常用的抗酸药包括氢氧化铝凝胶、氧化镁、复方氢氧化铝片等。该类药治疗效果持续时间较短，贯穿全天的频繁给药才可维持连续的酸性中和作用，通常根据患者情况按小时或按需给药。

2. 抑酸药

该类药物可抑制胃液分泌，可有效缓解患者症状并治愈食管炎，其治疗效果通常与患者的胃内pH值密切相关。

（1）H_2受体拮抗剂（H_2RA）。此类药物可与组胺竞争壁细胞表面的H_2受体，以抑制组胺对壁细胞泌酸的刺激作用，使胃液分泌量减少、反流物酸性降低，减轻其对食管黏膜的损害。该类药适用于浅表性胃炎和GERD病情较轻的患者，给予标准剂量治疗12周后，60%患者的症状可得到明显改善，其对患者的作用效果与疾病的严重程度、用药剂量、治疗持续时间等因素有关，常用的H_2受体拮抗剂包括西咪替丁、雷尼替丁、法莫替丁等。患者对H_2RA的耐受性通常较好，治疗过程中仍需监测药物副作用及潜在的药物相互作用，肝、肾疾病患者及高龄患者慎用。

（2）质子泵抑制剂（PPI）。该类药可有效抑制胃壁细胞H^+–K^+–ATP酶的活性，导致壁细胞无法将H^+转运至细胞外，从而减少胃液生成、降低胃内酸含量。PPI的抑酸作用时间较为持久，通常可持续18 ~ 24 h，其强度为西咪替丁的8 ~ 20倍，治疗中重度GERD效果明显优于H_2RA，并可迅速缓解患者症状；此外，PPI可作为难治性GERD的经验性治疗用药。若依照标准剂量每日给予患者1次PPI无法消除症状，则应给予2倍剂量或换用其他种类的PPI；若效果仍不理想，则可判定为治疗失败，需进一步明确诊断；PPI治疗GERD的疗程至少为8周。PPI仅可抑制分泌活跃的质子泵，为提高药物疗效，患者宜于早餐前15 ~ 30 min服用PPI；同理，若患者的症状主要出现于夜晚，则可于晚餐前服用药物。PPI或可导致机体吸收维生素B_{12}的能力降低，造成维生素B_{12}不足，故长期接受PPI治疗的患者应定期检查全血细胞计数，以期及时发现维生素B_{12}缺乏。

3. 促胃肠动力药

该类药可通过促进胃肠道蠕动、加大蠕动振幅及增强胃排空能力，从而缩短食管酸暴露的时间并减轻反流症状。该药单独使用时疗效较差，若与抑酸药联合使用则可获得较为理想的疗效。临床常用药物为莫沙必利、多潘立酮等。

4. 黏膜保护剂

该类药物可有效保护胃及食管黏膜，并有助于轻度抑制胃液分泌，适用于出现食管糜烂和溃疡的患者。进入消化道后，黏膜保护剂可附着于黏膜，并在黏膜表面形成一层屏障，有助于中和消化道内胃液并吸附胃蛋白酶和胆酸，可促进修复黏膜的炎性改变。常用黏膜保护剂有米索前列醇、铋剂等。

5. TLESR 抑制剂

可使TLESR的发生频率降低40% ~ 60%，增大食管下括约肌基础压并加速胃排空，其中γ–氨基丁酸B型受体（GABAB）兴奋剂可实现TLESR的高水平抑制，但该类药物可通过血–脑屏障，引起头晕、恶心等中枢神经系统不良反应，在临床应用中应注意。

三、维持治疗

GERD为一种慢性、复发性疾病，需长期维持治疗以控制症状，预防并发症的发生。正规治疗8周后，若胃镜检查示食管损伤已愈合，则可启动维持治疗，常用药物为质子泵抑制剂、H_2受体拮抗剂及促胃肠动力药物等，质子泵抑制剂效果最佳。需结合患者的身体情况及病情决定维持治疗的药物的剂量和治疗时间，通常应尽量小剂量使用药物并确保患者不会有任何临床症状，不推荐长期大剂量应用PPI。

四、内镜治疗

目前内镜下治疗GERD的方法主要包括射频治疗、内镜下缝合、内镜下注射。

1. 内镜射频治疗

有研究显示，经内镜下射频治疗的GERD患者的烧心症状及生活质量较使用抗反流药物者改善明显；亦有学者指出，射频治疗有助于减少患者PPI服用剂量，并可避免LES压力降低及缓解反流引起的食管相关症状，若提高射频剂量，则可使治疗效果更佳。射频治疗的应用仍存在局限性，其抗反流作用仅对40%患者有效，需持续使用PPI治疗的GERD患者不可完全停药。

2. 内镜缝合治疗

有研究显示，进行内镜下贲门缝皱术（ELGP）治疗后，大部分患者于3年内不需抗反流药物治疗；亦有研究指出，ELGP手术治疗GERD的有效率约为60%，术后2年随访发现患者烧心症状的缓解率为66%左右，PPI等抑酸剂的使用减少率约为76%，手术亦可有效减少酸暴露时间。

3. 内镜注射治疗

目前主要通过内镜下硬化针注射聚甲基丙烯酸甲酯（PMMA）治疗GERD。研究表明，注射40 μg的PMMA有较好的生物相容性及抗降解效果，但易移位，若增至125 μg则可增加其稳定性，由于注射PMMA可引发炎症反应及膨胀效应，使用时需注意；通过特殊的腔内探针于食管黏膜下植入带有磁性的装置可加强LES压力且无生物排斥反应，该技术有较大的发展和应用前景。

五、手术治疗

抗反流手术仍为治疗GERD的有效选择。经正规内科治疗3个月后效果不佳或伴有并发症的患者可考虑行外科手术治疗，但药物治疗失败预示外科手术治疗效果较差。对于药物治疗有效但希望通过外科治疗以避免长期服药的患者，应告知其术后再次复发及重新启动药物治疗的可能性。适合接受手术治疗的患者包括不耐受药物治疗者、药物过敏者及非酸性反流相关的患者。Nissen（360°）、Belsey（270°）两种胃底折叠术和Hill胃固定术可有效缓解患者症状和治愈糜烂病变，初步成功率可达85%。胃底折叠术有助于降低食管裂孔疝的发生率及增强LES的功能；胃固定术通过将食管胃结合部固定于正中弓状韧带，可明显减轻反流。食管蠕动功能受损的患者可选择Belsey术式，以降低发生术后吞咽困难的风险；既往有胃切除术史的患者宜选择Hill术式。手术治疗后吞咽困难和胀气综合征（无法嗳气或呕吐）的发病率为2%～8%。

六、并发症的处理

（1）食管狭窄。GERD经数月至数年的发展可造成食管狭窄，引发进行性吞咽困难等症状。尽管食管狭窄可通过放射影像学检查明确，但所有患者均应行内镜检查，以排除恶性肿瘤的可能。对于食管狭窄程度较为严重者，可通过内镜行食管扩张治疗，有助于改善患者症状。内镜扩张术后可使用药物维持治疗。

（2）上消化道出血 。患者若出现呕血、黑便等症状，应立即住院治疗。呕血者宜暂时禁食（12～24 h），静脉推注奥美拉唑40 mg，同时应用酚磺乙胺（止血敏）2 g、氨甲苯酸0.6 g等止血药物，防止失血症状加重。若患者失血过多出现循环障碍、休克等表现，应立即启动液体复苏治疗，必要时可输血。

（3）Barrett食管。疾病早期积极开展治疗并抑制胃液反流，可有效预防Barrett食管的发生。确诊者在有条件时可行内镜下激光和多极电凝治疗，或使用质子泵抑制剂长期维持治疗。PPI能否逆转Barrett食管炎目前尚无共识，有学者认为， Barrett食管病例经大剂量PPI治疗后，表现正常的鳞状细胞群可覆盖病变黏膜，并抑制黏膜内癌变进展。若病理活检证实出现Barrett食管重度异型增生，则宜行食管部分切除治疗。

【预 后】

大多数GRED病例呈慢性反复性，终止治疗后常复发；NERD对治疗的反应较差、病程较长，患者的生活质量受到明显影响；随着研究的深入和治疗方法的改进，RE的治愈率逐渐提高，严重并发症的发生率显著降低，食管炎造成的死亡较为罕见；Barrett食管有发展为食管癌的可能，患者需注意定期随访和积极干预。

（张 虎 马春香）

参考文献

[1] 赵玉沛，吕毅 . 消化系统疾病 [M]. 北京：人民卫生出版社，2016:85–91.

[2] Tsuboi K, Hoshino M, Sundaram A, et al. Role of the lower esophageal sphincter on esophageal acid exposure – a review of over 2000 patients[J]. Tropical Gastroenterology Official Journal of the Digestive Diseases Foundation, 2012, 33（2）:107.

[3] Jovov B, Que J, Tobey N A, et al. Role of E–cadherin in the pathogenesis of gastroesophageal reflux disease[J]. American Journal of Gastroenterology, 2011, 106（6）:1039–47.

[4] 房俊，杨晓俊，喻春钊，等 . 胃食管反流病发病机制研究进展 [J]. 中华普通外科学文献 : 电子版 , 2013，5（3）:47–51.

[5] 邵丽华，刘京娜 . 成人胃食管反流病临床特点分析 [J]. 世界中西医结合杂志，2010，5（2）:158–159.

[6] 中华医学会消化病学分会 . 2014 年中国胃食管反流病专家共识意见 [J]. 中华消化杂志，2014（10）:155–168.

[7] 蔡楠，伏杭江，刘政，等 . 胃食管反流病治疗研究进展 [J]. 医学研究生学报，2011，24（7）:771–774.

[8] Marie A.Chisholm–Burns. 消化系统疾病治疗原理与实践 [M]. 北京：人民军医出版社，2013:55–77.

[9] Vakil N, Zanten S V V, Kahrilas P, et al. The Montreal Definition and Classification of Gastroesophageal Reflux Disease: A Global Evidence–Based Consensus[J]. Zeitschrift Fur Gastroenterologie, 2006, 45（11）:1125.

[10] Tadataka Yamada. 胃肠病学手册 [M]. 北京：人民卫生出版社，2016:207–214.

[11] 葛建超，王云，谭佳，等 . 内镜技术在治疗胃食管反流病中的研究进展 [J]. 胃肠病学，2014（12）:753–756.

[12] 葛均波，徐永健 . 内科学 [M]. 北京：人民卫生出版社，2013:357–359.

[13] 姜元喜，许树长 . 胃食管反流病维持治疗的研究进展 [J]. 国际消化病杂志，2009，29（5）:311–313.

[14] 高敬国，魏绍武，王素英 . 消化科疾病临床诊疗技术 [M]. 北京：中国医药科技出版社，2016:1–12.

第二章 贲门失弛缓症

贲门失弛缓症（achalasia）又称贲门痉挛、巨食管，为食管胃结合部（EGJ）神经肌肉功能障碍引起的功能性疾病，以食管缺乏蠕动、食管下段括约肌（LES）高压及吞咽动作时食管松弛反应减弱为主要特征，病变可累及整个胸段食管，食管中下部受累常较为明显。本病占食管疾病的2%～20%，任何年龄的患者均可发病，30～40岁人群多见，男女患病比例相似（1∶1.15）。

【病因和发病机制】

贲门失弛缓症可能为一种在遗传易感性的基础上发生的LES松弛障碍性疾病，环境变化等因素亦可导致LES局部炎症和自身免疫反应，造成LES肌间神经丛抑制性神经元减少或缺失，进而引发疾病。

一、神经因素

1. 食管下段括约肌抑制性神经元改变

食管下段括约肌（LES）位于食管和胃连接部，LES肌间神经丛神经元受迷走神经背核发出的运动纤维调节，背核腹侧的兴奋性神经元和尾部的抑制性神经元均可支配LES的舒缩功能。LES肌间神经丛中的胆碱能神经元兴奋时可释放乙酰胆碱，引起LES平滑肌收缩，氮能神经元兴奋时可释放一氧化氮（NO），引起平滑肌舒张。生理情况下LES收缩形成的高压带有助于防止胃内物质反流进入食管，进行吞咽动作时，LES可暂时舒张，使摄入的食物顺利进入胃内。研究发现，在贲门失弛缓症患者的 LES肌间神经丛内，血管活性肠肽（VIP）能神经元神经型一氧化氮合酶（nNOS）和神经元数目较少，并存在中度以上神经元肥大、神经节炎症、纤维变性等病理表现，而一氧化氮合酶（NOS）为促进NO合成的关键酶，若氮能神经元（抑制性神经元）数量减少或发生退行性病变，则可导致LES平滑肌松弛功能障碍。LES肌间神经丛的其他病理改变还包括小静脉炎、毛细血管炎、纤维化等，慢性炎症反应可能与感染和免疫因素有关，亦可导致抑制性神经元数量减少。

2.Cajal 间质细胞（ICCs）改变

ICCs位于消化道平滑肌细胞和神经末梢之间，通过缝隙与平滑肌细胞连接，同时与神经膨体联系紧密，在将神经末梢的神经递质传递至平滑肌的过程中可发挥一定作用，ICCs、神经元和平滑肌细胞可共同协调消化道的运动功能。研究发现，ICCs和LES平滑肌细胞内均含有NO受体，该受体为一种对NO敏感的鸟苷酸环化酶，在NO与NO受体的介导下，ICCs可调节LES的舒张功能，进行吞咽动作时发生的LES舒张即主要由ICCs引起。有研究显示，出现LES内ICCs（$CD117^{+}$）数量明显减少甚至完全消失者占贲门失弛缓症患者的59.5%，且大多同时伴有nNOS阳性神经元减少，nNOS染色强度与CD117染色阳性率呈正相关；超微结构研究发现，贲门失弛缓症患者ICCs异常的主要表现为板层小体出现、线粒体肿胀、胞质内出现大量自噬体和空泡、神经膨体与ICCs间的连接结构减少等。

二、炎症及免疫因素

1. 炎症机制

90%贲门失弛缓症患者均存在LES相关的局部和系统性炎症反应，以T细胞为主的炎症细胞可浸润神经束和神经节。与健康人群相比，贲门失弛缓症患者外周血辅助性T细胞（Th）1、Th2、Th17和Th22数量明显较多，而Th细胞可通过分泌多种细胞因子调节细胞免疫和体液免疫的发生与发展；此外，贲门失弛缓症患者的LES局部促炎介质IL-4、IL-13、IL-17、IL-22、干扰素γ、细胞凋亡蛋白自杀相关因子（Fas）及促纤维化细胞因子、转化生长因子β_1均增加，患者外周血中IL-12、TNF-α受体水平明显升高，亦可出现红细胞沉降率（ESR）增快。由于贲门失弛缓症常伴有系统性炎症反应，故而有学者认为本病的发生可能与自身免疫异常有关。

2. 免疫机制

研究显示，贲门失弛缓症患者合并自身免疫性疾病的可能性为健康人群的3.6倍；分别有0.19%的系统性红斑狼疮患者和0.67%的系统性硬化症患者发生贲门失弛缓症，而普通人群的发病率为0.01%，表明存在自身免疫异常的患者更易并发贲门失弛缓症。本病患者血液循环中抗神经元抗体的检出率较高，25.7%患者血清中可检出至少1种自身抗体，患者亦可出现补体C3和C4B5等多种蛋白质表达上调；小细胞肺癌患者血清中可检出I型抗神经核抗体（抗-Hu抗体）、抗浦肯野细胞质抗体（抗-Yo抗体）等多种自身抗体，且易出现贲门失弛缓、假性肠梗阻等副肿瘤综合征表现；上述现象均表明食管LES中抑制性神经元数量减少、食管舒张功能障碍等可能受自身免疫异常影响。此外，有研究发现贲门失弛缓症患者的LES中存在较多的淋巴细胞浸润，以$CD3^+$、$CD8^+$ T细胞为主，可对人类疱疹病毒-1抗原做出应答，提示贲门失弛缓症亦与病毒感染有一定关联；血清水痘带状疱疹病毒（VZV）抗体阳性率在本病患者中较高、部分病变食管内VZV DNA呈阳性、患者血清麻疹病毒高滴度阳性率较高、VZV感染引起的颅内多发神经病变伴吞咽困难和胃轻瘫症状的病例报道等证据均支持贲门失弛缓症及消化道症状的出现与病毒感染有关，因此，病毒感染可能为贲门失弛缓症相关自身免疫反应的诱因。

三、遗传因素

目前已证实贲门失弛缓症的发生存在家族聚集现象，且Allgrove综合征（一种常染色体隐性遗传病）患者常有贲门失弛缓的表现。

1. 人类白细胞抗原（HLA）

HLA位于6号染色体短臂（6p21.31），与人类免疫系统及免疫功能具有密切的联系。HLA包含一系列紧密连锁的基因座，等位基因HLA-DQB1*0502及HLA-DQB1*0601在贲门失弛缓症患者中有较高的检出率，研究显示，HLA-DQB1*0503和HLA-DQB1*0601可编码一段由8个氨基酸组成的片段，该片段可插入HLA-DQB1尾部227～234位氨基酸处，为贲门失弛缓症最强危险因子；此外，HLA-DQA1第41位为赖氨酸，第130位为丙氨酸，二者均为贲门失弛缓症的独立危险因素。贲门失弛缓症易发生于具有特定HLA基因型的人群，其中，HLA-DQA1*0101及其表达产物HLA-DQαβ异二聚体的α链已被证实与贲门失弛缓症的关系较为密切，若贲门失弛缓症患者的HLA-Ⅱ携带等位基因DQA1*0103和DQB1*0603，则其抗神经丛抗体水平可能较高，提示特定的HLA基因或可通过免疫机制使患者发生贲门失弛缓症的风险上升。

2.NOS 基因多态性

抑制性神经元兴奋时释放的NO可松弛LES环形肌，NO合成障碍及其与受体结合障碍均可导致LES舒张功能下降。NO的合成由NOS指导，NOS包括内皮型（eNOS）和诱导型（iNOS），在贲门失弛缓症患者中，eNOS 4a4a及iNOS 22 gA两种基因型的检出率明显高于正常人群。此外，贲门舒张功能障碍亦与NO受体基因突变有关，有一种临床主要表现为贲门失弛缓和脑血管烟雾病的常染色体隐性遗传病，患者均存在编码NO受体α_1亚单位的基因（GUCY1A3）纯合突变。

3. 炎症介质基因多态性

研究显示，贲门失弛缓症患者VIP受体基因1的第4内含子的单核苷酸序列检出率较高。VIP为一种抑制性神经递质，位于肌间神经丛内，具有维持神经–内分泌–免疫系统的动态平衡的作用，免疫细胞激活后即可释放VIP，通过作用于炎性细胞下调免疫反应，进而抑制炎症过程。Arg381 gln的最小等位基因频率在贲门失弛缓症患者中较高，该基因为IL–23受体基因，IL–23与受体结合后可激活JAK–STAT信号转导通路，启动下游一系列免疫应答，参与细胞免疫和免疫调节过程；此外，贲门失弛缓症的发生亦可能与IL–33等位基因多态性有关。

四、精神心理因素

国内有调查显示，63.9%的贲门失弛缓症病例有明显诱因，其中，51.2%的病例由情绪因素诱发，48.8%患者的症状加重受情绪影响。研究表明，在出现应激反应时，非心源性胸痛患者的食管收缩幅度及食管上段括约肌压力较平静状态明显增大，并伴有不同程度的焦虑症状，提示食管动力可受患者的精神心理因素影响。

【病 理】

贲门失弛缓症的主要病理改变位于食管肌间神经丛，此外，食管体部、LES、迷走神经及吞咽中枢均可存在神经病理改变，少数患者可出现髓鞘变形、迷走神经轴浆肿胀、迷走运动背核细胞数量减少等病变。

【诊　断】

一、临床表现

1. 症状和体征

本病最早出现及最常见的临床表现为吞咽困难，初起较轻，常由情绪波动及进食过快等因素诱发，继而可逐渐加重，病程进展多较缓慢；本病吞咽困难症状的特点为：①反常性，即吞咽困难可迅速发生亦可暂时性解除；②长时性，即从首次出现吞咽困难症状发展至液体性吞咽困难所需的时间较长。吞咽困难可影响食物摄取，常导致患者体重减轻，病程迁延者可有营养不良、维生素缺乏、贫血等表现。40%～90%的患者可出现胸痛，疼痛多位于胸骨后及中上腹，持续数分钟至数小时，常于进食后发生，与进餐速度过快关系密切，摄入温热食物时胸痛常可缓解，而摄入冰冷食物可使胸痛加重；若患者出现吞咽困难加重或食管扩张，则可引发体位性反流及呕吐等表现。

2. 并发症

本病可继发溃疡、食管黏膜糜烂、食管气管瘘、食管炎、压出型憩室、出血、自发性食管破裂等病变，病程达10年以上、食管扩张明显且潴留严重者易并发食管癌；约1/3患者可因食管反流物被吸入气道而出现支气管和肺部感染，反流物的刺激亦可诱发咽炎、哮喘等疾病。

二、检　查

1. 影像学检查

（1）X线食管钡餐检查。食管钡餐造影是本病最佳且较易操作的单项诊断方法，对预测贲门失弛缓症患者的治疗效果有积极意义。典型表现为钡剂滞留于贲门部，钡柱顶部可有气–液平面形成，食管下段呈边缘光滑的鸟嘴状狭窄，钡剂成细流缓慢进入胃内。并非所有贲门失弛缓症病例均有食管钡餐造影阳性发现，病程早期的检查阳性率较低。此外，食管钡餐动态监测可评估患者食管的排空功能，常可见食管远端2/3处缺乏原发性蠕动，故而较难将食物和唾液排空。在病情进展过程中，食管可逐渐扩张或呈“乙”字状扭曲。若食管内存在食物残渣，则钡餐造影可见充盈缺损影，故检查前应行食管灌洗与引流清除潴留的食物。

（2）胸片。早期病变时胸片可无阳性发现，随着病情进展，食管逐渐扩张，后期前位胸片即可见纵隔右上边缘膨出；若食管高度扩张或出现延伸与弯曲，则可见纵隔边缘超出心脏右缘，与纵隔肿瘤较难区分。食管内潴留的气体和食物常表现为气–液平面。伴有肺炎或肺脓肿时，患者肺野可有相应改变。

2. 食管动力学检查

（1）食管压力测定。食管测压是诊断贲门失弛缓症的重要手段，敏感性较高，某些早期病变无法通过食管钡餐造影或内镜检查确诊，而食管测压则可较好地发现病变，其检查结果亦可为药物疗效判断、术后食管功能评估提供依据。食管测压常见的特征性表现有：吞咽时食管下括约肌不松弛或不完全松弛、食管体部蠕动消失、食管压力增高、下括约肌静息压增高等。

（2）食管排空检查。包括钡剂排空指数、饮水试验和核素传输时间检查等，有助于判断食管的排空功能，并可对食管排空功能进行定量或半定量评估，对评价相关治疗改善食管功能的效果亦有较大价值。通常情况下食管平均通过时间为7 s，最长不超过15 s。

（3）高分辨率测压（HRM）。HRM是一种新兴技术，与传统测压法相比优势在于：①对吞咽动作的全过程进行动态记录，并可实时观察食管整体收缩情况；②可详细、精确测量咽部至胃的全部压力数据，对各动力学参数进行系统、客观地分析；③引入地形地图学方法，将导管深度、测压时间和各通道平均压力通过3D彩色压力地形图同时展示，较为简洁、直观，有利于详细观察和仔细识别；此外，HRM具有操作简单、检查时间短、快速高效、患者痛苦小等特点。

3. 内镜检查

镜检可见食管体部管腔扩张或弯曲变形，偶伴有憩室膨出，食管腔内常有潴留的未消化食物和液体。食管黏膜外观多正常，可水肿或质脆，体部食管或呈环形收缩。超声内镜检查可见食管壁层次清晰，有不同程度增厚，以肌层增厚最为明显，若发现异常低回声区，则提示恶性肿瘤浸润可能。若食管下段括约肌持续收缩，则易导致食管出口关闭，但胃镜可在加力推进下进入胃腔，与由肿瘤引起的食管狭窄有较大区别。内镜检查可发现食管壁溃疡、糜烂、炎症等改变，对于老年患者，应通过细微观察与活检，排除贲门部位恶性肿瘤的可能。

三、诊断要点

（1）具有吞咽困难、反流及胸骨后疼痛或不适等典型症状，一般情况较好，无明显体征，且症状持续6个月以上者，可临床拟诊。

（2）X线钡餐检查发现食管下端“鸟嘴样”改变的典型征象，食管测压示LES静息压上升、吞咽时LES不能松弛或松弛间隙缩短、食管蠕动减弱或消失，即可确诊本病。

（3）难以确诊时，可行内镜、超声内镜及食管通过时间测定等检查辅助诊断，注意与其他疾病鉴别，并确定有无食管并发症。

四、鉴别诊断

（1）伴食管狭窄的反流性食管炎。本病患者常有反酸、烧心的慢性病史，其反流物多呈酸臭味，有时含胆汁。X线钡餐检查见食管下端无典型的“鸟嘴样”改变，食管测压测得LES压力下降且压力带较短。内镜和食管pH值检测可显示黏膜炎症及反流现象。

（2）冠心病。胸痛明显时应与冠心病鉴别。冠心病患者的胸痛多因劳累诱发，而贲门失弛缓症多因吞咽动作诱发，常伴有吞咽困难、反流、烧心等症状。冠心病发作时有典型的心电图改变。

（3）假性贲门失弛缓症。本病主要病因为肿瘤浸润损害吞咽功能或反流性食管炎、食管消化性溃疡引起的食管纤维化，症状发生突然，患者早期即可出现消瘦。有研究显示，在引起严重吞咽困难的肿瘤中，胃癌（特别是贲门胃底癌）最为常见，其他还包括胰腺癌、甲状腺癌、支气管源性癌及淋巴癌等。临床上，在做出贲门失弛缓症的诊断时，需仔细与假性贲门失弛缓症鉴别，对存在症状且年龄＞50岁、近期有明显消瘦者，应注意恶性肿瘤的排查。内镜检查是鉴别的主要手段，此类情况下，胃镜前端常在通过结合部时遇较大阻力而无法进入胃腔。内镜检查过程中需收集数量充足且质量较高的病理活检标本，为诊断提供依据。

（4）风湿免疫性疾病。 红斑狼疮、系统性硬化症、淀粉样变性、皮肌炎、混合性结缔组织病等结缔组织疾病患者常有不同程度的吞咽困难、反流等症状。患者多有长期不规则发热、皮损、关节痛、内脏损害、免疫球蛋白增高、特异性抗体阳性等特征性表现。

（5）弥漫性食管痉挛。弥漫性食管痉挛是一种原发性食管动力障碍性疾病。X线钡餐检查可见开钻样表现，食管测压亦有助于鉴别。

【治　疗】

本病的治疗目的为缓解症状、改善患者生活质量、减轻食管的扩张、防止食管癌的发生。目前的治疗方法有助于降低LES高压，改善LES松弛情况，加速食管排空，但一般无法增强患者食管的蠕动功能。

一、一般治疗

患者应保持良好的饮食习惯，以进食柔软且富含热量及营养的食物为主，细嚼慢咽，少食多餐，减少过热、过冷饮食的摄入。病程晚期若患者出现食管明显扩张，则应适当禁食、冲洗食管，并给予患者充足的热量、水、电解质、维生素等。有学者指出，热水可加快食管的排空，有利于松弛食管下段括约肌，且大多数患者在饮用热水时均感吞咽困难或胸痛得到明显缓解，因此，建议患者可于餐前、餐后及睡前连续饮用200～300 ml 40～50 ℃的热水，进餐时可以热汤或热水送服，对改善吞咽困难、反流、胸痛等不适均有效。此外，异常的精神心理状况可诱发或加重贲门失弛缓症患者的症状，故应注意加强对患者心理状态的观察和辅导。

二、药物治疗

目前尚无治疗贲门失弛缓症的特效药物，多种药物可降低患者食管下段括约肌压力，但临床治疗效果均不理想。最常用的药物以硝酸酯类药物及钙通道阻滞药物为主，通过抑制LES收缩解除食管痉挛性疼痛，异山梨酯，每次5 mg，3次/天，可在餐前15 min舌下含服；硝苯地平，每次10 mg，3次/天。药物治疗的短期有效率可达50%～70%，但长期疗效（1年后）差，不良反应（低血压、头痛和外周性水肿等）发生频繁。患者紧张时症状可加重，给予抗焦虑镇静药物可缓解患者紧张情绪、改善临床表现，此类药物常引起心悸、面部潮红、口渴、呕吐、嗜睡、眩晕、恶心和头痛等不良反应，不宜长期服用，仅可用于贲门失弛缓症的辅助治疗。此外，中西医结合治疗贲门失弛缓症亦有一定疗效，中药治疗有助于减轻患者不适，降低复发率并提高患者的生活质量。

三、内镜下肉毒杆菌毒素注射

肉毒毒素（BTX）是梭状芽孢杆菌属肉毒梭状菌产生的外毒素，作用于神经肌肉接头处，抑制乙酰胆碱释放，致使肌肉松弛和麻痹。内镜下肉毒毒素注射（EBTJ）治疗贲门失弛缓症时，将食管下段括约肌分成4个象限，使用硬化药注射针沿LES周径（一般4个点）依次注入1 ml（20 U/ml或25 U/ml）肉毒毒素注射液，总注射量80~100 U。该方法1个月内的有效率可达90%，1年内的有效率约为60%，若想维持疗效则需反复注射。肉毒毒素的副作用较少，且持续时间短暂，大部分患者可耐受，少数患者有胸部疼痛症状，多可自行缓解。与气囊扩张或手术治疗相比，肉毒毒素注射治疗的缓解率较低，复发率较高，尚有25%患者表现为原发性耐药。反复肉毒杆菌毒素注射可增大手术和扩张治疗的困难度、降低手术疗效，因此，本方法主要用于药物治疗失败、食管下段括约肌扩张和外科手术治疗风险较大的老年患者或拒绝创伤性治疗的患者，亦可作为过渡治疗措施。通过超声内镜引导进行肉毒毒素注射治疗是近年发展较为迅速的新型注射治疗方法，超声内镜技术可为鉴别消化道和周围结构提供依据，亦可准确定位食管下段括约肌，确保将肉毒毒素精准注入，最大限度发挥肉毒毒素的效用，降低复发可能性。

四、内镜下气囊扩张术

内镜下气囊扩张术（EPD）被认为是目前治疗贲门失弛缓症有效的非手术治疗方法，其旨在通过膨胀位于胃食管连接部的气囊，使肌纤维破裂，从而降低LES压力，并保持黏膜的完整性。气囊扩张术简便易行，对于年龄超过 50 岁的男性及年龄超过 35 岁的女性、一般治疗及药物治疗无效或因自身原因不能接受药物治疗的患者，选用该治疗方法可取得较理想的疗效。气囊扩张术可在透视下或非透视胃镜直视下进行，扩张压力通常为300 mmHg，时间为10 ~ 180 s，充分扩张贲门狭窄区为扩张治疗的关键。评价气囊扩张效果的最佳指标是扩张后LES压力，研究显示，若EDP术后LES压力小于15 mmHg，患者的症状可以得到长期缓解；若术后LES压力大于20 mmHg，则治疗几乎无效。EPD的主要并发症有：食管穿孔、消化道出血、食管撕裂、吸入性肺炎等，其中食管穿孔的发生率为1% ~ 3%，为最严重的并发症。若患者术后出现疼痛、皮下气肿，则应考虑食管穿孔的可能，可行水溶性造影剂造影确诊，若确认出现穿孔则应尽早进行手术修补，因此，EPD仅宜在能开展胸外科手术的医院进行。有研究显示，75%的患者经一次扩张治疗后，症状缓解可维持5年以上；亦有学者指出逐渐加压、多次扩张的方案或疗效更佳，目前倾向于在扩张过程中逐步加大气囊直径，该方法可有效降低食管穿孔的发病率。

五、暂时性自扩金属支架治疗

在暂时性自扩金属支架治疗（TSMST）中，金属支架被植入食管狭窄部位，通过使其在3 ~ 7 d内缓慢展开释放的均匀压力，造成LES的肌组织较完全的断裂，从而降低LES压力。与EPD相比，金属支架的扩张压力更为分散和持久，可有效造成LES肌纤维更为均匀的断裂，术后瘢痕较小，故而有较高的治疗有效率和较低的术后复发率。患者在食管支架置放术中及术后或可出现胸痛、异物感、胃食管反流、出血、穿孔、支架阻塞及移位等并发症，需注意防治。由于相关研究有待进一步完善，轻、中度贲门失弛缓症患者不宜行支架治疗，若需选用TSMST，则应谨慎评估患者的一般情况及病情。可回收支架置入治疗安全性高、疗效显著，可将30 mm支架在置入后 4 ~ 5 d取出，具有更好的长期疗效，可用于初诊的贲门失弛缓症患者，亦可用于气囊扩张术后或其他治疗后复发吞咽困难，且无凝血功能障碍、活动性感染、严重心脏或肺部疾病、恶性肿瘤、严重心理障碍等疾病的贲门失弛缓症患者。

六、经口内镜下肌切开术

经口内镜下肌切开术（POEM）为近年来发展较为迅速的处理贲门失弛缓症的方法，治疗贲门失弛缓症的创伤较小、疗效较好，具有广阔的发展前景。POEM可通过隧道内镜将异常的食管括约肌切开，主要步骤包括：食管黏膜层切开；分离黏膜下层，建立“隧道”；环形肌切开，保留纵行肌；金属夹关闭黏膜层切口。贲门失弛缓症的患者均可行POEM治疗，其并发症包括黏膜损伤、出血、感染、气胸等，常可通过保守治疗有效处理。术后2～4周应及时评估治疗效果，若食管压力测定显示LES静息压≤15 mmHg，则表明治疗的长期有效性较好，若食管排空试验示患者吞钡1 min后残留钡剂高度低于术前基础值50%以上，则亦提示治疗效果较好，此外，实时钡餐透视有助于评估贲门口通畅程度和食管腔扩张情况。

七、手术治疗

外科干预可有效降低LES的压力，有助于缓解患者吞咽困难症状，术中需注意维持一定的LES张力，防止术后反流的发生。经内科保守治疗无效或合并严重并发症、怀疑并发食管癌、扩张术失败或穿孔者应行手术治疗。在众多手术治疗方案中，以Heller食管下段肌层切开术（LMH）最为常用，该手术可经腹腔镜或胸腔镜进行，LMH联合部分前壁胃底折叠术已成为治疗贲门失弛缓症的标准手术方式，与传统的开放式手术相比，具有操作简单、疗效佳、创伤小、患者住院时间短、术后疼痛小、康复快等优点。LHM适用人群广，超过60岁且能耐受手术的患者、反复行EPD或反复行EBTJ治疗失败的患者在接受LHM治疗后，症状亦可得到持久的缓解。有学者主张在食管下段肌层切开手术的同时行迷走神经切断及幽门成形术，以抑制胃液分泌，促进胃排空，减少胃液反流，保证手术效果。

【预　后】

本病患者通常预后良好，若能坚持药物及气囊扩张治疗，大多数患者的症状均可得到有效缓解，部分行内镜下扩张治疗效果不理想者可考虑行手术治疗。食管病变严重或伴发食管癌者预后较差。

（张 虎　木婧熙）

参考文献

[1] 赵玉沛， 吕毅 . 消化系统疾病 [M]. 北京：人民卫生出版社，2016:92-94.

[2] 高敬国，魏绍武，王素英 . 消化科疾病临床诊疗技术 [M] . 北京：中国医药科技出版社，2016:13-19.

[3] 周震宇， 莫剑忠 . 贲门失弛缓症 [J]. 胃肠病学，2011，16（12）:762-764.

[4] 樊文娟， 方秀才 . 贲门失弛缓症发病机制研究进展 [J]. 中华内科杂志，2016，55（10）:807-809.

[5] 宁守斌，张忠兵， 谢渭芬 . 贲门失弛缓症发病机制及临床治疗研究进展 [J]. 国际内科学杂志，2003, 30（3）:96-98.

[6] Enestvedt B K, Williams J L, Sonnenberg A. Epidemiology and practice patterns of achalasia in a large multi-centre database[J]. Alimentary Pharmacology & Therapeutics, 2011, 33（11）:1209-1214.

[7] BoeckxstaensGE, ZaninottoG, RichterJE. Achalasia[J]. Lancet, 2014，383（9911）: 83-93.

[8] HoshinoM, OmuraN, YanoF, et al. Immunohistochemical study of the muscularis externa of the esophagus in achalasia patients[J]. Dis Esophagus, 2013，26（1）: 14-21.

[9] 白俊清，高占峰 . 贲门失弛缓症的治疗进展及疗效分析 [J]. 临床和实验医学杂志，2015（7）:608-609.

[10] 臧凤莉，白宁，王宝菊，等 . 贲门失弛缓症治疗的现状和进展 [J]. 现代生物医学进展，2015，15（6）:1160–1164.

[11] 农长深，林瑶光 . 内镜下治疗贲门失弛缓症的研究进展 [J]. 内科，2012，7（2）:177–179.

[12] 冯业，李晓波 . 经口内镜下肌切开术治疗贲门失弛缓症的应用和展望 [J]. 胃肠病学，2017，22（7）:443–446.

[13] 康雪兰,张学彦 . 贲门失迟缓症的内镜下治疗进展[J]. 胃肠病学和肝病学杂志，2013，22（5）:475–477.

[14] 内镜治疗专家协作组 . 经口内镜下肌切开术治疗贲门失弛缓症专家共识 [J]. 中华胃肠外科杂志，2012，15（11）:1197–1200.

[16] 宛新建，李兆申， 陆伦根，等 . 内镜下三种方法治疗贲门失弛缓症后下食管括约肌及体部动力学比较 [J]. 中华消化杂志， 2010，30（12）:890–893.

[17] Pescarus R, Shlomovitz E, Swanstrom L L. Per–Oral Endoscopic Myotomy（POEM）for Esophageal Achalasia[J]. Current Gastroenterology Reports，2012, 8（1）:329.

第三章　食管贲门黏膜撕裂综合征

食管贲门黏膜撕裂综合征（Mallory–Weiss syndrome）指频繁剧烈的呕吐引起腹内压骤然增加，继而造成胃贲门、食管远端消化道黏膜和黏膜下层撕裂，并发大量出血的临床综合征。过去认为本病较为罕见，但目前认为Mallory–Weiss综合征占全部上消化道出血病例的3%～15%，多发生于30～50岁中年患者，男性好发，男女发病率之比约为3∶1。

【病因及发病机制】

Mallory–Weiss综合征常在患者剧烈呕吐后发生，基本发病原因为腹内压或胃内压骤然升高。患者发生呕吐时，食管及膈肌可出现痉挛性收缩，胃内容物进入食管后，使末端食管内压力急剧增高，进而损伤食管–胃连接部消化道黏膜。部分学者认为，Mallory–Weiss综合征的发生机制与自发性食管破裂相似，可为食管全层破裂合并食管穿孔，部分患者可仅有食管壁内血肿形成或黏膜撕裂等表现。有研究显示，当胃内压持续升高至150 mmHg同时合并食管阻塞时，即可引起食管–胃连接部黏膜撕裂，正常成年人呕吐时胃内压常可达200 mmHg，若呕吐剧烈，则有造成黏膜撕裂的风险。酗酒及其引起的呕吐是Mallory–Weiss综合征最常见的病因，尿毒症、消化性溃疡、萎缩性胃炎、分娩、妊娠剧吐、剧烈运动、消化道恶性肿瘤导致的肠梗阻、偏头痛、用力排便等因素亦与本病的发生有关。有报道指出，伴有食管裂孔疝的患者更易出现本病，提示食管裂孔疝或为本病的易感因素之一；此外，发生Mallory-Weiss综合征的患者常有出血、凝血功能紊乱。

【病　理】

撕裂的黏膜常为线形单处撕裂，亦可为2处或多处撕裂，多位于食管末端或食管-胃连接部，损伤的病灶常位于黏膜皱襞间沟内。纤维内镜早期可见病灶活动性出血，病灶处多有血凝块或纤维组织块覆盖，随病情进展，可有浅表溃疡形成。根据Mallory-Weiss综合征病变部位的病理表现，可将其分为4期：①出血期：通常为发病后24 h内，病灶活动性出血；②开放期：48 h至7 d，创口裂开，边缘隆起；③线状期：1～2周，裂口呈线状，未完全闭合，上有白苔附着；④瘢痕期：2～3周，裂口完全闭合，白苔消失，瘢痕形成。

【诊　断】

一、临床表现

Mallory-Weiss综合征患者的主要症状为呕血，其特点为恶心或剧烈呕吐后随即呕出鲜血，多数患者呕血量较大，可达3000 ml，部分失血程度较为严重的患者可发生休克，亦有个别患者呕血量较小或仅有黑便。绝大多数患者发病时可出现呕吐或恶心，其剧烈程度与本病的发生无明显相关性，部分呕吐程度较轻的患者仍可发生本病。少数患者在恶心、呕吐前可自觉上腹部有撕裂样疼痛，食管贲门黏膜撕裂较为严重的病例通常以上腹部疼痛为突出临床表现，导致其上消化道出血症状被忽略，易造成误诊。本病患者多无明显体征，部分患者可出现上腹部轻压痛，失血量较大者可有外周循环障碍等体征。

二、检　查

1. 实验室检查

本病合并大出血时，血常规可示患者红细胞计数及血红蛋白总量降低。

2. 胃镜检查

为诊断Mallory–Weiss综合征最有效的手段，应在出血24 h内或出血时即行胃镜检查，常可见食管与胃交界处或食管远端、贲门部位黏膜的纵行撕裂，撕裂多为单发，少数呈多发，创口通常长3～20 mm，宽2～3 mm。根据胃镜下表现，可将撕裂伤及出血情况分为4类：①撕裂并活动性出血；②撕裂并血管裸露或新鲜血痂；③撕裂并陈旧性血痂；④撕裂无出血表现。

3. 影像学检查

（1）X线钡剂造影。对本病的诊断价值较小，少数患者可通过该检查发现出血灶周围钡剂充盈缺损区，检出率较低。

（2）动脉造影。 可经股动脉选择性插管至胃左动脉，注入造影剂，观察胃左动脉及其食管支动脉显影情况，若活动性出血者出血速度达0.5 ml/min以上，则可见造影剂外溢现象。

三、诊断要点

（1）患者于饮酒、饱餐后发生剧烈呕吐，呕出新鲜血液或带有新鲜血液的胃内容物，则应考虑发生Mallory–Weiss综合征的可能。

（2）急诊胃镜发现食管–胃连接部消化道黏膜或黏膜下层有纵行裂伤可确诊。

四、鉴别诊断

（1）消化性溃疡出血。患者多有上腹部反复发作的疼痛及反酸、嗳气、饱胀等其他消化道症状，疼痛多有周期性、规律性，出血前疼痛常减轻。行内镜检查可明确诊断。

（2）食管胃底静脉曲张破裂出血。患者常有慢性肝炎、肝硬化等疾病史，常伴腹水、腹壁静脉曲张等门脉高压症表现及肝掌、蜘蛛痣等肝功能减退表现，进食粗糙、刺激性食物后可诱发上消化道出血。内镜检查可资鉴别。

（3）急性胃黏膜病变出血。多发生于严重创伤、感染、休克、大面积烧伤、脑血管意外、服用损伤胃黏膜药物等刺激性事件之后，内镜检查可见广泛胃黏膜糜烂、浅表溃疡及出血点。

（4）自发性食管破裂。本病的病因及发病机制与Mallory-Weiss综合征相似，但黏膜撕裂程度更为严重，多累及食管壁全层。发病时患者常有胸骨后或剑突下撕裂样剧痛，继而大量呕血，常合并纵隔炎表现。体检可发现锁骨上窝皮下气肿，多向颈部及胸骨上方发展；听诊可闻及与心脏收缩一致的嚼骨音，常伴有Hamman征；胸部叩诊呈鼓音。

【治　疗】

Mallory-Weiss综合征的治疗原则为止血、止吐及抗酸，通常采用保守治疗，呕血多能自行停止，出血严重者可采用内镜、介入及外科手术治疗。

一、般治疗

嘱患者卧床休息，严密监测其生命体征及每小时尿量，保持呼吸道通畅，防止呕吐物流入气道引起窒息；定期复查血常规，必要时监测中心静脉压，尤其是老年患者；急性出血时患者应严格禁食，可利用胃管将胃内容物抽出，防止其进一步加重黏膜撕裂程度。

二、药物治疗

1. 积极补充血容量

及时建立静脉通道并保持其通畅，积极补液，必要时输血，尽量保持血细胞比容（Hct）＞30%及血红蛋白浓度＞70 g/L，补液量应合理，避免输液或输血过多引起急性肺水肿或再出血。

2. 抑酸、止血

当胃内pH值＞6.0时，血小板可有效聚集，发挥止血作用，故患者发生急性出血后，需快速升高其胃内pH值，促进血小板止血，可静脉给予H_2受体拮抗剂、质子泵抑制剂（PPI）等药物以抑制胃液分泌，改善胃内酸环境，通常情况下PPI使用较多。

3. 镇静止呕

对于呕吐剧烈者，可使用止呕药或镇静药，如甲氧氯普胺、多潘立酮、地西泮等。胃肠减压有助于止呕，出血停止24 h后可拔去胃管，恢复进食。

4. 胃黏膜保护剂

铝碳酸镁、磷酸铝、硫糖铝、氢氧化铝凝胶等药物有助于缓解患者的临床症状，减少黏膜出血量，对促进胃黏膜修复亦有一定价值。

三、内镜治疗

出血量较大、出血呈活动性或有近期出血史的患者可行内镜下止血治疗。

（1）局部喷洒止血术。通过局部喷洒药物，可促进创面血管收缩或收敛膜形成，从而达到止血目的，常用止血药物包括去甲肾上腺素溶液、凝血酶等，活动性渗出性黏膜出血、撕裂病灶较浅表等病变较轻者使用该方法止血效果较好。

（2）注射止血术。可通过向撕裂病灶边缘或出血点局部注射高渗盐水-肾上腺素溶液，进而压迫、收缩血管或促进局部凝血以实现止血。

（3）金属钛夹止血术。该方法利用金属止血夹，在内镜直视下直接将出血血管或撕裂的黏膜夹闭，从而发挥机械压迫及缝合止血作用，可迅速止血并有效预防再出血，适用于有活动性出血及再出血迹象的黏膜撕裂患者。

（4）微波止血术。在微波作用下，局部组织中的极性离子可瞬间出现高速震荡，产生的高温可通过凝固组织蛋白封闭出血灶，达到止血目的。

（5）电凝止血术。高频电流通过人体时可产生热效应，有助于凝固组织、阻止出血。

（6）其他。热探头止血术、激光光凝治疗等内镜方法亦有助于止血，其基本原理均为通过产生局部高温，发挥组织凝固性止血作用。

四、动脉栓塞治疗

若患者经内科保守治疗或内镜下止血治疗后效果不理想，则可行动脉栓塞止血治疗，或有助于控制出血。食管贲门部主要由胃左动脉供血，在动脉栓塞止血过程中，可通过股动脉将导管选择性置入胃左动脉或其食管支，并利用止血材料阻塞血管，以达到止血目的。

五、手术治疗

经非手术治疗无效、出血不止者，应行急诊开腹手术，于胃底部和食管下段切开并结扎出血点，仔细缝合，防止再出血。

【预　后】

绝大多数Mallory-Weiss综合征患者经及时治疗均可痊愈，预后较好；出血量较大、治疗不及时者可因失血过多而有生命危险。存在高危因素的患者应注意避免腹内压及胃内压急剧升高，以防止本病的发生。

（陈毅丁　朱　敏）

参考文献

[1] 林三仁 . 消化内科学高级教程 [M]. 北京：人民军医出版社，2009:163–165.
[2] 高敬国，魏绍武，王素英 . 消化科疾病临床诊疗技术 [M]. 北京：中国医药科技出版社，2016:39–45.
[3] 王建国 . 食管贲门黏膜撕裂综合征的诊断和治疗 [J]. 临床医学，2008，28（3）:17–18.
[4] 魏明丽，丁怀玉 . 急诊经皮冠状动脉介入术后贲门黏膜撕裂致上消化道出血一例 [J]. 中国循环杂志，2016，31（1）:30.
[5] 张文沙 . 122 例上消化道出血临床资料回顾性分析 [D]. 武汉：湖北中医药大学，2016.
[6] 赵霞 . 上消化道内镜检查致贲门黏膜撕裂 1 例报告 [J]. 吉林医学，2013，34（34）:7337–7337.
[7] 王德荣，林森，周世庆 . 消化内镜诊断与治疗学新进展 [M]. 长春：吉林科学技术出版社，2007.
[8] 中华内科杂志社，中华医学杂志社，中华消化杂志社，等 . 急性非静脉曲张性上消化道出血诊治指南 2015 年 [J]. 中华消化杂志，2015，35（12）:793–798.
[9] 李征波，黎培员，何理，等 . 食管贲门黏膜撕裂综合征诊治 64 例临床体会 [J]. 世界华人消化杂志，2015（5）:772–776.

第四章 食管癌

食管癌（carcinoma of the esophagus）指来源于食管上皮（包括黏膜下腺体上皮）的消化道恶性肿瘤，其典型临床症状为进行性吞咽困难，目前被列为全球第九大恶性疾病。我国是食管癌高发地区，太行山南段的河南、河北、山西三省交界地区的人群发病率最高，可达32/10万，山东、江苏、福建、安徽、湖北、陕西、新疆等地亦有相对集中的高发区。

【病因及发病机制】

食管癌的发生可能与饮食习惯、生活条件、接触强致癌物、抗癌机制障碍、遗传易感性等因素有关。

一、饮食因素

1. 真菌污染及亚硝胺

调查显示，在我国食管癌高发区，居民日常食用的食物中真菌污染较为严重，食物在生产、加工和储存过程中亦有可能受到真菌污染，污染的真菌常包括不同菌株。亚硝胺已被证实为一种化学致癌物，其前体包括硝酸盐、亚硝酸盐、二级或三级胺等，在肿瘤高发区的食物和饮水中，亚硝胺及其前体物质含量通常较高，其水平与当地人群食管上皮重度增生和食管癌的发病情况呈正相关。真菌可促进食物中亚硝胺的合成，部分真菌有助于将硝酸盐还原为亚硝酸盐，促进二级胺的形成，少数真菌可直接合成亚硝胺；此外，真菌可产生促癌毒素，与亚硝胺协同作用造成癌症的发生。

2. 饮食刺激及食管慢性炎症

食管癌患者多有进食过烫、粗糙食物及咀嚼槟榔或烟丝等习惯，不良的饮食和生活习惯可对食管黏膜造成慢性刺激，导致食管黏膜发生局限性或弥漫性上皮增生，亦可出现食管癌的癌前病变。红肉类及腌制食品亦为引起食管鳞癌的危险因素，长期食用辛辣、油炸、高温等食物均可使发生食管癌的可能性上升。若患者存在胃食管反流病、腐蚀性食管灼伤和狭窄、食管憩室或贲门失弛缓症等慢性食管疾病，则其并发食管癌的风险较高，可能与滞留的食管内容物不断刺激食管黏膜引发慢性炎症有关。

3. 营养因素

摄入动物蛋白、新鲜蔬菜、水果及维生素较少者较易发生食管癌。此外，研究显示，食物、饮水缺乏钼、硼、锌、镁、铁等元素可能与食管癌的发生间接相关。

二、生活因素

1. 吸烟

吸烟可通过多种途径导致食管癌的发生：①烟草提取物可促进细胞增殖，增殖细胞中COX-2表达增加，或可促进食管鳞癌细胞的增殖和肿瘤生长；②尼古丁代谢产物N-亚硝基碱（NNN）在CYP3A4催化的2羟化过程中形成的中间产物与肾上腺髓质激素结构类似，或可通过β肾上腺素受体-细胞外信号调节激酶（ERK）-COX-2途径促进食管癌细胞增殖；③吸烟人群出现XRCC126304TT纯合基因型的可能性较高，该纯合基因型个体发生食管癌的风险为其他基因型个体的1.83倍。此外，饮酒亦为引发食管癌的危险因素，可与吸烟等因素共同发挥作用，促进食管癌的发生。

2. 口腔卫生

有研究表明，我国食管癌高发区居民的口腔卫生条件较差，口腔内亚硝胺类物质含量较高，有大量细菌滋生繁殖，易引起龋齿或缺齿；此外，有研究显示，不良口腔卫生状况可与萎缩性胃炎共同发挥作用，导致患者发生食管癌风险上升。

3.年龄及性别

我国食管癌的发病率随患者年龄增长而上升，患者的发病年龄多在40岁以上，60～64岁人群的发病率最高，男性患者发生食管癌的时间较女性患者普遍偏早；此外，世界癌症报告（2014）显示男性患者的食管癌发病率和死亡率为女性的2～4倍，男女发病率之比约为2：1。

三、遗传因素与癌基因

在我国食管癌的高发地区，有食管癌阳性家族史者为25%~50%，提示食管癌常呈家族聚集性，其中，父系家族成员发病率最高，母系次之，旁系最低，可能与患者及其亲属相同的遗传背景有关，在食管癌发病率较高的家族中，多数家庭成员存在染色体数目及结构异常；此外，由于患者及其亲属在相同的环境中生活，可受到特定环境因素的影响。多个癌基因（如c-myc、EGFR、int-2等）的激活和抑癌基因（如p53）的失活或可参与食管癌的发生过程，目前研究已证实多个食管癌易感位点，其多态性可与饮酒协同作用，直接影响食管癌的发生。与正常食管组织相比，食管癌组织中的X染色体连锁凋亡抑制基因XIAP的表达明显较高，且与患者的临床病理因素（年龄、性别、食管癌的分化程度和TNM分期）无关，或可为食管癌的病理诊断提供新的免疫组织化学指标。研究显示，抑癌基因启动子区域CpG岛的超甲基化可能与食管癌发生存在相关性，且食管癌患者可出现多种基因甲基化，如p16INK4a、HLA-A、HLA-B、HLA-C、hMLH1、hMSH2、GATA、FHIT、MT-3和APC等，发生甲基化的基因常表现为表达抑制或表达缺失。

四、感染因素

人类乳头瘤病毒（HPV）感染为食管癌的重要致病因素，其感染的严重程度与食管癌的发病率呈正相关，HPV感染者发生食管癌的风险是正常人群的3倍，以HPV-16感染最为常见。食管上皮的异常增生与食管癌关系紧密，有学者认为，HPV可能具有促进患者食管上皮增生的能力，从而引发食管组织癌变，但其确切机制有待进一步研究。

五、其他因素

有研究表明，存在胃黏膜萎缩的患者发生食管癌的风险为正常人群的2倍，贲门失弛缓症患者发生食管癌的风险为正常人群的16～33倍，弥漫性掌跖角皮症患者发生食管癌风险亦较高，头颈部及上呼吸道鳞癌与食管癌同时发生的可能性为14%，对该类患者常规行内镜筛查有助于早期发现合并的食管癌，1%～4%的食管癌患者有食管腐蚀性损伤的病史；此外，乙酰胆碱（Ach）和去甲肾上腺素（NE）具有刺激或诱导食管癌细胞（EC109）分化及促进EC109细胞对PRX1表达增强的作用，其中，PRX1为生物氧化还原酶，有助于修复DNA损伤，提示Ach和NE对食管癌细胞分化的诱导作用可能与其增强PRX1合成、促进受损DNA正常修复的能力有关。

【病　理】

胸中段食管癌较为多见，下段次之，上段较少。根据内镜或手术切除标本病理特征，可将早期食管癌分为：①充血型：食管黏膜仅有轻度充血或粗糙，多为原位癌；②糜烂型：食管黏膜可见较浅的糜烂，形态大小不一，癌细胞分化较差；③斑块型：表面黏膜稍隆起，高低不平，最为多见，癌细胞分化较好；④乳头型：肿瘤呈乳头样向食管腔内突出，绝大多数为早期浸润癌。中晚期食管癌的病理形态可分为5型：①髓质型：病灶黏膜呈坡状隆起，切面呈灰白色如脑髓，较为多见，恶性程度最高；②蕈伞型：多呈圆形或卵圆形，边缘外翻如蕈伞状，属高分化癌；③溃疡型：表面常有较深的溃疡，边缘稍隆起；④缩窄型：呈环形生长，质硬，可累及食管四周；⑤未定型：少数中、晚期食管癌病理组织学类型不能归入上述各型。我国约90%食管癌的组织学类型为鳞状细胞癌，食管腺癌多来源于食管异位胃黏膜的柱状上皮或Barrett食管，Barrett食管为公认的食管腺癌癌前病变。食管癌主要通过淋巴途径转移，血行转移发生较晚。

【诊 断】

一、临床表现

食管癌的早期症状多不典型，常见表现包括胸骨后不适、烧灼感、针刺样或牵拉样痛。进展期食管癌最常见、最典型的临床表现为进行性吞咽困难，患者常在短时间（通常为数月）内出现持续性、进行性吞咽困难，可伴有咽部、胸骨后、剑突下或上腹部疼痛。食管癌肿浸润性生长可导致食管腔狭窄及梗阻，继而易引起食物反流。由于食管内肿物阻塞食管后可直接影响患者进食，故食管癌患者较易出现体重减轻，且体重下降的幅度常较大。若肿瘤侵犯喉返神经，患者可出现声音嘶哑；若压迫交感神经节，可引发Horner综合征；肿瘤侵入气管或支气管，可形成食管-气管或支气管瘘，导致吞咽水或食物时剧烈呛咳，常并发呼吸系统感染。大多数食管癌患者无明显阳性体征，病情处于晚期时可出现消瘦、贫血、营养不良及恶病质；肿瘤发生转移时，可引起昏迷、黄疸、腹水、肝肿大、骨痛、皮下结节、颈部淋巴结肿大等表现。

二、检 查

1. 实验室检查

部分患者可出现血红蛋白下降，大便隐血试验阳性。血清碱性磷酸酶或血钙升高时应考虑肿瘤骨转移的可能，血清谷草转氨酶、乳酸脱氢酶或胆红素等升高常提示癌细胞可能浸润肝脏。

2. 影像学检查

（1）超声内镜（EUS）。在通过内镜直接观察消化道病变的同时，可利用内镜下超声行实时消化道腔内扫描，以明确病变处消化道的层次结构、组织学特征及周围邻近脏器的超声图像，有助于准确评估食管癌的壁内浸润深度，明确肿瘤对周围器官的浸润情况，在肿瘤分期、治疗方案选择及预后评价中有较大价值。EUS诊断早期食管癌的肿瘤浸润深度及发现食管外淋巴结肿大的准确率较高，优于CT等影像学检查。

（2）X线钡餐造影。X线钡剂上消化道造影是诊断食管癌的常用方法，采用低张对比造影效果较好。早期食管癌X线钡餐造影的征象有：①黏膜皱襞增粗，可出现迂曲及中断；②食管边缘呈毛刺状；③食管内可见小充盈缺损与小龛影；④局限性管壁僵硬或有钡剂滞留。中晚期病例可见病变处管腔不规则狭窄、充盈缺损、管壁蠕动消失、黏膜紊乱、异常软组织影等征象。

（3）食管CT扫描。食管癌的胸部CT征象为食管腔内出现异常软组织肿块，管壁增厚，管腔呈不规则或偏心性狭窄，此外，可通过CT检查明确纵隔淋巴结如气管旁、主动脉窗等淋巴结的肿大情况，并判断是否存在肿瘤肺转移。CT检查对食管癌临床分期的确定、治疗方案的选择及治疗后的随访有较大价值，增强CT扫描有利于提高诊断准确率。

（4）胸部MRI及PET-CT。均不作为常规检查手段，必要时可选用。MRI及PET-CT对软组织及瘢痕组织分辨能力较强，有助于明确放化疗后肿瘤控制情况，PET-CT检查亦可发现胸部以外的远处转移灶。

3. 内镜检查

内镜检查有助于诊断早期食管癌，为一种较为可靠的方法。早期食管癌镜下表现为：①食管黏膜局限性充血，触之易出血；②黏膜局限性糜烂，糜烂灶呈点、片状分布，边缘不整，形如地图；③黏膜表面粗糙不平，呈小颗粒状或大小不等的斑块，色潮红；④息肉状或小蕈伞型肿物向腔内生长，偶有短蒂间糜烂。中晚期食管癌的镜下表现较易辨别，肿块呈菜花样或结节状，食管黏膜充血水肿或苍白发硬，触之易出血。晚期肿瘤形成的溃疡可造成管腔狭窄，导致内镜无法通过。内镜检查的同时可在直视下钳取多块组织活检，以明确病理诊断。

其他可用于早期食管癌检查的内镜技术还包括：①色素内镜，内镜下可将多种染料喷洒或散布至食管黏膜表面，病灶与正常黏膜在染料的作用下着色后表现为不同的颜色，通过黏膜的颜色对比即可发现病灶并明确病灶范围，为活检提供指示；②电子染色内镜，不需使用化学染料，通过特殊的光学方法处理食管黏膜实现电子染色，对黏膜表面结构、微血管形态及病变范围的显示较为清晰、细致，且无染色剂相关不良反应，检查时间较色素内镜短；智能电子分光技术（FICE）可将白光分解为不同波段，对多种光谱进行组合，有利于获得不同黏膜病变的最佳图像，使病灶的识别、病灶范围的确定更为准确；此外，窄带成像技术（NBI）已广泛应用于临床，其对早期食管癌的诊断较普通内镜有明显优势；③放大内镜，通过内镜前段配置的放大系统可将食管黏膜放大几十倍至几百倍，对观察组织表面显微结构和黏膜微血管网形态特征的细微变化有较大价值，放大系统可在一定范围内调整焦距，有利于清晰显示病变组织；④共聚焦激光显微内镜（CLE），组织放大能力较放大内镜更为显著，可1 000倍放大组织，清晰显示细胞及亚细胞微观结构，进而在组织学层面诊断疾病，具有“光学活检”的效果；⑤自发荧光内镜（AFI），可检测病变组织与正常组织的自发荧光光谱，并将不同的光谱信号转换为图像，从而发现病灶。

三、食管癌分期

1. 原发肿瘤 T

Tx：原发肿瘤不能确定；T0：无原发肿瘤证据；Tis：重度不典型增生；T1：肿瘤侵犯黏膜固有层、黏膜肌层或黏膜下层；T1a：肿瘤侵犯黏膜固有层或黏膜肌层；T1b：肿瘤侵犯黏膜下层；T2：肿瘤侵犯食管肌层；T3：肿瘤侵犯食管纤维膜；T4：肿瘤侵犯食管周围结构；T4a：肿瘤侵犯胸膜、心包或膈肌，可手术切除；T4b：肿瘤侵犯其他邻近结构如主动脉、椎体、气管等，不能手术切除。

2. 局部淋巴结 N

Nx：区域淋巴结转移不能确定；N0：无区域淋巴结转移；N1：有1～2枚区域淋巴结转移；N2：有3～6枚区域淋巴结转移；N3：有≥7枚区域淋巴结转移（注：须同时记录转移淋巴结数目与清扫淋巴结总数）。

3. 远处转移 M

M0：无远处转移；M1：有远处转移（注：锁骨上淋巴结和腹腔动脉干淋巴结转移不属于区域淋巴结转移，为远处转移）。

4. 组织学分级 G

Gx：分化程度不能确定；G1：高分化癌；G2：中分化癌；G3：低分化癌；G4：未分化癌。

5. 食管癌的 TNM 分期（第 7 版 UICC-AJCC）

表 4–1 食管癌的 TNM 分期

分期	T 分期	N 分期	M 分期	G 分期	肿瘤部位
0	is（HGD）	0	0	1，X	任何部位
Ⅰ A	1	0	0	1，X	任何部位
Ⅰ B	1 2 ~ 3	0 0	0 0	2 ~ 3 1，X	任何部位 下段，X
Ⅱ A	2 ~ 3 2 ~ 3	0 0	0 0	1，X 2 ~ 3	中、上段 下段，X
Ⅱ B	2 ~ 3 1 ~ 2	0 1	0 0	2 ~ 3 任何级别	中、上段 任何部位
Ⅲ A	1 ~ 2 3 4a	2 1 0	0 0 0	任何级别 任何级别 任何级别	任何部位 任何部位 任何部位
Ⅲ B	3	2	0	任何级别	任何部位
Ⅲ C	4a 4b 任何级别	1 ~ 2 任何级别 3	0 0 0	任何级别 任何级别 任何级别	任何部位 任何部位 任何部位
Ⅳ	任何级别	任何级别	1	任何级别	任何部位

四、诊断要点

出现下列表现之一者即可确立食管癌的临床诊断：

（1）吞咽食物时有哽噎感、异物感、胸骨后疼痛或出现明显的吞咽困难，食管造影发现食管黏膜局限性增粗、局部管壁僵硬、充盈缺损或龛影等表现；②吞咽食物时有哽噎感、异物感、胸骨后疼痛或出现明显的吞咽困难，胸部CT检查发现食管管壁呈环形增厚或不规则增厚。

（2）内镜检查及病理活检可明确食管癌病理类型，超声内镜等影像学检查手段可评估肿瘤浸润范围，有助于判断预后及选择治疗方案。

五、鉴别诊断

（1）食管良性狭窄。本病为食管化学性烧伤或反流性食管炎引起的食管瘢痕狭窄。前者多见于儿童及年轻人，常有误服强酸或强碱史，后者病变多位于食管下段，常伴有食管裂孔疝或先天性短食管。鉴别主要依靠食管镜及活检。

（2）贲门痉挛。患者主要症状为吞咽困难，多呈间歇性发作。本病病程较长，患者平均年龄较轻。食管造影可发现贲门痉挛的典型改变。

（3）贲门失弛缓症。主要特征为食管体部缺乏蠕动、食管下段括约肌高压及吞咽动作时食管括约肌松弛功能减弱。X线钡餐造影可见中下段食管腔扩大，食管下段呈边缘光滑的鸟嘴状狭窄，钡剂多滞留于食管贲门部，成细流缓慢进入胃内，食管蠕动减弱或消失。

（4）食管憩室。食管中段憩室常引起吞咽不适、胸骨后疼痛等症状，吞咽困难较为少见。食管憩室可进展为食管癌，诊断时应避免漏诊。

（5）食管良性肿瘤。以食管平滑肌瘤最为常见，多见于中年男性患者，病史较长。食管癌多见于中老年患者，病史较短，病情进展快。食管良性肿瘤内镜下表现为突入食管腔内的圆形、椭圆形或不规则形肿物，表面黏膜光滑，色泽正常，肿物周围食管柔软，管壁不僵硬，内镜通过无阻力，患者做吞咽动作时可见肿物有轻微的上、下移动。

（6）食管外压性狭窄。某些疾病如肺癌纵隔或肺门淋巴结转移、原发性纵隔肿瘤等均可压迫食管造成食管腔狭窄，严重者可出现吞咽困难症状。胸部CT及胃镜检查可判断病变组织与食管的解剖关系，超声内镜有助于明确受累段食管壁是否存在结构或组织学异常。

【治　疗】

食管癌的治疗原则为多学科综合施治，包括手术治疗、内镜治疗、放射治疗和化学治疗等。

一、手术治疗

食管癌的首选治疗方法为外科手术，术前应进行TMN分期。手术原则为肿瘤完全性切除（切除的食管范围应在癌肿上、下缘5～8 cm以上）和淋巴结清扫（包括肿瘤周围的纤维组织及颈部、胸膜顶上纵隔、食管气管旁和隆凸周围、腹内胃小弯、胃左动脉及腹主动脉周围等处淋巴结）。

手术适应证为：①Ⅰ、Ⅱ期和部分Ⅲ期食管癌；②食管癌放疗后复发，患者一般情况较好能耐受手术，且癌肿无远处转移；③若食管癌病理类型为鳞癌且浸润范围较广估计切除可能性不大，但患者全身情况良好，可先通过放化疗使肿瘤缩小后再行手术治疗。

手术禁忌证为：①诊断明确的Ⅳ期、部分Ⅲ期（侵及主动脉及气管的T4病变）食管癌；②患者心肺功能差或合并其他重要器官系统严重疾病，不能耐受手术。

目前常规的手术方法为经胸食管癌切除，手术路径包括单纯左胸切口、右胸和腹部切口、颈–胸–腹三切口及胸腹联合切口，亦可采用不开胸经食管裂孔钝性食管拔脱术等特殊术式。目前以胸（腹）腔镜为代表的微创技术亦可应用于食管外科治疗，适用于较早期食管癌及心肺功能较差不能耐受开胸手术者，在选择手术治疗方式时需综合考虑患者的病情和肿瘤的部位，术后常见并发症为吻合口狭窄及吻合口瘘。针对晚期食管癌无法手术者，为减轻其症状，可行食管腔内置管术、胃造瘘术等姑息性手术，以改善患者的生活质量。

二、内镜下切除治疗

内镜下黏膜切除术及内镜下黏膜剥离术适用于0～1A级黏膜内病灶的

治疗，术前应通过超声内镜明确肿瘤分期，术后行病理学检查再次确认肿瘤侵犯深度，若发现癌症病灶浸润黏膜肌层，则应行进一步手术治疗。若术前病理分期正确，经内镜微创治疗的患者5年生存率可达95%，与外科手术效果相近，此外，微创手术可保留食管结构，在保护食管功能、减少术后并发症等方面优于传统手术。若食管癌发生淋巴结转移的风险较低且病灶有被完整切除的可能性，则可进行内镜下切除治疗，目前得到广泛认可的内镜下治疗癌前病变和早期食管癌的绝对适应证为：①病灶局限于上皮层或黏膜固有层（M1、M2）；②食管黏膜重度异型增生。相对适应证为：①黏膜肌层或黏膜下浅层（M3、SM1）受累，临床无淋巴结转移的证据；②在充分告知患者术后狭窄等风险并得到患者同意后，可使用内镜切除处理范围大于3/4环周、狭窄风险较大的病灶。内镜下切除的禁忌证为：①明确发生淋巴结转移；②术前判断病灶浸润至黏膜下深层但无法通过内镜治疗根治；③患者一般情况较差，无法耐受内镜手术。常用的内镜治疗方法如下。

1. 内镜下黏膜切除术（EMR）

EMR为一种诊断和治疗胃肠道浅表肿瘤的方法，可内镜下分块或整块切除黏膜病灶，黏膜下注射–抬举–切除法为最传统的EMR技术，在此基础上，亦可使用透明帽法（EMRC）、套扎法（EMRL）、分片切除术（EPMR）等新兴治疗方法。在EMR操作过程中，需黏膜下注射生理盐水等液体使黏膜下层与固有层分离并使黏膜病灶隆起，再通过不同方法去除病灶。EMRC的内镜前段配置有透明帽，可利用透明帽吸引病变组织，再对被吸引的组织进行套圈切除，操作较为简单便捷，并发症少，目前使用较多，但可切除的病变组织大小受透明帽的限制；EMRL过程中先套扎病变组织，使病变组织形成亚蒂并阻断其血流，再行内镜下切除，可有效减少术中出血，操作视野较为明确、清晰；对于较大病灶，如直径＞2 cm的巨大平坦病变组织，EMR通常难以一次性切除，需先将病变组织分为数块，继而分块切除病灶，但由于病变组织的完整性被破坏，较难对其进行病理学评估。有研究显示，我国开展的应用EMR治疗早期食管癌及其癌前病变的整块切除率为44.1%～84.5%，完全切除率为44.8%～100%。

2. 多环套扎黏膜切除术（MBM）

在MBM治疗过程中，通常无需进行黏膜下注射，主要利用改良的食管曲张静脉套扎器切除黏膜病灶，较为简便，具有成本低廉、治疗时间短、安全高效等优势。MBM的主要步骤包括标记、套扎、圈套切除、处理创面，应注意严格按照标准保证操作的规范化，避免造成病灶残留。

3. 内镜下黏膜剥离术（ESD）

ESD为一种利用特殊电刀分离黏膜层与固有肌层间的组织并完整剥离病变黏膜及黏膜下层的方法，可有效处理范围较广的食管病变，剥离病灶前需进行黏膜下注射，主要步骤包括病灶周围标记、黏膜下注射、环周切开黏膜、黏膜下剥离、创面处理等。我国开展的ESD治疗整块切除率为80%～100%，完全切除率为74%～100%。

三、内镜下非切除治疗

射频消融术（RFA）的主要治疗手段为释放电磁波，电磁波作用于组织后可发挥热效应，使组织脱水、干燥和凝固坏死，进而达到去除病灶的目的，对于多发、病变面积较大或累及食管全周的早期食管癌及其癌前病变，RFA的治疗效果较好，优势较为明显。局灶型消融系统多用于局灶性病变及术后残余灶的处理；环周型消融系统常用于多发、浸润范围较广或环周病变的治疗，置入消融导管进行消融前需注意记录消融位置，测量食管内径，若病变较复杂或首次消融结果不理想，可在清除已消融病变黏膜后再次行消融治疗；RFA治疗早期平坦食管鳞癌的长期疗效有待进一步研究。初步研究结果显示，RFA可应用于食管鳞状上皮细胞中度异型增生和（或）重度异型增生、局限于M2层的中–高分化鳞癌等病变，符合条件的早期食管鳞癌及其癌前病变经RFA处理12个月后，完全缓解率可达97%。操作过程中应将RFA的作用深度控制在1 000 μm左右，可有效降低穿孔和术后食管狭窄的发生率。

其他内镜下非切除治疗方法还包括光动力疗法（PDT）、氩离子凝固术（APC）、激光疗法、热探头治疗和冷冻疗法等，非切除治疗手段既可单独使用，亦可联合内镜切除术共同使用。PDT主要利用特定激光激发光敏剂，而光敏剂可选择性聚集于肿瘤组织，受激光激发后产生的单态氧可通过物理、化学和免疫等机制杀灭肿瘤细胞。PDT可用于处理大面积早期多灶病变，治疗时应注意光敏反应、术后穿孔和狭窄等并发症，对于晚期食管癌，PDT可发挥姑息治疗的作用；APC为一种非接触性热凝固方法，可有效处理食管癌前病变，亦可处理早期食管癌，但术前需严格掌握适应证。由于非切除治疗方法主要作用机制为损毁肿瘤组织，故通常无法对病变组织进行精确病理评估，亦无法明确肿瘤是否完整切除和判断肿瘤的转移风险，因此需密切观察非切除治疗后患者的病变发展情况。

四、放射治疗

（1）术前放疗。术前给予患者适当剂量的放疗，可缩小并软化瘤体及外侵的肿瘤组织，有利于增加手术切除率，提高患者远期生存率。一般术前放疗结束2～3周后再行手术治疗。

（2）术后放疗。对于术中切除不完全的残留癌组织可在手术3～6周后行放射治疗，有助于提高肿瘤局部控制率，但术后放疗对改善患者远期生存率无意义。

（3）单纯放疗。多用于治疗颈段、胸上段食管癌，亦可用于有手术禁忌证但全身状况良好尚可耐受放疗的患者。三维适形放疗技术为目前较为先进的放疗技术，可提高放疗的精准性及有效性。

五、化学治疗

1. 术前化疗

新辅助化疗（PCT）指在恶性肿瘤局部实施手术或放疗前应用的全身性化疗。针对食管癌患者，积极进行新辅助化疗有助于控制食管原发病灶生长，并可优化其临床分期，为通过外科手术彻底切除病灶创造条件。此外，新辅助化疗亦具有控制微小转移灶的作用，有利于抑制其术后复发和散播。

2. 术后化疗

在食管癌患者经根治性手术治疗后，可行术后化学治疗，以进一步去除可能残留的癌性病变，确保彻底根除原发病灶及微小转移灶。常用化疗方案为含铂剂的两药联合治疗，目前认为三药或三药以上联合化疗无助于增加治疗效果，并可引发更多不良反应，草酸铂、奈达铂等新一代铂剂或有助于增强治疗效果。术后化疗宜在根治性手术后及时进行，通常于术后2周内即应启动，最迟不宜超过4周。

化学治疗联合手术及放射治疗为综合治疗食管癌的重要组成部分，有助于增强治疗效果、改善患者预后、延长其生存期等，治疗过程中需注意监测患者的一般情况及病情，定期检查患者的血常规等生化指标，及时发现药物引起的不良反应并采取积极措施进行处理。

六、免疫及中医中药治疗

免疫及中医中药治疗对食管癌亦有一定疗效，多作为姑息治疗或辅助治疗手段。

【预 后】

早期食管癌患者经及时根除性治疗预后良好，手术切除癌肿后5年生存率>90%；若症状出现后未采取治疗措施，患者通常于一年内死亡。食管上段食管癌、病变食管长度超过5 cm、癌肿侵犯食管肌层、癌细胞分化程度较差及已出现转移者预后不良。

（张 虎）

参考文献

[1] 祁敏,魏显招,吴爱群. 食管癌的表观遗传学与防治研究进展[J]. 医学研究杂志，2009，38（11）:20–23.
[2] 吴岩，贺宇彤 . 食管癌病因学 [J]. 食管外科电子杂志，2014（3）:114–120.
[3] 白卫哲，谭家驹 . 食管癌发生发展的相关因素最新研究进展 [J]. 中外医学研究，2013（10）:154–156.
[4] 陈孝平，汪建平 . 外科学 [M] . 北京：人民卫生出版社，2013:290–294.
[5] 赵玉沛，吕毅 . 消化系统疾病 [M] . 北京：人民卫生出版社，2016:96–105.
[6] 李岩 . 消化系统与疾病 [M]. 上海：上海科学技术出版社，2008.
[7] Robertson K D. DNA methylation and human disease[J]. Nature Reviews Genetics, 2005, 6（8）:597–610.
[8] 赵九龙，杨帆，李兆申 . 早期食管癌及癌前病变的内镜下筛查和精查进展 [J]. 中华消化内镜杂志，2015，32（5）:338–340.
[9] 庄洁，吴洪磊，王洪波，等 . 食管黏膜病变内镜黏膜下剥离术前和术后的临床病理分析 [J]. 中国内镜杂志，2017，23（10）:31–36.
[10] Bosman F T, Carneiro F, Hruban R H, et al. WHO classification of tumours of the digestive system.[M]// WHO classification of tumours of the digestive system. International Agency for Research on Cancer, 2010:1089.
[11] 葛均波，徐永健 . 内科学 [M] . 北京：人民卫生出版社，2013:360–362.
[12] Haboubi N. Pathology and genetics: Tumours of the digestive system[J]. Surgical On–

cology, 2000, 9（3）:144–145.
[13] 苏虹，陈进忠，刘明，等 . 内镜黏膜下剥离术治疗早期食管癌的疗效分析 [J]. 中华消化内镜杂志，2017，34（1）:56–58.
[14] 中国抗癌协会肿瘤内镜专业委员会 . 中国早期食管癌筛查及内镜诊治专家共识意见（2014 年 , 北京）[J]. 胃肠病学，2015（4）:220–240.
[15] 郭晓彤，赫捷 . 食管癌治疗现状及精准医学时代展望 [J]. 中华肿瘤杂志，2016，38（9）:641–645.

第五章 胃　炎

胃炎（gastritis）为由多种病因引起的胃黏膜炎症，若炎症破坏胃黏膜屏障及胃腺结构，则可引起消化不良、上腹疼痛、上消化道出血等表现。根据胃炎临床发病的缓急和病程的长短，可将其分为急性胃炎和慢性胃炎。

第一节　急性胃炎

急性胃炎（acute gastritis）指胃黏膜急性炎症，根据胃黏膜病理改变的不同，可将其分为急性单纯性胃炎、急性糜烂性胃炎、特殊病因引起的急性胃炎（如急性腐蚀性胃炎、急性化脓性胃炎等）。

【病因及发病机制】

急性胃炎主要有外源性和内源性两大类病因，包括急性应激、化学性损伤（乙醇、胰液、胆汁、药物）、急性细菌感染等。在急性应激状态下，中枢大量释放的促甲状腺素释放激素（TRH）可通过副交感神经介导，促进胃液与胃蛋白酶原分泌，造成胃黏膜微循环障碍及胃黏膜屏障受损；迷走神经异常兴奋可导致壁细胞激活、胃黏膜内脂质过氧化物含量升高、氧自由基产生增多，进而损伤胃黏膜。胃黏膜损伤的病理生理机制为：①胃黏膜防御功能减退：胃黏膜缺血、缺氧是引起胃黏膜急性病变的最主要因素，其他因素还包括胃黏膜内酸碱平衡失调、前列腺素（PG）分泌减少、外源性因素直接刺激、胆盐的作用及胃黏膜细胞凋亡等；此外，应激状态下NO可通过调节胃壁细胞H^+-K^+-ATP酶活性抑制胃液分泌，若内源性一氧化氮（NO）不足，则可损伤胃黏膜的防御功能；②胃黏膜损伤因素的作用增强：胃内酸性环境是急性胃黏膜病变发生的直接原因和必要条件，若胃内pH值过低，可增强各致病因素对胃黏膜的损伤作用。

一、外源性因素

1. 药物

长期使用非甾体类抗炎药（NSAIDs）的患者较易出现胃黏膜损伤并发生胃炎，NSAIDs主要具有抑制非特异性环氧合酶（COX）活性的作用，COX有结构型COX-1和诱生型COX-2两种异构体，可参与花生四烯酸的代谢过程，COX-1有助于上皮细胞的修复，在组织细胞中微量恒定表达；COX-2可促进炎症介质的产生，主要在炎症反应诱导下表达。COX抑制剂可通过抑制COX-2的活性发挥治疗作用，若药物的特异性较差，抑制COX-2的同时亦可抑制COX-1，导致前列腺素E合成不足，使黏膜细胞的正常再生受到影响，导致成黏膜修复障碍，该类黏膜病变多发生于胃窦及球部，亦可累及全胃。肠溶剂型NSAIDs对胃黏膜的局部直接刺激作用较轻，但由于NSAIDs均需先被小肠吸收入血，再经血液循环作用于胃黏膜进而抑制COX活性，故肠溶剂型NSAIDs仍可以引起急性胃炎。此外，抗肿瘤化疗药物可对胃肠道黏膜细胞产生毒性作用，造成严重的黏膜损伤，亦使患者并发细菌和病毒感染的风险上升。糖皮质激素、某些抗生素及氯化钾等药物均可造成胃黏膜损伤，使用时需注意药物的副作用，积极保护患者的胃黏膜。

2. 乙醇

乙醇具有亲脂性和溶脂性，可造成胃黏膜糜烂及出血。

3. 生物因素

沙门氏菌、噬盐菌、葡萄球菌等细菌及其毒素可损伤胃黏膜，造成黏膜充血水肿及糜烂，幽门螺杆菌感染亦为急、慢性胃炎的危险因素。患者食用被细菌及其毒素污染的不洁食物后短期内（通常为数小时）即可出现胃炎，常同时伴有肠炎，若不洁食物内含有葡萄球菌等致病菌，则可导致胃肠道病变的发生和发展更为迅速。

4. 其他

吞服强酸、强碱、氯化汞、砷等腐蚀性化学物质可造成急性腐蚀性胃炎；吸烟、进食刺激性食物等可通过多种方式破坏胃黏膜；此外，机械性损伤（包括胃内异物或胃柿石等）、放射线等物理因素对胃黏膜有一定的损害作用，亦可导致胃黏膜炎症反应的发生。

二、内源性因素

1. 应激

严重创伤、烧伤、颅脑病变、重要脏器功能障碍、大手术等均可导致胃黏膜血液循环障碍，造成胃黏膜屏障功能受损、腺体黏液分泌减少、局部前列腺素合成不足。此外，在各种因素的刺激下，胃液大量分泌，氢离子可反渗入黏膜组织破坏血管及黏膜。应激反应引发的胃炎通常称为应激性胃炎。

2. 局部血供障碍

肝性、肝前性门静脉高压常造成胃底静脉曲张，导致代谢产物无法及时排出，蓄积于胃内的有害物质持续作用于胃黏膜，可引发门静脉高压性胃病。此外，胃动脉治疗性栓塞后的局部区域、某些罕见疾病伴随的胃黏膜血管炎等均可造成胃黏膜缺血性损伤。

3. 十二指肠－胃反流

存在胃肠反流时，反流物中可含有胆汁酸、溶血卵磷脂等物质，该类物质具有破坏胃黏膜上皮细胞的作用，可导致胃黏膜组织损伤。反流的常见原因包括幽门括约肌功能不全、上消化道动力异常、胃Billroth－Ⅱ式术后等。

【诊　断】

一、临床表现及分型

1. 急性单纯性胃炎

急性单纯性胃炎又称为急性非特异性胃炎，常见病因包括理化因素刺激、细菌及毒素侵蚀、药物对黏膜损害等；病变可呈弥漫性或仅累及胃窦部黏膜，大体表现为黏膜充血水肿，表面有渗出物及黏液覆盖，可有散在点状出血和轻度糜烂。多数急性单纯性胃炎患者症状不明显，常见表现有上腹不适、隐痛、食欲减退、恶心呕吐等，多有食用不洁饮食等诱因，可伴腹泻、发热、脱水、酸中毒等。

2. 急性糜烂出血性胃炎

急性糜烂出血性胃炎又称急性胃黏膜病变，通常由非甾体类抗炎药或急性应激反应引起，主要病理改变为胃黏膜糜烂和出血。轻症患者可无任何临床表现，严重者可以突然呕血和（或）黑便为首发症状，大量出血可引起晕厥、失血性休克等表现，部分患者上腹胀气及疼痛明显，可并发喉头水肿引起的吞咽困难和呼吸困难。

3. 急性腐蚀性胃炎

急性腐蚀性胃炎多由吞服强酸、强碱或其他腐蚀性物质引起，病变严重程度与腐蚀剂的性质、浓度、胃内状况、救治时间等因素相关，主要病理改变为胃黏膜充血、黏液增多。初始症状多为口腔、咽喉、胸骨后及中上腹部剧烈疼痛，多伴吞咽疼痛、咽下困难及频繁恶心呕吐，呕吐物多含血性黏液，病变严重者可发生食管或胃穿孔。

4. 急性化脓性胃炎

急性化脓性胃炎又称急性蜂窝织炎胃炎，较为罕见，属感染性疾病，患者出现败血症时，化脓菌可经血液循环或淋巴循环累及胃壁，引发弥漫性脓性蜂窝织炎或局限性胃壁脓肿。本病起病较急，患者多有上腹剧痛，亦可伴恶心呕吐、寒颤高热、血压下降、中毒性休克等全身症状，炎症迁延发展可造成胃壁坏死和穿孔。

二、检 查

1. 实验室检查

（1）血常规。多数患者白细胞计数正常或轻度增高，有细菌感染者白细胞计数轻度增加，感染沙门氏菌属者白细胞计数可轻度降低。若胃黏膜损伤较为严重，则可引起消化道大出血，导致血红蛋白水平下降等。

（2）粪常规。患者发生急性胃炎出血后，便隐血试验呈阳性。细菌感染可引起胃肠炎，此类疾病患者的粪便中亦可出现少量脓细胞或红细胞。

（3）细菌学检查。若患者存在感染，则其呕吐物和粪便中可发现致病菌。

2. 内镜及黏膜活组织检查

胃镜及黏膜活检为确诊本病的主要方法，胃镜可见患者胃黏膜呈多发性糜烂，常有黏膜出血灶、多发性浅表溃疡及黏膜水肿等表现，组织病理学活检可明确急性胃炎的类型及严重程度。

三、诊断要点

（1）具有上述病史及诱因、临床表现者应疑诊，胃镜发现黏膜糜烂及出血等病灶即可确诊。

（2）应注意与早期急性阑尾炎、急性胰腺炎等疾病鉴别，通过临床观察、实验室检查、腹部影像学检查等手段可逐步排除其他疾病。

四、鉴别诊断

（1）急性阑尾炎。本病早期主要表现为上腹部疼痛，疼痛可随病情进展逐渐向右下腹部转移，呈转移性右下腹痛，出现麦氏点固定性压痛及反跳痛，患者可出现发热、寒战等全身症状，血常规检查多示其白细胞计数及中性粒细胞比例明显升高。

（2）急性胆囊炎。患者可有反复发作的腹痛，以右上腹为主，可放射至右肩、背部，病情较重者可伴有发热、寒战等全身表现。查体常可见巩膜、皮肤黄疸，右上腹压痛、Murphy征多阳性，或可触及肿大的胆囊，触痛阳性。

（3）急性胰腺炎。以上腹部疼痛为突出表现，疼痛常向腰背部放射，伴有恶心、呕吐、腹泻等症状。患者多有饮酒、近期胆道内镜检查或手术史。发作时血清淀粉酶和脂肪酶升高，腹部CT检查可见急性胰腺炎相关表现。

（4）食管贲门黏膜撕裂综合征。为一种由频繁剧烈呕吐引起的胃贲门、食管远端消化道黏膜和黏膜下层撕裂，并发大量出血的临床综合征。主要表现为恶心或剧烈呕吐后随即呕出鲜血，多数患者呕血量较大，可达3000 ml，失血严重者或可出现休克。胃镜为诊断本病的主要手段。

【治　疗】

积极处理原发病，防治并发症，对原发病和病因采取针对性措施。

一、急性单纯性胃炎的治疗

①彻底去除病因，嘱患者避免进食不洁食物，严禁酗酒，停止服用所有对胃黏膜有刺激性的药物及饮食，酌情摄入流质性饮食或暂时禁食；②对症处理治疗，针对因腹泻或呕吐出现脱水的患者，应给予多次口服补液或适当的输液治疗，以维持体内水电解质、酸碱平衡；③对于有严重疾病如呼吸衰竭、心力衰竭、DIC、严重颅脑损伤等的危重患者，可预防性给予H_2受体拮抗剂或质子泵抑制剂，尽量避免应激性胃炎的发生。

二、急性糜烂性胃炎的治疗

短期治疗药物包括胃黏膜保护剂及抑酸剂，硫糖铝、铝碳酸镁、瑞巴派等胃黏膜保护剂对轻症患者较为有效，疼痛明显、胃镜下发现黏膜糜烂广泛出血的患者可同时应用抑制胃液分泌的药物，如H_2受体拮抗剂及质子泵抑制剂。若患者处于急性应激状态且病变较为严重，在积极治疗原发病的同时，亦应常规使用抑酸药预防病变复发及上消化道出血。针对出现上消化道出血的急性胃炎患者，应依据上消化道出血的治疗原则进行处理。

三、急性腐蚀性胃炎的治疗

急性腐蚀性胃炎患者需积极抢救。吞服强酸、强碱者严禁洗胃，可服用牛奶、蛋清或植物油保护胃黏膜，亦可予液态黏膜保护剂，使用碳酸氢钠中和强酸可产生大量二氧化碳，引起腹胀甚至胃穿孔，应注意避免。若患者腹部疼痛剧烈，则可应用吗啡、哌替啶等镇痛药物，有继发感染者应选用抗菌药物。待患者病情好转后，可通过X线稀钡检查评估食管损伤程度和范围，胃镜检查有助于明确胃黏膜病变情况，若出现食管局限性狭窄，可采用内镜下食管气囊扩张术等方法治疗。

四、急性化脓性胃炎的治疗

应积极控制感染，尽早大量使用有效的抗生素，合理补液，纠正休克及水电平衡紊乱。若病变局限但形成的脓肿经药物治疗无效，则需考虑外科手术治疗。

第二节　慢性胃炎

慢性胃炎（chronic gastritis）指多种病因引起的胃黏膜慢性炎症或萎缩性病变，在临床较为常见，接受胃镜检查的80%～90%患者均存在本病。根据胃黏膜组织的病理学改变及可能的病因，可将慢性胃炎分为慢性非萎缩性胃炎（non-atrophic gastritis，即浅表性胃炎）、慢性萎缩性胃炎（atrophic gastritis）和特殊类型胃炎（special forms of gastritis）三大类。慢性非萎缩性胃炎不伴有胃黏膜萎缩性改变，胃黏膜层可见以淋巴细胞和浆细胞为主的慢性炎症细胞浸润。慢性萎缩性胃炎可出现胃内固有腺体减少及黏膜萎缩性改变，患者年龄越大，萎缩性病变的发病率越高。特殊类型胃炎种类较多，临床较少见。

【病因和发病机制】

一、慢性非萎缩性胃炎

1. 幽门螺杆菌（*H.pylori*）感染

幽门螺杆菌（*H.pylori*）感染为慢性非萎缩性胃炎最主要致病因素，

研究显示，*H.pylori*感染与慢性非萎缩性胃炎的关系符合Koch法则（Koch's postulates）。*H.pylori*为一种可产生独特高活性尿素酶的弧形、革兰阴性杆菌，其菌体呈螺旋形，具有鞭毛，经口进入胃内后，未被胃液杀灭的*H.pylori*可附着于黏液层，并依靠其鞭毛运动穿过黏液层定植于胃黏膜上皮细胞表面，一般不侵入胃腺和固有层内，可有效逃避胃液的杀菌作用和机体的免疫清除作用。*H.pylori*以胃窦部为多，亦可栖息于发生胃上皮化生的十二指肠黏膜，其分泌的黏附素可使菌体紧贴上皮细胞，最具特征的黏附素包括BabA、LewisB血型抗原、磷脂酰乙醇胺和GM3神经节苷脂。

*H.pylori*致病机制与下列因素有关：①*H.pylori*可释放尿素酶，尿素酶分解尿素后产生的氨与反渗的胃液中和，使黏液内的pH值升高，有利于*H.pylori*定植和繁殖，造成*H.pylori*感染长期化、慢性化，直接或间接造成黏膜屏障损害；*H.pylori*亦可释放黏液酶，具有降解黏液、促进H^+反弥散的作用；此外，*H.pylori*分泌的磷脂酶A和脂酶可通过降解脂质和磷脂破坏黏膜细胞膜的完整性；②*H.pylori*分泌的空泡毒素A（VacA）进入靶细胞可造成细胞溶酶体及内质网损伤，使细胞发生空泡变性，亦可导致上皮细胞损伤修复功能障碍和细胞信号转导异常，引起细胞凋亡，促使肥大细胞释放大量IL-8、IL-6、TNF等炎性因子，刺激宿主细胞产生炎症反应；细胞毒素相关蛋白（CagA）可引起强烈炎症反应，影响微丝功能并致使细胞骨架结构重排，降解细胞基底膜，导致细胞生长增殖失控；③*H.pylori*菌体还可作为抗原诱导免疫反应。上述作用机制长期存在、共同作用，持续刺激胃黏膜，引起慢性炎症改变。

人群中*H.pylori*的感染率较高，但感染造成的结局存在差异，多数*H.pylori*感染者无任何症状，部分感染者出现症状性胃炎，10%～20%的感染者发生消化性溃疡，极少数感染者最终可出现胃癌及低度恶性的MALT淋巴瘤。*H.pylori*在慢性胃炎患者胃内的分布与炎症分布情况一致，*H.pylori*相关胃炎的结局与*H.pylori*毒株及其毒力、宿主个体差异和胃内微生态环境等多因素的综合作用有关，根除*H.pylori*可使胃黏膜炎症消退。调查显示，

5%～20%的慢性活动性胃炎患者胃内*H.pylori*检测结果阴性，提示仍有其他致病因素可引起慢性胃炎。

*H.pylori*感染主要引起全胃炎胃窦为主胃炎和全胃炎胃体为主胃炎两种常见类型慢性胃炎，前者可分泌大量胃液，出现十二指肠溃疡的可能性较大；后者分泌胃液的能力降低，合并胃溃疡和胃癌的风险较高。

2. 胆汁和其他碱性肠液反流

当出现幽门括约肌收缩功能障碍时，十二指肠内容物可经幽门反流入胃，反流物中的胆汁和胰液可削弱胃黏膜屏障功能，使胃黏膜暴露于消化液中，在消化液的刺激下胃黏膜即可出现炎症、糜烂、出血和上皮化生等病变。

3. 自身免疫

自身免疫性胃炎患者血液中存在多种自身抗体，壁细胞抗体（PCA）可攻击壁细胞，导致壁细胞数量减少及胃体黏膜萎缩，进而造成胃液分泌量降低或胃液分泌能力丧失；伴有贫血的胃炎患者血液中或可检出内因子抗体（IFA），IFA与内因子结合后可阻碍维生素B_{12}吸收，引起恶性贫血。自身免疫性胃炎亦可伴发桥本甲状腺炎、白癜风等其他自身免疫性疾病。

4. 酒精因素

乙醇饮料可使胃黏膜出现红斑和糜烂损伤，研究显示，若胃内乙醇浓度超过14%，则可造成胃黏膜屏障损伤，其损伤程度与乙醇浓度及乙醇作用于胃黏膜的时间有关；乙醇不仅可促进H^+反弥散，损伤黏膜内和黏膜下的正常组织结构，亦使正常的能量代谢受到影响，破坏细胞功能；此外，乙醇有助于促进胃壁细胞分泌胃液，间接损伤胃黏膜组织。有学者认为，低浓度乙醇无损伤胃黏膜的作用，并在一定程度上可保护胃黏膜，其机制可能与低浓度乙醇可促进胃黏膜内前列腺素分泌有关。

5. 其他外源因素

长期饮用或食用浓茶、咖啡及过热、过冷、粗糙的食物、服用NSAIDs药物等均可损伤胃黏膜，可与*H.pylori*感染共同发挥作用，引发或加重胃黏膜慢性炎症。

二、慢性萎缩性胃炎

目前认为，慢性萎缩性胃炎发生的重要原因为胃内防御修复因子与攻击因子间的平衡出现紊乱，相关致病因素与慢性非萎缩性胃炎的病因类似，包括*H.pylori*感染、长期大量服用NSAIDs、摄入刺激性食物、胃十二指肠反流、自身免疫因素等。慢性萎缩性胃炎患者多缺乏胃泌素、表皮生长因子等胃黏膜营养因子，导致胃黏膜营养不良进而发生萎缩；此外，心力衰竭、动脉硬化、肝硬化合并门脉高压、糖尿病、甲状腺病、慢性肾上腺皮质功能减退、尿毒症、干燥综合征、胃血液循环障碍等疾病及精神因素均可诱发胃黏膜萎缩。慢性萎缩性胃炎可分为胃体弥漫性萎缩的A型胃炎和胃黏膜多灶性萎缩的B型胃炎，A型胃炎的胃液分泌量降低，造成维生素B_{12}及内因子吸收障碍，常合并恶性贫血，多与自身免疫有关；B型胃炎的病灶主要位于胃窦部，少数可进展为胃癌，与*H.pylori*感染、化学损伤（胆汁反流、NSAIDs、吸烟、酗酒等）有关。

【病 理】

慢性非萎缩性胃炎可有肿胀增粗的皱襞，黏膜呈红黄相间；萎缩性胃炎皱襞较细且平坦，黏膜变薄、色泽暗淡，偶可见黏膜血管纹，黏液减少。慢性胃炎常见的组织病理学改变包括：①炎症：以淋巴细胞和浆细胞浸润为主，可由黏膜浅层浸润至全层；中性粒细胞多见于固有膜、小凹上皮和腺管上皮间，大量中性粒细胞浸润提示炎症呈活动性，病情严重者可有小凹脓肿形成；②化生：慢性炎症持续刺激可诱导杯状细胞和幽门腺细胞取代胃黏膜表层上皮和腺上皮细胞，化生的分布范围越广，发生胃癌的风险越大；③萎缩：病变扩展至黏膜深部时，可引起腺体破坏、腺体数量减少、固有层纤维化、黏膜变薄等病变；④异型增生：又称不典型增生，增生的上皮细胞拥挤，核增大失去极性，腺体结构紊乱。化生、萎缩及异型增生均为胃癌前状态。

【诊　断】

一、临床表现

70%～80%的患者可无任何症状，有症状者主要表现为上腹不适、饱胀、钝痛、烧灼感等非特异性症状，一般无节律性，部分患者亦可出现食欲减退、嗳气、反酸、恶心等表现。胃黏膜糜烂者多有上消化道出血，A型胃炎伴恶性贫血者可有疲软、舌炎和轻度黄疸等表现。慢性胃炎患者的体征多不明显，偶有上腹轻压痛，恶性贫血患者可有贫血、四肢感觉异常等体征。

二、检　查

1. 实验室检查

（1）胃蛋白酶原测定。有助于判断萎缩是否存在及其分布的范围。胃体黏膜萎缩时血清PG Ⅰ水平及PG Ⅰ/ PG Ⅱ比例下降，病变严重者可伴餐后血清G-17水平升高；胃窦黏膜萎缩时餐后血清G-17水平下降，病变严重者可伴PG Ⅰ水平及PG Ⅰ/ PG Ⅱ比例下降；全胃萎缩时两项指标水平均下降。

（2）血清胃泌素测定。若以放射免疫方法检测血清胃泌素，则其正常值应<100 pg/ml。慢性萎缩性胃炎以胃体病变为主的患者，壁细胞分泌胃液减少，反馈性刺激G细胞分泌胃泌素，致使血清胃泌素水平升高，伴有恶性贫血时，该值可达1 000 pg/ml或更高；慢性萎缩性胃炎以胃窦病变为主的患者的空腹血清胃泌素正常或降低。

（3）胃炎相关自身抗体检测。血清PCA和IFA阳性对确诊慢性萎缩性胃炎及判断其类型有较大价值。A型萎缩性胃炎患者的血清PCA常呈阳性，血清IFA阳性率较低；若患者胃液中IFA呈阳性，则有助于确立萎缩性胃炎伴发恶性贫血的诊断。

（4）血清维生素B_{12}浓度及维生素B_{12}吸收试验。正常人空腹时血清维生素B_{12}的浓度为300～900 ng/L，发生慢性胃体萎缩性胃炎时，维生素B_{12}缺乏，其血清浓度常低于200 ng/L。维生素B_{12}吸收试验（Schiling试验）能监测维生素B_{12}在末端回肠的吸收情况，并可判断维生素B_{12}缺乏是否由回盲部疾病或严重肾功能障碍引起。试验时，嘱患者同时服用^{58}Co和^{57}Co（其内加有内因子）标记的氰钴素胶囊，收集24 h尿液，若尿液中两种钴元素排出率均大于10%则提示维生素B_{12}吸收正常；若尿液中^{58}Co排出率低于10%，而^{57}Co排出率正常，则提示存在恶性贫血；若二者排出率均降低，则应考虑回盲部疾病或肾功能衰竭可能。

2. 胃液分泌测定

测定基础胃液分泌量（BAO）及注射组胺或五肽胃泌素后最大泌酸量（MAO）和高峰泌酸量（PAO）有助于判断胃泌酸能力，对确立萎缩性胃炎的诊断及指导其临床治疗亦有较大价值。非萎缩性胃炎患者胃液分泌多正常，有时可增高；A型慢性萎缩性胃炎患者的胃液多呈无酸或低酸，B型慢性萎缩性胃炎可正常或低酸，低酸常由壁细胞数量减少和H^+向胃壁反向弥散引起，在给予胃液分泌刺激药后，胃液和胃液分泌通常仍无增加。

3.X 线钡餐检查

气钡双重造影有助于显示胃黏膜病变，常可见萎缩性胃炎患者胃黏膜皱襞相对平坦及减少。该检查诊断慢性胃炎的敏感度及特异度均不高，其临床应用价值不及胃镜及病理组织学检查。

4. 胃镜及组织病理学检查

慢性非萎缩性胃炎内镜下可见红斑、黏膜粗糙不平、出血点（斑）、黏膜水肿及渗出等基本表现，部分病例可出现糜烂及胆汁反流。萎缩性胃炎主要表现为黏膜色泽较白及不同程度的皱襞扁平或消失，在不过度充气状态下，可清晰观察血管纹，黏膜轻度萎缩时可见模糊的血管，萎缩严重时则可见明显血管分支。内镜下，胃黏膜肠上皮化生呈灰白色颗粒状小隆起，亦可为平坦或凹陷外观，重者可有绒毛状变化。胃黏膜血管脆性增加可引起黏膜下出血，内镜见黏膜上有点状、斑状或线状出血灶，可多发，新鲜和陈旧性出血混杂，若发现黑色附着物，则提示出血可能由黏膜糜烂引起。少数*H.pylori*感染性胃炎患者胃体部皱襞较为肥厚，宽度可达5 mm以上，在适当充气后皱襞不能展平，用活检钳将黏膜提起，可见“帐篷征”，应注意与恶性浸润性病变鉴别。

萎缩性胃炎的确诊依赖于病理组织学检查，肉眼发现的黏膜萎缩与通过组织病理学确诊的黏膜萎缩符合率仅为38%～78%。胃镜检查过程中至少应取5块组织进行活检，若活检发现存在黏膜萎缩，即可确诊萎缩性胃炎；若活检未能发现支持诊断的明确证据，则需考虑标本量不充足或取样不准确等可能，不能轻易排除萎缩性胃炎的诊断；反之，若活检标本取自糜烂或溃疡边缘，即使病理学检查发现萎缩灶，亦不能草率确立萎缩性胃炎的诊断。

5. *H.pylori* 检测

行组织病理学活检时可同时检测*H.pylori*，取活组织做快速尿素酶试验可进一步增加诊断的可靠性。其他检查*H.pylori*的方法包括：①胃黏膜直接涂片或制成组织切片染色后镜下寻找*H.pylori*；免疫组化染色有助于检测球形*H.pylori*；②细菌培养为检测*H.pylori*的金标准，需采用特殊培养基和维持微需氧环境，培养时间为3～7 d；细菌培养阳性率较低，但特异性较高，期间可同时行药敏试验；③血清*H.pylori*抗体检测，多在进行流行病学调查时使用，反映曾经是否有*H.pylori*感染；④抗原测定：血清抗原测定是*H.pylori*现症感染的诊断方法，但诊断准确性尚不稳定；粪便*H.pylori*抗原测定的准确性较高，其准确性与尿素呼气试验相似，在尿素呼气试验配合欠佳人员（儿童等）检测中具有优势；⑤尿素呼气试验：为一种非侵入性诊断方法，嘱患者口服^{13}C或^{14}C标记的尿素后，检测其呼出气体中$^{13}CO_2$或$^{14}CO_2$量以判断是否存在*H.pylori*感染，该检查操作方便，结果准确；⑥聚合酶链反应（PCR），可特异地检出不同来源标本中的*H.pylori*；此外，免疫组织化学、核酸原位杂交、相差显微镜检查等亦可用于*H.pylori*感染的诊断。检测*H.pylori*前须停用PPI至少2周，停用抗菌药物、铋剂及某些具有抗菌作用的中药至少4周，进行血清学或分子生物学检测前通常不需停药。

三、诊断要点

（1）本病临床表现的严重程度与组织学变化间无明显联系。

（2）胃镜检查和胃黏膜活组织病理学检查为诊断慢性胃炎的关键。

（3）*H.pylori*检测有助于病因诊断，相关自身抗体检测对判断是否发生自身免疫性胃炎有一定价值。

四、鉴别诊断

（1）消化性溃疡。胃溃疡好发于中老年人，十二指肠溃疡多发于中青年人，男性较女性更易发生该病。消化性溃疡引起的上腹部疼痛有节律性、周期性，病程长，可发生出血、穿孔、梗阻等并发症，内镜检查可确诊。

（2）功能性消化不良。慢性胃炎、消化不良症状、功能性消化不良三者之间的关系较为复杂，慢性胃炎患者可出现消化不良的各种症状；部分患者仅有消化不良症状，胃镜和病理检查均无阳性发现，此类表现则可诊断为功能性消化不良；少数诊断为慢性功能性消化不良的患者亦可同时伴有慢性胃炎。

（3）慢性胆囊炎及胆石症。多见于中年女性，症状与慢性胃炎十分相似，可有上腹疼痛、不适、纳差等表现，腹部不适多位于右上腹。在确立慢性胃炎的诊断前，需仔细询问患者病史，必要时行B超检查了解其胆囊情况。

（4）胃癌。早期胃癌患者多无任何临床症状，随病情进展，可出现上腹不适、上消化道出血、进行性消瘦等表现，内镜及组织病理学检查有助于诊断及鉴别诊断。

（5）其他。慢性肝炎、慢性胰腺炎、自身免疫系统疾病等均可有类似慢性胃炎的临床表现，诊断时需仔细调查患者病史，必要时可通过X线、B超和CT等影像学检查及特异性较强的实验室检查进一步鉴别诊断。

【治　疗】

由于本病的病因复杂、临床表现多样，需根据患者不同的临床症状和组织病理学改变选择不同的治疗方案。无症状的慢性非萎缩性胃炎无需治疗。

一、一般治疗

患者应养成良好的生活习惯，注意休息，严格戒烟忌酒，避免食用对胃黏膜有刺激性的食物和饮品，如过酸、甜、咸、辛辣及过热、过冷的食物和浓茶、咖啡等，多食用新鲜蔬菜与水果，尽量避免使用NSAIDs等可损害胃黏膜的药物。

二、药物治疗

1. 根除 *H.pylori* 治疗

*H.pylori*感染是慢性胃炎的重要病因之一，成功根除*H.pylori*可有效改善胃黏膜病理损伤、预防消化性溃疡并降低发生胃癌的危险性，亦可缓解部分患者的消化不良症状。慢性萎缩性胃炎患者经根除*H.pylori*治疗后，可在

一定程度上逆转胃黏膜萎缩，但肠上皮化生通常难以逆转。

目前认为，存在下述情况的慢性胃炎患者应行根除*H.pylori*治疗：①伴有胃黏膜糜烂、萎缩及肠上皮化生、异型增生；②有消化不良症状；③有胃癌家族史。京都国际共识意见（2015）指出，*H.pylori*根除治疗的有效性与患者的耐药模式及药物代谢酶的基因型密切相关。各地域*H.pylori*对常规应用的抗菌药的耐药能力存在差异，并与该地区抗菌药物使用情况有关，故而应根据地域具体情况制定根除治疗的方案，理想状态下，应以药敏试验结果为基础选择治疗药物，需确保人群中*H.pylori*根除率≥90%。

根除*H.pylori*治疗的常用抗生素包括阿莫西林、克拉霉素、甲硝唑或替硝唑、左氧氟沙星或莫西沙星、四环素和呋喃唑酮等，此外，质子泵抑制剂（PPI）不仅可通过抑制胃液分泌降低胃内酸度，从而提升抗生素的杀菌能力，亦可直接抑制*H.pylori*。传统的*H.pylori*根除一线治疗方案为质子泵抑制剂+克拉霉素+阿莫西林或甲硝唑的标准三联方案；一线治疗失败者，可采用质子泵抑制剂+铋剂+四环素+甲硝唑的二线方案，疗程通常7～10 d。随着*H.pylori*对抗生素耐药性的增强，传统三联疗法的*H.pylori*根除率在绝大多数地区已不能达到临床要求（根除率＜80%），在我国常用的抗*H.pylori*药物中，甲硝唑耐药率达60%～70%，克拉霉素为20%～38%，左氧氟沙星为30%～38%，阿莫西林、呋喃唑酮和四环素的耐药率相对较低（1%～5%）。

近年国外学者提出使用左氧氟沙星或莫西沙星替代克拉霉素、序贯方案（首先采用PPI +阿莫西林，而后采用质子泵抑制剂+克拉霉素+甲硝唑或替硝唑）、不含铋剂的抗生素伴同方案（PPI +阿莫西林+克拉霉素+甲硝唑或替硝唑）及基于序贯和伴同方案的抗生素混合方案（首先采用PPI +阿莫西林，而后采用PPI +阿莫西林+克拉霉素+甲硝唑或替硝唑），并将疗程延长至10～14 d，取得了较为满意的根除效果。

在我国，序贯方案及含左氧氟沙星的方案较标准三联方案的优势不明显，不含铋剂的抗生素伴同方案（即混合方案）疗效缺乏依据，因此我国推荐的根除*H.pylori*方案为铋剂+质子泵抑制剂+2种抗菌药物的四联疗法，抗菌药物的组成方案有7种：①阿莫西林（1 000 mg，2次/d）+克拉霉素（500 mg，2次/d）；②阿莫西林（1 000 mg，2次/d）+左氧氟沙星（500 mg，1次/d；或200 mg，2次/d）；③阿莫西林（1 000 mg，2次/d）+呋喃唑酮（100 mg，2次/d）；④四环素（500 mg，3次/d或4次/d）+甲硝唑（400 mg，3次/d或4次/d）；⑤四环素（500 mg，3次/d或4次/d）+呋喃唑酮（100 mg，2次/d）；⑥阿莫西林（1 000 mg，2次/d）+四环素（400 mg，3次/d或4次/d）；⑦阿莫西林（1 000 mg，2次/d）+四环素（500 mg，3次/d或4次/d）。抗菌药物应餐后服用，疗程10～14 d；PPI的剂量和用法为艾司奥美拉唑20 mg、雷贝拉唑10 mg或20 mg、奥美拉唑20 mg、艾普拉唑10 mg、兰索拉唑30 mg，2次/d，饭前半小时口服；铋剂的剂量和用法为枸橼酸铋钾220 mg、胶体果胶铋200 mg，2次/d，饭前半小时口服。若患者无法耐受铋剂或证实*H.pylori*耐药率较低，则可选用标准三联方案、序贯疗法或不含铋剂的抗生素四联疗法；若初次根除治疗失败，再次治疗则可在铋剂+PPI+阿莫西林治疗方案中联合应用呋喃唑酮（100 mg，2次/d）或四环素（750 mg，2次/d），或采用PPI+阿莫西林+氟喹诺酮类药物+铋剂四联方案作为补救治疗措施，补救治疗应避免重复用药；若需选用含克拉霉素、甲硝唑或左氧氟沙星的三联方案，无论初次治疗或补救治疗均应行药物敏感试验。阿莫西林抗*H.pylori*作用强，*H.pylori*不易出现耐药，且药物的不良反应发生率低，为首选抗生素；青霉素过敏者可选用耐药率较低的四环素替代阿莫西林，推荐的铋剂四联方案抗生素组合为：①四环素+甲硝唑；②四环素+呋喃唑酮；③四环素+左氧氟沙星；④克拉霉素+呋喃唑酮；⑤克拉霉素+甲硝唑；⑥克拉霉素+左氧氟沙星。

若反复根除治疗均失败，则应进行细菌培养，在抗生素敏感试验结果的指导下选择合适的抗生素。根除治疗前应停用PPI至少2周，停服抗菌药物、铋剂等不少于4周，初次治疗和补救治疗应间隔2～3个月。此外，选择根除*H.pylori*方案时应注意患者个体情况，综合考虑患者既往抗菌药物使用史、吸烟史、药物过敏史、潜在不良反应、根除治疗适应证、伴随疾病、年龄等因素。

治疗后应常规复查*H.pylori*是否已根除，复查应在治疗结束至少4周后进行，复查前须停用质子泵抑制剂2周，停用铋剂4周，否则有出现假阴性结果的可能。可采用非侵入性的^{13}C或^{14}C尿素呼气试验复查。

2. 对症治疗

慢性胃炎患者胃液可增高，各类弱碱性物质及其复方制品可中和胃液，降低胃内酸度，该类药物作用较快，疗效较强。目前认为，某些弱碱性药物（铝碳酸镁、达喜等）在发挥中和胃液作用的同时，亦有助于强化黏膜防御功能和抑制损伤因子。有反酸症状者，可使用抑酸药，如H_2受体拮抗剂、质子泵抑制剂等，该类药物可有效抑制胃液分泌，减轻胃液对黏膜的损伤和炎症反应，并有利于胃黏膜的修复。部分患者可出现由胃炎引起的胃痉挛性疼痛，合理使用抗胆碱药物对缓解疼痛有较大价值。胃肠动力失调与慢性胃炎互为因果，使用甲氧氯普胺、多潘立酮、莫沙必利等促进胃肠动力药物以增强胃排空功能，可有效改善胃炎症状并预防疾病复发。发生萎缩性胃炎的患者可因胃腺体萎缩、黏膜屏障作用减退、胃液及消化酶分泌减弱等原因，出现胃排空延迟、上腹胀满等消化不良症状，适当应用消化酶类药物（达吉等）可促进消化功能恢复。胃黏膜保护剂可促进黏液分泌及细胞再生、稳定细胞膜、增加内源性前列腺素E的浓度，对保护和修复胃黏膜屏障、维持胃黏膜功能有重要价值。此外，中医中药亦可用于慢性胃炎的治疗。

3. 其他

针对自身免疫性胃炎目前尚无特异性的治疗手段，A型萎缩性胃炎患者有恶性贫血时可适当补充维生素B_{12}。维生素C、维生素E、β-胡萝卜素和微量元素硒等可作为抗氧化剂，对清除*H.pylori*感染所产生的氧自由基有较大作用，并可抑制胃内亚硝胺化合物形成，预防胃癌的发生。睡眠差、有明显精神异常者可在医师指导下使用抗抑郁药及镇静药。

三、萎缩和异型增生的处理

活检发现胃黏膜呈中、重度萎缩伴有肠上皮化生的患者需每隔1年行内镜及组织病理学检查1次，无肠化生或上皮内瘤变等病变者可根据自身情况适时随访。异型增生是胃癌前病变，应予高度重视，出现轻度异型性增生并确认该标本并非取自癌旁者，可6～12个月随访1次；出现重度异型性增生者需立即复查胃镜及病理，必要时行内镜下胃黏膜切除术或外科手术治疗。

【预　后】

本病预后良好，多数非萎缩性胃炎患者病情稳定。萎缩性胃炎患者若出现中度及中度以上肠上皮化生、不典型增生，发生癌变的风险较高，应定期复查，随访时需行胃镜及组织病理学检查以评估病变进展情况。

（张　虎）

参考文献

[1] 赵玉沛，吕毅 . 消化系统疾病 [M] . 北京：人民卫生出版社，2016:120–130.

[2] 葛均波，徐永健 . 内科学 [M] . 北京 : 人民卫生出版社，2013:363–368.

[3] Atherton J C. The pathogenesis of *Helicobacter pylori*–induced gastro–duodenal diseases.[J]. Annual Review of Pathology, 2006, 1（1）:63.

[4] 房静远 . 慢性胃炎临床诊治现状及存在的问题 [J]. 实用医院临床杂志，2008，5（5）:9–11.

[5] 隋晓艳 . 慢性胃炎内镜和病理诊断的临床分析 [D]. 大连医科大学，2012.

[6] Yamaoka Y. Mechanisms of disease: *Helicobacter pylori* virulence factors[J]. Nature Reviews Gastroenterology & Hepatology, 2010, 7（11）:629.

[7] 高敬国，魏绍武，王素英 . 消化科疾病临床诊疗技术 [M] . 北京：中国医药科

技出版社，2016:46–58.

[8] 张玫 . 临床消化科医师速查手册 [M]. 北京：科学技术文献出版社，2010.

[9] 常仁杰，郭强 . 十年间胃镜诊断慢性胃炎差异的临床分析 [J]. 中华消化内镜杂志，2013，30（11）:639–640.

[10] 苏振华，张健康 . 内镜技术诊断慢性萎缩性胃炎的研究进展 [J]. 胃肠病学，2014（12）:750–752.

[11] 于学忠，郭树彬，周荣斌，等 . 中国急性胃黏膜病变急诊专家共识 [J]. 中国急救医学，2015，5（9）:769–775.

[12] 刘文忠 . “幽门螺杆菌胃炎京都全球共识”解读 [J]. 胃肠病学，2015（8）:449–456.

[13] 刘文忠 .“第五次全国幽门螺杆菌感染处理共识报告”解读 [J]. 胃肠病学，2017，22（6）:346–360.

[14] 中华医学会消化病学分会 . 中国慢性胃炎共识意见（2012, 上海）[J]. 中华消化杂志，2013， 33（1）.

[15] 中华医学会消化病学分会，幽门螺杆菌和消化性溃疡学组 , 全国幽门螺杆菌研究协作组 . 第五次全国幽门螺杆菌感染处理共识报告 [J]. 中华消化杂志，2017，37（06）: 364–378.

第六章　消化性溃疡

消化性溃疡（peptic ulcer）指消化道黏膜在胃液和胃蛋白酶的消化作用下受损而形成的溃疡，发生于胃和十二指肠的消化性溃疡分别称为胃溃疡（gastric ulcer, GU）和十二指肠溃疡（duodenal ulcer, DU），溃疡亦可见于胃大部切除术后的胃空肠吻合口、食管下段或Meckel憩室等部位。流行病学资料显示，十二指肠溃疡的发病率高于胃溃疡，二者发病率之比为（2～3）：1；任何年龄的患者均可发生本病，高发年龄段为20~50岁，十二指肠溃疡多见于青壮年患者，胃溃疡多见于中老年患者，男性患病率较女性高。本病为世界性常见病，有资料表明，全世界人口中约10%有消化性溃疡的病史；近年来消化性溃疡的发病率有下降的趋势。

【病因和发病机制】

消化性溃疡的发生与胃液、胃蛋白酶的侵袭作用及黏膜的防御功能失平衡有关，胃液可通过消化作用破坏消化道黏膜，在各类致病因素持续作用下，黏膜损伤可逐渐发展为溃疡。通常情况下，仅当某些因素损害胃、十二指肠黏膜的防御和修复机制时，胃液和胃蛋白酶才可产生针对胃黏膜的侵蚀作用，从而促进溃疡形成。近年的研究已证实，幽门螺杆菌（*H.pylori*）和非甾体类抗炎药（NSAIDs）为破坏胃和十二指肠黏膜屏障，引起消化性溃疡的最常见病因。胃溃疡的发生受黏膜屏障功能降低影响较大，十二指肠球部溃疡的发生多与胃液分泌量增大有关。

一、*H.pylori*感染

慢性*H.pylori*感染为大多数慢性胃炎和消化性溃疡的病因，*H.pylori*多通过粪口途径传播，亦可通过污水感染部分人群。消化性溃疡患者的*H.pylori*感染率明显高于健康人群，其中，DU患者的*H.pylori*阳性率为95%～100%，GU患者为70%～85%。患者感染*H.pylori*后发生消化性溃疡的风险显著上升，有研究显示，*H.pylori*感染者的消化性溃疡发病率为13%～23%。

*H.pylori*对胃黏膜的损伤因素主要为胃黏膜内定植的因子和诱发组织损害的因子，尿素酶在*H.pylori*感染的致病过程中具有重要作用，有助于水解尿素并释放氨，氨可直接损害胃黏膜，亦可保护*H.pylori*逃避胃液和胃蛋白酶的消化，使其在胃内低pH值环境中仍可生存；此外，*H.pylori*的空泡细菌毒素A（VacA）和细胞毒素相关蛋白（CagA）亦为重要致病因子。*H.pylori*毒素与脂多糖、蛋白酶、磷脂酶A2等组分共同作用，可引发局部炎症反应和免疫反应，造成胃黏膜损伤，受损的胃黏膜更易受到胃液、胃蛋白酶的侵袭。

研究发现，仅15%的*H.pylori*感染者发生消化性溃疡，提示遗传易感性亦与溃疡病的发生有一定联系。某些细胞因子的遗传多态性可影响*H.pylori*感染相关消化性溃疡的发生，其中，岩藻糖转移酶2（FUT2或分泌基因）、FUT3（Iewis基因）、白细胞介素（IL）-1A、IL-1B、IL-1受体（IL-1RN）、IL-8、IL-10、髓过氧化物酶（MPO）、肿瘤坏死因子（TNF）-α和TNF-β等与*H.pylori*持续感染有关；CD14、趋化因子受体2（CXCR2）、IL-1RI、核因子κB2（NF-κB2）和Toll样受体4（TIR4）等与*H.pylori*持续感染潜在相关。近年有研究显示，TGFβ1 T+869C基因多态性可能与患者十二指肠溃疡的易感性有关，此外，表达iceA1基因及TNF-238G到A多样性与儿童感染*H.pylori*后发生消化性溃疡的风险有关。

二、非甾体类抗炎药

NSAIDs亦为引起消化性溃疡的常见病因，服用NSAIDs的患者出现消化性溃疡及其并发症的风险较高，10%～25%长期服用NSAIDs的患者出现胃或十二指肠溃疡，1%～4%发生出血、穿孔等并发症，NSAIDs引起的GU较DU多见。此外，可能具有促进NSAIDs损伤胃肠道作用的因素包括：胃肠道溃疡病史；患者年龄（年龄越大发生溃疡的风险越高）；存在其他合并症（如糖尿病、肝硬化、缺血性心脏病、肿瘤、脑血管病变等）；合并应用抗血小板药物、抗凝药物、糖皮质激素、选择性5-羟色胺再摄取抑制剂（SSRI）等；慢性肾功能不全及血液透析等。NSAIDs的使用剂量、类型和疗程亦与NSAIDs相关溃疡的出现有一定关联。

NSAIDs可通过系统作用和局部作用造成消化道黏膜的防御和修复功能障碍，系统作用为引发消化性溃疡的主要机制，NSAIDs通过抑制环氧合酶（COX）的活性，致使内源性前列腺素的合成减少，削弱胃黏膜的保护屏障。COX为花生四烯酸合成前列腺素过程中的关键限速酶，阿司匹林、吲哚美辛等常规NSAIDs类药物的特异性较差，在抑制炎症反应的同时可抑制胃黏膜合成前列腺素的能力，造成生理性前列腺素含量不足，而前列腺素E具有促进黏液和碳酸氢盐分泌，促进黏膜血液循环，细胞保护等作用，有利于黏膜的防御和修复功能的发挥。此外，NSAIDs亦可减少胃和十二指肠黏膜血流，抑制溃疡边缘的细胞增生，阻碍黏膜修复与溃疡愈合。

*H.pylori*是否可与NSAID共同促进溃疡形成目前尚不明确，有研究显示，长期接受NSAID治疗为引发*H.pylori*相关溃疡的高危因素，亦有学者认为*H.pylori*感染及长期服用NSAID均为导致消化性溃疡的独立危险因素。

三、胃液和胃蛋白酶

胃液与胃蛋白酶对黏膜的消化作用为消化性溃疡形成的直接原因，其损伤作用通常在胃黏膜防御和修复功能受到破坏时产生。胃蛋白酶的活性具有酸碱依赖性，当胃内pH值为1～3时，胃蛋白酶活性最强，可水解食物蛋白，甚至可消化自身组织蛋白，直接损害消化道黏膜；当pH值>4时，胃蛋白酶活性迅速下降。此外，研究显示，消化道内酸量较低时较少出现溃疡，且抑制胃液分泌有助于促进溃疡愈合；Zollinger- Ellison综合征的患者由于存在胃泌素瘤，导致胃泌素大量分泌，致使其发生消化性溃疡的风险显著上升。

DU患者的平均基础酸排量（BAO）和五肽促胃液素刺激的最大酸排量（MAO）增高，GU患者BAO及MAO多正常或偏低，可能由于GU患者常伴有多灶萎缩性胃炎，其胃体壁细胞的泌酸能力较弱，而DU患者多合并慢性胃窦炎，可维持正常的泌酸能力。非*H.pylori*感染、非NSAID消化性溃疡与胃液的关系目前尚不明确，有待进一步研究。

四、胃排空障碍

胃溃疡患者通常存在胃排空障碍，造成胃排空延迟及食糜停留过久，胃内残留的食物持续刺激胃窦G细胞分泌促胃液素，进而促使壁细胞大量分泌胃液，加重胃内的酸性环境。

五、其他因素

吸烟既为溃疡的常见诱因，亦可影响溃疡的愈合，其对胃黏膜造成不利影响的确切机制尚不明确，可能包括增加胃蛋白酶的分泌、引发胃十二指肠胆汁回流、促使自由基生成、减少碳酸氢盐和前列腺素合成等；社会心理因素，如生活压力、抑郁症等亦可影响消化性溃疡的发生及发展，其与疾病的因果关系仍有待进一步确认；饮食因素，如咖啡、茶、可乐、刺激性食物等可引起消化不良，但其是否为引发消化性溃疡的独立风险因素尚不明确；此外，消化性溃疡亦可继发于其他疾病，如克罗恩病、淋巴瘤、结核、巨细胞病毒或单纯疱疹病毒感染等。

【病　理】

胃溃疡多位于胃角和胃窦小弯，活动期胃溃疡通常为单发，呈圆形或卵圆形，直径常<10 mm，边缘光整，底部由表面向深部依次分为4层，即急性炎性渗出层、非特异性细胞浸润层、肉芽组织层、纤维样或瘢痕组织层，溃疡周围黏膜常有炎性水肿。不同于糜烂，溃疡引起的黏膜损害深度超过黏膜肌层，较深的溃疡可累及胃壁肌层，累及血管时可引起出血，若侵及浆膜层则造成穿孔。十二指肠溃疡的形态与胃溃疡相似，以紧邻幽门环的球部前壁或后壁多见，可因反复发生溃疡、瘢痕收缩而形成假性憩室。

【诊　断】

一、临床表现

1. 症状和体征

主要症状为上腹痛或不适，可为钝痛、灼痛、胀痛、剧痛、饥饿样不适等，多位于上腹部剑突下，后壁穿透性溃疡的疼痛可放射至背部，呈慢性周期性或节律性发作，发作多与精神刺激、饮食失调、过度劳累、季节变化、服用刺激性药物等因素有关，胃溃疡引起的疼痛多发生于餐后0.5～1 h，持续1～2 h自行消失，十二指肠球部溃疡的特征性表现为夜间饥饿痛；除上述症状外，患者亦可出现上腹饱胀、厌食、嗳气、反酸、恶心、呕吐等非特异性消化不良症状。消化性溃疡的体征较少，发作期可有腹上区压痛伴或不伴局部肌紧张，程度通常较轻；若压痛明显、范围大、有反跳痛和肌紧张等则提示溃疡发生穿孔伴周围组织炎症反应；若并发幽门梗阻，则有上腹胀满、肠鸣音亢进等征象，上腹部可闻及振水音。

2. 特殊类型的溃疡

①复合性溃疡：指胃和十二指肠同时发生的溃疡，较易发生幽门梗阻；②幽门管溃疡：发生于幽门管，对药物治疗反应较差，较易发生幽门梗阻、出血和穿孔等并发症；③球后溃疡：多位于十二指肠降部及乳头附近，可穿透入胰腺，疼痛可向右上腹及背部放射，易出血；④巨大溃疡：指直径＞2 cm的溃疡，巨大十二指肠球部溃疡多位于后壁，易发展为穿透性溃疡，胃的巨大溃疡需注意与恶性溃疡鉴别；⑤老年人溃疡：溃疡多位于胃体上部，常较大，多无症状或症状不明显，患者较易出现体重减轻和贫血；⑥儿童期溃疡：主要发生于学龄儿童，腹痛多位于脐周，常出现呕吐；⑦无症状性溃疡：患者无腹痛和消化不良症状，常以上消化道出血、穿孔等并发症为首发症状，多见于长期服用NSAIDs的患者及老年人；⑧难治性溃疡：指内科治疗8周仍不能治愈的溃疡。

3. 并发症

消化道出血为消化性溃疡最常见并发症，发生率为20%～25%，多表现为呕血和黑便，十二指肠溃疡出血较胃溃疡出血多见。若溃疡穿透浆膜层，则可造成穿孔，穿孔的溃疡常位于十二指肠前壁或胃前壁，表现为突发剧烈上腹痛，可累及全腹并放射至右肩；十二指肠后壁或胃后壁的溃疡侵袭浆膜层时易与邻近组织或器官产生粘连，称为慢性穿孔或穿透性溃疡，疼痛可位于左上腹、右上腹或胸、背部。幽门梗阻多由十二指肠球部溃疡引起，患者常出现上腹饱胀、嗳气、反酸、呕吐等症状，呕吐物为酸臭的宿食。GU的癌变率约为1%，DU一般不发生癌变。

二、检　查

1. 胃镜检查

胃镜为确诊消化性溃疡的首选检查方法，检查过程中可取活组织行病理检查及*H.pylori*检测。胃镜下溃疡多呈圆形或椭圆形，边缘光整，其表现可分为：①活动期（A期），溃疡初发，无集中的皱襞。A1期，溃疡污秽厚苔，边缘不整；A2期，溃疡覆清洁厚苔，边缘清晰，周围黏膜肿胀消退。②愈合期（H期），皱襞向溃疡中心集中。H1期，溃疡白苔开始缩小，边缘界限清晰，上皮再生明显，逐渐长入溃疡内部形成红晕，溃疡深度变浅；H2期，白苔进一步缩小，溃疡接近愈合。③瘢痕期（S期），白苔消失，再生上皮进一步覆盖，皱襞集中至溃疡中心。S1期（红色瘢痕期），再生上皮初为栅栏状，渐演变为颗粒状，近完全覆盖溃疡面，聚集的皱襞集中于一点；S2期（白色瘢痕期），再生上皮完全覆盖，溃疡面平坦，皱襞集中不明显。

2.X 线钡餐检查

临床较常使用上消化道气钡双重对比造影及十二指肠低张造影，X线下可见胃壁溃疡性缺损内钡剂充盈呈“龛影”，为胃溃疡的直接征象。正位像龛影为圆形或类圆形，边缘光滑整齐，底部平整或稍不平；切线位像可显示龛影突出于胃轮廓外，呈乳头状或锥状，龛影口部常见水肿形成的透明带，宽0.5～1cm，即“项圈征”，提示溃疡为良性。十二指肠溃疡的影像学表现为龛影和球部变形，溃疡常位于球部，后壁多见，部分患者球部前后壁均可有溃疡形成，龛影多为圆形或类圆形，边缘光滑清晰，直径通常为4～12 mm，周围可见水肿的透明带；溃疡瘢痕可引起十二指肠球部变形，出现“三叶”状或“山”字等形态。活动性上消化道出血为X线钡餐检查的禁忌证。

3. *H.pylori* 检测

*H.pylori*检测包括侵入性和非侵入性两类方法，可有效判断患者是否存在*H.pylori*感染，目前已成为诊断消化性溃疡的常规检查项目。常用的侵入性试验包括快速尿素酶试验（RUT）、组织学检查、黏膜涂片染色镜检、聚合酶链反应（PCR）等，其中，快速尿素酶试验为侵入性试验中诊断*H.pylori*感染的首选方法；非侵入性试验主要有^{13}C或^{14}C尿素呼气试验（UBT）、粪便*H.pylori*抗原检测及血清学抗*H.pylori*抗体检测等。若患者行*H.pylori*检测前已有抗生素、质子泵抑制剂、铋剂等药物使用史，除血清学

结果外的其他检测结果有呈假阴性的可能。

4. 胃液分析

临床可通过五肽胃泌素或增大组胺胃液分泌试验分别检测BAO、MAO和高峰胃液分泌量（PAO），若胃液分泌量正常或低于正常，则提示胃溃疡可能性较大，胃液分泌量高于正常的患者多存在十二指肠球部溃疡，夜间及空腹时胃液高分泌较为明显；若BAO超过15 mmol/h，MAO超过60 mmol/h，或BAO/MAO比值大于60%，则提示可能存在胃泌素瘤。胃液分析结果一般不能准确反映胃黏膜泌酸能力，且操作较为繁琐，临床工作中主要用于排除与胃泌素瘤相关的消化性溃疡。

5. 血清胃泌素测定

正常情况下血清胃泌素水平与胃液分泌量呈反比，若患者存在胃泌素瘤，则可表现为血清胃泌素及胃液分泌量同时升高，该检查对判断是否合并胃泌素瘤有较大价值。

6. 粪便隐血试验

溃疡活动期及伴有活动性出血的患者行粪便隐血试验或可发现阳性结果，但隐血试验阳性的时间通常较短，治疗1～2周后可转阴；若隐血试验结果持续为阳性，则应考虑并发恶性肿瘤的可能。该检测特异度较低，对消化性溃疡的诊断价值有限。

三、诊断要点

（1）患者常有慢性、周期性、节律性上腹疼痛，可并发泛酸、嗳气、烧心、恶心、呕吐等胃肠道症状，若进食或服用抗酸药后上腹痛可缓解，则应疑诊消化性溃疡。

（2）胃镜及病理活检可明确诊断，不能接受胃镜者行X线钡餐检查可发现龛影等特征性征象。

（3）明确溃疡的诊断后应注意寻找病因。

四、鉴别诊断

1. 慢性胆囊炎和胆石症

常由进食油腻食物或暴饮暴食引发，患者可出现右上腹痛，向同侧肩背部放射，可伴发热及黄疸，体格检查示右上腹压痛，Murphy征可阳性；腹部彩超或磁共振胆胰管造影检查（MRCP）有助于明确诊断。

2. 胃癌

应仔细鉴别胃良性溃疡与恶性溃疡，出现以下情况应考虑恶性病变的可能：①中老年患者近期出现中上腹痛、出血或贫血；②胃溃疡患者的临床表现发生明显变化或抗溃疡药物治疗无效；③胃溃疡病理活检示存在肠上皮化生或不典型增生。通过X线钡餐检查发现的胃溃疡患者均应行内镜检查，内镜检查发现的胃溃疡均应取病理活检，若内镜复查证实溃疡完全愈合，则可彻底排除恶性肿瘤。

3. 非溃疡性消化不良

本病较为多见，患者可有上腹疼痛或不适、饱胀、嗳气、反酸、恶心、食欲减退等症状，不伴溃疡等器质性病变，且无上消化道肿瘤及其他肝胆胰疾病，主要通过X线钡餐和内镜检查诊断和鉴别，内镜检查结果多正常或仅提示存在慢性胃炎。

4. 胃黏膜相关淋巴样组织（MALT）淋巴瘤

本病患者的症状多为非特异性，内镜下可见多发性浅表性溃疡及凹凸颗粒状黏膜等表现，溃疡界限不清，经治疗后可愈合；若病变进展为高度恶性淋巴瘤，则内镜下可见多发巨大溃疡和结节状隆起，缺乏皱襞紊乱、中断等癌变特征，胃壁舒展性较好。

5. 胃泌素瘤（Zollinger–Ellison 综合征）

胰腺非B细胞瘤可产生大量胃泌素刺激胃液过量分泌，引起反复发作的消化性溃疡、腹泻等临床症状，溃疡常位于十二指肠或胃窦小弯侧，多为单发，并发症的发生率较高，手术治疗后易复发；由于胃泌素可促进胃黏膜细胞增生，内镜下可见本病患者有胃黏膜增厚、皱襞肥大等表现。胃液分析、血清胃泌素测定和激发试验有助于确立胃泌素瘤的诊断，超声、CT、MRI、选择性血管造影术、生长抑素受体闪烁显像等检查对定位胃泌素瘤有一定价值。

【治 疗】

治疗目的包括消除病因、缓解症状、愈合溃疡、防止复发和防治并发症，根除*H.pylori*治疗等对因治疗或可彻底治愈溃疡病，溃疡愈合的条件为：①胃腔内保持低酸和无*H.pylori*环境；②完成再上皮化，形成新的愈合带；③肉芽组织内新生血管生成；④胃黏膜血供充足。

一、一般治疗

患者应注意培养良好的生活作息习惯和饮食习惯，定时进餐，少食辛辣、过咸食物，戒烟限酒，慎用或不用NSAIDs、激素等药物，避免过度劳累和精神紧张。对于溃疡引起的急性出血，需采取紧急止血措施，详见本书“消化道出血”一章；急性溃疡刺激及溃疡组织炎症反应均可导致幽门水肿甚至形成暂时性梗阻，经胃肠减压、抗溃疡等内科保守治疗常可缓解；溃疡愈合时瘢痕挛缩或周围组织粘连牵拉可引发瘢痕性梗阻或粘连性梗阻，内科治疗效果较差，常需外科干预。有学者认为，益生菌可改善*H.pylori*相关胃炎的组织病理学改变，并有助于根除*H.pylori*，降低治疗相关胃肠道不良反应的发生率，其临床价值及治疗效果有待进一步研究证实。此外，已有研究证实，中医药治疗为消化性溃疡的有效治疗方法之一。

二、*H.pylori*感染的治疗

根除*H.pylori*可有效治疗消化性溃疡、阻止胃黏膜持续损伤及萎缩化生

性改变，有助于降低复发率及溃疡癌变的风险，单用*H.pylori*根除疗法可使超过90%的十二指肠溃疡愈合，无论溃疡初发或复发、活动或静止、有无并发症，均应行抗*H.pylori*治疗；对于有溃疡并发症病史、多次复发或顽固性发作的患者，应维持治疗至已确认*H.pylori*得到根除。常规抑酸治疗后愈合的溃疡在停药后的复发率为50%～70%，根除*H.pylori*可使复发率降至3%以下。

根除*H.pylori*治疗的具体方案详见本书“胃炎”一章，治疗后应常规复查*H.pylori*是否已被完全根除，治疗结束4周后应进行复查，常采用非侵入性的^{13}C或^{14}C尿素呼气试验，为避免出现假阴性结果，复查前需停用PPI 2周，停用铋剂4周；若复查时使用胃镜，可同时取胃黏膜活组织行尿素酶及组织学检查。

对于溃疡面积较小、症状消失且根除后抗溃疡治疗的疗程达两周者，无需继续治疗；溃疡面积较大、症状未缓解或近期有出血等并发症者，在根除治疗结束后应继续使用抑酸药2～4周（十二指肠溃疡）或4～6周（胃溃疡），亦可使用H_2RA，疗程为4～6周（十二指肠溃疡）或6～8周（胃溃疡）。

三、抑制胃液分泌的药物

常用抑酸药主要为PPI和H_2RA，溃疡的愈合速度通常与抑酸作用的强度和时间成正相关，通过评估药物治疗过程中24 h胃内pH＞3的总时间有助于预测溃疡的愈合率。研究显示，若使胃内pH值pH＞3每天维持18～20 h，则可使大多数十二指肠溃疡在4周内愈合。

1. 质子泵抑制剂（PPI）

PPI的抑酸能力较强、作用时间较长，其促进溃疡愈合的速度较快、治愈溃疡的成功率较高，对存在难治性溃疡或无法停用NSAIDs的患者有较大价值。PPI类药物用法为奥美拉唑20 mg/d、兰索拉唑30 mg/d、潘托拉唑40

mg/d、雷贝拉唑10 mg/d或埃索美拉唑40 mg/d，后二者为新型的质子泵抑制剂，可降低药物经肝的代谢比率，减少因个体基因多态性差异造成的疗效不稳定。有研究显示，长期服用PPI可导致*H.pylori*胃炎分布发生改变，增加胃体胃炎发生的风险，根除*H.pylori*有助于降低该风险。孕妇和哺乳期妇女慎用PPI。

2.H_2受体拮抗剂（H_2RA）

最大可抑制90%由迷走神经和胃泌素刺激引发的胃液分泌，并有助于抑制几乎全部的夜间和基础酸分泌。法莫替丁为抑酸能力较强的H_2RA，尼扎替丁次之，西咪替丁的抑酸能力最弱。H_2RA可预防NSAIDs十二指肠溃疡的发生，但无法预防NSAIDs胃溃疡的发生。该类药物的用法为每日多次口服法，西咪替丁0.2 g三餐后及0.4 g睡前口服，雷尼替丁0.15 g每日2次，法莫替丁20 mg每日2次，尼扎替丁0.15 g或罗沙替丁75 mg每日2次等；亦可睡前1次口服，即西咪替丁0.8 g，雷尼替丁0.3 g，法莫替丁40 mg，尼扎替丁0.3 g或罗沙替丁0.15 g等，其疗效与每日多次口服法相似。应用H_2RA前应注意患者有无肝、肾疾病，必要时可减量或换用其他药物。

四、胃黏膜保护剂

（1）铋剂。分子量较大，在胃内可呈胶体状，覆于溃疡表面后与溃疡基底面蛋白可形成蛋白–铋复合物，有助于阻断胃液、胃蛋白酶对黏膜的消化作用，使用该药治疗4～6周后溃疡愈合率与H_2受体拮抗剂相仿。此外，铋剂亦可包裹*H.pylori*菌体并干扰*H.pylori*代谢，有助于根除*H.pylori*。长期使用铋剂可导致铋在体内过量蓄积，短期服用者较少出现不良反应，偶可出现舌发黑。机体内的铋主要通过肾脏排泄，肾功能较差者不宜使用该药。

（2）弱碱性抗酸剂。目前多被视为黏膜保护剂，主要包括铝碳酸镁、磷酸铝、硫糖铝、氢氧化铝凝胶等，可中和胃液，短暂缓解疼痛，并可促进前列腺素合成、增加黏膜血流量、刺激胃黏膜分泌碳酸氢根和黏液。

（3）米索前列醇。具有抑制胃液分泌、促进胃十二指肠黏膜分泌黏液及碳酸氢盐和增加黏膜血流的作用，主要用于NSAIDs溃疡的预防。该药的常见不良反应为腹泻，由于可引起子宫收缩，故孕妇忌用。

五、难治性溃疡的治疗

溃疡难以治愈的原因包括患者依从性差、私自服用NSAIDs、吸烟、*H.pylori*感染未及时治疗、胃泌素瘤及恶性肿瘤，少见原因有克罗恩病、淀粉样变性、结节病、嗜酸性粒细胞性胃肠炎等，治疗前需通过临床和内镜评估判断患者是否存在*H.pylori*感染、NSAIDs服用史和胃泌素瘤等可促进溃疡形成的危险因素，排除恶性溃疡及其他病因如克罗恩病等引起的溃疡的可能性，病因明确者积极采取根除*H.pylori*、停服NSAIDs等措施，提高PPI剂量如加倍使用即可促进多数非*H.pylori*、非NSAIDs相关的难治性溃疡愈合。对于部分治疗后效果较差的患者，可监测其胃内24 h pH值变化情况，若半数以上时间（超过12 h）pH<2，则需调整抑酸药的剂量。通常情况下，大剂量的PPI治疗8周可治愈90%的难治性溃疡，内科积极治疗后病情仍无改善的患者应考虑外科手术治疗。

研究发现，愈合后易复发的消化性溃疡为非*H.pylori*–非NSAIDs溃疡，*H.pylori*阳性溃疡根除*H.pylori*后较少复发，NSAIDs溃疡在停用NSAIDs后亦较少复发，故通常不需维持治疗。存在以下情况者常需维持治疗：①难以停用NSAIDs；②非*H.pylori*–非NSAIDs溃疡；③*H.pylori*难以根除；④有溃疡出血并发症史；⑤高龄，伴有其他严重疾病而难以承受溃疡复发。

六、NSAIDs溃疡的治疗

若患者服用NSAIDs后出现溃疡，则在其病情允许的情况下应立即停用NSAIDs类药物，停用后可依据常规抗溃疡方案进行治疗；对于无法停服

NSAIDs的患者，可选用特异性COX-2抑制剂等损伤黏膜作用较小的NSAIDs进行治疗，同时应使用PPI。选择性COX-2抑制剂的抗炎、止痛效果与NSAIDs相同，PPI高效的抑酸能力可显著改善患者的胃肠道症状，并有助于提高胃黏膜对NSAIDs的耐受性，预防消化道出血，使用PPI的疗程及剂量可依据普通消化性溃疡的治疗方案；此外，胃黏膜保护剂具有促进前列腺素合成、增加胃黏膜血流等作用，亦有利于NSAIDs溃疡的治疗。由于NSAIDs和*H.pylori*为引发溃疡的独立致病因素，故应常规检测患者是否存在*H.pylori*感染，若合并*H.pylori*感染，则应行根除*H.pylori*治疗；有研究显示，长期服用NSAIDs前根除*H.pylori*可降低溃疡发生率，但已使用NSAIDs者行根除*H.pylori*治疗降低溃疡发生率的效果不理想。溃疡愈合后，若不能停用NSAIDs，无论*H.pylori*是否为阳性，均应继续使用PPI长期维持治疗，防止溃疡复发；对于无消化性溃疡病史等其他危险因素者，服用NSAIDs前是否需预防溃疡的发生目前仍存争议。

七、内镜治疗

内镜治疗主要用于处理出血等溃疡并发症，消化性溃疡为上消化道出血的最常见病因，若患者存在严重基础疾病且手术的风险较大，则宜行内镜下紧急止血。欧洲胃肠内镜协会（ESGE）相关指南提出，具有高风险临床特征（如充分液体复苏后仍存在血流动力学不稳定、呕血或胃肠减压持续出血、存在中断抗凝治疗反指征等）的患者，可考虑行极早期（12 h内）的胃镜检查。目前较常用的内镜下止血方法包括内镜直视下喷洒去甲肾上腺素、5%～10%孟氏液（碱式硫酸铁溶液）、凝血酶；局部注射肾上腺素、硬化药、黏合剂；使用热探头、热活检钳、氩离子凝固术等外科设备；使用钛夹钳夹止血等。内镜止血成功后，对伴有活动性出血、非出血性血管裸露或附着血凝块的患者给予PPI 80 mg静脉推注，继以8 mg/h速率持续输注72 h，可显著降低再出血率、手术率和死亡率，继而可改用标准剂量PPI静脉输注，每日2次，使用3～5 d，此后口服标准剂量PPI直至溃疡愈合。内镜治疗过程中是否使用抗凝剂或抗血小板药物需综合考虑患者发生溃疡再出血和心血管血栓栓塞事件的风险，若患者发生血栓栓塞的风险较高，停用抗凝剂或抗血小板药物可增加其心血管血栓栓塞事件发生的可能性。

八、外科治疗

目前内科治疗消化性溃疡的效果较好，故大多数患者无需手术治疗。出现下列情况时可考虑外科干预：①大量出血经药物、胃镜及血管介入治疗无效时；②急性穿孔、慢性穿透性溃疡；③瘢痕性幽门梗阻；④胃溃疡疑有癌变。外科手术在切除溃疡病灶的同时亦可永久性降低胃液和胃蛋白酶的分泌能力。常用的手术方式为胃大部切除术和穿孔缝合术，迷走神经切断术目前已较少应用。胃大部切除术后消化道重建主要有三种术式：①Billroth-Ⅰ式吻合，即残胃直接与十二指肠吻合；②Billroth-Ⅱ式吻合，将残胃和近端空肠吻合，十二指肠残端缝合；③胃空肠Roux-en-Y吻合术。手术治疗的并发症较多，患者可能出现术后胃出血、十二指肠残端破裂、胃肠吻合口破裂或瘘、术后梗阻、倾倒综合征、胆汁反流性胃炎、吻合口溃疡、缺铁性贫血营养不良等。

【预　后】

随着抗溃疡药物如PPI、H_2受体拮抗剂和胃黏膜保护剂的广泛应用，消化性溃疡的治愈率得到大幅提升，*H.pylori*根除治疗使溃疡的复发率逐渐降低，预后明显改善。近年来，消化性溃疡的病死率显著下降，死亡病例多见于高龄患者，主要死亡原因为大出血和急性穿孔等致死性并发症。

（陈毅丁　王主君）

参考文献

[1] 葛均波，徐永健．内科学[M]．北京：人民卫生出版社，2013:369-374.

[2] 袁耀宗，汤玉茗．消化性溃疡发病机制研究进展[J]. 中华消化杂志，2008, 28（7）:435-436.

[3] 赵玉沛，吕毅．消化系统疾病[M]．北京：人民卫生出版社，2016:131-144.

[4] 张玫．临床消化科医师速查手册[M]. 北京：科学技术文献出版社，2010.

[5] 高敬国，魏绍武，王素英．消化科疾病临床诊疗技术[M]．北京：中国医药科技出版社，2016:59-68.

[6] 袁耀宗．消化性溃疡病诊断与治疗规范[J]. 全科医学临床与教育，2014(3):243-246.

[7] 马大庆．消化性溃疡的影像学诊断[J]. 中华全科医师杂志，2005，4(10):591-593.

[8] 中华医学会消化病学分会，幽门螺杆菌和消化性溃疡学组，全国幽门螺杆菌研究协作组．第五次全国幽门螺杆菌感染处理共识报告[J]. 中华消化杂志，2017，37（06）: 364-378.

[9] Tadataka Yamada. 胃肠病学手册[M]．北京：人民卫生出版社，2016:236-244.

[10] 马大庆．消化性溃疡的影像学诊断[J]. 中华全科医师杂志，2005，4(10):591-593.

[11] Marie A.Chisholm-Burns. 消化系统疾病治疗原理与实践[M]．北京：人民军医出版社，2013:78-105.

[12] 中华消化杂志编委会．消化性溃疡诊断与治疗规范（2016 年，西安）[J]. 中华消化杂志，2016，36（8）:508-513.

[13] 刘文忠．日本《消化性溃疡循证临床实践指南（2015 年）》解读[J]. 胃肠病学，2016，21（3）:129-137.

[14] 刘文忠．“第五次全国幽门螺杆菌感染处理共识报告”解读[J]. 胃肠病学，2017，22（6）:346-360.

第七章 胃 癌

胃癌（gastric cancer）指源于胃黏膜上皮细胞的恶性肿瘤，以胃腺癌最为多见。胃癌的发病率在全球恶性肿瘤中排名第四，其死亡率居恶性肿瘤的第二位。我国为胃癌高发地区，病例数占全球的40%，甘肃、宁夏、青海及东北等地胃癌发病率较高，发病高峰年龄段为55～70岁，男女患病比率约为2∶1。近年来，胃癌发病率总体呈下降趋势。

【病因及发病机制】

在饮食因素、不良环境、幽门螺杆菌（*H.pylori*）、机体免疫能力等多种因素的共同作用下，基因可发生突变，与胃癌相关的癌基因如ras、c–myc、bcl–2等被激活，抑癌基因如野生型p53、APC、DCC等受到抑制，造成胃黏膜上皮细胞增殖过度及细胞凋亡异常，导致黏膜病变依照慢性炎症–萎缩性胃炎–萎缩性胃炎伴肠上皮化生–异型增生的发展过程，逐渐进展为胃癌。

一、饮食及环境因素

研究表明，饮食因素与胃癌的发生密切相关，碳水化合物摄入过多，脂肪、蛋白质、维生素及矿物质摄入较少等饮食习惯为引发胃癌的危险因素；饮酒、食用发黄大米、腌制食品、熏烤食品等可增加胃癌的发病风险；饮茶、食用水果、新鲜蔬菜、大蒜或可预防胃癌的发生；水的硬度，尤其是水中钙盐的含量，亦与胃癌的发生存在一定相关性。食物等经口摄入的物质致癌的机制可能为：①食物本身含有某种致癌物质，经口摄入后即可导致肿瘤发生风险增大，常见的致癌物质包括亚硝基化合物、真菌霉素、食物烹调加工产生的多环芳烃等；②食物本身不含有致癌物质，但其含有的某些物质在机体代谢或菌群作用下可转变为致癌物，如胺类及某些含氮化合物、硝酸盐、亚硝酸盐等可在机体内转变为N-亚硝基化合物，该化合物具有强致突变和强致癌能力；③某些食物及物质可促进胃癌的发生，如含盐量较高的食物及部分食品添加剂等；④营养不良或营养失衡可造成组织结构损害或机体抵抗力低下，有利于胃癌的发生。此外，火山岩地带、高泥炭土壤、水土含硝酸盐过多、环境微量元素比例失调、化学污染等环境因素可直接或间接通过饮食途径影响胃癌的发生。

二、*H.pylori*感染

调查显示，胃癌高发区人群幽门螺杆菌（*H.pylori*）感染率显著高于低发区，提示*H.pylori*感染与胃癌存在一定相关性，为目前已知的最强的胃癌致病因素之一，*H.pylori*引发胃癌的确切机制尚不明确，其可能的致癌机制及相关致病因素如下。

1. 细胞毒素相关蛋白 A

研究发现，*H.pylori*分泌的细胞毒素相关蛋白A（CagA）可影响胃黏膜免疫系统及上皮细胞，导致胃组织发生病变及癌变的风险上升。*H.pylori*感染机体后，Ⅳ型分泌系统（T4SS）可将CagA转运至胃黏膜上皮细胞并定位于细胞质膜面，EPIYA基因序列中的酪氨酸可在c-SRC和c-ABL激酶作用下发生磷酸化，产生多种生物学效应，包括：加速胃上皮细胞的有丝分裂；刺激胃上皮细胞的增殖；干扰p53及RUNX3 等抑癌基因的作用；抑制胃癌表皮细胞的凋亡；直接作用于极性蛋白MAP/PAR1b并阻断细胞连接，使胃黏膜上皮细胞极性发生改变；激活NF-κB信号通路，启动氧化应激反应，诱导胃组织损伤等。研究显示，CagA不仅为细菌抗原蛋白，亦可发挥信号传导因子的作用，参与血管内皮细胞生物效应的调控过程，其对胃上皮细胞的影响具有可逆性，特殊条件下可诱导多基因变异，致使胃组织细胞发生转化；此外，CagA可含有EPIYA-A、EPIYA-B、EPIYA-C、EPIYA-D四种基序，具有较大多态性，该基序数量及组合形式的不同即可影响CagA的致病性，导致感染不同*H.pylori*菌株患者的病情和预后出现差异，有学者指出，EPIYA-B位点与PI3K和AKT的激活相关，可使胃癌发生的风险上升，而西方人群感染的*H.pylori*菌株较少含有EPIYA-B位点因而不易激活PI3K，致使其促癌能力相对较弱。

2. *H.pylori* 的外膜蛋白

*H.pylori*产生的外膜蛋白（OMPs）可参与胃溃疡的发生过程并增加胃癌的风险，例如，血型抗原结合黏附素（BabA）及唾液酸结合黏附素（SabA）可分别与胃黏膜上皮细胞表面的Lewis b抗原（Leb）和sialyl-Lewis x抗原结合，增强*H.pylori*的致癌能力；外膜炎症蛋白（OipA）可促进IL-1、IL-8、IL-17及TNF-α等炎性细胞因子的产生，引发胃组织炎症反应，影响胃癌的发生及发展。

3. *H.pylori* 的促炎机制

*H.pylori*可通过多种途径引起慢性胃炎，详见本书“胃炎”一章。慢性炎症反应可持续损伤胃组织，导致细胞增殖及凋亡出现异常，进而发生癌变。

三、机体免疫能力

机体的免疫能力与胃癌的发生关系密切，当机体免疫功能低下或受到抑制时，胃癌发生的可能性较大，有研究显示，5%～10%伴有各类免疫缺陷症或服用免疫抑制剂的患者可并发肿瘤，而当胃癌进行性发展时，患者的免疫功能则可受到抑制，二者互为因果，其相互作用的强弱可显著影响肿瘤的进展及预后。抗肿瘤效应主要包括细胞免疫和体液免疫，针对胃癌的免疫应答效应即为两种免疫功能综合作用的结果，其中，细胞免疫发挥主要作用。参与细胞免疫的细胞包括T淋巴细胞、NK细胞、巨噬细胞等，若免疫细胞的功能降低，则可导致胃癌发生的风险上升。

四、遗传因素

胃癌的发生有明显的家族聚集倾向，家族发病率为普通人群的2～3倍，可能与家庭成员易受到相同的环境因素影响有关，部分胃癌的发生属“遗传性胃癌易感综合征”。研究显示，浸润性胃癌的家族聚集倾向更为明显，提示该型胃癌与遗传因素的关系较为密切。

五、不良嗜好

主要包括吸烟和饮酒。吸烟的致癌作用已得到大量研究的证实，为胃癌的较强致病因素。饮酒与胃癌的关系尚不明确，国内有研究指出，长期饮用白酒可使发生胃癌的相对危险性增加82%，而国外的一项研究则显示胃癌的发生与饮用啤酒和烈酒无关，与饮用葡萄酒弱相关。

六、癌前变化

胃癌患者多存在癌前变化。胃部的癌前变化包括癌前病变和癌前疾病，前者指较易转变为癌组织的病理改变，如异型性增生；后者指某些胃良性疾病，该类疾病演变为胃癌的危险度较高，主要包括萎缩性胃炎（伴或不伴肠上皮化生和恶性贫血）、慢性胃溃疡、残胃、胃息肉、胃黏膜巨大皱襞症等。

【病　理】

胃癌好发于胃窦部，尤其是胃小弯侧，根据癌组织的病理特点，可将其分为早期胃癌和进展期胃癌。

一、早期胃癌

1. 病理分型

大体分型可分为三型：①隆起型（Ⅰ型）：癌肿呈隆起性病灶，可有蒂、无蒂或广基，直径多为1～2 cm；②表浅型（Ⅱ型）分为三个亚型：Ⅱa型：又称浅表隆起型，与Ⅰ型相似，外观呈圆形或椭圆形，表面凹凸不平；Ⅱb型：又称浅表平坦型，病变部位隆起和凹陷不明显，黏膜呈灰白或深红色；Ⅱc型：又称浅表凹陷型，在早期胃癌中最常见，癌性糜烂中有黏膜凹陷样改变；③凹陷型（Ⅲ型）：又称溃疡型，溃疡底部有坏死渗出，边缘不规则，周围皱襞向病灶中心集中、融合或中断。

2. 病理组织学

全国胃癌协作组将我国早期胃癌的组织学类型规定为：乳头状腺癌、管状腺癌（高分化及中等分化）、低分化腺癌、印戒细胞癌、黏膜腺癌、硬癌、未分化癌（即混合型癌），管状型腺癌最为多见。早期胃癌的病理形态还可有特殊类型，如平坦型早期胃癌、微小胃癌、小胃癌、一点癌、早期多发癌、残胃早期癌等。

二、进展期胃癌

1. 病理分型

大体分型：①隆起型（Ⅰ型）：肿块呈息肉状、结节状或菜花样突入胃腔，表面凹凸不平多为广基无蒂；②溃疡型（Ⅱ型）又分两个亚型：Ⅱa型：又称局限溃疡型，表现为凹陷溃疡，边缘不规则并明显隆起；Ⅱb型：又称浸润溃疡型，溃疡向周围组织浸润，溃疡边缘呈堤状隆起，黏膜皱襞呈虫蚀状改变；③弥漫浸润型（Ⅲ型）：又称皮革胃，病变弥漫且浸润广泛，皱襞粗大僵硬，胃壁僵硬，胃腔变窄。

2. 病理组织学

世界卫生组织（WHO）将进展期胃癌分为：①腺癌：乳头状腺瘤，管状腺癌，黏液腺癌，印戒细胞癌；②鳞状细胞癌；③腺鳞癌；④未分化癌；⑤未分化类癌；⑥类癌。我国胃癌协作组将进展期胃癌分为：①乳头状腺癌；②管状腺癌；③低分化腺癌；④黏液腺癌；⑤印戒细胞癌；⑥未分化癌；⑦特殊类型癌。

三、侵袭与转移

胃癌有4种扩散方式：①直接蔓延：胃底贲门癌常侵犯食管、肝及大网膜，胃体癌则多侵犯大网膜、肝及胰腺；②淋巴结转移：通常先转移至局部淋巴结，再转移至远处淋巴结；③血行播散：晚期胃癌患者的肿瘤细胞主要通过血液进行播散，最常转移至肝脏；④种植转移：癌细胞侵及浆膜层时可脱落入腹腔，种植于肠壁和盆腔。

四、胃癌微转移

胃癌微转移指常规病理学检查未能发现的胃癌微小转移灶，包括淋巴结微转移、腹腔游离癌细胞、循环癌细胞、骨髓微转移等。

【诊　断】

一、临床表现

早期胃癌多无典型症状，进展期胃癌患者可出现上腹痛、纳差、厌食、乏力、体重减轻等表现，出现并发症或癌肿发生转移时可引发某些特殊症状，贲门癌累及食管下段时可有吞咽困难及幽门梗阻相关症状，溃疡型胃癌出血时可引起呕血或黑便；胃癌肝转移可导致右上腹痛、黄疸和（或）发热；若累及肺部则可引起咳嗽、呃逆、咯血，侵及胸膜时可有胸腔积液。早期胃癌无明显体征，进展期时可于上腹部扪及肿块，常有压痛；若肿瘤转移至肝脏常引起肝大及黄疸，部分患者可有腹水形成；发生淋巴结转移时常出现Virchow淋巴结，可扪及淋巴结质硬、活动度较差；有腹腔或盆腔种植转移时肛门指检可于直肠膀胱凹陷触及肿块。

二、检　查

1. 实验室检查

伴有胃癌出血的患者可出现血红蛋白水平降低等贫血表现，多数患者血沉增快；约半数患者隐血试验呈反复阳性；胃液分析示部分患者胃内呈无酸状态，其余患者胃液酸度较低或正常；上述三项检查诊断早期胃癌的阳性率较低，即使检查无异常发现，仍不能排除胃癌的可能性。

检测肿瘤标志物如癌胚抗原（CEA）、甲胎蛋白（AFP）等有助于胃癌的诊断，但特异性不高。CEA可作为肿瘤转移后系统性治疗疗效的监测指标，若治疗后复查发现CEA升高，则提示存在病变残留或预后不良；AFP升高的胃癌患者易发生肝转移，预后较差，动态监测对评估化疗疗效及预后有较大价值。进展期胃癌患者的血清中CA125、CA242、CA19-9、CA72-4水平明显升高，其升高程度与病灶大小存在部分相关性，其中CA125结合腹腔镜检查为判断胃癌腹腔转移的较好手段。此外，有研究表明，人表皮生长因子受体-2（HER2）与胃癌预后高度相关，HER2阳性的患者预后较差，有学者即主张所有胃癌患者均应常规行HER2检测，不仅可为评估患者预后提供依据，亦有助于制定针对性较强的整体治疗方案。

包括胃蛋白酶原（Ⅰ和Ⅱ）、*H.pylori*抗体和胃泌素17在内的一组血清学试验已被证实可筛查胃窦或胃体黏膜萎缩，被称为“血清学活检”。胃黏膜萎缩尤其是胃体黏膜萎缩的患者发生胃癌的风险较高，非侵入性血清学筛查联合内镜检查有助于提高胃癌预防水平。

2. 影像学检查

（1）腹部B超、超声内镜（EUS）、多层螺旋CT（MSCT）。可用于评估癌肿是否浸润或转移至胃周围淋巴结及重要器官，为手术前对胃癌进行分期、评估其可切除性及治疗效果的可靠手段。腹部超声分期的准确率为50%，EUS与MSCT的准确率相近，约为76%，但MSCT判断肝转移、腹膜转移和腹膜后淋巴结转移的能力优于EUS。近年来，MSCT三维立体重建模拟内镜技术已用于胃癌的诊断与分期。

（2）X线钡餐。为诊断及鉴别胃癌的主要手段之一，气钡双重对比造影对发现早期胃癌有较大价值，进展期胃癌X线钡餐显像表现为充盈缺损（肿块）、龛影（溃疡）或胃壁僵硬、胃腔狭窄（弥漫性浸润）；新近发展的数字化胃肠造影技术可进一步提高显像分辨率，使影像更为清晰。

（3）正电子发射计算机断层成像（PET-CT）。部分早期胃癌在PET-CT图像上可呈现异常放射性浓聚；中晚期胃癌由于细胞生长活跃，常可出现病灶内示踪剂异常浓聚；高SUV提示肿瘤代谢活跃，预后不良，若SUV≥2.5则应考虑肿瘤恶性程度较高。PET-CT诊断胃癌的敏感性为70%~94%，特异性为69%~100%，对其临床分期、疗效评估、复发诊断及预后判断有较大价值。

3. 内镜及腹腔镜检查

胃镜检查结合黏膜活检为诊断胃癌最可靠的手段，普通内镜检查及活检可确诊绝大多数胃癌，但小胃癌及微小胃癌等不明显的病灶易被遗漏。目前已有多种内镜新技术应用于胃癌的诊断，色素内镜可显露隐匿的凹陷病灶，窄波图像系统（NBI）和放大内镜有助于区分病灶较小的早期胃癌和局部胃炎，评估早期胃癌进展情况，为胃癌切除术提供重要依据。此外，腹腔镜检查有助于发现腹膜转移。

三、胃癌分期

1. 原发癌 T

Tx：原发肿瘤无法评估；T0：未找到原发肿瘤；Tis：原位癌，上皮内瘤变，未侵及固有层；T1：肿瘤浸润至黏膜固有层、黏膜肌层或黏膜下层；T1a：肿瘤侵犯固有层或黏膜肌层；T1b：肿瘤侵犯黏膜下层；T2：肿瘤侵犯固有肌层；T3：肿瘤穿透浆膜下结缔组织，而尚未侵犯脏层腹膜或邻近组织；T4：肿瘤侵犯浆膜（脏层腹膜）或邻近结构；T4a：肿瘤侵犯浆膜（脏层腹膜）；T4b：肿瘤侵犯邻近组织或器官。

2. 局部淋巴结 N

Nx：淋巴结转移不能判断；N0：局部无淋巴结转移；N1：1~2个区域淋巴结有转移；N2：3~6个区域淋巴结有转移；N3：7个或7个以上区域淋巴结有转移；N3a：7~15个区域淋巴结有转移；N3b：16个或16个以上区域淋巴结有转移。

3. 远处转移 M

M0：无远处转移；M1：有远处转移，包括血行转移和第三站淋巴结转移，即腹腔动脉周围、肝十二指肠韧带内、肠系膜根部、结肠中动脉周围及腹主动脉旁淋巴结转移。

4. 组织学分级 G

Gx：分级无法评估；G1：高分化；G2：中分化；G3：低分化；G4：未分化。

5. 胃癌的 TNM 分期（第 7 版 UICC-AJCC）

表 7-1 胃癌的 TNM 分期

胃癌分期	N0	N1	N2	N3
T1	Ⅰ A	Ⅰ B	Ⅱ	
T2	Ⅰ B	Ⅱ	Ⅲ A	
T3	Ⅱ	Ⅲ A	Ⅲ B	
T4	Ⅲ A	Ⅲ B		
H1，P1，CY1，M1				Ⅳ

（H1：肝转移；P1：腹膜转移；CY1：腹腔脱落细胞检查阳性）

四、诊断要点

（1）40岁以上的男性为本病的好发人群。

（2）不明原因的消化不良、中上腹不适、无节律性腹痛、呕血和（或）黑便等症状均提示胃癌可能；胃溃疡经2个月治疗无效，伴发消瘦、贫血、大便隐血持续阳性者亦应怀疑发生胃癌。

（3）超声内镜、CT、X线钡餐等检查有助于诊断，胃镜及病理活检可确诊。

五、鉴别诊断

（1）胃原发性恶性淋巴瘤。占胃恶性肿瘤0.5%～8%，多见于青壮年，临床表现与胃癌相似，好发于胃窦部，患者多有慢性胃炎，尤其是*H.pylori*阳性淋巴细胞性胃炎病史，病程较长，可有持续性或间歇性发热。胃镜下见病变广泛，呈多形、多灶改变，反复深取活检有助于诊断。X线钡餐检查对鉴别亦有帮助。

（2）胃肉瘤。肿瘤形态规则，瘤体表面光滑、基底胃壁较柔软，具有以下3个特征：①桥状皱襞：肿瘤附近的胃黏膜纹爬上肿瘤表面，但未到其顶端即展平消失，而胃癌的胃黏膜纹均在肿瘤外围断裂；②脐样溃疡：肿瘤顶端可见边缘整齐的圆形充盈缺损，充盈缺损的中心可见典型的脐样溃疡龛影，直径多在0.5～1.0 cm；③吻触现象：较大的肿瘤可与对侧胃壁发生部分接触，X线钡餐可显示不规则地图样环形影。X线钡餐造影多表现为凸向胃腔的透光影，胃镜活检多能明确诊断。

（3）消化性溃疡。病程通常较长，患者有典型溃疡性疼痛，长期反复发作，抗酸治疗有效，无食欲减退，多无明显体征，无近期明显消瘦、腹部包块、左侧锁骨上窝淋巴结肿大等表现。X线钡餐检查可见良性溃疡直径常<2.0 cm，呈圆形或椭圆形龛影，边缘整齐；胃镜下可见黏膜基底平坦，有白色或黄白苔覆盖，周围黏膜水肿、充血，黏膜皱襞向溃疡集中。

（4）胃息肉。由胃黏膜异常增生形成，为较常见的胃良性病变，表现为胃黏膜表面的乳头状突起，通常于胃肠钡餐造影、胃镜检查或手术时偶然发现，患者多无症状。胃息肉在胃镜下表现为黏膜表面圆形或半圆形隆起，可有蒂或无蒂、单发或多发，边界清晰，表面光滑平整，质地柔软，直径通常小于2 cm。

【治　疗】

未发生淋巴结转移的早期胃癌患者可通过内镜或外科手术进行治疗，术后不需化疗；局部进展期胃癌或发生淋巴结转移的早期胃癌患者可采用以手术为主的综合治疗，经根治性手术治疗后应根据病理结果合理制定术后化疗方案；对于肿瘤恶性程度较高的患者，可采用多学科综合治疗（MDT）模式；复发性胃癌、转移性胃癌患者宜采用以药物治疗为主的综合治疗手段，应综合考虑患者的一般情况及病情，评估病变的可切除性，从而决定是否进行根治性手术治疗，必要时可予患者镇痛、支架置入、营养支持等对症支持治疗。

一、外科治疗

胃部分切除术对早期胃癌有较大价值，对于进展期胃癌，目前主要的外科治疗手段为手术切除结合区域淋巴结清扫，可进行近端胃切除、远端胃切除或全胃切除，切除病变胃组织后可通过 Billroth-Ⅰ、Billroth-Ⅱ及Roux-en-Y式手术重建消化道连续性；若胃癌已发生远处转移或造成消化道梗阻，则可通过姑息性手术治疗解除梗阻，维持消化道通畅，以改善患者的生活质量。此外，腹腔镜技术亦可用于胃癌的治疗，有助于明确诊断和分期，其疗效与开腹手术相近，并具有创伤小、患者恢复快、并发症少等优势。

二、内镜治疗

内镜治疗适用于癌细胞高度或中度分化、无溃疡形成、病灶直径<2 cm且无淋巴结转移的患者，应及时行病理学检查，若发现癌变征象或癌肿累及黏膜下层，则应通过外科手术进一步根除病灶。早期胃癌特别是黏膜内癌患者，可行内镜下黏膜切除术（EMR）或内镜下黏膜剥离术（ESD）。

1.EMR

EMR大致可分为两种类型：①非吸引法，包括黏膜下注射–切除法（息肉切除法）、黏膜下注射–抬举–切除法、黏膜下注射–预切–切除法等；②吸引法，透明帽法EMR（EMRC）和套扎器法EMR（EMRL）目前较为常用。在EMRC中，透明塑料帽安置于内镜前端，可对病变组织进行吸引、切除，较为灵活，即使操作空间较小亦可切除较大病灶，较少出现并发症，但切除病灶大小受透明帽大小限制；EMRL法主要通过套圈器套扎并切除病变组织，组织凝固较为完全，操作过程中可保持良好视野，局部损伤轻微，安全性较高。对于传统EMR无法一次性切除的巨大平坦病灶（最大直径>2 cm），可使用内镜下分片黏膜切除术（EPMR）分次切除病灶，但难以评估切除组织的病理特征，病变组织易残留或出现复发。我国EMR治疗早期胃癌的整块切除率约为70%，完全切除率为80%～95%，经EMR治疗后，患者的生存率及病死率与经外科手术治疗的患者相比无明显差异，但其术后出血率、病死率、住院时间、住院费用等明显较少。

2.ESD

在ESD治疗过程中，可通过内镜操作分离黏膜层与固有肌层，并剥离病变黏膜及黏膜下层，可根据病变的部位、大小、浸润深度等情况选择IT刀、Dual刀、Hook刀等特殊电切刀。ESD的操作主要包括5步：病灶周围标记；黏膜下注射，使病灶明显抬起；环形切开黏膜；黏膜下剥离；创面处理。我国ESD治疗早期胃癌的整块切除率为93.8%～100%，完全切除率为84.6%～100%，治疗效果与外科治疗相当，但患者的术后复发率可能相对较高。

3. 其他

内镜下其他治疗方法包括激光疗法、氩气刀和微波治疗等，但不易根除胃癌病灶，故不宜作为早期胃癌的首选治疗方式，多用于治疗胃癌前病变，需密切随访患者的病情进展。

三、化学治疗

胃癌组织对化学治疗的反应性较差，但合理、有效的化学治疗仍有助于控制病情及改善预后。术前化疗，即新辅助化疗，可使癌灶局限、清除微小病灶、防止癌肿播散，有利于手术切除；对无法通过外科手术根除恶性病灶的患者，可行化疗以控制癌灶扩散，延长生存期；术后辅助化疗方式主要包括静脉化疗、腹腔内化疗、持续性腹腔温热灌注、淋巴靶向化疗等，可作为根治术后的辅助治疗手段，若患者的胃癌处于早期阶段且尚未出现转移，则通常无需进行术后化疗。常用的化疗药物包括5-氟尿嘧啶（5-FU）、替加氟（FT-207）、丝裂霉素（MMC）、阿霉素（ADM）、顺铂（DDP）或卡铂、亚硝脲类（CCNU，MeCCNU）、足叶乙苷（VP-16）等。多采用2～3种药物联合使用的化疗方案，单一药物化疗仅适用于早期胃癌或不能承受联合化疗者，多药联合有助于减轻药物副作用。

1. 新辅助化疗

新辅助化疗对术后复发或转移风险较高的患者有较大价值，但对体内肿瘤负荷过大或分期较晚（ⅢB／ⅢC）的患者作用有限，准确的术前分期对治疗方案的选择、治疗周期的确定等均具有重要意义。有研究指出，采用新辅助化疗的综合治疗组患者5年总生存率明显高于单纯手术组患者，5年无复发患者的生存率亦显著高于单纯手术组，而复发率则低于单纯手术组。处于局部进展期的胃癌若未出现转移，则通常需进行6～8周的术前化疗，T4aN2或T4b者则可根据病变情况适当延长治疗时间，但不宜超过10周。接受新辅助化疗的患者需每4～6周进行一次检查，通过影像学及病理学手段评估病情进展情况，检查的间隔时间不宜超过6周，并根据疗效评估结果适时改进治疗方案，以获得最佳治疗效果。目前常用的新辅助化疗疗效评价标准有WHO标准和RECIST标准，评价方法主要包括CT、超声内镜、PET-CT等，CT评估疗效的价值较大。

2. 术后辅助化疗

研究显示，术后辅助化疗有助于延长患者生存期并改善预后，但目前尚无针对进展期胃癌和术后复发化疗方案的共识。持续输注氟尿嘧啶曾被认为可作为进展期肿瘤和应对复发的一线治疗方案，亦有研究显示，S-1单药治疗的疗效与持续输注氟尿嘧啶治疗无显著差异；此外，顺铂联合S-1的方案与顺铂联合静脉输注氟尿嘧啶的方案疗效相似，但前者的安全性明显高于后者，因此有学者推荐将S-1联合顺铂作为治疗转移和复发胃癌的一线方案。

四、放射治疗

主要适用于手术无法切除、术后辅助治疗失败的局部晚期胃癌，亦可用于发生转移的晚期胃癌的姑息治疗。多采用以顺铂、氟嘧啶及其类似物为基础的同步放化疗，需待患者肝、肾功能和血常规恢复正常后实施。进行放射治疗时，应注意保护胃周围脏器，特别是肠道、肾脏和脊髓，避免严重的放射性损伤。

五、分子靶向治疗

研究发现，胃癌组织中可能存在HER2基因扩增和HER2过度表达，

HER2可作为胃癌靶向治疗的有效靶点，若患者HER2呈阳性，则可通过曲妥珠单抗进行治疗，有助于明显提高患者的5年生存率。曲妥珠单抗为针对HER2的单克隆抗体，具有阻断HER2信号传导通路的作用，可抑制促血管生成相关因子、DNA损伤修复因子等基因的表达，从而控制肿瘤的进展及恶化。此外，有研究指出，抗体依赖性细胞毒性（ADCC）亦为曲妥珠单抗等治疗性抗体发挥临床疗效的主要机制。

六、根除*H.pylori*治疗

根除*H.pylori*治疗为胃癌的一级预防措施，研究显示，在发生胃黏膜萎缩或肠上皮化生前即进行*H.pylori*根除治疗，可使患者并发胃癌的风险明显降低，已发生胃黏膜萎缩和（或）肠上皮细胞化生者行根除*H.pylori*治疗亦可延缓病情进展，有助于防止胃癌的发生；根除*H.pylori*后出现胃黏膜萎缩和（或）肠上皮化生者需定期随访并密切监测病变进展情况。此外，发生胃癌可能性较大的患者应积极进行*H.pylori*筛查，若发现存在*H.pylori*感染，则应及时行根除治疗，合理应用*H.pylori*疫苗或将成为防止*H.pylori*感染的有效措施。

七、支持治疗

为缓解症状、减轻患者痛苦、改善其生活质量，可行镇痛、肠内外营养支持、控制腹水、中医中药治疗等支持疗法。

【预　后】

胃癌的预后与病理分期有关，早期胃癌患者的5年生存率可达90%，Ⅱ期胃癌约为66%，Ⅲ期约为51%，Ⅳ期约为14%，但由于胃癌早期诊断率较低，大部分胃癌病例在确诊时已处于中晚期。胃癌患者需定期随访，随访项目包括血液学、影像学、内镜检查等，密切监测病情，积极处理治疗引起的不良反应。

（张　虎）

参考文献

[1] 赵玉沛，吕毅 . 消化系统疾病 [M] . 北京：人民卫生出版社，2016:145–152.
[2] 李一鑫，李秀明，张楠，等 . 幽门螺杆菌感染与胃癌发生发展及预后的相关性研究 [J]. 中华肿瘤防治杂志 ,2015，22（2）:91–94.
[3] 李艳梅，徐国明 . 幽门螺杆菌感染在胃癌发病中的作用研究 [J]. 中国烧伤创疡杂志，2017，29（2）:134–137.
[4] 周敏，徐雷鸣 . 幽门螺杆菌毒力基因与胃癌发病机制的关系 [J]. 实用医学杂志，2008，24（22）:3974–3975.
[5] 谭景浪 . 胃癌相关基因 Her2 的研究新进展 [J]. 当代医学，2014（3）:14–15.
[6] 高敬国，魏绍武，王素英 . 消化科疾病临床诊疗技术 [M] . 北京：中国医药科技出版社，2016:77–86.
[7] 葛均波，徐永健 . 内科学 [M] . 北京：人民卫生出版社，2013:375–378.
[8] 顾同进，黄海 . 早期胃癌的诊断与治疗进展 [J]. 老年医学与保健，2015，21（4）:210–211.
[9] 中华医学会消化内镜学分会 . 中国早期胃癌筛查及内镜诊治共识意见（2014年，长沙）[J]. 中华消化杂志，2014，34（7）:408–427.
[10] 中华医学会消化病学分会，幽门螺杆菌和消化性溃疡学组，全国幽门螺杆菌研究协作组 . 第五次全国幽门螺杆菌感染处理共识报告 [J]. 中华消化杂志，2017，37（06）: 364–378.
[11] 季加孚，季鑫 . 胃癌治疗的新进展 [J]. 循证医学，2011，11（2）:82–86.

第八章　功能性胃肠病

功能性胃肠病（functional gastrointestinal disorders, FGIDs）为一组表现慢性或反复发作的消化道症状而无器质性改变的胃肠道功能性疾病，消化道的任何部位均可因功能紊乱而出现本病，以功能性消化不良和肠易激综合征多见。

第一节　功能性消化不良

功能性消化不良（functional dyspepsia, FD），指一组以胃十二指肠功能紊乱为主要表现的临床症候群，又称非溃疡性消化不良，为临床最常见的功能性胃肠病。

【病因及发病机制】

功能性消化不良的发生可能与多种因素相关。

一、消化道运动功能

40%～66%的FD患者可出现消化道运动功能紊乱，如胃排空减慢、胃电节律紊乱、胃消化间期移行性复合运动（MMC）减少或缺如、胃底容受性舒张功能减弱、胃窦动力降低、小肠MMC减少、胃–幽门–十二指肠协调运动减弱等，腹胀、餐后上腹饱满等临床表现即与消化道运动异常相关。

1. 胃容受性受损

生理情况下，吞咽食物时食团可刺激位于咽与食管的感受器，并通过迷走神经反射致使近端胃舒张以利于容纳食物，该过程即为胃的容受性舒张作用，迷走反射中任何环节异常均可导致胃容受性损坏。研究显示，肠肽或一氧化氮可介导胃容受性舒张过程中的迷走神经反射，一氧化氮可抑制胃肠平滑肌收缩，主要由分布于胃肠道肌间神经丛的氮能神经元产生，有助于降低近端胃张力，近端胃容受性舒张功能减弱可引起早饱等症状。

2. 胃排空异常

食物到达胃内后，可对迷走神经和壁内神经丛产生刺激作用，通过迷走反射和壁内神经丛作用于胃平滑肌Cajal细胞，使其慢波幅度增大并达到阈电位，进而产生动作电位，收缩胃平滑肌，促进胃节律性蠕动，在胃窦和十二指肠的协同作用下，将胃内容物排入十二指肠，该过程即为胃排空。若电–机械机制与胃电活动的协调出现异常，则可导致胃排空加速或延迟等功能障碍，研究表明，胃排空延迟为功能性消化不良的重要病理生理机制，功能性消化不良患者胃排空延迟总发生率明显高于健康人群。

二、内脏感觉

FD患者可出现反射传入信号（肠胃抑制反射）和感知信号（机械性扩张）异常，两种内脏感觉异常可单独存在，亦可同时发生。FD患者亦可出现内脏感觉过敏，最主要的表现为近端胃组织对机械扩张的敏感性增强，致使可引起患者产生不适感的胃扩张刺激阈值显著降低；此外，在部分FD患者中，中枢高敏感性亦与其消化不良的发生存在相关性。对于存在内脏感觉过敏的患者是否并存躯体感觉过敏目前尚无定论。

三、胃液分泌功能

FD患者胃液分泌水平大多处于正常范围内，发生应激反应时可短暂升高，与促肾上腺皮质激素释放因子（CRF）升高存在相关性。约36%FD患者的十二指肠对胃液的敏感性增强，通过抑酸治疗后多可减轻空腹时上腹不适或疼痛等酸相关症状。有学者认为，该类症状的出现可能与胃液直接刺激无关，胃液刺激或可导致胃肠道功能异常，造成胃排空延迟或胃容受性损坏等，从而间接促进消化不良的发生。

四、社会心理因素

社会心理因素为影响FD发生及发展的重要因素，约50%以上的FD患者常伴有躯体化、抑郁、焦虑等精神心理障碍，FD患者生活中发生应激事件（如家族成员去世、工作生活突发变故等）的频率高于普通人群，其胃肠道症状的严重程度与精神心理障碍的程度存在相关性；研究显示，FD可导致患者出现不良的心理情绪，FD患者的焦虑与抑郁评分均较健康人群高，提示精神心理障碍与FD的发生发展互为因果，因此有学者认为，社会心理因素和胃肠道运动障碍可能不为FD独立危险因素，抑郁、焦虑、应激反应等精神心理因素可造成胃排空延迟等消化道功能异常，消化道功能障碍亦可加重患者精神心理异常，两种因素共同作用促进FD的发生。

五、幽门螺旋杆菌（*H.pylori*）感染

*H.pylori*感染为慢性活动性胃炎的主要病因，可促使促胃液素分泌，引发胃黏膜上皮细胞凋亡，继而损害胃黏膜屏障。有研究表明，*H.pylori*或可通过影响机体胃液分泌、胃敏感性与胃蠕动能力等机制参与FD的发病过程，且伴有焦虑症状的FD患者*H.pylori*感染发生率较无焦虑者高，存在

*H.pylori*感染的患者进行根除*H.pylori*治疗后可明显改善不良心理状态，提示社会心理因素与*H.pylori*感染可能在导致功能性消化不良发生过程中具有一定关联。此外，*H.pylori*感染相关的FD患者的胃及十二指肠的微观结构可出现损伤，损伤程度与FD症状的严重程度呈正相关，对存在*H.pylori*感染的FD患者及时行抗*H.pylori*治疗有利于缓解其临床症状。

六、急性胃肠道感染

研究表明，有胃肠道感染史的人群发生FD的风险为正常人群的5.2倍，部分患者血浆中存在抗胃黏膜上皮的自身抗体。有研究发现，伴有胃肠道急性感染病史的FD患者的胃容受性舒张功能明显下降，可能与FD的发生与发展存在一定相关性，导致患者更易出现早饱、呕吐及体重下降等症状。

七、遗传因素

研究显示，FD存在家族聚集现象，提示FD的发生可能亦受遗传因素的影响，目前已发现多种基因多态性与FD的关系较为密切，如GNB3825、CCK-1内含子1-779TC及巨噬细胞抑制因子表达的启动因子等。此外，与健康人群相比，FD患者的G蛋白偶联受体中CC型的数量明显高于TT型和TC型。

【诊　断】

一、临床表现

FD起病多缓慢，呈持续性或反复发作，多存在精神异常、饮食紊乱等诱发因素，主要症状包括上腹胀痛、餐后饱胀、早饱感、上腹灼热感、嗳气、食欲不振、恶心等，常以某一种或某一组症状最为突出，在病程中症状亦可发生变化。上腹痛多表现为餐后痛，亦可呈无规律性腹痛；餐后饱胀指进食正常餐量即有饱胀感，早饱指餐前有饥饿感，但少量进食后即出现饱胀感；部分患者可同时伴有失眠、焦虑、抑郁等精神症状。患者常无阳性体征或仅有上腹部轻压痛。

二、检　查

1. 实验室检查

FD主要表现为胃肠道功能异常，无器质性损伤，故常规实验室检查多无阳性发现，由于慢性肾病、甲状腺功能亢进和（或）减退、胰腺疾病和寄生虫感染等疾病亦可引起消化不良症状，可通过实验室检查进行鉴别。

2. 影像学检查

（1）X线钡餐检查。常无异常发现，偶可见胃排空过缓或排空过快，主要用于排除消化性溃疡、胃癌等疾病。

（2）腹部B超。主要目的为排除肝胆胰等疾病。

3. 胃镜及 *H.pylori* 检测

内镜检查多无胃、十二指肠器质性病变等阳性发现，或仅发现轻度慢性浅表性胃炎。由于我国*H.pylori*感染率和上消化道肿瘤发生率较高，对于因消化不良就诊的患者，宜常规行胃镜检查排除器质性病变的可能性。若患者经治疗后效果不理想，可检测是否存在*H.pylori*感染。

4. 体表胃电图

对于症状较严重或常规治疗效果不佳的FD患者，可行体表胃电图检查，常可发现胃动过缓、胃动过速或节律失常等胃肠动力异常。该检查亦可用于评估其他存在消化道动力异常的疾病引起的消化不良。

5. 胃排空功能测定

临床常用放射性核素闪烁扫描技术测定胃内液体或固体食物的排空时

间，亦可用钡条内服法及实时超声等方法测试胃排空能力。约50%的FD患者存在固体排空延迟。

6. 胃腔内压力测定

可通过气囊测压法及末端开放灌注导管测压法测定患者的胃腔内压力，从而判断其是否存在胃动力异常。该检查有助于发现患者近端胃容受性舒张障碍与餐后胃窦运动减弱等胃肠道功能紊乱。

三、诊断要点

（一）FD的2个亚型

FD患者临床表现个体差异较大，根据患者主要临床表现、病理生理学机制等可将FD分为2个亚型，即餐后不适综合征（postprandial distress syndrome, PDS）和上腹痛综合征（epigastric pain syndrome, EPS）。

1. 餐后不适综合征

餐后不适综合征必备以下1项或2项：①摄入常量食物后感饱胀，每周发作数次；②早饱感使患者不能完成平时食量，每周发作数次。

支持诊断的条件：①上腹胀或餐后恶心或过度嗳气；②患者可同时存在上腹痛综合征。

2. 上腹痛综合征

上腹痛综合征必备以下所有条件：①至少中等程度的上腹部疼痛或烧灼感，每周至少1次；②疼痛为间断性；③疼痛不放射或不出现于腹部其他区域/胸部；④排便或排气后不缓解；⑤不符合胆囊或Oddi括约肌功能障碍的诊断标准。

支持诊断的条件：①疼痛可为烧灼样，但不向胸骨后传导；②疼痛常因进餐诱发或缓解，亦可发生于空腹状态；③可同时存在餐后不适综合征。

诊断前症状出现至少6个月，近3个月符合上述诊断标准。

（二）功能性消化不良的罗马Ⅲ诊断标准

功能性消化不良的诊断标准必须包括：

（1）有以下症状≥1项：①餐后饱胀；②早饱感；③上腹痛；④上腹烧灼感。

（2）无可解释上述症状的器质性疾病的证据。

四、鉴别诊断

1. 消化性溃疡

常有规律性上腹痛，伴有反酸、嗳气、纳差、腹部不适等症状。胃镜或X线钡餐检查可确诊。

2. 急性胰腺炎

以上腹部疼痛为突出表现，疼痛常向腰背部放射，伴有恶心、呕吐、腹泻等症状。患者多有饮酒、近期胆道内镜检查或手术史。发作时血清淀粉酶和脂肪酶升高，腹部CT检查可见急性胰腺炎相关表现。

3. 慢性胆囊炎及胆石症

多见于中年女性，可有上腹疼痛、不适、纳差等表现，腹部不适多位于右上腹。可通过腹部B超、CT等检查明确有无胆囊病变。

4. 胃癌

早期胃癌多无任何表现，随着病情进展，患者可上腹不适、食欲不振、恶心呕吐、进行性消瘦等表现。内镜、病理学检查等有助于明确诊断。

5. 其他

应注意与其他疾病引起的消化不良症状鉴别，包括慢性肝炎、内分泌疾病、慢性阻塞性肺病、慢性肾功能不全、结缔组织疾病或影响神经肌肉功能的慢性疾病状态等。

【治　疗】

目前尚无治疗FD的特效药物，治疗过程中应注意针对性处理患者的临床症状，积极改善患者的病情及生活质量。

一、一般治疗

指导患者正确认识病情，增强患者应对疾病的能力并保持良好的心理状态，帮助其建立良好的生活方式，避免饮食不规律，避免烟酒，食用米饭、面包、酸奶、蜂蜜、冰糖、苹果等食物有助于改善FD症状。对于进食后症状加重者，应尽量减少食物摄入量，避免过多脂肪摄入，但应注意保证热量及营养充足。此外，患者应尽量避免使用NSAIDs等可能损伤胃黏膜的药物，失眠、焦虑者可适当服用镇静或抗焦虑药物。

二、药物治疗

1. 促胃肠动力药

促胃肠动力药主要包括多巴胺受体拮抗剂、5-羟色胺-4（5-HT_4）受体激动剂、胃动素受体激动剂等。

多巴胺受体拮抗剂包括甲氧氯普胺、多潘立酮、伊托必利等，由于甲氧氯普胺可引起锥体外系相关不良反应，不宜长期使用。伊托必利为一种新型促胃肠动力药，在阻断多巴胺D_2受体的同时亦可抑制乙酰胆碱酯酶活性，可较好地发挥促胃肠动力作用。曲美布丁为一种不同于胆碱类和抗多巴胺类药物的新型胃肠动力双向调节药，通过抑制钙离子及钾离子的通透性，直接作用于消化道平滑肌，增强结肠张力，促进胃肠道生理性推进运动，提高结肠内容物的通过速度。

5-HT_4受体激动剂主要有西沙必利、莫沙必利、替加色罗等，西沙必利和莫沙必利为非选择性5-HT_4受体激动剂，可通过刺激胃肠道肌间神经元促进胃肠平滑肌蠕动，亦可作用于胃肠器官壁内肌神经丛神经节后末梢，促进乙酰胆碱的释放并增强胆碱能神经元的功能。西沙必利或替加色罗可导致患者更易出现心肌缺血等不良反应，故目前较少应用于临床。有研究显示，与多潘立酮相比，莫沙必利的疗效较好，但部分患者经莫沙必利治疗后可出现腹痛、腹泻等不良反应，减少药物剂量或机体对药物适应后，药物的不良反应可逐渐减轻甚至消失。此外，红霉素为较为常用的胃动素受体激动剂。

多巴胺受体拮抗剂及5-HT_4受体激动剂可影响内脏感觉，导致内脏敏感性降低或痛阈升高，近年来，大量研究逐步开始关注促胃肠动力药物在内脏敏感性异常和中枢神经失调的过程中的作用。使用促胃肠动力药物治疗效果不理想的患者可换用或联合使用抑制胃液分泌的药物，亦可适当使用消化酶制剂，对促进食物的消化吸收、缓解患者的临床症状等有较大价值。

对于功能性消化不良的治疗，促胃肠动力药物主要适用于以早饱或餐后饱胀为主要表现的患者，一般于餐前15 ~ 30 min服用，疗程通常为2 ~ 8周。

2. 抑酸药

包括中和性抗酸药、H_2受体拮抗剂及PPI，对主要表现为上腹痛或上腹烧灼感的患者效果较好。常用的中和性抗酸药有复方氢氧化铝、铝碳酸镁等；H_2受体拮抗剂主要有雷尼替丁、法莫替丁；PPI多使用奥美拉唑、泮托拉唑、雷贝拉唑和兰索拉唑等。研究表明，高剂量抑酸剂在控制FD症状方面并不优于标准剂量的抑酸剂，反而增加发生小肠细菌过度生长等药物不良反应的风险，故临床上推荐使用标准剂量的抑酸剂，疗程通常为8周。

3. 抗幽门螺杆菌

虽目前尚无明确证据显示FD的发生与*H.pylori*感染存在病因学关系，

但50%的FD患者*H.pylori*检测结果呈阳性，*H.pylori*根除治疗对部分伴有*H.pylori*感染的FD患者可能有一定价值，症状较为严重者可试用。对FD患者行根除*H.pylori*治疗的方案可参照针对消化性溃疡的*H.pylori*根除方案，但由于抗*H.pylori*治疗对FD症状的改善效果相对较弱且根除成功率较低，故确定治疗方案时应综合评估患者的病情。

4. 中医中药治疗

传统医学认为FD主要由患者恼怒伤肝、情志不舒引起，故中医对FD的治疗原则主要是舒肝气、调理脾胃，可适当使用消痞1号、和胃冲剂、半夏厚朴汤等中药治疗。

三、精神心理调整

调节患者的精神心理状态为治疗FD过程中的关键环节，若抑酸和促胃肠动力治疗效果不理想或患者伴有明显精神心理异常，则可适量使用抗精神病药物如三环类抗抑郁药或5-HT_4再摄取抑制剂（SSRI）等，并告诫患者按医嘱用药，治疗有效后应继续坚持服用药物3个月以上，以期纠正患者的精神心理失调；行为治疗、认知治疗等干预措施对该类患者亦有较大价值，有助于缓解临床症状并改善患者的生活质量。

四、调整内脏感觉阈

非多托嗪为外周阿片受体激动剂，可调节消化道内脏感觉系统，提高患者对胃扩张的感觉阈，从而缓解消化不良表现，对治疗上腹痛、早饱、腹胀、恶心等症状效果较好。使用剂量为90 mg/d，疗程4～6周。此外，5-HT_3受体拮抗剂阿洛司琼、5-$HT_{1B/D}$受体激动剂舒马曲坦等均有助于调节内脏感觉阈并减轻FD患者的临床症状。

【预　后】

FD为慢性病程，病情时轻时重，多数无明显进展，部分患者可出现行为学异常和躯体化反应，影响其生活质量及身心健康。长期随访发现，尽管本病的症状可在某段时期缓解，但大多数患者的病情迁延不愈，仅1/3患者的症状可自行消失。FD患者发生其他疾病的风险与正常人群相近，30%患者数年后可出现典型的肠易激综合征表现。

第二节　肠易激综合征

肠易激综合征（irritable bowel syndrome, IBS）为一种以腹痛或腹部不适伴排便习惯改变为特征而无器质性病变的常见功能性消化不良。流行病学研究结果显示，欧美人群IBS的发病率为5%～22%，亚洲国家人群发病率为6%～11.5%，我国为5.7%～7.3%，本病的发病高峰年龄段为30～50岁，东西方人群发病率的不同可能与种族和文化差异有关。

【病因和发病机制】

IBS的病因仍不明确，发病机制较为复杂，涉及众多因素，不同亚型的发病机制亦存在差异，目前认为该病的发生是多种因素综合作用的结果。

一、遗传及基因多态性

IBS患者常伴有多种功能蛋白的基因多态性改变，目前较明确的有神经递质代谢或转运蛋白如5-HT转运体和受体基因多态性、炎症因子基因多态性等。在IBS人群中，5-HT转运酶（SERT）和G蛋白β_3（GNB_3）多态性发生率与正常对照组相比有明显差异。研究指出，若L/L基因转录活性较高，则5-HT转运能力随之增强，将5-HT迅速再摄取，使突触间5-HT减少，从而削弱肠道蠕动导致便秘；S/S基因则与之相反，可促进肠蠕动而引起腹泻，表明Nav1.5离子通道编码基因SCN5A发生错义突变造成的肠动力学异常是IBS发生的重要机制之一。此外，单卵双胞胎IBS的发生率较双卵双胞胎高。

二、胃肠动力异常

肠道动力异常为IBS的重要病理生理机制，主要表现为结肠动力异常，食管、胃、小肠、肛门、直肠、胆囊等器官亦可出现动力异常。研究显示，IBS患者进食后结肠运动增加，乙状结肠收缩幅度增加，推进性蠕动频率增加，乙状结肠球囊扩张亦可导致IBS患者的结肠运动频率和收缩幅度增大。此外，不同IBS亚型的肠道动力异常亦存在差异，便秘型IBS患者结肠通过时间延长，腹泻型IBS患者结肠通过时间缩短，混合型与未定型IBS患者结肠通过时间不定。粪便的性状与结肠通过时间相关。

三、内脏高敏感性

IBS患者的肠道对刺激（如肠道扩张、温度、进餐等）的感受性增强为引起其临床症状的主要病理生理机制：①对结直肠扩张刺激敏感，IBS患者直肠感觉阈值和顺应性下降，中枢内脏躯体痛觉感知区域增大，内脏敏感性明显增加；②对温度的刺激呈高敏感，IBS患者行直肠温度刺激后，内脏感觉阈值显著降低，腹泻型IBS患者的感觉阈值降低幅度与腹部症状的严重程度呈负相关；③对生理刺激（进餐）的高反应性，进食可诱发腹痛、腹胀、胀气等症状，由于腹泻型IBS患者的直肠存在高敏感和高顺应性，受食团刺激后肠道蠕动增加，可引起排便不尽感。内脏高敏感的机制主要包括内脏初级传入神经致敏、脊髓后角神经元兴奋性增加和中枢感觉异常三个方面：刺激IBS患者的腹部皮肤后其出现感觉的反射区较正常人增大，提示脊髓敏感性增高；患者直肠扩张后大脑活动反射区域及范围如扣带皮质区、岛叶等对直肠扩张的反应表现出更高的兴奋性，表明中枢敏感性增强。临床上大多数IBS患者有与症状相关的感觉异常，除直肠及结肠对各种刺激的反应性增强外，消化道其他区域亦可存在高敏感性，内脏高敏感可放大胃肠动力事件并使其表现出相应症状。

四、脑–肠轴失调

脑–肠轴为联系胃肠道与中枢神经系统的神经–内分泌网络，可参与多种胃肠道功能的调节，IBS患者的脑–肠轴功能失调主要表现为神经–内分泌系统的调节异常及中枢神经系统对肠道刺激的感知异常。研究表明，IBS患者脑部代谢和内脏感觉的中枢通路与健康人群差异较大，扩张IBS患者的结直肠可激活其前扣带皮质、杏仁核和中脑，内脏高敏感IBS患者背外侧前额叶皮质、脑岛、海马和上前扣带回活动明显增强；IBS患者存在脑部自发电位活动的改变、参与内脏传入信息和躯体痛处理有关的大脑区域连接网络活动的变化，IBS患者大脑相应区域活化后，可导致神经–内分泌通路异常，增强肠神经系统敏感性，引发肠神经重构和神经内分泌递质释放障碍等病理改变。5–HT是脑–肠轴中的关键神经递质之一，可调节肠道动力、感觉和分泌等功能，若5–HT分泌及代谢出现紊乱，可通过脑–肠轴最终作用于消化道，导致消化道动力和内脏感觉异常。研究发现，腹泻型IBS患者食用标准餐或摄入冰水后，其血浆5–HT及5–羟吲哚乙酸水平可出现升高，结肠黏膜5–HT阳性细胞与5–羟色胺3受体表达上调。此外，促肾上腺激素释放激素（CRH）在肠道功能调节中的介质作用目前亦得到关注，研究显示，若对出现心理应激的IBS患者进行直肠扩张，则其血浆CRH水平可显著上升。

五、肠道微生态失衡

肠道微生态失衡主要指肠道微生物构成比例紊乱和肠道微生物代谢活

性改变，研究显示，IBS患者的粪便内乳酸菌和双歧杆菌的数量相对较少，兼性厌氧菌（如链球菌、大肠埃希菌等）、厚壁菌、拟杆菌及厌氧生物体数量增加，患者肠道内菌群多样性减少，黏膜相关菌群数量增多且成分失衡。此外，IBS患者可出现小肠内细菌生长过度等改变。

六、肠道感染和免疫因素

约1/4患者的IBS症状出现于患上胃肠炎、痢疾等感染性疾病之后，提示感染因素与IBS的发生存在相关性。细菌、病毒等病原体可刺激肠黏膜细胞，促进肥大细胞及相关炎性细胞释放细胞因子，细胞因子可作用于肠道神经和免疫系统，损伤肠道黏膜屏障并导致肠道动力和感觉功能紊乱，进而引起IBS症状。有研究发现，部分IBS患者外周血CD8细胞数量增多，CD4细胞数量减少，CD4/CD8比值下降，黏膜非特异性炎性反应区域Th17数量增加，继发于消化道感染的IBS患者的肠黏膜内IFN-γ水平及IL-1β mRNA表达量升高，IL-10水平降低，提示免疫-炎性激活过程可能与IBS的发生及发展有一定关联，但并非所有IBS患者均存在肠道炎症反应。长期以来IBS被认是一种功能性肠道疾病，不会造成肠道组织器质性改变，而IBS患者肠道内的低度炎症现象对该观点提出了挑战，其具体机制尚不明确，有待进一步研究。

七、社会心理因素

IBS患者的神经质水平常较高，神经质被认为是IBS患者最为明显的病理性人格特征。童年时期的创伤性经历是成年人IBS发生的独立危险因素，童年时期通过社会学习获得的疾病行为亦与成年后IBS发生明显相关，父母不良的教育方式可增加儿童IBS发病率。生活中的慢性应激如负性生活事件、日常生活压力等亦与IBS的发生、临床表现相关。新近有研究显示，

IBS患者焦虑、抑郁积分显著高于正常人，生活中发生应激事件的频率亦高于正常人，且患者对应激的反应更为敏感和强烈；亦有学者指出，抑郁或焦虑可能为IBS的危险因素，可影响其病情的发展及转归。

八、其他影响因素

神经-内分泌和脑-肠轴主要通过神经和内分泌系统调节消化道功能，可影响神经及内分泌系统的因素亦可导致胃肠道运动异常，相关的常见影响因素包括5-HT、SP、VIP、神经肽Y、CCK、NO、CRF、胃动素、生长抑素、谷氨酸、N-甲基-D-天冬氨酸受体、蛋白酶活化受体（PAR）-2、辣椒素受体1（VR-1）脑啡肽等。

【诊　断】

一、临床表现

IBS常见的临床表现包括腹痛、腹部不适、排便习惯改变等，腹痛为最主要的症状。由于IBS亚型不同，患者的排便习惯改变可表现为腹泻、便秘、腹泻与便秘交替或腹泻向便秘转换等，大便性状可为稀水样或糊状、干球粪或硬粪。此外，患者可有上消化道症状如烧心、早饱、恶心、呕吐等，亦可有心悸、呼吸不畅、尿频、尿急、心理及精神异常等其他系统症状。本病患者多无明显的阳性体征，部分可出现腹部轻压痛，直肠指检可感肛门括约肌张力增加，腹泻患者通常肠鸣音较活跃。

二、检　查

1. 实验室检查

诊断IBS前需常规行实验室检查，可根据患者的病情适当选择甲状腺功能检查、胰腺功能试验及75Se-同型胆酸牛磺酸试验（75Se-HCAT）等检查项目。

2. 胃肠通过时间测定

嘱患者服用不透光标记物（通常为钡条）后，连续进行腹部X线照射并观察钡条到达各肠段的时间，从而计算全肠道通过时间。该检查可了解IBS患者的胃肠转运功能。此外，还可以放射性核素作为标记物。

3. 结肠镜检查

于新近出现症状的IBS患者，年龄40岁以上并有“报警症状”（如便血、贫血、消瘦、腹部包块、夜间腹泻、腹痛、乳糜泻、有结肠癌及IBD家族史等）的患者，或在随诊过程中消化道症状出现变化者应行结肠镜检查以排除结肠器质性疾病。对于40岁以下有典型IBS症状且无“报警症状”者不推荐常规行结肠镜检。结肠镜检可使患者不适感加重。

4. 呼气氢试验

对怀疑有乳糖不耐受的患者可行呼气氢试验，该试验在确立小肠细菌过度生长的诊断中有一定作用，但不作为IBS诊断的常规检查。呼气氢试验还可了解肠道对单糖的耐受情况（如乳糖不耐受、果糖不耐受）、了解肠道通过时间等。

5. 肠道动力学测定

可通过测定乙状结肠平滑肌肌电图及肠腔内压力，评估肠道动力功能，判断是否存下肠道运动亢进或低下。

三、诊断要点

（1）IBS的诊断应以患者的症状为基础，详细的病史收集和细致的系统查体在IBS的诊断和鉴别诊断中具有重要价值。

（2）目前IBS的诊断采用罗马Ⅲ标准：反复发作的腹痛或不适，最近3个月内每个月至少有3天出现症状；合并以下2条或多条：

a.便后症状改善；

b.发作时伴有排便频率改变；

c.发作时伴有粪便性状（外观）改变。

诊断前症状出现至少6个月，近3个月满足以上标准。

（3）根据患者粪便性状的不同，根据罗马Ⅲ诊断标准进一步将IBS分为4种亚型：

a.腹泻型（IBS-D）：至少25%的排便为糊状粪或水样粪，且硬粪或干球粪< 25%的排便；

b.便秘型（IBS-C）：至少25%的排便为硬粪或干球粪，且糊状粪或水样粪< 25%的排便；

c.混合型（IBS-M）：至少25%的排便为硬粪或干球粪，且至少25%的排便为糊状粪或水样粪；

d.不定型（IBS-U）：粪便性状不符合以上各型标准。

四、鉴别诊断

1. 吸收不良综合征

本病可表现为腹泻、腹部不适等，症状较易与IBS混淆，但本病大便中常有脂肪及不消化的食物。

2. 溃疡性结肠炎

常有腹泻、黏液脓血便、里急后重及发热等表现，有肠道器质性病变，可出现梗阻、穿孔等并发症，经X线钡灌肠或结肠镜检查可资鉴别。

3. 克罗恩病

有腹痛、腹泻、腹部肿块及发热、贫血等表现，腹痛常位于右下腹，结肠镜下可见肠道黏膜呈鹅卵石样伴有裂隙状溃疡。

4. 肠道肿瘤

小肠的良性肿瘤可引起腹泻和间歇发作的部分性肠梗阻，结肠癌亦可出现类似肠功能紊乱的症状。X线钡剂检查及结肠镜检查有助于诊断及鉴别诊断。

5. 胃泌素瘤（Zollinger–Ellison 综合征）

胰腺非B细胞瘤分泌过量胃泌素，可刺激胃液大量分泌，从而引起反复发作的腹泻、消化性溃疡等临床综合征，由于胃泌素对胃黏膜具有营养作用，患者胃黏膜常表现为皱襞肥大和过度增生。胃液分析、血清胃泌素测定和激发试验有助于胃泌素瘤的定性诊断，超声检查（包括超声内镜）、CT、MRI、选择性血管造影术、生长抑素受体闪烁显像等对胃泌素瘤的定位诊断有较大价值。

6. 乳糖酶缺乏症

表现为严重的腹泻，大便可有大量泡沫及乳糖、乳酸，多因进食乳制品及牛奶引起，食物中除去牛奶及乳制品后症状可迅速改善。宜进行乳糖耐量试验，常可示患者缺乏乳糖酶。

7. 内分泌或代谢性疾病

甲状腺功能亢进时可出现腹泻，甲状旁腺功能亢进可导致便秘。行甲状腺、甲状旁腺功能检查可鉴别。此外，糖尿病、胰腺内分泌肿瘤、高钙血症、卟啉病等内分泌或代谢性疾病亦可长期表现为胃肠道症状。

8. 精神类疾病

大多数IBS患者均存在胃肠外症状，如头痛、头晕、焦虑等，需与精神类疾病如惊恐障碍、躯体化症状及焦虑障碍等进行鉴别。

9. 神经系统疾病

需与神经系统相关的疾病如脊髓病变、多发性硬化、帕金森病等进行鉴别。

10. 药物相关的胃肠道症状

多种药物可导致腹痛、腹泻等，如抗生素、化疗药物、阿片制剂、抗抑郁药、非甾体类抗炎药、抗酸药及降压药等。

【治 疗】

目前尚无针对IBS的特异性治疗药物，治疗过程中应以个体化的对症处理为主，积极消除患者顾虑，力求减轻或缓解IBS症状，减少发作的频率及程度。

一、一般治疗

与患者建立良好的沟通和信任关系、取得患者的理解和配合为治疗IBS的重要环节，有助于正确评估患者病情并选择合适的治疗方案，应注意：①使患者正确认识IBS的特点和预后，尽量依据客观证据解释患者的症状，帮助患者减轻对疾病的恐惧及疑虑；②积极指导患者配合治疗，正确认识不同致病因素对IBS症状的影响；③帮助患者培养良好的生活及饮食习惯，使患者对治疗方案的依从性增强。临床资料显示，有效的沟通教育和科学的饮食指导可使部分IBS患者的症状得到改善；另有研究表明，若患者积极调整生活方式，亦有助于显著减轻IBS症状，减少烟酒摄入、注意休息、充足睡眠等生活习惯的改变及规律的体育锻炼均可有效防止IBS病情恶化。

二、饮食治疗

积极调整生活方式有助于改善IBS的症状，患者应注意避免食用可诱发或加重症状的食物。限制食用的食物种类包括：①富含可发酵寡聚糖、二糖、单糖、多元醇（FODMAP）等成分的食物；②辛辣、麻辣、高脂肪和重香料的食物；③高膳食纤维素食物或可改善便秘，但不利于缓解腹痛、腹泻等症状；④经检查确定食物过敏原后，应注意避免进食含有该过敏原成分的食物。研究显示，低FODMAP饮食改善IBS患者腹痛、腹胀等症状的效果较好，但长期进行低FODMAP饮食治疗的效果、安全性及适应证等尚不明确，有待进一步研究。

不被耐受的食物种类繁多，有60种以上，40%的患者对6种或以上的食物不耐受，多见于女性患者，可能与饮食行为不当和精神心理障碍有关，处于不同病程时患者对食物的耐受性亦存在差异，选择饮食方案时应考虑该因素的影响。研究显示，摄入含有IgG阳性成分的食物可引发IBS并与疾病的严重程度存在相关性，避免食用该类食物12周后，患者的症状可得到明显改善；摄入含有IgE阳性成分的食物与IBS发生发展的关系目前还未得到证实。此外，治疗过程中亦应该注意食物的物理性状、患者的进食习惯等其他饮食相关因素。

三、药物治疗

主要选择对症治疗的药物。

1. 便秘型 IBS 的药物治疗

（1）纤维素和膨胀剂。补充纤维素制剂通常作为治疗纤维素摄入不足的便秘型IBS患者的首要措施，常用药物包括欧车前、甲基纤维素和多羧钙等。

（2）轻泻药。渗透性轻泻药如聚乙二醇、乳果糖，刺激性轻泻药如比沙可啶等对慢性便秘的患者均有较为明确的疗效，使用过程中需注意处理腹胀、腹痛、电解质紊乱和腹泻等不良反应。此外，利那洛肽可促进便秘型IBS患者自主排便并缓解其腹痛症状，该药为一种鸟苷酸环化酶-C激动剂，具有促进肠液分泌及胃肠道运动、降低内脏敏感性等作用。

（3）5-HT_4受体激动剂普卢卡必利。普卢卡必利对慢性传输性便秘患者有治疗作用，该药选择性强、不良反应少、对肠道的促动作用强。

（4）氯离子通道激动剂。鲁比前列酮（lubiprostone）为前列腺素的衍生物，可选择性激活氯离子通道，促进氯离子、钠离子和水分子转运至肠腔，目前在美国已用于慢性便秘及便秘型IBS的治疗。该药主要不良反应包括恶心、腹泻、腹痛等，胃肠道梗阻者和孕妇禁用。

（5）其他可能对便秘型IBS有效的药物。如鸟苷酸环化酶受体激动剂利那洛肽、胆汁酸转运蛋白抑制剂等已完成临床研究，或可在临床得到推广。

2. 腹泻型 IBS 的药物治疗

（1）止泻药。针对腹泻型IBS患者可选用止泻药如洛哌丁胺等，有助于减少大便次数，使大便成形。该药可通过作用于肌间神经丛阿片受体进而减慢结肠传输，目前推荐将该药应用于存在进餐后腹泻和（或）排便失禁症状的患者，亦可于腹泻发作前1～2 h预防性短期使用。但目前应用洛哌丁胺治疗IBS的长期疗效及副作用尚不明确。

（2）5-HT_3拮抗剂。可抑制胃肠道动力，降低内脏敏感性和缓解腹痛，代表药物有阿洛司琼等，但因该药可引起便秘、缺血性肠炎等较严重的不良反应，其临床应用受到限制。

（3）利福昔明。为一种广谱抗生素，较少被肠道吸收，对厌氧菌及需氧菌均有作用。研究指出，短期内使用该药可缓解IBS患者的腹泻、腹胀症状，其疗效与患者氢气呼气试验转阴有关，若患者的腹胀、肠道产气增多等症状由肠道菌群紊乱引起，则应用该药可取得较好疗效。

3.IBS 患者腹痛的治疗

（1）解痉药。解痉药如匹维溴铵、曲美布丁、东莨菪碱、美贝维林、阿尔维林可在短期内缓解IBS患者腹痛的症状，但长期效果尚不明确。

（2）抗抑郁药。抗抑郁药可降低内脏敏感性，从而缓解腹痛，同时干预IBS患者并存的心理障碍。常用的药物包括三环类抗抑郁药、选择性5-HT再摄取抑制剂（SSRIs）。

4. 调节微生态治疗

肠道微生态制剂有助于调节IBS引起的肠道菌群紊乱。研究表明，常用的益生菌如双歧杆菌和乳酸杆菌可缓解IBS患者腹痛、腹胀、排便异常等症状，对腹泻患者的治疗效果较好，但针对不同亚型的患者如何选用益生菌目前尚无共识。

5. 抗抑郁焦虑治疗

抗抑郁药物治疗的适应证为：①患者合并明显精神心理障碍，联合应用抗抑郁药物较单纯对症治疗疗效更为理想；②常规药物治疗效果不佳，若常规药物治疗4～8周后效果不佳，则可联合应用抗抑郁药物，有助于缓解IBS总体症状和腹痛症状，对于不伴有精神和心理障碍的患者亦有效。

四、心理行为治疗

若患者的IBS症状较为严重且经药物治疗后效果不理想，则可考虑进行心理行为干预。研究表明，以小组方式进行的正念减压训练有助于缓解IBS患者的肠道症状，对改善患者生活质量、调节其心理障碍有一定价值。此外，催眠术对于症状难以用药物控制的患者有较好疗效，亦可使用生物反馈和放松训练等干预措施。

【预　后】

IBS病程长，反复发作，但预后一般较好，大多数患者的症状在12个月内即可消失，较少伴发其他疾病。5%～30%的患者在5年后仍有症状，持续性IBS常严重影响患者的生活质量，部分患者可出现明显的功能障碍。若患者存在严重的心理障碍、有既往手术史等IBS的危险因素，则预后通常不佳。

第三节　功能性便秘

功能性便秘（functional constipation, FC）指肠道或肛门功能异常引起的排便障碍，为一种肠道功能紊乱性疾病，肠镜等检查无胃肠道器质性病变的阳性发现。任何年龄阶段的患者均可出现本病，女性便秘患者数量多于男性，随人群年龄增长，便秘的发病率逐渐升高，我国便秘的发病率为3%～5%。

【病因及发病机制】

功能性便秘的病因及发病机制尚不清楚，可能与下列因素有关。

一、生活习惯

便秘患者多有饮食量较少、低热量饮食、低植物纤维素饮食、进食无规律、不吃早餐、饮水较少等习惯。不良的排便习惯（如不定时排便、抑制正常便意、排便姿势不恰当、排便注意力不集中等）与便秘关系密切，可造成直肠敏感性降低、排便反射被抑制、胃肠道通过时间延长等肠道功能异常。

二、精神心理因素

存在工作压力较大、精神长期紧张等心理高压因素的患者更易发生便秘，部分功能性便秘患者有抑郁、焦虑等心理障碍，提示便秘的发生发展可能与精神心理异常等因素互为因果。

三、胃肠激素及神经递质

慢性便秘患者兴奋性胃肠激素（胃动素和促胃液素）分泌减少，血浆和肠道黏膜组织P物质浓度降低，结肠5-HT_3及5-HT_4受体表达下降，而抑制性神经功能增强，一氧化氮能纤维数量及分布密度增加。

四、胃肠道动力异常

胃肠道动力异常包括：①结肠传输时间延长：结肠蠕动能力下降，尤其是长距离推进性蠕动的频率降低且幅度减小，不能将大便及时推送至直肠，致使粪便长时间潴留于结肠内，水分被大量吸收，粪便较为干燥、坚硬；②直肠动力减弱：直肠的蠕动能力是克服肛门括约肌阻力将粪便推出直肠的根本动力；③小肠运动异常：小肠MMC周期延长、传导速度降低；④上消化道动力异常：便秘患者不仅存在结直肠动力异常，还同时存在食管、胃等上消化道动力异常，表现为食管排空、胃排空、胆囊排空障碍。

五、直肠肛管运动不协调

正常情况下，进行排便动作时耻骨直肠肌与肛门外括约肌松弛，使粪便可顺利排出，若括约肌松弛功能出现障碍，则可导致排便困难，此时直肠–肛管的压力梯度为负值，直肠的推力不能克服括约肌收缩产生的阻力，无法排出粪便。

六、直肠感觉异常

部分便秘患者的直肠敏感度较低，行直肠球囊扩张可发现患者直肠初始感觉阈值、排便阈值及最大耐受容量升高，致使直肠壁受压力刺激引起便意的阈值增高，直肠较难激发排便冲动，继而造成便秘。

七、分泌功能异常

组胺和卡巴胆碱具有促进氯离子分泌的作用，亦可影响钙离子代谢，便秘患者对组胺及卡巴胆碱的反应性显著下降，导致氯离子及钙离子分泌代谢异常。此外，纤维摄入不足时，肠道内细菌通过消化纤维类物质产生的脂肪酸和胆盐衍化的脱氧胆酸减少，其刺激结肠分泌、抑制水与电解质吸收的作用亦随之减弱，进而可导致大便干结并促进便秘的发生。

八、肠神经异常

研究表明，通过嗜银染色慢传输型便秘患者的结肠标本可发现肌间丛神经元数量减少，部分患者结肠内神经节数量正常，但可发生神经纤维紊乱、神经轴突空泡形成、脂肪变性、水肿、非特异神经丝退化等病理改变，亦可出现肠肌灶性肌纤维空泡形成或肌纤维消失、环肌纤维萎缩现象，肠道肌组织的病理改变可能与失去神经营养作用有关。

九、药物因素

以下药物易引起便秘：①神经精神类药物，安眠药、抗癫痫药、抗帕金森病药物、非甾体类药、麻醉药、阿片类药物等；②抗胆碱类药物，阿托品、东莨菪碱等；③治疗心血管疾病的药物，硫氮胺酮、心痛定等；④利尿药，速尿、安体舒通等；⑤抗酸剂，氢氧化铝、H_2受体拮抗剂、质子泵抑制剂等；⑥含可待因的镇咳剂、铁剂；⑦单胺氧化酶抑制药；⑧含蒽醌类的药物。

【诊　断】

一、临床表现

本病患者的主要症状为排便次数减少和排便不畅，排便次数减少指每周排便少于3次；排便不畅指每次排便时间较长，排出粪便干结如羊粪且量较少，排便后有粪便未排尽感，可伴下腹胀痛、疲乏无力、烦躁、失眠等症状，部分患者可因用力排坚硬粪块而出现肛门疼痛、肛裂、痔疮和肛乳头炎。患者多无阳性体征，部分患者左下腹乙状结肠部位可扪及的条索状肿块；肛门直肠指检有助于了解患者是否存在肛门狭窄、痔疮、直肠肿块等肛门直肠疾病。

二、检　查

1. 实验室检查

血常规、粪常规、尿常规、肝功能、肾功能等检查结果多为正常，并发痔疮等直肠肛管疾病时，粪常规检查可有阳性发现。

2. 内镜及灌肠检查

直肠镜、乙状结肠镜、结肠镜或钡剂灌肠等检查均有助于评估患者肛门及结直肠情况，对排除结直肠器质性病变有较大价值。

3. 胃肠传输试验

行胃肠传输试验前需嘱患者吞服不透X线的标志物，继而通过连续拍摄腹部平片以观察标志物在患者肠道内的通过情况。正常情况下，经72 h绝大部分标志物可被排出，若有大量标志物停留于结肠则提示结肠传输缓慢，若乙状结肠和直肠处有大量标志物潴留则提示可能存在出口梗阻。该项检查简便易行，较为常用。

4. 排便造影

在该检查过程中，需将模拟粪便灌入患者直肠内，并通过影像学手段动态观察模拟粪便排出过程中肛门和直肠的运动情况，同时可测量患者静坐、提肛、强忍、用力排便时相应的肛门直肠角、肛上距、乙耻距等参数，从而了解患者是否存在相关的解剖学异常，对发现结肠出口型功能性梗阻有较大帮助，亦可为控便与排便功能的检测及便秘的治疗提供可靠依据。

5. 肛门直肠测压

可检测肛门括约肌正常情况下的收缩压及用力排便时的松弛压，亦可测定直肠感知功能及肠壁顺应性等参数。该项检查有助于评估肛门内、外括约肌的收缩功能和直肠的运动功能，同时应用超声内镜有助于判断是否存在解剖变异或肛门括约肌功能异常。

6. 盆底肌电图检查

在盆底肌电图检查过程中，可将针刺电极及表面电极分别置于肛门外括约肌皮下束和肛门旁，记录盆底肌在静息、轻度用力收缩和排便时的肌电活动，有助于判断耻骨直肠肌、肛门括约肌等盆底肌群的功能状态，对寻找盆底肌功能失常的原因有较大价值，可用于出口梗阻性便秘的诊断及评估。

7. 球囊逼出试验

通过测定肛门直肠排出球囊（水囊或气囊）的时间，可初步判断患者是否存在排便障碍，正常人在60 s内排出球囊，超过60 s未排出即为异常。若试验结果显示球囊排出时间正常，亦不能完全排除盆底肌收缩功能异常的可能性。

三、诊断要点

（一）FC分型

根据患者肠道动力和肛门直肠功能变化特点可将FC分为3型：

（1）慢传输型。结肠传输延缓，导致便次和便意均减少，粪便常干硬，用力排便有助于排出粪便。

（2）排便障碍型。即出口梗阻型便秘，患者的直肠感觉阈值常增高，粪便刺激不易引起便意，主要表现为排便费力、排便不尽感、排便时肛门直肠堵塞感、需手法辅助排便等；若患者的临床表现符合FC的诊断标准且有提示其肛门直肠排便功能异常的客观证据，即可诊断为该型便秘。

（3）混合型。患者同时具备结肠传输延缓和肛门直肠排便障碍的表现。

（二）功能性便秘的罗马Ⅲ诊断标准

（1）必须包括下列2项或2项以上：

a.至少25%的排便感到费力；

b.至少25%的排便为块状便或硬便；

c.至少25%的排便有排便不尽感；

d.至少25%的排便有肛门直肠的阻塞感；

e.至少25%的排便需要人工方法辅助（如指抠，盆底支持）；

f.每周排便少于3次。

（2）若不使用泻药则很少出现稀粪。

（3）诊断IBS依据不充分。

诊断前症状出现至少6个月，近3个月符合以上诊断标准。

（三）功能性排便障碍的罗马Ⅲ诊断标准

（1）必须符合功能性便秘的诊断标准。

（2）在反复尝试排便过程中，至少包括以下2项：

a.球囊逼出试验或影像学检查证实有排出功能的减弱；

b.压力测定、影像学或肌电图检查证实盆底肌肉不协调性收缩或括约肌基础静息压松弛率小于20%；

c.压力测定或影像学检查证实排便时直肠推进力不足。

四、鉴别诊断

（1）便秘型肠易激综合征。IBS便秘型患者多有腹痛或腹部不适等症状，且腹痛受排便频率、大便性状等因素影响。

（2）结肠癌。结肠癌患者可因癌肿阻塞肠道而出现便秘症状，可有血便或隐血试验阳性，腹部常可扪及包块。结肠癌好发于中老年患者，结肠镜及病理活检可资鉴别。

（3）肠结核。可引起便秘等症状，病变主要累及肠道回盲部及邻近的结肠，常伴其他器官结核，多有全身结核毒血症状，结核菌素试验阳性，血中腺嘌呤核苷酸胺酶（ADA）活性升高，抗结核治疗有效。内镜或手术行病变组织活检发现干酪样肉芽肿可确诊。

（4）肠梗阻。常急性起病，特征性表现为停止排便排气、呕吐、腹胀、腹痛等。若为机械性肠梗阻，查体或可见肠型及蠕动波，听诊及肠鸣音亢进，X线片可示肠腔扩张与积气积液影。

（5）其他。应注意与其他疾病引起的便秘症状鉴别，对疑为伴有甲状腺功能障碍、糖尿病、结缔组织病等系统性疾病的患者应进行相关生化学检查。对怀疑存在肠道恶性疾病的患者，应行影像学及结肠镜检查。

【治　疗】

应注重个体化的综合治疗，以缓解症状、恢复正常肠动力和排便生理功能为治疗目的，仔细判断患者的便秘类型并选择相应的治疗措施，必要时可采取心理行为干预治疗。

一、一般治疗

帮助患者建立良好的生活方式，强化排便生理教育，养成良好的排便习惯，增加膳食纤维及水分的摄入。此外，患者需保持健康心理状态，适当进行体育锻炼。有效的腹部按摩对改善便秘症状、促进大便排出亦有一定作用。

二、药物治疗

应尽量选用不良反应小、药物依赖性低的药物，避免长期应用刺激性泻剂，防止出现泻剂依赖及结肠黑变病。目前治疗便秘的主要药物有轻泻剂、肠道促动力剂、微生态制剂等。

1. 泻药

主要包括容积性、刺激性、渗透性及润滑性泻药。

（1）容积性泻药。可增加粪便中水的含量和粪便体积，进而刺激肠道蠕动，主要用于轻度便秘，使用时应保证液体摄入充足。常用药物有甲基纤维素、欧车前、聚卡波非钙、麦麸等，用法为甲基纤维素1.5～5 g/d；聚卡波非钙每次1 g，3次/d；欧车前600～900 mg/d。

（2）渗透性泻药。可在肠道内形成高渗状态，有助于吸收水分、增大粪便体积，可用于轻、中度便秘。临床上常用的有聚乙二醇（每次10 g，1～2次/d）、不被吸收的糖类如乳果糖（每次10～15 g，3次/d）、盐类泻药如硫酸镁（每次10～20g，1次/d）。聚乙二醇口服后不被肠道吸收代谢，且该药钠含量较低，不易造成水盐代谢紊乱，较少引起不良反应。乳果糖在肠道内可被分解为乳酸和醋酸，有助于促进肠道内有益菌群的生长，对维持肠道内正常菌群结构有一定价值。过量应用泻药可造成电解质紊乱，老年人、心功能不全、肾功能不全者应注意合理选用泻药并控制剂量。

（3）润滑性泻药。通过润滑肠道及抑制结肠吸收水分进而促进粪便排出，常用药物包括开塞露、矿物油、液状石蜡等。

（4）刺激性泻药。可作用于肠神经系统，有助于增强肠道动力和刺激肠道分泌，包括比沙可啶（每次5～10 mg，1次/d）、酚酞、蒽醌类药物和蓖麻油（每次10～30 ml，1～2次/d）等。

2. 促动力药

详见本章“功能性消化不良”一节。常用的促胃肠动力药物中，曲美布丁可显著改善便秘患者的腹胀症状并增加其排便次数。

3. 肠道微生态制剂

益生菌在肠道内可通过代谢作用产生多种有机酸，有助于降低肠道内pH值，调节肠道蠕动功能。此外，肠道内酸性环境亦可清除肠道内粪便滞留产生的毒素，减弱肠道对水分的吸收作用，调节粪便成分并缩短粪便在结直肠内停留的时间，以利于粪便排出。口服微生态制剂有助于补充生理性细菌，调整菌群失衡，促进食物的消化、吸收和利用。

4. 中医中药治疗

传统医学药物及治疗方法对功能性便秘有一定疗效，如泻下通腑、扶正攻下、补中益气等方剂及牛黄上清丸、补脾益肠丸、莫家清宁丸等成药，患者可根据自身疾病情况适当选用，长期使用中医中药治疗应注意药物副作用。

三、精神心理调整

功能性便秘的发生与精神心理失调关系密切，且患者精神心理障碍的严重程度与肠道动力、排便功能异常的严重程度呈正相关，关注患者的心理健康、帮助患者调节心理承受能力等精神心理干预措施对防治便秘有重要意义，可采用认知–行为心理治疗、心理动力治疗、催眠治疗、小组治疗等方法纠正患者的心理、情绪、认知行为失调等问题。

四、生物反馈治疗

生物反馈治疗为行为治疗的一种，在该治疗过程中，可利用设备监测患者正常情况下意识不到的、与心理生理活动有关的肌电活动、脑电波、皮肤温度等生物信息，并将监测结果及时反馈于患者，从而让患者有意识地调整自身心理及生理活动，以缓解不良心理生理活动对健康与疾病的影响。生物反馈治疗主要适用于肛门括约肌不协调运动及盆底肌、肛门外括约肌异常收缩引发的便秘，该疗法安全、无痛苦、无创伤，临床疗效较为理想，较药物及手术治疗有明显的优势。

五、结肠水疗

结肠水疗可软化滞留于肠道内的粪便，进而将其分次排出，有助于清除肠道内的有害物质、维持结肠内环境的稳定。部分便秘的发生与结肠内炎症反应有关，积极处理结肠炎症对缓解该类患者的临床症状有较大价值，水疗液体中可加入甲硝唑、庆大霉素等抗生素，有助于调节肠道菌群结构并维持适合有益菌群生存的环境，促进结肠功能恢复。此外，于结直肠内适当灌入液体可刺激肠道机械性扩张和收缩，有助于训练肠道括约肌张力。

六、胃肠起搏治疗

慢传输型便秘患者可选择使用胃肠起搏治疗，治疗过程中患者应取平卧位，并将体表专用电极片贴于患者的胃肠体表起搏点。该治疗对部分患者效果较好，可作为功能性便秘的辅助性治疗手段。

七、手术治疗

经正规内科治疗效果不理想的患者，可考虑行外科手术治疗。慢传输型便秘患者，可选用结肠全切术、结肠次全切除术、结肠旷置术或末端回肠造瘘术；排便障碍型便秘患者的主要手术方式有PPH手术、经腹直肠悬吊术、STARR手术、Bresler手术及传统的经直肠或阴道的直肠前突修补术。

【预　后】

功能性便秘的预后与疾病的病理生理改变及患者对治疗的依从性有关，心理障碍、长期服用刺激性泻剂等因素亦可影响预后。排便障碍型便秘对治疗的反应较好，右半结肠通过时间延长的慢传输型便秘患者对治疗的反应较差。有研究指出，便秘对机体有一定危害，可能造成结肠癌、乳腺癌、心脑血管缺血性病变等疾病的危险因素。

（张 虎）

参考文献

[1] 赵玉沛，吕毅 . 消化系统疾病 [M] . 北京：人民卫生出版社，2016:304–318.

[2] 方晓琳 . 功能性消化不良发病机制研究进展综述 [J]. 转化医学电子杂志，2015，2（10）:117–118.

[3] 雒芳，刘纯伦 . 功能性消化不良发病机制研究进展 [J]. 现代医药卫生，2014（11）:1662–1665.

[4] 陈旻湖 . 中国功能性消化不良专家共识意见（2015 年，上海）[J]. 中华消化杂志，2016，36（4）:217–229.

[5] 孟王萍，邓明明 . 幽门螺杆菌对功能性消化不良患者胃肠激素的影响 [J]. 海南医学，2017, 27（8）:1314–1317.

[6] 郑松柏 . 老年人功能性消化不良诊治专家共识 [J]. 中华老年医学杂志， 2015，34（7）:1–7.

[7] 左秀丽 . 肠易激综合征病因及发病机制 [J]. 中华消化杂志，2015（7）.

[8] 中华医学会消化病学分会胃肠功能性疾病协作组 . 中国肠易激综合征专家共识意见（2015 年 , 上海）[J]. 中华消化杂志，2016，36（5）:299–312.

[9] 李桂荣，王英凯，唐岚 . 功能性便秘的研究进展 [J]. 中国老年学，2011，31（12）:2372–2375.

[10] 廖奕，刘诗 . 慢性功能性便秘病理生理机制研究 [J]. 临床消化病杂志，2013， 25（4）:225–229.

[11] 张军 . 中国慢性便秘的诊治指南 [C]// 2013 中国便秘高峰论坛，2013.

[12] 中华医学会消化病学分会胃肠动力学组 . 中国慢性便秘诊治指南（2013 年 , 武汉）[J]. 中华消化杂志，2013，33（5）:605–612.

[12] 中国医师协会肛肠医师分会 . 便秘外科诊治指南（2017）[J]. 中华胃肠外科杂志，2017，20（3）:241–243.

[13] 邹多武 . 慢性便秘的诊断及检查方法 [J]. 中华消化杂志，2012，32（5）:291–292.

[14] 葛均波，徐永健 . 内科学 [M] . 北京：人民卫生出版社，2013:389–407.

第九章　炎症性肠病

炎症性肠病（inflammatory bowel disease, IBD）为一种由多病因引起的、异常免疫介导的肠道慢性炎症，有终生复发倾向，主要包括溃疡性结肠炎（ulcerative colitis, UC）和克罗恩病（Crohn’s disease, CD）。

第一节　溃疡性结肠炎

溃疡性结肠炎（UC）的病变主要局限于结肠黏膜和黏膜下层，多发生于直肠和乙状结肠，亦可累及全结肠。本病的男女发病率无明显差异，发病高峰年龄段为20～49岁，近年来，我国UC的发病率呈逐渐上升趋势。

【病因及发病机制】

UC的发生可能与免疫、遗传、微生物及环境等多种因素有关。

一、免疫因素

IBD患者常伴有结节性红斑、类风湿性脊柱炎、硬化性胆管炎等自身免疫性疾病，免疫因素在IBD的发生与发展中可发挥重要作用。

1. 自身抗体

研究发现，UC患者的血清中可出现多种自身抗体，其中，抗结肠上皮细胞抗体（如核旁型抗中性粒细胞胞质抗体pANCA）及抗肌球蛋白抗体较为常见，pANCA为UC患者重要的自身抗体，其阳性率为 30%～83%，ANCA的产生与IL-10及TNF-α的遗传多态性密切相关。此外，在巨细胞病毒（HCMV）相关的IBD发病过程中，66%患者的血清中细胞毒素CD13呈阳性，CD13可位于患者的肠、眼、关节等组织，提示CD13可能具有一定特异性。

2. 细胞免疫

UC患者的结肠黏膜中存在树突状细胞、T淋巴细胞、巨噬细胞、中性粒细胞、肥大细胞等，均可参与肠道黏膜的免疫反应。

（1）树突状细胞（DC）。具有较强的抗原递呈能力，可发挥诱导免疫耐受及介导T细胞分化的作用，并可分泌多种细胞因子调节免疫功能，正常情况下，DC处于未成熟状态，若机体内出现抗原等刺激因素，则DC可识别并处理抗原，进而使T细胞致敏。研究显示，在UC的发病过程中，DC可通过TOLL样受体（TLRs）识别微生物，表现为DC对TRLs表达上调，从而介导肠道微生物参与的炎症反应，且该反应可决定不同的免疫反应类型；此外，结肠黏膜DC浸润的频率与活动性UC的炎症反应强度存在明显相关性。

（2）T细胞 。T细胞为免疫反应过程中的重要免疫细胞，亦具有调节免疫反应的作用，成熟T细胞可分为$CD4^+$及$CD8^+$细胞。肠道出现炎症反应时，$CD8^+$抑制性T细胞通常被选择性激活，而在IBD患者中，$CD4^+$辅助T细胞（Th）可能优先被激活，活动性UC患者的$CD8^+$T细胞数量明显减少，$CD4^+/CD8^+$比值上升。Th细胞可为Th1和Th2，Th1主要具有调节细胞免疫的作用，并可分泌IL-2、IL-12 和INF-γ，Th2主要具有调节体液免疫的作用，并可分泌IL-4、IL-5、IL-6、IL-10和IL-13，正常情况下，Th1与Th2处于动态平衡，Th1产生的INF-γ可抑制Th2细胞的增殖，Th2细胞分泌的

IL-4、IL-10和IL-13能抑制Th1反应；研究发现，UC病程早期主要表现为Th1介导的反应作用较强，晚期则以Th2反应为主，提示Th1/Th2失衡为UC的发病机制之一。此外，UC患者的肠系膜淋巴结中可存在CD4^{+} CD25^{+}T细胞，该类T细胞属调节性T细胞亚群，可表达FoxP3 mRNA和蛋白质，具有抑制肠系膜淋巴结CD4^{+}T细胞增殖的作用，并有助于抑制持续性黏膜炎症。

自然杀伤T细胞（NKT）为一类可同时表达NK细胞表面分子NK1.1和T-细胞受体（TCR）-CD3复合物的T细胞亚群，称为NK1.1+T细胞，简称NKT细胞。研究显示，具有NK细胞标志CD161及抗CD2/CD28的T细胞受到刺激后可产生大量IL-13，而UC患者的肠固有层T细胞亦可产生大量IL-13，提示UC中的IL-13主要由NKT细胞产生；此外，NKT细胞和UC患者的CD161^{+}肠黏膜固有层T细胞均具有针对HT-29肠上皮细胞的毒性作用，IL-13可促进并加强该毒性作用。

（3）共刺激分子。共刺激分子可与抗原递呈细胞（APC）共同作用，提供激活T细胞的共刺激信号，T细胞表面的CD28即为重要的共刺激分子，可与APC表面B7-1和B7-2等配体相互作用；活化的T细胞亦可表达CTLA-4分子，该分子与CD28高度同源但功能相反，与B7的亲和力较高，可发挥抑制特异性T细胞过度增殖的作用；此外，共刺激分子OX40可选择性表达于CD4^{+}T细胞，在UC肠道黏膜固有层的CD4^{+}T细胞内即可出现OX40大量表达。

3. 细胞因子

细胞因子可介导结肠黏膜的病理性损伤，在UC的发生及发展过程中具有重要作用。

（1）白细胞介素。IL-1、IL-6、IL-8、肿瘤坏死因子（TNF）等细胞因子具有促炎作用，IL-4、IL-10等可发挥抑制炎症反应的作用，正常情况下，抗炎与促炎因子处于动态平衡。研究显示，UC患者肠道病变部位的固有层单个核细胞（LPMC）可大量分泌IL-6和IL-8，导致其浓度均明显升高，且IL-6浓度与该部位IL-17浓度呈正相关，提示阻断IL-17的产生可能有助于治疗UC。此外，在IBD患者中，IL–22可作用于结肠上皮肌纤维母细胞（SEMFs），从而促进炎症前细胞因子和基质降解分子的表达；IL–13为抗炎因子，可通过促进上皮细胞凋亡、破坏细胞间紧密连接和阻止上皮细胞重建发挥抑制炎症反应的作用。

（2）巨噬细胞游走抑制因子（MIF）。可由活化的T细胞、巨噬细胞及树突状细胞产生，有助于增强巨噬细胞的聚集能力，促进巨噬细胞在UC患者的结肠黏膜内积聚，并产生大量TNF–α、IL–1β、IL–6等炎性因子，造成肠道黏膜损伤。研究显示，UC患者血清中MIF的浓度明显高于正常人群，血清C反应蛋白阳性的UC患者MIF浓度高于C反应蛋白阴性者，且重症患者血清中的MIF浓度较高。

（3）肿瘤坏死因子。TNF–α和TNF–β的编码基因分别位于人染色体6q21.1–p22和6p23–q12，属于HLA–Ⅲ类区，且TNF–α–308位点和TNF–β–252位点具有多态性，可能与IBD的发生存在一定关联。在UC的发病过程中，TNF–α可激活上皮细胞并诱导趋化因子，促使中性粒细胞在炎症部位聚集；此外，TNF–α可刺激炎症细胞分泌IL–8，导致患者的血清IL–8水平明显升高，且与病情严重程度呈正相关。NF–κB与TGF–β_1核因子（NF）–κB最初于活化B细胞中发现，其在组织内的分布较为广泛，主要位于细胞质内，以二聚体形式与抑制蛋白IκB结合而无活性。NF–κB可参与多种免疫炎症反应，在UC的病变结肠黏膜内NF–κB水平可显著升高，与UC病情的活动和严重程度具有一定关联，监测其水平变化有助于评估病情及治疗效果。转化生长因子（TGF）–β_1主要由淋巴细胞和单核细胞产生，具有调节细胞生长和分化的作用，可抑制淋巴细胞增殖及巨噬细胞激活，亦可促进上皮损伤后修复。研究表明，TGF–β_1在UC靠近腔面的固有层炎症细胞中的表达水平明显升高，提示TGF–β_1可能参与肠道黏膜上皮愈合的过程。

（4）环氧合酶与基质金属蛋白酶。环氧合酶（COX）可分为COX–1、COX–2、COX–3，通常COX–1呈原生性表达，COX–2呈诱导性表达，

COX-2 在正常黏膜组织内较少表达，但在UC病变部位的炎性细胞和上皮细胞内，COX-2的表达水平明显升高，炎性介质、脂多糖、表皮生长因子（EGF）、活性氧、感染等因素均可诱导COX-2的表达，提高COX-2 mRNA水平，促进炎症反应。基质金属蛋白酶（MMP）可参与细胞外基质的降解和重建，包括胶原蛋白酶（MMP1、8、13、18）、明胶酶（MMP2、9）、间质溶解素（MMP3、7、10、11）、弹性酶（MMP12）等，至今已发现20多种，不同类型MMP的底物特异性存在一定差异。研究显示，MMPs产生过多、金属蛋白酶组织抑制因子（TIMPs）对 MMPs的抑制作用降低等因素可引发溃疡形成。在UC病变结肠组织内，MMP1主要由巨噬细胞产生，其表达增强与组织损伤程度有关，且可作为评价UC严重程度的生物学指标；此外，UC的病变组织中亦可出现MMP2与MMP9表达水平升高，MMP2主要存在于黏膜下层细胞外基质，MMP9在多形核白细胞中较为明显。

（5）氧自由基和一氧化氮。氧自由基主要包括超氧阴离子自由基（O_2^-）和羟自由基（-OH）等，具有引发脂质氧化、增加黏膜通透性、增强吞噬细胞活性等作用，可造成组织细胞损伤。研究发现，在UC的发病过程中，肠黏膜内吞噬细胞耗氧量明显增加，进而可产生大量O_2^-、-OH及脂质过氧化物（ROO^-），从而破坏肠黏膜。一氧化氮（NO）可在炎症反应和宿主防御中发挥重要作用，一氧化氮合酶（NOS）可分为结构型NOS（cNOS）和诱生型NOS（iNOS）两类，UC患者发生急性炎症反应时，中性粒细胞和巨噬细胞可在细胞因子和内毒素的诱导下激活iNOS，进而由精氨酸转化生成大量NO，该过程可伴随产生氧自由基并造成组织损伤，亦可启动机体免疫防御系统，表明NO同时具有损伤和保护功能。

（6）黏附因子与微量免疫复合物。细胞黏附分子（AM）指位于细胞膜表面的受体型跨膜糖蛋白，可分为选择素家族、粘蛋白样家族、整合素家族、免疫球蛋白超家族（IgSF）、钙黏素，某些尚未归类的分子，如CD44、CD36等亦属于黏附分子。AM可通过介导细胞间、细胞与基质间的黏附作用传递信息，并可参与炎症和免疫反应，促进淋巴细胞归巢。微量免疫复合物主要由机体的免疫反应产生，如循环内的免疫复合物 IgG 和补体 C3C等，在某些胃肠疾病中，免疫复合物可大量沉淀于病变组织，造成组织损伤，此外，补体反应缺陷或过度增强亦可引发肠道疾病。在UC的发病过程中，免疫复合物和补体可在小血管壁、黏膜上皮基底层和部分间质内呈线状或颗粒状沉积，且在病情活动期较为明显，IgG与补体的表达情况基本一致，C3C的表达随 IgG表达的增强而增强。

二、遗传因素

IBD具有家族聚集现象，且CD的家族聚集性较UC更为明显，但IBD的家族聚集现象不符合孟德尔遗传规律，表明本病的发生与多基因遗传因素有关。UC的遗传学机制较为复杂，存在多重联合基因和不纯一性，5%～15%的UC患者有家族史。研究显示，UC的易感基因主要位于第1、2、3、5、6、7、10、12和17号染色体，其中，第7号染色体多药耐药基因1（MDR1）的C3435T多态性与UC的关系较为密切，该基因的产物P-糖蛋白主要在肠黏膜上皮内表达，可参与肠道屏障的组成。人类白细胞抗原基因（HLA）位于人类第6对染色体的短臂，其复杂性与多态性均较高，该基因及其产物可在免疫和炎症反应中发挥重要作用。HLA系统的6种抗原HLA-A、B、C、DR、DQ和DP及其位点均与UC存在相关性，HLA-Ⅱ类基因的DQA1亚区具有高度多态性，其中DQA1*0301基因可能与UC的关联较为密切，且DQA链与DR、DQB座位基因紧密连锁；此外，UC患者的HLA-DR2基因频率增加，而位于人第6染色体短臂的HLA-DR3可能为UC的保护性基因。CD 的易感位点位于第16条染色体，称为IBD1位点，IBD1链锁高发区域的NOD2基因为CD的易感基因，研究显示，1/5CD的发生均与NOD2基因突变有关；其他与IBD相关的基因位点分别位于12号染色体（称为IBD2）、6号染色体（IBD3）和14号染色体（IBD4），IBD5位点有SLC22A4和SLC22A5基因，可编码OCTN1和OCTN2蛋白，具有转运组织阳离子及肉毒碱的作用，与UC患者对免疫抑制剂治疗的反应性存在关联。

近年来，随着全基因组关联研究（GWAS）的应用，学者们对IBD的遗传机制有了更为深入认识，其中，2012年发现了163个IBD遗传易感性位点，110个为CD和UC共有，23个为UC特异位点，30个为CD特异位点。此后，进一步的GWAS研究不断鉴别出更多IBD易感性位点，目前已有200余个基因位点被发现与IBD的发生及发展存在相关性。

三、感染因素

感染因素在UC的发病过程中可发挥一定作用，UC患者的结肠黏膜常存在严重细菌感染，但目前尚无法明确细菌感染与UC的因果关系。提示感染为UC致病因素的表现有：UC多发生于肠道感染后；在UC的治疗过程中应用抗生素后可获得较为理想的治疗效果；粪便分流或旁路手术有助于改善UC患者的症状，对防止病情反复及复发亦具有较大价值。

四、精神因素

部分UC患者常在出现精神应激状态后发病或复发，提示精神因素或可影响UC的发生及发展，其作用机制可能与人类高级精神活动对机体免疫和神经–内分泌系统的调节作用有关，应激、忧虑等精神因素可造成高级神经活动的调节功能紊乱，从而导致机体出现免疫、内分泌等异常。此外，UC患者常伴有长期腹泻、腹部不适等慢性症状，生活质量受到较大影响，亦可诱发或加重患者的精神障碍。

五、饮食因素

饮食因素为IBD的致病因素之一，随着生活水平的不断提高，我国人民的饮食结构亦发生较大改变，肉类、蛋奶制品等食物的摄入量不断增加，膳食纤维类食物的摄入量逐渐减少，形成类似西方国家的饮食结构，IBD的发生率亦随之上升。此外，食物中的硫及硫酸盐、动物脂肪、胆固醇、糖分等物质可能与IBD的发生存在一定相关性。

六、吸 烟

研究发现，吸烟者的UC发病率较低，而不吸烟者的UC发病率为吸烟者的2倍，表明吸烟对UC具有负作用，其确切机制有待进一步研究。

【病 理】

UC患者的消化道炎症反应局限于结肠和直肠，多表现为直肠炎或直肠乙状结肠炎，若炎症反应累及大部分结肠则称为全结肠炎；30%～40%的患者病变发生于左侧，由直肠炎症扩展至结肠左曲引起。UC的肠道黏膜病变呈连续性弥漫性分布，病情活动时结肠固有膜内可有淋巴细胞、浆细胞、单核细胞等浸润，黏膜糜烂，消化道黏膜的溃疡可因疾病的严重程度不同而呈现多种形态；慢性期时隐窝结构紊乱、腺体萎缩变形、排列紊乱、数量减少，杯状细胞减少，出现潘氏细胞化生。黏膜层隐窝脓肿形成是UC的特异性表现，严重的炎症反应可导致消化道黏膜过度增生，表现为结肠假性息肉。UC的结肠病变通常局限于黏膜及黏膜下层，较少引发结肠穿孔、瘘管等并发症，少数重症患者由于病变累及结肠全层，可出现中毒性巨结肠。

【诊 断】

一、临床表现

1. 症状和体征

UC常为亚急性起病，病程多在4周以上，通常发作与缓解交替。本病最突出的症状为反复发作的腹泻、黏液脓血便及腹痛，粪质多为糊状，重症时可呈稀水样大便，局限于直肠的炎症可仅以血性腹泻为特征，伴或不伴便急、里急后重、疼痛或失禁；腹痛多为左下腹或下腹部阵痛，部分患者可有腹胀、食欲不振等表现。部分患者在病情活动期可出现低至中度发热，高热多提示伴有严重感染、并发症或病情急性进展。此外，UC患者可出现关节炎、结节性红斑、前葡萄膜炎、原发性硬化性胆管炎（PSC）、肝功能异常等其他脏器或系统病变。腹部体检可发现患者左下腹压痛阳性，重症患者压痛常较为明显，若伴有腹肌紧张、反跳痛、肠鸣音减弱等体征，则应考虑并发中毒性巨结肠、肠穿孔的可能性。

2. 临床分型

临床可根据患者病情的严重程度对其进行分级，有助于治疗方案的制定。大多数UC患者病情较轻，仅表现为腹泻和直肠出血，体检常无异常发现；约27%患者为中度病情，特征为每日便血4～6次、腹痛、腹部压痛、低热和乏力；重度UC约占19%，特征为频繁的黏液脓血性腹泻（每日>6次）、极度乏力、体重减轻、营养不良、明显腹部压痛等。

3. 并发症

中毒性巨结肠为重症UC的严重并发症，肠壁张力减退，结肠蠕动消失，结肠急性扩张，通常以横结肠最为明显，易引起急性肠穿孔，预后较差。约12%的UC患者在患病5～25年后可出现肠腔狭窄，多见于乙状结肠和直肠，表现为腹泻加重或新发的大便失禁。恶性肿瘤为IBD最严重的并发症，IBD患者发生结肠癌、淋巴瘤等恶性肿瘤的风险较高，其发生率近年来呈逐渐上升的趋势。

二、检　查

1. 实验室检查

（1）血常规。血红蛋白水平常降低，白细胞计数、电解质、血沉

（ESR）、C–反应蛋白（CRP）等可出现升高，上述指标有助于反映UC的活动情况，重症患者贫血、低蛋白血症、低钾血症和代谢性碱中毒等表现较为突出。

（2）粪便检查。常为黏液脓血便，镜检可见红细胞和脓细胞，若病情出现急性发作，则患者的粪便内可见巨噬细胞，应注意检测粪便中的白细胞，并进行粪便病原学检查，以排除腹泻的感染性病因。钙卫蛋白（Cal）和乳铁蛋白（Lf）为中性粒细胞来源的粪便标志物，研究表明，UC患者结肠黏膜内Cal、Lf的表达情况有助于反映疾病的严重程度，且其粪便Cal、Lf水平与疾病的活动情况存在较大关联，通过Cal、Lf诊断UC的敏感度和特异度均较高，应用前景较好。

（3）自身抗体检测。70%的UC患者中可出现抗中性粒细胞胞浆抗体（pANCA）阳性，而50%的CD患者可出现抗酵母抗体（ASCA）阳性，pANCA及ASCA可能分别为UC和CD相对特异的抗体，若可检出，则对UC和CD的诊断和鉴别有较大价值。

2. 影像学检查

（1）超声。经腹肠道超声（TBUS）可用于UC的辅助诊断、疾病活动性评估及患者的长期随访，亦可作为儿童UC患者的首选检查方法。研究表明，TBUS诊断早期UC的能力较强，且其诊断不同肠段病变的准确性不同，对乙状结肠和降结肠病变的敏感性较高，可达98%，但对直肠的敏感性仅为15%。此外，可通过TBUS对肠壁厚度、血流分级及动脉阻力指数等指标进行综合评估，从而判断UC是否处于病情活动期，超声检查对评价治疗效果及疾病预后亦具有较大价值。

（2）X线钡灌肠。可分为单对比造影和双对比造影，结肠气钡双对比造影可较为清晰、完整地反映UC的黏膜变化情况及病变累及范围，有助于UC的诊断及病情评估。若UC病变仅侵犯黏膜层，则结肠气钡双对比造影可发现肠道黏膜出现无名沟及小区增粗、模糊；若病变累及黏膜下层，则表现为小钡斑或小毛刺状改变；若病变穿透黏膜下层形成溃疡，则可出现

“双边征”“纽扣征”等征象；若病情处于急性期，则可发现散在多发斑点状及不规则龛影；若病情迁延反复发作，则可有假息肉形成及铅管样狭窄等表现。研究显示，与硫酸钡相比，应用白芨硫酸钡混悬剂作为造影剂可获得更为清晰的显像，有助于准确判断肠黏膜病变及肠腔狭窄等情况等，白芨亦具有止血作用，对预防UC患者在检查过程中出现肠道出血等有较大价值。对于重症患者，不建议行X线钡灌肠。

（3）CT。多层螺旋CT（MSCT）具有扫描速度快、分辨率高等特点，可较为快速、准确地评估UC患者的肠壁、肠黏膜及肠管周围病变情况，有助于明确病变位置、确立疾病诊断并对疾病进行分型及分期，为治疗方案的制定提供依据。

（4）MRI。主要方法包括常规MRI、扩散加权成像（DWI）、动态增强MRI（DCE-MRI）、MR结肠成像（MRC）、MR肠道造影（MRE）及MR波谱成像（MRSI）等，该检查的软组织分辨能力较强，可较为清晰地显示肠道病变，对UC的诊断及病情活动性评估有较大价值，可较好应用于儿童及年轻UC患者的长期随访。

（5）核医学显像。核素炎症定位显像的灵敏度较高，对早期诊断UC有较大价值，有助于迅速确定病变范围、对病情进行分期分级及评价治疗效果。

3. 内镜及黏膜组织学检查

结肠镜检查及活检为确立IBD诊断的主要依据，检查过程中应全面观察结肠及末端回肠，从而判断病变累及情况，确保不遗漏病灶。结肠镜下UC病变呈连续性、弥漫性分布，表现为黏膜血管纹理紊乱，黏膜充血、水肿、脓性分泌物附着，病变明显处可有弥漫性、多发性糜烂或溃疡；慢性病变常伴有黏膜粗糙等改变，可见炎性息肉及桥状黏膜。内镜下黏膜染色技术有助于增强内镜发现肠道黏膜病变的能力，若结合放大内镜技术，则可进一步观察黏膜细微结构变化，提高诊断的准确率。

肠镜检查的过程中宜行多段多点活检，镜下组织学改变包括：活动期：①固有膜内弥漫性急慢性炎症细胞浸润，上皮细胞间存在中性粒细胞浸润及隐窝炎，可进展为隐窝脓肿；②出现隐窝大小、形态不规则、排列紊乱等隐窝结构改变；③杯状细胞减少；④黏膜表面糜烂，可见浅溃疡形成和肉芽组织增生。缓解期：①黏膜糜烂或溃疡愈合；②固有膜内中性粒细胞浸润减少或消失，慢性炎症细胞浸润减少；③隐窝结构改变可加重。

三、诊断要点

1. 诊断

排除其他疾病后，可根据以下要点诊断：

①具有上述典型临床表现者为临床疑诊，应通过进一步检查明确诊断；②同时具备上述结肠镜和（或）放射影像特征者，可临床拟诊；③有上述黏膜活检组织病理学特征者，可确诊；④初发病例若临床表现、结肠镜及病理组织学检查结果不典型，暂不确诊，在一定时间(一般是6个月)后再进行内镜及病理组织学复查。

2. 分型及分期

（1）临床严重程度。①轻度：轻度腹泻，每日排便小于4次，便血轻或无；无发热；无心动过速；血沉每小时小于30 mm。②重度：腹泻每日大于6次，有明显黏液脓血便；有发热，平均夜间体温大于37.5 ℃或4 d中有2 d的任意时间体温大于37.5 ℃；有心动过速，脉搏大于90次/min；血红蛋白少于100 g/L；血沉每小时大于30 mm。③中度：介于轻度与重度之间。

（2）临床类型。①初发型：无既往史的首次发作；②慢性复发型：最为多见，发作期与缓解期交替；③慢性持续型：症状持续，间以症状加重的急性发作；④急性型：急性起病，病情严重，全身毒血症状明显，可伴有中毒性巨结肠、肠穿孔、败血症等并发症。

（3）病情分期。可分为活动期和缓解期。病情处于缓解期的患者可因劳累、饮食失调、精神刺激、感染等导致病情加重并进展为活动期。

四、鉴别诊断

（1）急性感染性肠炎。主要由细菌感染引起，患者多有不洁饮食史或疫区接触史等，常急性起病，多伴发热和腹痛，粪便可分离出致病菌。本病具有自限性，病程通常不超过4周，抗感染治疗可取得较为理想的疗效。

（2）阿米巴肠病。病变主要累及右侧结肠，溃疡较深，边缘潜行，溃疡间黏膜多正常。患者的粪便多呈果酱样，粪检或组织中发现阿米巴滋养体即可确诊，血清学检查发现抗阿米巴抗体阳性对确立阿米巴感染的诊断亦具有一定价值。抗阿米巴治疗有助于改善症状、缓解病情。

（3）肠道血吸虫病。患者多有疫水接触史，体检可发现肝脾肿大，病情处于急性期时，肠镜下可见黏膜黄褐色颗粒，粪便检查见血吸虫卵或孵化毛蚴阳性即可确立诊断。

（4）克罗恩病。脓血便少见，主要累及回盲肠，表现为右下腹痛，较少累及直肠。结肠镜下病变多为节段性纵行溃疡，黏膜呈鹅卵石样，病灶间黏膜正常，肠腔狭窄多见，常为偏心性狭窄。组织病理活检可见非干酪性肉芽肿。

（5）UC合并艰难梭菌或巨细胞病毒感染。重度UC或处于缓解期的患者在应用免疫抑制剂维持治疗的过程中若出现症状恶化，则应考虑合并艰难梭菌或巨细胞病毒（CMV）感染的可能。粪便艰难梭菌毒素试验可确诊艰难梭菌感染，亦可通过肠镜下取活组织标本行HE染色以判断是否存在巨细胞包涵体，血CMV-DNA定量、免疫组化等方法对确立CMV感染的诊断亦有一定价值。

（6）大肠恶性肿瘤。多见于中老年患者，常有大便习惯改变、血便、腹部包块等表现，通过肠镜检查及病理活检可确立诊断，少数UC亦可诱发结肠恶性病变。

（7）其他。诊断UC时亦应注意与肠结核、肠易激综合征、缺血性肠炎、放射性肠炎、过敏性紫癜、白塞病、结肠憩室炎等结肠病变进行鉴别。若通过结肠镜检查无法发现UC的特征性病变，则提示病变可能为非特异性，应注意观察病情变化；若通过组织病理学检查仍无法确定结肠炎症的性质，则可称为未定型结肠炎。

【治　疗】

治疗目标包括缓解患者的临床症状、控制急性期病变、促进黏膜愈合和预防疾病复发等。加强对患者的长期管理。及时、合理地治疗急性UC有助于预防主要并发症，减少患者住院时间，降低手术治疗可能性。

一、一般治疗

活动期需注意低纤维素饮食，避免辛辣食物，但需注意膳食的平衡，减少脂肪摄入量，保证充足的维生素及微量元素摄入。避免饮酒、剧烈体育运动和熬夜劳累，尽量保持愉悦心情。UC患者发生骨质疏松的风险较高，可能与肠道吸收功能障碍或糖皮质激素的重复使用有关，可使用基线骨密度测量尽快明确患者是否存在骨质疏松；长期应用糖皮质激素进行治疗的患者应积极补充维生素D和钙。此外，二磷酸盐疗法对预防骨质疏松及缓解病情有较大价值。

二、药物治疗

治疗活动期UC的效果与疾病的严重程度及病变范围有关。

1. 轻至中度 UC

轻度至中度全结肠炎患者的一线治疗方案包括口服或局部使用氨基水杨酸类制剂，由小剂量开始，若患者耐受良好，则逐渐增加至每天4 g。研究表明，美沙拉秦顿服和分次口服的治疗效果相当。局部用药可予美沙拉秦栓剂 0.5 ~ 1 g/次，1 ~ 2次/d；美沙拉嗪灌肠剂1 ~ 2 g/次，1 ~ 2次/d。远端UC（左侧病变和直肠炎）治疗首选肛门栓剂和灌肠剂，有利于药物直接作用于炎症部位。局部应用美沙拉嗪较口服用药发挥作用更快，用药后2 d即可改善症状，但药物发挥最大效应至少需要4周。皮质醇类药物可使用氢化可的松制剂（禁用酒石酸制剂）100 ~ 200 mg/每晚；亦可使用布地奈德泡沫剂2 mg/次，1 ~ 2次/d，对病变局限于直肠者效果较好，全身不良反应少。中药灌肠剂如锡类散等或可有助于改善患者的病情，必要时可合理应用。

使用氨基水杨酸类制剂治疗6 ~ 8周无效的患者需更换治疗方案。腹泻严重、出血或伴有系统症状的患者最初可每日口服泼尼松0.75 ~ 1 mg/kg，口服最大剂量一般为60 mg/d；若症状得到控制，剂量可每1 ~ 2周减5 mg；若患者不能停用甾类激素并且每日服用泼尼松超过15 mg达6个月，则应联合使用6-MP或AZA或TNF拮抗剂，从而降低激素使用剂量。欧美推荐的AZA目标剂量为1.5 ~ 2.5 mg/（kg · d），有学者认为亚裔人群的使用剂量宜略低，为1.5 ~ 2.0 mg/（kg · d）。英夫利昔单抗5 mg/kg用于常规口服药物治疗无效的患者，经3个月治疗，可使结肠切除的可能性明显降低。英夫利昔单抗亦可用于耐药或依赖激素者。

2. 重度或暴发性 UC

重症UC的病情较重，进展速度较快，若处理不及时或不合理，则易导致病情加重，或可危及患者生命。重症UC患者应积极进行治疗，及时纠正水、电解质平衡紊乱，尤其应注意补钾，贫血者可输血，低蛋白血症者需补充白蛋白，病情严重者应禁食，并予完全胃肠外营养治疗。

静脉使用激素为首选治疗方法，重症患者应大剂量静脉滴注甲泼尼龙40 ~ 60 mg/d或氢化可的松300 ~ 400 mg/d，加大剂量无法增强疗效，但剂量不足可导致治疗效果降低；静脉应用激素7 ~ 10 d后可改为口服泼尼松60 mg/d，症状缓解后可逐渐降低药物剂量直至停药，需注意合理控制减药速度，若减药速度过快易导致早期复发。使用激素的同时宜皮下注射肝素5 000 IU每日3次或依诺肝素40 mg每日1次，以预防静脉血栓形成。若重度UC伴发艰难梭菌感染，则可选用甲硝唑、万古霉素等抗生素进行治疗。

若静脉使用足量激素约3 d后治疗效果仍不理想，则应积极调整治疗方案，可通过患者的全身状况、排便频率、血便量、腹部体征、血清炎症指标等情况评估治疗效果。“约3天”为欧洲克罗恩病和结肠炎组织（ECCO）和亚太共识推荐的判断时间点，治疗过程中亦可根据患者的病情严重程度等具体情况，适当提早或延迟（如2 d或7 d等）调整治疗方案的时间点，但不合理的拖延可造成病情恶化、手术风险上升；其他可供选择的治疗方案包括使用环孢素及IFX进行 “拯救”治疗，若使用药物进行转换治疗，4～7 d无效者应及时转手术治疗。在具体方案选择过程中，应充分权衡利弊，综合判断患者的病情，合理制定治疗方案。应谨慎使用抗胆碱能药物或止泻药等处理腹痛或腹泻，禁用阿片制剂、NSAIDs等药物以避免诱发结肠扩张，中毒症状较为明显的患者可考虑静脉使用广谱抗生素行抗感染治疗。

三、缓解期治疗

除病情为轻度初发、较少复发且复发时为轻度而易于控制的患者外，其余UC患者均应维持治疗，以尽量保持缓解期UC的病情稳定。

病情处于缓解期的患者可口服或局部应用氨基水杨酸进行维持治疗，可使用诱导缓解剂量的全量或半量，若应用SASP，则剂量通常为2～3 g/d，应注意补充叶酸，氨基水杨酸制剂维持治疗的疗程应不少于3～5年。严格规律用药有利于维持病变范围较为广泛患者的病情稳定，1年后复发率可由75%降至20%；大部分直肠炎患者使用美沙拉嗪栓剂后可防止疾病复发，美沙拉嗪灌肠剂适用于左侧结肠病变患者，通常需2～3次/周。

AZA或6-MP可用于药物治疗无效或糖皮质激素依赖的患者，间断应用IFN有利于维持疾病缓解状态并降低中重度UC患者使用糖皮质激素的剂量，但对于应用硫嘌呤类和生物制剂进行维持治疗的疗程目前尚无共识，应根据患者的具体情况决定。有研究显示，白细胞洗涤技术或可有助于维持缓解期患者的病情稳定，其临床应用价值仍有待进一步验证，此外，肠道益生菌和中药治疗对维持缓解可能有一定价值。

病程漫长者发生癌变的风险较高，应注意随访，病程超过8～10年的广泛性结肠炎患者和病程超过30年的左半结肠炎、直肠乙状结肠炎患者，宜每2年进行一次监测性结肠镜检查。我国IBD患者静脉血栓发生率为41.45/10万，重度UC活动期时血栓形成的风险明显升高，对于该类患者可考虑预防性应用低相对分子质量肝素以降低血栓形成风险。

四、手术治疗

外科手术治疗的绝对适应证包括大出血、穿孔、癌变及高度怀疑癌变，经积极内科治疗后病情改善不明显的重度UC患者、合并中毒性巨结肠内科治疗无效的患者等亦可考虑行外科手术治疗，手术可治愈UC的结肠病变及多数但非全部的肠外表现。通常情况下，结肠切除对改善患者的葡萄膜炎、坏疽性脓皮病及关节炎等UC肠外并发症的效果较好，改善强直性脊柱炎和硬化性胆管炎的效果多不理想。对于大多数无并发症的UC患者，可通过直肠黏膜切除术及回肠肛管贮袋吻合术切除病变结肠，重症患者若无法耐受上述术式，则可行回肠造口术，同时行Ⅰ期或Ⅱ期直肠与结肠切除术。

五、并发症的处理

中毒性巨结肠的内科治疗措施包括鼻胃管吸引、静脉注射糖皮质激素及抗感染治疗等，并应积极补液、纠正电解质紊乱，防止加重结肠运动功能障碍。内科治疗有效的标准为：治疗开始后24～48 h内患者中毒体征减轻及腹平片显示的结肠扩张直径变小；若48 h后症状仍未缓解，则应行结肠切除术以避免穿孔。UC伴发的前葡萄膜炎多为自限性，可自行好转，局部应用糖皮质激素有助于缓解症状，且应在眼科医师指导下完善诊疗。此外，UC相关的关节炎通常对激素治疗的反应较好；考来烯胺可能对改善硬化性胆管炎引发的瘙痒等症状有较大价值；熊去氧胆酸可改善硬化性胆管炎引起的肝脏生化异常，但无法改变其自然病程，患者最终需行肝脏移植；对于不典型的结节性红斑及坏疽性脓皮病可行皮肤活检，可应用糖皮质激素、免疫抑制剂或生物制剂进行治疗，坏疽性脓皮病患者亦可适当应用神经钙蛋白抑制剂。

【预　后】

本病呈慢性过程，缓解与复发交替，轻度及长期缓解者预后较好，急性暴发型、有并发症及年龄超过60岁者预后不佳。病情持续活动或反复发作者，可通过合理的手术治疗改善疾病预后；病程漫长者发生癌变的风险较大，应注意定期行结肠镜等检查监测病情变化情况，并及时采取有效措施进行处理。

第二节　克罗恩病

克罗恩病（CD）可累及口腔至肛门的各段消化道，主要受累部位为末段回肠和邻近结肠，呈节段性或跳跃式分布，组织学特征为肉芽肿性炎症改变，可伴有纤维化和溃疡。CD好发于青年患者，发病高峰年龄为18～35岁，病程多迁延反复，难以治愈。

【病因及发病机制】

目前认为CD的主要发病机制为遗传易感个体在肠内微生物刺激下发生的持续性炎症反应。

一、遗传因素

与UC相比，遗传因素在CD发病过程中的作用更为显著，16号染色体核苷酸寡聚化结构域2（NOD2）为首个发现的CD易感位点，其产物为一种表达于巨噬细胞、单核细胞及胃肠道上皮细胞的溶脂蛋白，可参与识别和降解肠道内细菌产生的代谢物质。NOD2的3个主要多态性位点（Arg702Trp、Gly908Arg和Leu1007fsinsC）与欧美人群CD的发生显著相关，在亚洲人群中尚未得到证实；此外，研究还发现自噬基因ATG1611和IRGM与CD的发病具有相关性，而IL23R基因的突变则为CD的保护因素。近年来，全基因组关联研究（GWAS）成为深入研究IBD的有效手段，可分析全基因组范围内的常见遗传变异（单核苷酸多态性和拷贝数）基因总体关联的方法，有助于揭示疾病发生、发展与治疗相关的遗传基因，目前通过GWAS技术已成功鉴定与CD相关的100多个基因、基因座，其中大部分为与UC共有的易感基因位点。值得特别指出的是，有学者通过分析研究GWAS鉴别出CD的易感性位点，进一步揭示了自噬信号通路（autophagy pathway）等新的IBD重要发病机制。此外，有研究显示，某些基因及相关通路在CD的发病过程中可影响上皮屏障及修复功能、微生物抵御、固有免疫调节、活性氧簇（ROS）产生、获得性免疫调节、内质网应激和细胞内环境稳态等病理生理过程，其具体机制有待进一步研究。

二、肠黏膜因素

正常情况下，肠道内微生物及其代谢产物与肠黏膜间存在复杂的相互作用并处于动态平衡，若该平衡被打破，则可引发胃肠道疾病。肠黏膜与CD相关的因素及机制包括上皮完整性、上皮再生修复、肠黏膜表面的凝胶层、内质网应激等。

1. 相关基因

GWAS研究发现多个CD相关基因可参与肠道内微生物与肠黏膜的相互作用过程，如CDH1、PTPN2、HNF4a、NKX2-3、STAT3、NOD2、ATG1611、XBP1等。CD患者及其一级亲属多存在肠上皮通透性异常，研究显示，可编码黏附蛋白E-钙黏着糖蛋白类的CDH1基因及蛋白酪氨酸磷酸酶家族成员PTPN2基因等，均具有改变肠黏膜上皮通透性的作用，可导致肠炎的发病风险上升；此外，HNF4a可影响隐窝细胞增殖，NKX2-3可作用于肠上皮细胞的分化过程，STAT3与上皮修复作用有关。

2. 潘氏细胞与肠黏膜屏障

潘氏细胞（PC）为小肠腺的特征性细胞，起源于隐窝干细胞，多位于腺底部，分布于小肠全段，可分泌防御素、溶菌酶等抗菌物质，有助于抑制肠道致病微生物的生长及繁殖，对维持肠道菌群的稳态有重要价值，防御素亦可激活吞噬细胞、巨噬细胞、T淋巴细胞和巨细胞等，具有增强机体免疫力的作用。PC的功能及活性受多种因素影响，若其功能出现异常则可引发肠道疾病，研究显示，CD的发生即与PC及肠黏膜屏障功能障碍有关。

3. 内质网应激

肠潘氏细胞、杯状细胞等具有高合成分泌活性，并存在高内质网应激特性，其功能可受CD相关基因的影响。研究显示，XBP1基因缺失可导致潘氏细胞缺失及杯状细胞减少，导致发生肠炎的风险上升；此外，持续的内质网应激可启动自体吞噬效应并促进白细胞介素（IL）-23释放，有助于增强T细胞的免疫功能。

三、免疫因素

CD被认为是一种免疫缺陷相关疾病，其肠黏膜免疫能力多存在障碍。正常情况下，肠黏膜可通过免疫应答抑制病原微生物，并保持对共生菌群的持续低应答，从而维护肠道内环境的稳定，肠黏膜免疫反应包括固有免疫及获得性免疫。目前已发现多个CD相关基因与其发病过程中的免疫异常有关。

1. NOD2 及 CARD9

研究显示，NOD2基因位于人类16号染色体，其产物NOD2蛋白既可参与获得性免疫应答，亦可参与T细胞介导的细胞免疫应答；此外，NOD2具有诱导免疫耐受的作用，NOD2 3020 insC突变可造成核因子κB（NF-κB）活性降低，破坏细胞免疫耐受机制，导致患者发生CD的风险增大。CARD9基因编码的胱天蛋白酶募集域蛋白9为一种IBD相关的衔接蛋白，具有调节先天性免疫应答的作用，可有效整合多种固有免疫受体识别信号（该类信号常包含病毒、细菌、真菌等特征性信息），并产生相应反应，从而激活多条通路，最终通过改变细胞因子水平调节免疫反应。NOD2蛋白及CARD9蛋白可作为信号分子参与多个信号通路并可选择性活化特异性的效应器。

2. 氧化还原平衡

氧化剂（如自由基、ROS等）与还原剂（如谷胱甘肽等）通常处于动态平衡，并可影响NF-κB通路、磷酸-腺苷（AMP）通路等多条信号转导途径。研究显示，适当水平的ROS有助于杀灭致病菌，若上皮细胞出现感染，则可产生自由基并旁分泌至邻近细胞，促进炎性因子的分泌，从而诱发免疫反应。NOD2、CARD9及LRRK2与自由基的生成存在相关性。

3. 自体吞噬

ATG16 L1基因调节自体吞噬的能力较强，研究显示，ATG16 L1 T300 A突变可导致自体吞噬作用增强及发生CD的风险增大，目前发现该基因仅在肠组织内的表达存在多态性，可能与肠道内微生物种类较多有关。此外，发生ATG16 L1和NOD2基因突变的上皮细胞及树突细胞多表现为自体吞噬作用缺陷，主要表现为树突细胞无法将外源性抗原提呈至$CD4^+$T细胞。

4. Treg/Th17 细胞分化与免疫反应

CD的发生与调节性T细胞（Treg）/辅助性T细胞17（Th17）分化失衡具有密切相关性，表现为Treg数量不足和Th17数量过多。Treg和Th17均来自于$CD4^{+}$T细胞，前者可在抗炎、免疫耐受过程中发挥重要作用，后者促进炎症发生。Treg及Th17的分化受多种因素影响，如肿瘤生长因子-β、IL-2、维甲酸、微生物及其产物等，并可根据细胞内微环境，通过不同的途径进行分化。此外，研究显示，IgA缺陷基因和CD相关基因存在重叠现象，提示B细胞介导的体液免疫过程及IgA在CD的发病过程亦可能具有一定作用。

四、肠道微生物

通常情况下，肠道内微生物与肠道内环境的稳定密切相关，肠道微生物可影响宿主的生物学功能，并可参与宿主细胞的ROS产生、固有免疫反应、获得性免疫反应等病理生理过程，肠组织可通过模式识别受体及G蛋白偶联受体鉴别微生物及其代谢产物。研究显示，在肠道无菌条件下，免疫缺陷的IBD动物模型不出现肠道炎症，若恢复其正常的肠道内菌群，则可发生炎症反应，表明肠道菌群为引发IBD的必要条件之一。

【病　理】

CD可累及整个消化道，多见于小肠，回肠末端和盲肠最易受累，其病灶呈节段性分布，早期黏膜溃疡为鹅口疮样，可逐渐增大、融合为纵行溃疡和裂隙溃疡，肠黏膜呈鹅卵石样外观。本病的组织学特点为局灶性的慢性炎性反应、局灶性隐窝结构异常和非干酪样肉芽肿，其中，非干酪样肉芽肿主要由类上皮细胞和多核巨细胞构成，可发生于肠壁各层和局部淋巴结。CD的炎症反应具有穿透性，常可渗透至消化道肌层或浆膜层，肠壁各层均可有炎性浸润，并可引起狭窄、瘘管、脓肿、穿孔等严重并发症。CD的直肠炎症反应通常少于UC，表现为多种不同类型的肛周病变。

【诊 断】

一、临床表现

CD起病大多隐匿，病程呈慢性、长短不等的活动期与缓解期交替，有终生复发倾向，主要临床表现为腹痛、腹泻和体重下降，腹痛最为常见，呈阵发性加重或反复发作；腹泻亦为本病的常见症状，粪便呈稀糊状或黏液便，脓血便少见；由于肠道吸收障碍和慢性消耗过多，患者常出现体重减轻、贫血、低蛋白血症等表现；此外，发热为本病最常见的全身表现之一，常为低热或中度热。腹部包块可见于10%~20%的患者，多位于右下腹与脐周，质地中等，移动度较小。瘘管形成为CD的特征性临床表现，20%~40%的CD患者可伴发瘘管性疾病。腹腔脓肿的发生率为15%~20%，多位于回肠末端，常引起发热、局部压痛、可触及的包块等表现。CD的肠外表现与UC类似，但发生率相对较高，以口腔黏膜溃疡、皮肤结节性红斑、关节炎和眼病等较为常见。

二、检 查

1. 实验室检查

（1）血常规。常表现为血红蛋白水平下降，病情活动时患者的血白细胞计数可明显升高，血沉增快，C-反应蛋白水平上升。

（2）粪常规。部分患者的粪便中可见红细胞及白细胞，大便隐血试验多为阳性，病情活动时，粪便α_1-抗胰蛋白酶水平可出现升高；若发现患者粪便内脂质含量上升，则提示存在吸收不良综合征的可能。此外，检测粪便内钙卫蛋白及乳铁蛋白水平亦有助于CD的诊断和鉴别诊断。

（3）血生化及凝血功能。活动期的CD患者可出现血清α_1和α_2球蛋白水平上升，及血浆糖蛋白、黏蛋白、溶菌酶水平上升，血清钾、钠、钙、镁等离子水平常较低，血浆凝血酶原时间可出现延长。

2. 影像学检查

（1）CTE或磁共振肠道显像。CTE或磁共振肠道显像（MRE）为目前评估小肠炎性病变的标准影像学检查，可反映肠壁的炎症改变、病变分布部位、肠道狭窄、肠腔外并发症等情况。活动期CD典型的CTE表现为肠壁明显增厚（>4 mm）、“靶征”或“双晕征”（肠黏膜明显强化伴肠壁分层改变）、“木梳征”（肠系膜血管扩张及扭曲）、肠系膜脂肪密度增高、肠系膜淋巴结肿大等。CTE与 MRE评估小肠炎性病变的精确性相似，后者无放射性暴露风险，有助于监测累及小肠患者的疾病活动度，但对设备和技术要求较高，且较费时。

（2）钡剂灌肠及小肠钡剂造影。目前钡剂灌肠的应用较少，临床多通过结肠镜对病变肠段进行检查，对于肠腔狭窄无法耐受内镜检查者，可应用钡剂灌肠进行辅助诊断。小肠钡剂造影有助于动态反映肠道内的狭窄情况，可作为CTE/MRE的有效补充，必要时可同时使用，检查过程中可见多发性、跳跃性病灶，病灶处多有裂隙状溃疡、假息肉、肠腔狭窄、僵硬、瘘管等改变，但其敏感度相对较低，

（3）腹部超声检查。较为便捷，对CD患者的初筛及治疗后随访有重要价值，可有效发现瘘管、脓肿、炎性包块等病变，但诊断CD的准确性较低，CD主要超声表现为肠壁增厚（≥4 mm）；回声减低，正常肠壁层次结构模糊或消失；受累肠管僵硬，结肠袋消失；透壁炎症时可见周围脂肪层回声增强，即脂肪爬行征；肠壁血流信号较正常增多；内瘘、窦道、脓肿和肠腔狭窄；其他常见表现有炎性息肉、肠系膜淋巴结肿大等。超声造影及彩色多普勒有助于提高诊断准确性。

3. 内镜及黏膜组织病理学检查

（1）结肠镜检查。结肠镜检查和黏膜组织活检应作为CD诊断的首选

检查，检查过程中结肠镜应达末段回肠。早期CD内镜下表现为阿弗他溃疡，随着疾病进展，溃疡可逐渐增大加深，彼此融合形成纵行溃疡。CD病变内镜下多为非连续改变，病变间黏膜可完全正常。其他常见内镜下表现为卵石征、肠壁增厚伴不同程度狭窄、团簇样息肉增生等，少见直肠受累和（或）瘘管开口。

（2）小肠胶囊内镜检查。发现小肠黏膜异常的灵敏度较高，但诊断轻微病灶的特异度较低，且胶囊内镜有滞留肠道的风险。该检查主要适用于怀疑CD但通过内镜及影像学检查未发现异常的患者，若小肠胶囊内镜检查结果仍为阴性，则宜考虑排除 CD的可能性，若结果为阳性，则需综合分析患者的临床表现及影像学资料，并通过进一步检查明确诊断。

（3）小肠镜检查。目前常用气囊辅助式小肠镜（BAE），可在直视下观察病变、取组织活检及进行内镜下治疗，检查过程中需注意防止出现并发症。小肠镜检查主要适用于：①若其他检查（如小肠胶囊内镜或影像学检查）发现小肠病损，或上述检查阴性而临床高度怀疑小肠病变，则可通过BAE进一步明确小肠病变情况；②已确诊CD者可行BAE检查为病情评估及治疗方案的制定提供依据。CD的病灶在小肠镜下的表现与结肠镜下表现类似。

（4）胃镜检查。有助于发现累及食管、胃和十二指肠等上消化道的CD病变，原则上应将胃镜检查作为诊断CD的常规手段，对于出现上消化道症状的患者，亦应注意明确其上消化道病变情况。

三、诊断要点

在排除其他疾病的基础上，可根据下列要点诊断：

①具备上述临床表现者可临床疑诊，安排进一步检查；②同时具备上述结肠镜或小肠镜（病变局限于小肠）特征及影像学（CTE或MRE，无条

件者采用小肠钡剂造影）特征者，可临床拟诊；③若活检发现CD的特征性改变且能排除肠结核者，可明确临床诊断；④若有手术切除标本（包括切除肠段及病变附近淋巴结），可根据标准明确病理诊断；⑤对无病理诊断资料的初诊病例，应随访12个月以上，观察患者对治疗的反应及病情发展变化，若符合CD自然病程，可临床确诊；与肠结核无法鉴别但倾向于考虑肠结核者，应依照抗结核方案行诊断性治疗8~12周后再作鉴别；⑥无全身症状、无腹部压痛、无腹部包块及肠梗阻的患者，其病情为轻度；有明显腹痛、腹泻、全身症状及上述并发症者，则为重度病情；介于期间者为中度病情。

四、鉴别诊断

（1）溃疡性结肠炎。慢性起病，常累及直肠，伴脓血便、里急后重等表现，肠镜下可见连续性肠黏膜病变，溃疡浅表，黏膜弥漫性充血水肿，呈颗粒状，肠腔狭窄较为少见；组织病理学检查可见固有膜全层弥漫性炎症、隐窝脓肿、隐窝结构异常、杯状细胞数量减少等。

（2）肠结核。通常较难与CD鉴别，肠结核病变主要累及肠道回盲部、邻近的结肠，无节段性分布等特征，瘘管和肛周病变少见，常伴有其他器官结核，结核菌素试验、T细胞斑点试验（T-SPOT）结果可呈阳性，抗结核治疗有效；结肠镜下可见溃疡多呈横行，无卵石样外观，内镜或手术行病变组织活检可查见抗酸杆菌及结核杆菌 DNA，若发现干酪样肉芽肿，则可确立肠结核的诊断。

（3）急性阑尾炎。患者常有转移性右下腹痛，麦氏点可有压痛，较少出现腹泻，血常规检查多发现患者白细胞计数明显增高；通常情况下较易确立本病诊断，必要时可通过剖腹探查进一步明确诊断。

（4）肿瘤。结肠癌、小肠淋巴瘤、肉瘤等肿瘤性疾病患者可出现大便性状改变、血便等表现，腹部体检或可触及包块，内镜下行组织活检有助于诊断及鉴别诊断。

（5）结肠息肉。为发生于结肠黏膜的隆起性病变，多见于左半结肠，临床表现不一，早期常无症状，部分患者可出现腹痛、腹泻、便血、黏液便等表现，可伴有里急后重感，通过结肠镜检查及病理活检可明确诊断。

（6）其他。在鉴别诊断过程中亦应考虑血吸虫病、阿米巴肠炎、感染性肠炎、贝赫切特病、嗜酸性粒细胞性肠炎、放射性肠炎、缺血性肠炎及各种原因引起的肠梗阻等疾病。

【治　疗】

治疗CD的目标及常用药物与UC类似，但具体治疗方案不同。5–ASA治疗UC的效果较好，但其对CD的疗效相对较差，应根据病变部位选择合理的剂型；糖皮质激素治疗效果不理想或对激素产生依赖的CD患者较多，多联合应用免疫抑制剂、生物制剂等进行治疗。部分CD患者需通过外科手术处理并发症。

一、一般治疗

患者宜摄入高营养、少渣饮食，需严格戒烟；应给予患者精神支持，耐心向患者解释病情，取得患者的主动配合，使患者理解治疗，树立信心；腹痛、腹泻等症状较为严重的患者，可积极进行对症支持治疗，需注意严格控制药物剂量。此外，治疗过程中需及时纠正患者水、电解质、酸碱平衡紊乱，保证患者摄入充足的蛋白质、维生素等，严重贫血者必要时可行输血治疗；病情程度较重的患者需禁食，并通过胃肠外途径补充营养，完全胃肠营养亦适用于严重营养不良、合并肠瘘等病变的患者，但肠外营养时间不宜过长。

二、药物治疗

1. 活动期的治疗

（1）氨基水杨酸类药物。可根据患者的具体病变部位合理选择5-氨基水杨酸（5-ASA）类药物的剂型及剂量，轻型回结肠及结肠CD患者可考虑使用于空肠释放的5-ASA如颇得斯安，病变仅累及结肠的CD患者可使用5-ASA或SASP进行诱导缓解。

（2）糖皮质激素。激素制剂为治疗中至重度复发性CD的主要药物，病情处于活动期的患者应首选激素进行治疗，初始阶段用药需足量，症状控制后立即减量，且不宜长期使用，以免引发不良反应。口服5-ASA治疗效果不理想的CD患者可使用泼尼松每日0.75～1 mg/kg；重度或暴发型患者宜静脉滴注氢化可的松每日200～400 mg，在其症状得到控制后，可停止静脉用药并改为口服相同剂量的泼尼松，根据患者的一般状况及疾病进展情况可逐渐减少药物剂量，直至完全停止使用激素；此外，可使用新型布地奈德进行治疗，剂量为每日6～9 mg，该药主要在回肠-右半结肠部位缓慢释放，可有效控制病情活动且较少引起全身不良反应。联合应用激素类制剂与免疫抑制剂治疗CD的效果更佳。

（3）免疫抑制剂。激素治疗效果不理想或对激素产生依赖的患者可联合应用硫嘌呤类药物（AZA）进行治疗，该类药物起效慢，在患者的症状得到改善后可发挥稳定病情、撤离激素的作用。对于存在激素依赖的患者，可使用AZA 1.5～2.5 mg/（kg·d）或6-MP 0.75～1.5 mg/（kg·d），有研究认为1.0～1.5 mg/（kg·d）的AZA对中国患者亦有效。AZA存在量效关系，剂量不足可影响疗效，增加剂量可导致不良反应的发生风险上升，有条件的单位可行6-巯基嘌呤核苷酸(6-TGN)药物浓度测定或巯嘌呤类药物代谢相关基因检查，从而指导药物剂量的调整。若患者无法耐受AZA类药物，则可考虑使用甲氨蝶呤（MTX），该药对伴有关节病变的CD患者治疗效果较好。此外，沙利度胺(又名反应停)可作为免疫抑制剂的二线用药，该药主要通过抗炎、调节免疫等作用抑制促炎细胞因子(如TNF-α等)的生成而发挥作用。免疫抑制剂治疗过程中应注意监测患者血常规变化情况，尤其需警惕骨髓抑制等药物相关不良反应的发生。

（4）生物制剂。英夫利昔单抗（IFX）可用于治疗激素及免疫抑制剂治疗效果不理想或对激素产生依赖的CD患者，通常于第0、2、6周以5 mg/kg剂量诱导缓解，有效率近100%，其中70%效果显著（症状控制、瘘管愈合），随后可每隔8周使用相同剂量IFX进行维持治疗。

（5）微生态制剂。使用金双歧、思连康、丽珠肠乐等调节肠道菌群的药物对扶植肠道正常菌群有较大价值，有助于纠正CD患者肠道内菌群紊乱，治疗过程中可联合应用多种维生素以增强微生态制剂的作用效果。

（6）抗菌药物。CD患者通常无需进行抗菌治疗，若患者病情较重且并发感染，则可积极应用广谱抗生素以控制感染，有助于缓解症状及改善病情，联合应用甲硝唑对抑制厌氧菌有较大价值。

2. 缓解期的治疗

患者的病情进入缓解期后的2年内，CD的复发率高达80%，大部分即使已控制活动性病变的患者，仍应长期接受维持治疗。需严格坚持药物维持治疗的情况包括：①患者存在激素依赖；②药物诱导缓解前CD的病情较重；③频繁复发的CD；④存在“病情难以控制”等高危因素。通常情况下维持治疗的时间不应少于2年，部分患者需终生治疗。

研究显示，与UC相比，柳氮磺吡啶和新型水杨酸预防诱导缓解期CD复发的效果较差，1年内的成功率仅10%～20%，但其对防止或延缓手术治疗后疾病的复发有较大价值，故5-ASA仍可常规用于CD缓解期的维持治疗，治疗过程中需要考虑肠道的病变部位和5-ASA的起效部位等情况，若药物剂量<2 g/d则较难发挥作用。此外，激素类制剂包括布地奈德等对维持缓解、预防复发无效，不宜在缓解期使用。

硫唑嘌呤为患者经激素治疗改善病情后用于维持缓解的最常用药物，可有效维持撤离激素后的病情稳定，亦有助于在保持治疗效果的基础上降低激素的使用剂量。AZA推荐剂量为1.5～2.5 mg/（kg・d），无法耐受者可尝试换用6–巯基嘌呤（6–MP），剂量为0.75～1.5 mg/（kg・d），无法耐受硫嘌呤类药物或治疗效果不理想者可考虑换用甲氨蝶呤（MTX）。

若患者在应用免疫抑制剂维持治疗期间出现病情复发，则应首先判断患者的药物依从性及用药剂量是否存在不足，无上述不良状况者可使用IFX诱导缓解并继以IFX维持治疗。

三、手术治疗

由于CD行手术治疗后复发率较高，故CD患者宜积极通过保守治疗控制病情，外科手术主要处理CD的严重并发症，如完全性肠梗阻、瘘管、腹腔脓肿、急性穿孔或不能控制的大量出血等，诊断肠梗阻时需注意鉴别炎症活动引起的功能性肠痉挛与纤维狭窄引起的机械性肠梗阻；若患者存在瘘管但未合并脓肿形成，则可通过积极内科治疗改善病变情况，合并脓肿形成或内科治疗效果不理想者应及时行外科手术治疗；此外，CD合并恶性肿瘤亦为手术治疗的绝对适应证。CD的手术方式一般为病变肠段及相应肠系膜淋巴结病灶切除术，或根据病变部位和性质采取短路手术。围手术期应尽量纠正贫血、液体丢失、电解质紊乱和营养不良，大部分患者需全胃肠外营养和肠道休息。

易引起复发的危险因素包括吸烟、肛周病变、穿透性疾病及肠切除手术史等，存在上述危险因素的患者宜尽早（术后2周内）进行药物干预，可使用美沙拉嗪、硫嘌呤类药物、咪唑类抗生素及IFX，对防止病情复发有一定价值，其中，嘌呤类药物的治疗效果较美沙拉嗪更好，但不良反应较多。患者在术后半年及1年后均应定期行肠镜复查，并根据内镜检查结果制定进一步的治疗方案。

四、特殊部位CD的治疗

1. 广泛性小肠病变

存在广泛性小肠病变（累计长度>100 cm）的活动性CD常导致营养不良、小肠细菌过度生长等，此外，小肠广泛病变的患者常需行多次手术，较易出现短肠综合征等并发症，故该类患者需应用免疫抑制剂（AZA、6-MP、MTX）等积极进行治疗，病情较为严重或反复复发者可考虑早期使用IFX。治疗过程中应注意进行营养支持，保证患者摄入充足的营养，轻症患者可考虑全肠内营养。

2. 食管和胃十二指肠病变

部分CD可仅累及食管、胃、十二指肠等上消化道部位，亦可同时伴有下消化道病变，其治疗方案与治疗常见部位CD的方法类似，治疗过程中可联合应用质子泵抑制剂（PPI），有助于改善临床症状并增强治疗效果。累及上消化道的CD通常预后较差，患者应早期应用免疫抑制剂（AZA、6-MP、MTX）进行治疗，病情严重者可考虑尽早使用IFX。

【预　后】

本病病程长，急性期与缓解期交替，病情迁延不愈，有研究指出，约50%的病例在发病10年后可进展为狭窄性或穿透性病变，多数患者因严重并发症需行外科手术治疗，甚至需多次手术，预后较差。CD并发恶性肿瘤的风险较高，对病程超过10年的CD患者应加强监测，根据患者情况可每1～3年行肠镜复查，尽可能早期发现癌变并及时治疗。此外，长期用药者应注意药物的不良反应，若无法耐受则需及时调整用药方案。

（张　虎）

参考文献

[1] 葛均波，徐永健 . 内科学 [M]. 北京：人民卫生出版社，2013:385-393.
[2] 中华医学会消化病学分会炎症性肠病学组 . 炎症性肠病诊断与治疗的共识意见 (2018 年 · 北京)[J]. 中华消化杂志 , 2018, 28(5).
[3] 胡品津 . 炎症性肠病诊断与治疗的共识意见（2012 年 · 广州）解读 [J]. 胃肠病学，2012，17（12）:709-711.
[4] 荆琼珊，李可 . 免疫因素在溃疡性结肠炎发病机制中的作用 [J]. 医药前沿，2016，6（1）:8-10.
[5] 王振疆 . 炎症性肠病与肠黏膜屏障关系的研究进展 [J]. 右江医学，2015，43（1）:97-101.
[6] 闫晓煜，曾凡智，肖创清 . 溃疡性结肠炎相关的分子生物学研究进展 [J]. 标记免疫分析与临床，2017，24（9）:1076-1080.
[7] 赵曼，高峰 . 溃疡性结肠炎发病机制研究进展 [J]. 现代生物医学进展，2010，10（16）:3160-3165.
[8] Tadataka Yamada. 胃肠病学手册 [M]. 北京：人民卫生出版社，2016:295-309.
[9] 黄志寅，唐承薇 . 肠道微生态与肠黏膜免疫 [J]. 中华内科杂志，2015，54（5）:405-407.
[10] 赵玉沛，吕毅 . 消化系统疾病 .[M]. 北京：人民卫生出版社，2016:278-293.
[11] Ooi C J, Makharia G K, Hilmi I, et al. Asia Pacific Consensus Statements on Crohn' s disease. Part 1: Definition, diagnosis, and epidemiology[J]. Journal of Gastroenterology & Hepatology, 2015, 31（1）:45-55.
[12] Colombel J F, Sandborn W J, Reinisch W, et al. Infliximab, azathioprine, or combination therapy for Crohn' s disease.[J]. New England Journal of Medicine, 2010, 362（15）:1383.
[13] Assche G V, Dignass A, Panes J, et al. The second European evidence-based Consensus on the diagnosis and management of Crohn' s disease: Definitions and diagnosis[J]. Journal of Crohns & Colitis, 2010, 4（1）:7-27.
[14] Dignass A, Eliakim R, Magro F, et al. Second European evidence-based consensus on the diagnosis and management of ulcerative colitis Part 1: Definitions and diagnosis[J]. Journal of Crohns & Colitis, 2012, 6（10）:991-1030.

[15] Liu J Z, van Sommeren S, Huang H, Ng S C, Alberts R, Takahashi A, et al. Association analyses identify 38 susceptibility loci for inflammatory bowel disease and highlight shared genetic risk across populations[J]. NAT GENET，2015，47:979-986.

[16] de Lange K M, Moutsianas L, Lee J C, Lamb C A, Luo Y, Kennedy N A, et al. Genome-wide association study implicates immune activation of multiple integrin genes in inflammatory bowel disease[J]. NAT GENET，2017，49:256-261.

[17] 高敬国，魏绍武，王素英．消化科疾病临床诊疗技术 [M]. 北京：中国医药科技出版社，2016:128-138.

[18] 魏慧，王爱英．克罗恩病发病机制的研究进展 [J]. 临床消化病杂志，2014，26（4）:249-251.

[19] 施冰．克罗恩病与肠结核、原发性肠道淋巴瘤的鉴别诊断回顾性分析 [D]. 福州：福建医科大学，2016.

[20] Marie A.Chisholm-Burns. 消化系统疾病治疗原理与实践 [M]. 北京：人民军医出版社，2013:195-226.

第十章　肠结核和结核性腹膜炎

第一节　肠结核

肠结核（intestinal tuberculosis, ITB）为结核分枝杆菌侵犯肠道引起的慢性特异性感染，绝大多数继发于肺结核，尤其是开放性肺结核。该病在发展中国家较为常见，多发生于青壮年。近年来，随着艾滋病患者数量增加、免疫抑制剂等的广泛应用，发达国家的肠结核发病率亦呈现上升的趋势。

【病　因】

肠结核一般由人型结核杆菌引起，偶有患者因饮用带菌牛奶或乳制品而发生牛型结核分枝杆菌感染，该病的出现为人体和结核分枝杆菌相互作用的结果，当入侵的结核杆菌数量较多、毒力较强，而机体免疫能力较低、肠道功能紊乱时，发病的风险较高。结核杆菌主要通过以下途径侵犯肠道。

一、胃肠道

存在开放性肺结核的患者可因吞咽含有结核杆菌的痰液而继发肠道结

核感染，为肠结核的主要感染途径。与肺结核患者接触较为密切而不注意消毒隔离措施者亦容易发生原发性肠结核，此外，肠结核还可由食用未经消毒的牛奶引发。结核杆菌具有含脂外膜，可保护进入消化道的结核杆菌不被消化液杀灭，到达肠道（尤其是回盲部）时含有结核杆菌的食物已被消化为食糜，使结核杆菌与肠黏膜接触机会增多，回盲部丰富的淋巴组织和生理性潴留及逆蠕动作用亦使感染概率大幅上升。

二、血行播散

血行播散亦为肠结核的感染途径之一，以粟粒型肺结核经血行散播侵犯肠道最为常见。

三、邻近结核病灶播散

肠结核亦可由输卵管结核、结核性腹膜炎、肠系膜淋巴结核等腹腔内结核病灶直接蔓延引起，该类感染常通过淋巴管播散。

【发病机制及病理】

肠结核好发于回盲部，亦可见于结肠、空肠、阑尾、直肠、胃、食管等，主要由于肠内容物可在回盲部停留较长时间，且回盲部肠段的蠕动和逆蠕动作用较为剧烈，可损伤局部组织，导致肠道内结核杆菌与肠黏膜的接触时间增加、发生感染的风险增大。到达回盲部肠段后，结核杆菌可通过肠道淋巴系统进入绒毛内的中央淋巴管，侵犯黏膜深面，进而启动炎症反应。累及固有层、黏膜下层、肌层的结核杆菌可进入Peyer集合淋巴结形成结核结节，进一步自浆膜下沿肠管的肠系膜附着部位侵及肠系膜淋巴结。结核结节主要由上皮和淋巴组织组成，增大时常伴有干酪样坏死和闭塞性动脉内膜炎，影响邻近肠管血供，造成黏膜水肿和局灶性坏死。

结核杆菌引起的肠道病理变化由人体免疫反应及过敏反应的强度决定。当机体过敏反应较强时，病变以渗出为主，多局限于盲肠；当感染细菌量较多、毒力较强时，可引起干酪样坏死，并逐渐发展为溃疡型肠结核（约占60%），形成深浅不一的潜行溃疡，边缘不规则，沿肠壁淋巴管绕肠管周径发展。溃疡亦可累及病灶周围腹膜及邻近肠系膜淋巴结，引起局限性腹膜炎和肠系膜淋巴结结核，后者可破溃至腹腔造成急性腹膜炎；溃疡基底多有闭塞性动脉内膜炎，故较少发生肠出血；此外，溃疡型结核病变发展过程较为缓慢，受累肠段通常与周围组织粘连紧密，故较少出现溃疡性穿孔，若发生慢性穿孔，则易造成腹腔脓肿或肠瘘。在溃疡的修复过程中，大量增生的纤维组织可导致肠道环行瘢痕挛缩和肠管狭窄。若结核杆菌侵袭能力较弱、机体免疫力（主要指细胞免疫力）较强时，则主要表现为肉芽组织增生和纤维化，进展为增生型肠结核（约占10%），多见于原发性肠结核，病变常局限于回盲部，可有大量结核肉芽组织和纤维组织增生，使局部肠壁增厚、僵硬，亦可形成突入肠腔的瘤样肿块，导致肠腔狭窄，引发肠梗阻。若病变兼有以上两种病理特征，则称为混合型肠结核（约占30%）。

【诊　断】

一、临床表现

腹痛为常见的临床表现，通常为隐痛或钝痛，多位于右下腹或脐周，呈间歇性发作。腹泻为溃疡型肠结核的主要表现之一，患者通常每日排便2～4次，常伴里急后重；便秘多见于增生型肠结核患者，若腹泻、便秘交替出现，则提示肠功能紊乱。结核毒血症表现为不同热型的长期发热，多见于溃疡型肠结核，患者可有盗汗、倦怠、消瘦、贫血。晚期肠结核患者可出现肠梗阻症状，肠出血、急性穿孔较少见，瘘管和腹腔脓肿发生率明显低于克罗恩病，部分患者可合并结核性腹膜炎及其表现。患者右下腹或脐周多有压痛，常无反跳痛，有时于右下腹可触及包块，质地中等，有轻、中度压痛，活动度较差；若并发结核性腹膜炎，则移动性浊音阳性，由于腹膜长期受轻度炎性刺激或粘连，腹部触诊可有腹壁柔韧感，亦可称为揉面感；并发肠梗阻的患者有明显腹胀、腹痛、肠鸣音亢进等体征。

二、检 查

1. 实验室检查

（1）血常规和血沉。肠结核患者可有轻、中度贫血，无并发症时白细胞计数多正常。血沉可作为评估结核病活动程度的指标之一，病情活动时血沉可明显加快。

（2）粪便检查。粪检结果常缺乏特异性，溃疡型肠结核患者的粪便多为糊样，通常无黏液和脓血，镜下可见少量白细胞和红细胞，隐血试验可阳性。粪检不易发现结核杆菌，获阳性结果时，须行痰液结核杆菌检查，若痰菌阳性则有诊断意义。

（3）结核菌素试验（PPD）。使用从结核杆菌培养液提取的结核蛋白衍生物行皮内试验即为PPD试验。PPD试验强阳性提示患者体内存在结核杆菌感染，但阴性不能排除肠结核的可能。目前该试验主要用于发现潜伏性结核感染。

（4）γ干扰素释放试验（IGRAs）。主要通过检测结核分枝杆菌感染后致敏T淋巴细胞分泌的特异性细胞因子IFN-γ以诊断是否存在结核感染，包括QFT-GIT和结核感染T细胞斑点试验（T-SPOT）。该试验为目前公认的诊断结核感染较为敏感和特异的方法，在鉴别活动性与潜伏性结核感染、预测结核发病风险、监测抗结核治疗的疗效等方面具有重要的临床应用价值。

2. 影像学检查

（1）X线检查。X线钡餐造影具有重要的辅助诊断价值，可评估肠结核引起的黏膜破坏、溃疡及瘘管、肠道受累范围、肠腔狭窄程度等情况。溃疡型肠结核的病变肠段钡剂排空迅速，充盈不佳，病变上、下肠段钡剂充盈良好，形成X线钡影跳跃征象；若病变肠段充盈较好，则可见黏膜皱襞粗乱、肠壁边缘不规则及溃疡形成，亦有助于发现肠腔狭窄、肠段缩短变形等征象。增生型肠结核可有回盲部不规则充盈缺损、近段肠管扩张、盲肠变形等表现。由于钡剂较为黏稠，或可导致部分不完全性肠梗阻发展为完全性肠梗阻，若怀疑患者存在肠梗阻，则需慎重选择该项检查，必要时可使用稀钡或碘剂为造影剂，亦可行钡剂灌肠。此外，腹部平片见腹腔淋巴结钙化、胸片示肺结核病灶等阳性发现亦有助于肠结核诊断的确立。

（2）CT扫描。肠结核在CT下的主要表现为肠壁环形增厚，部分可有盲肠内侧偏心性增厚及回盲瓣肥厚，亦可出现肠道跳跃性改变，增强后呈均匀强化。CT对结核病灶的检出率和准确性低于X线钡剂造影，但较易发现腹内肠外结核（如肠系膜淋巴结结核）及侵犯肠道的肠外结核病灶。

（3）结肠镜检查。可直接观察全结肠及末段回肠，常可见病变肠道黏膜充血水肿、糜烂、溃疡形成，溃疡常呈环形，边缘呈鼠咬状，亦可见大小不等、程度不同的炎性息肉、肠腔狭窄等。活检发现干酪样肉芽肿或抗酸杆菌对确立诊断有较大价值。

三、诊断要点

有以下情况应考虑本病：①中青年患者伴有肠外结核，尤其是肺结核；②右下腹或脐周慢性疼痛；有腹泻或便秘，或腹泻、便秘交替，腹泻时粪便呈稀水样或糊状；有午后低热、盗汗、食欲减退、营养不良、消瘦等表现；合并肠梗阻时有痉挛性疼痛、呕吐；③右下腹压痛阳性或触及肿块，肠梗阻时可见肠型或蠕动波；④X线钡餐检查可见病变肠段激惹、充盈不佳或钡影跳跃等征象；⑤纤维结肠镜检查发现主要位于回盲部的炎症、溃疡、炎性息肉或肠腔狭窄；⑥结核菌素试验阳性或T-SPOT试验阳性，活检组织中发现抗酸杆菌有助于诊断，病理活检发现干酪样肉芽肿具有确诊意义。

排除克罗恩病、肠道恶性肿瘤（特别是淋巴瘤）和肠道寄生虫感染等疾病。对于疑为肠结核而无法确诊者，可给予诊断性抗结核药物治疗2～3周，观察其临床症状有无改善，以明确诊断，无法鉴别时可考虑剖腹探查。

四、鉴别诊断

（1）克罗恩病。青壮年多见，具有慢性腹泻、腹痛、腹部包块、发热、营养障碍等与肠结核类似的表现，常合并痔疮、肛裂、肠壁脓肿。内镜检查见病灶为非连续性（节段分布），好发于回肠末端、升结肠起始段，常有纵行溃疡，黏膜呈卵石样病变，可见被覆白苔及黏液。病理检查示炎症浸润肠壁全层，可见裂隙样溃疡及非干酪样肉芽肿。本病的临床表现与肠结核不易区分，需结合辅助检查仔细鉴别，必要时可行诊断性抗结核治疗。

（2）结肠癌。增殖性肠结核和结肠癌均可表现为腹部包块，结肠癌好发于中老年患者，一般无结核毒血症表现，结肠镜及病理活检有助于鉴别诊断。

（3）肠恶性淋巴瘤。回盲部亦为淋巴瘤的好发部位，患者可有发热、贫血、消瘦、肠道增生性改变等临床表现，有时与肠结核难以鉴别。本病的X线可见黏膜破坏和肠腔狭窄，但常无肠结核常见的升结肠缩短和盲肠上提征象，通过结肠镜活检可获病理确诊。本病与肠结核有时仅表现为一般性炎症，鉴别难度较大，若内镜活检无法确诊，可考虑行外科手术探查。

（4）阿米巴或血吸虫病性肉芽肿。患者多有可疑的感染史，常见脓血便，可通过直肠或乙状结肠镜检查、粪便中检出病原体或虫卵证实诊断，相应的特效治疗有明显疗效。

（5）溃疡性结肠炎合并逆行性回肠炎。本病以便血为主，结肠镜多可发现左半结肠黏膜炎症等溃疡性结肠炎典型改变，有助于鉴别诊断。

（6）其他。还应注意与小肠吸收不良综合征、伤寒、肠易激综合征、肠放线菌病、慢性阑尾炎、肠道非典型分枝杆菌感染等疾病鉴别。

【治 疗】

应积极进行抗结核治疗，遵循早期、联合、适量、规律、全程的用药原则，定期随访，监测药物不良反应。尽力改善患者的症状及全身情况，促进病灶愈合及防治并发症。

一、一般治疗

合理休息与营养支持为治疗结核的重要环节，活动性肠结核患者应卧床休息，保证充足的营养摄入，增强机体抵抗力；肠道不全梗阻的患者应进食流质或半流质食物；肠梗阻明显者应禁食并及时采取有效处理措施。

二、抗结核药物治疗

抗结核治疗为本病治疗的关键。常用的化疗药物有异烟肼（H）、利福平（R）、乙胺丁醇（E）、链霉素（S）、吡嗪酰胺（Z）等，其中，异烟肼、利福平、链霉素和吡嗪酰胺均有杀菌作用，乙胺丁醇主要发挥抑菌作用。过去的抗结核药物治疗疗程为1～1.5年，由于新型杀菌药物的不断发展及联合用药方案的合理实施，抗结核治疗的疗效得到大幅提高，现多主张采用6～9个月的短程治疗方案，效果较佳。治疗时可选用包含2个月强化期和4～6个月巩固期的化疗方案，即3～4种药联合应用2个月，继以2种药合用4个月，如2SHRZ/4HR（链霉素、异烟肼、利福平、吡嗪酰胺2个月强化期/异烟肼、利福平4个月巩固期，以下类推）或2EHRZ/4HR，亦可用

2SHR/6HR或2HRZ/4HR。应注意强化期和巩固期的用药方案均必须含有两种杀菌剂。若药敏试验提示出现结核杆菌耐药，则应酌情调整用药方案。结核毒性症状较为严重的患者可联合应用糖皮质激素控制病情，待症状改善后逐渐减量，6～8周后停药，异烟肼、利福平等药物均可损伤肝脏，在抗结核治疗时应注意监测肝脏功能，必要时可适当使用保肝药物。大多数肠结核患者经有效的抗结核治疗后可痊愈。

三、对症处理

腹痛严重者可使用颠茄、阿托品等抗胆碱药物；伴有不完全性肠梗阻的患者需行胃肠减压，合理补液纠正水、电解质紊乱；此外，部分患者可有贫血及维生素缺乏症表现，可采取相应针对性治疗方案进行处理。

四、手术治疗

手术治疗的适应证有：①急性穿孔或脓肿破溃引发急性弥漫性腹膜炎；②慢性穿孔形成肠瘘或腹腔脓肿；③经保守治疗肠道梗阻症状未改善或加重；④肠道出血较严重经内科治疗效果不理想。

应根据患者病情合理选择手术方式，常用的术式包括：①回盲部或右半结肠切除术：增生型回盲部肠结核伴肠梗阻可行回盲部切除，若升结肠同时受累则宜先行右半结肠切除术，再行回肠–横结肠端端或侧端吻合术，近年来开展的腹腔镜辅助下回盲部切除术疗效较好；②若回盲部病变严重且浸润广泛而难以一次性切除，可先行末端回肠–横结肠端侧吻合术以解除梗阻，待3～6个月后再二期切除病变肠段，并重建肠道。

【预 后】

诊断和治疗是否及时为影响疾病预后的重要因素，合理选用抗结核药物、确保药物剂量适当且疗程完整亦可明显改善肠结核患者的生活质量及预后。

第二节 结核性腹膜炎

结核性腹膜炎（tuberculous peritonitis）又称腹膜结核，指由结核分枝杆菌引起的慢性弥漫性腹膜感染，可累及腹膜腔、肠系膜及大网膜，占腹部结核的31%~58%。本病以青壮年多见，发病高峰年龄段为35~45岁，营养不良、酗酒、使用激素及免疫抑制剂、慢性肾衰竭及艾滋病患者易合并本病。

【病因和发病机制】

本病多继发于肺结核或体内其他部位结核病，结核分枝杆菌感染腹膜的途径主要为腹腔内结核病灶直接蔓延，常见原发病灶包括肠系膜淋巴结结核、输卵管结核、肠结核等。少数病例由血行播散引起，多可伴发活动性肺结核（原发感染或粟粒性肺结核）、骨关节结核或睾丸结核。此外，腹腔内干酪样坏死病灶破溃亦可引发急性弥漫性腹膜炎。

【病　理】

结核性腹膜炎可分为渗出、粘连、干酪3种病理类型，前两型较为多见，可混合存在。渗出型腹膜炎最为常见，腹膜表面覆盖纤维蛋白渗出物，形成较多黄白色或灰白色细小结节，可逐渐融合为较大结节或斑块；腹腔内常有浆液纤维蛋白渗出物积聚，呈草黄色或淡血性，偶见乳糜性积液。粘连型腹膜炎常由渗出型病变在腹腔积液吸收后逐渐演变而来，以组织增生为主，大量纤维增生导致腹膜、肠系膜增厚明显、肠袢相互粘连成块，常造成肠梗阻；组织增生可导致大网膜增厚变硬或蜷缩成团块状，程度严重者可使肠腔完全闭塞。干酪型腹膜炎多由渗出型或粘连型演变而来，为最严重的结核性腹膜炎类型，常合并多种并发症，主要病理特征为干酪样坏死，患者腹腔内可有肠管、大网膜、肠系膜等相互粘连而形成的大量腔室样结构，脓性液体可于腔室内积聚并包裹干酪坏死的肠系膜淋巴结形成结核性脓肿，并可穿破肠管、腹腔或阴道形成窦道或瘘管。

【诊　断】

一、临床表现

结核性腹膜炎多起病较缓，早期症状较轻，不易被发现，可与肠外结核并存；结核毒血症较为常见，主要表现为低热与中等热，渗出型、干酪型腹膜炎患者可出现高热伴严重毒血症状；由于慢性消耗及结核毒血症导致的食欲不振、能量摄入不足，多数患者有体重下降、倦怠疲乏等表现。腹痛常为持续性隐痛或钝痛，偶可因腹腔内干酪样坏死病灶破溃而出现急腹症样表现。腹泻亦较为常见，粪便多呈糊状，不含脓血或黏液，无里急后重感；部分患者出现便秘，多见于粘连型，极少数患者表现为腹泻与便秘交替症状。存在腹水的患者可有不同程度的腹部膨隆，多为对称性、弥漫性，常伴有移动性浊音阳性等提示腹腔积液的体征，粘连型腹膜炎患者可出现局限性膨隆；多数患者腹部压痛阳性，腹部触诊可呈揉面团感，部分患者腹部可触及肿块，常位于脐周，不易推动。

二、检　查

1. 实验室检查

（1）血常规和血沉。结核性腹膜炎患者可有轻、中度贫血，多见于病程较长且病变持续活动者；患者白细胞计数一般正常，腹腔结核病灶急性扩散或演变为干酪型腹膜炎时，白细胞计数可明显升高。大多数本病患者红细胞沉降率可显著增快，增快程度多与病情严重程度一致，临床上常将血沉作为检测结核病情活动的简易指标。

（2）血清CA125。CA125为高分子糖抗原，通常认为其血清水平升高可提示存在卵巢上皮肿瘤。近年发现，某些结核性腹膜炎患者血清CA125水平可显著上升，经抗结核治疗后，CA125水平可降至正常，表明CA125在辅助诊断结核性腹膜炎、评估抗结核治疗效果等方面有较大价值。

（3）γ干扰素释放试验。目前常用的方法包括QFT-GIT和T-SPOT（详见本章第一节）。

（4）腹水检查。这是诊断结核性腹膜炎的重要手段。检查内容包括：①腹水常规及蛋白定量，腹水色泽多为草黄色透明或微浑，少数为血性液，偶呈乳糜状，比重一般不超过1.018，蛋白质含量多大于30 g/L，白细胞计数超过500×10^6 /L，以淋巴细胞为主，符合渗出液特点；若合并肝硬化腹腔积液，则积液比重、蛋白定量、细胞计数均低于典型改变，甚至接近漏出液，此时检测血清-腹腔积液白蛋白梯度有助于诊断；②腺苷脱氢酶（ADA），ADA为一种参与嘌呤代谢的核苷氨基水解酶，具有催化腺苷和脱氧腺苷脱氨生成次黄苷和脱氧次黄苷的作用，在T细胞中活性较高，与其增殖分化有关；结核性腹膜炎腹腔积液ADA值显著高于其他病因引起的腹水，若以>30 U/L为临界值，诊断的敏感性及特异性均超过90%，腹腔积液ADA测定诊断结核性渗出液的准确率明显高于组织活检和细菌培养；③结核菌检查，腹腔积液浓缩涂片抗酸染色阳性率较低（<5%），结核菌培养的阳性率亦不高，聚合酶链反应（PCR）可检出标本中3~1000个细菌，但无法判断结核菌的生存状态，同时存在假阳性可能。

2. 影像学检查

（1）超声检查。腹部超声是检查腹腔积液方便、快捷的辅助检查方法，此法可探测腹水量、腹水深度及有无包裹形成，对进一步的腹腔穿刺有较大帮助。B超亦可观察腹部包块的大小、部位，并初步评估其性状。

（2）X线检查。若患者腹腔内存在钙化的肠系膜淋巴结结核，腹部X线平片检查即见钙化影；此外，X线钡餐造影有助于发现肠粘连、肠结核、肠瘘、肠腔外肿块等病变。

（3）CT检查。可显示薄而规则的网膜线覆盖渗出液、肠管粘连、肠系膜改变、肠管及网膜局限性增厚、淋巴结肿大、脾大与脾钙化等腹内结核征象，但特异性较低，其诊断结果需结合临床表现综合判断。CT与腹部超声联合检查为诊断结核性腹膜炎的有效影像学方法。

3. 腹腔镜检查

为有创的检查方法，可直接观察腹膜病变并行针对性病理活检，诊断结核性腹膜炎的敏感性和特异性均较高，被认为是诊断可疑结核性腹膜炎的首选方法。腹腔镜下可见腹膜增厚、肉芽肿样改变及粟粒样结节等。若腹腔镜下发现肉芽肿样改变，则需注意与结节病、克罗恩病、腹膜癌症播散等疾病鉴别，确立诊断时需结合病理检查结果。腹膜有广泛粘连者禁用腹腔镜检查。

三、诊断要点

有以下情况应考虑本病：①中青年患者，有结核病史，伴有其他器官结核病证据；②长期不明原因发热，伴有腹痛、腹胀、腹水、腹壁柔韧感或腹部包块；③腹水为渗出液，以淋巴细胞为主，普通细菌培养阴性，ADA（尤其是ADA2）明显升高；④X线胃肠钡餐检查发现肠粘连征象及腹部平片示有肠梗阻或散在钙化点；⑤结核菌素试验或T-SPOT试验呈强阳性。

典型病例较易确诊，不典型病例可通过腹腔镜检查及病理活检确诊，经验性抗结核治疗（2～4周）亦有助于明确诊断。

四、鉴别诊断

1. 腹水的鉴别

（1）腹腔恶性肿瘤。包括腹膜转移癌、恶性淋巴瘤、腹膜间皮瘤等，主要通过诊断性腹腔穿刺抽取腹水，并根据腹水性质、腹水内细胞类型等进行鉴别。若在腹水中发现癌细胞，则可诊断为腹膜转移癌；腹腔内恶性肿瘤未发生腹膜转移时，腹水细胞学检查多无阳性发现，可通过腹部超声、CT等影像学检查并结合临床表现确立诊断。

（2）肝硬化腹水。患者多有典型失代偿期肝硬化的表现，腹水呈漏出性，合并原发性腹膜炎时可为渗出液性质，根据患者的病史及生化检查结果较易确立肝硬化的诊断。肝硬化患者由于免疫能力下降可并发结核感染，需注意肝硬化合并结核性腹膜炎的可能性。

（3）其他。结缔组织病、Meigs综合征、Budd-Chiari综合征、缩窄性心包炎等疾病均可引起腹水，需注意鉴别。

2. 腹部包块的鉴别

（1）腹腔肿瘤。结核性腹膜炎粘连型、干酪型患者腹部均可触及黏性包块，有时不易与肿瘤鉴别。结核性腹膜炎患者以青壮年为主，病程进展缓慢，全身状况较好，腹部包块质地较肿瘤偏软，叩诊可呈鼓音。超声或CT检查对鉴别诊断有帮助。

（2）炎性包块。急性阑尾炎、克罗恩病肠穿孔、内瘘等均可引发局部粘连性炎性包块的形成，多数可通过病史分析及辅助检查确诊，有时较难与腹膜结核鉴别，必要时可行剖腹探查。

3. 发热的鉴别

结核性腹膜炎患者常有长期低热、盗汗等症状，需与伤寒、败血症、血液系统疾病、自身免疫性疾病、慢性感染性疾病等可引起发热的疾病鉴别。

4. 急性腹痛的鉴别

结核性腹膜炎患者可因干酪样坏死灶破溃、急性肠穿孔、肠梗阻等并发症而出现急性腹膜炎表现，应注意与外科常见急腹症鉴别。

【治　疗】

尽早进行合理、足够疗程的抗结核治疗，积极改善患者症状并防治并发症。患者应注意休息和加强营养，调节全身状况，增强抵抗力。

一、支持治疗

患者应卧床休息，摄入营养丰富、易消化、少渣、无刺激性的饮食，注意补充维生素、叶酸以及钙、镁等微量元素，同时应纠正低蛋白血症。

二、抗结核治疗

应遵循早期、联合、适量、规律及全程的原则，结核性腹膜炎的治疗更应注重联合（3种或4种药物联合使用）、规则（不间断连续用药）及全程（足够疗程）的治疗。常用的化疗药物有异烟肼（H）300 mg/d、利福平（R）450 mg/g、乙胺丁醇（E）750 mg/d、链霉素（S）0.75 ~ 1 g/d、吡嗪酰胺（Z）1 ~ 2 g/d等。治疗过程中应注意结核杆菌的耐药性和药物的不良反应，根据疗效与机体反应适时调整用药。可选用下列治疗方案：

2HRZE（S）/4HR：药名前数字代表药物使用月数，括号内代表备选药物，即每天服用异烟肼、利福平、吡嗪酰胺、乙胺丁醇或链霉素2个月，继而服用异烟肼和利福平4个月；2HRZE（S）/4H_3R_3：右下角数字代表每周服药的次数，未标注则表示每日服药，即每天连续服用异烟肼、利福平、吡嗪酰胺、乙胺丁醇或链霉素2个月，后4个月服用异烟肼和利福平，每周3次；2$H_3R_3Z_3E_3$（S_3）/4H_3R_3。

三、对症治疗

消化不良、食欲不振的患者可使用促胃肠动力药如莫沙必利、多潘立酮等；高热者可应用解热镇痛药如阿司匹林等，亦可行物理降温治疗；腹痛明显者可短期应用解痉药，长期腹泻者可加用钙剂或铋剂；顽固性便秘可采用腹部按摩、热敷等方法治疗，有利于促进肠道蠕动及排便。

四、肾上腺皮质激素

于病程早期适当使用肾上腺皮质激素常有助于改善严重的结核中毒症状，并可加速腹水吸收、减轻腹腔脏器粘连，应用激素的同时需保证充分的抗结核治疗，避免机体免疫功能受到抑制导致结核感染散播。常用泼尼松龙每日20～30 mg，疗程通常为4～6周，疗程结束时不可突然停药，需逐渐减量。

五、腹腔穿刺抽液

腹腔穿刺抽液对渗出型结核性腹膜炎较为适用，在急性渗出期即适量抽液可有效缓解症状、缩短病程。根据腹腔积液量的大小，可一次放出腹水1 500～3 000 ml，每周行1～2次，抽放腹水后可向腹腔注入抗结核药物如异烟肼、链霉素等。若患者腹水量较小或有腹部包块形成，则不应行腹腔穿刺，防止造成肠管损伤。

六、手术治疗

大部分腹膜结核患者经内科抗结核治疗即可获得较为满意的疗效，通常不需手术治疗。手术治疗的指征包括：①并发肠梗阻经内科治疗后未缓解；②急性肠穿孔或腹腔脓肿经抗生素治疗效果不理想；③肠瘘未闭合；④较难与腹腔肿瘤或急腹症等鉴别，可剖腹探查以明确诊断。

【预　后】

在抗结核药物普及前，腹膜结核患者的病死率可达60%，自临床积极推广应用抗结核药后，本病的治愈率得到明显提升。腹膜结核的预后与其病理类型有关，渗出型较好，粘连型次之，干酪型预后最差；若患者合并严重肺结核或粟粒结核等并发症，则预后较差。

（陈毅丁 李力力）

参考文献

[1] 赵玉沛，吕毅．消化系统疾病 [M]. 北京：人民卫生出版社，2016:294-303.
[2] 葛均波，徐永健．内科学 [M]．北京：人民卫生出版社，2013:379-384.
[3] 杨维良，张好刚．论肠结核的诊治现状 [J]. 临床外科杂志，2008，16（1）:57-58.
[4] Donoghue HD, Holton J. Intestinal tuberculosis[J]. Curr Opin Infect Dis,2009,22:490-496.
[5] 史笑梅．T 细胞斑点试验在肠结核与克罗恩病鉴别诊断中的价值 [D]. 郑州：郑州大学，2013.
[6] Debi U, Ravisankar V, Prasad K K, et al. Abdominal tuberculosis of the gastrointestinal tract: Revisited[J]. World Journal of Gastroenterology, 2014, 20（40）:14831-14840.
[7] Kim Y S, Kim Y H, Lee K M, et al. Diagnostic guideline of intestinal tuberculosis[J]. Korean J Gastroenterol,2009,53:177-186.
[8] 高敬国，魏绍武，王素英．消化科疾病临床诊疗技术 [M]. 北京：中国医药科技出版社，2016:118-128.
[9] Chong V H, Lim K S. Gastrointestinal tuberculosis[J]. Singapore Medical Journal, 2009, 50（6）:638.
[10] Guirat A, koubaa M, Mzali R, et al. Peritoneal tuberculosis[J]. Clin Res Hepatol Gastroenterol,2011,35:60-69.
[11] 马智．95 例结核性腹膜炎患者临床分析 [D]. 乌鲁木齐：新疆医科大学，2011.
[12] 李淑德，许国铭．结核性腹膜炎的诊断与治疗 [J]. 胃肠病学，2005，10（3）:191-192.
[13] 王吉耀．八年制内科学 [M]. 第 2 版．北京：人民卫生出版社，2010，452-455.
[14] 林三仁．消化内科学高级教程 [M]. 北京：人民军医出版社，2009，326-332.

第十一章　结直肠癌

结直肠癌（colorectal cancer）指结、直肠黏膜上皮或腺体发生的恶性病变，其发病率具有城市高于农村、高收入地区高于低收入地区、男性高于女性、老年人高发等特征，直肠癌较结肠癌更为多见，二者发病率之比约为1.5∶1，直肠癌中70%为中低位直肠癌。随着生活水平的提高及饮食结构的改变，近年来我国的结肠癌发病率呈上升趋势。

【病因及发病机制】

结直肠癌的病因及发病机制可能与饮食、疾病、家族遗传及年龄等因素有关。

一、饮食因素

1. 高脂肪、高蛋白、低膳食纤维素的摄入

高脂饮食与结直肠癌的关联性主要表现为：①脂肪具有促进胆汁酸合成及抑制其吸收的作用，导致结直肠中胆汁酸浓度上升，而高浓度的胆汁酸可引发癌变的发生；②长期摄入过量脂肪可损伤肠道上皮及黏膜屏障，破坏肠道屏障的完整性；③高脂饮食可影响肠道固有免疫功能，引发低度炎症反应，而肠道内慢性炎症反应与结直肠癌的关系较为密切；④食物内脂肪含量过高可造成肠道菌群失调。肠道内高浓度胆汁酸的促癌机制为：

①促进肠黏膜细胞、癌细胞增生；②破坏DNA及干扰DNA代谢；③抑制肠黏膜固有层淋巴细胞增生，损伤其免疫功能；④若肠道内胆汁酸浓度较高，摄入的高蛋白物质可被肠道细菌降解为有一定致癌性的氨基酸产物。

饮食中膳食纤维的含量亦与结直肠癌的发生有关。膳食纤维可吸收肠道内水分，有助于增大粪便体积及稀释粪便内致癌物浓度，降低致癌物接触肠黏膜的可能性，此外，膳食纤维可吸附肠道内有害物质并促进其排出。不同类型膳食纤维的抑癌作用存在差异，有研究显示，不溶性纤维素的保护作用较可溶性纤维素强；亦有研究表明蔬菜类纤维素预防结直肠癌的效果优于谷类及水果类纤维素。

2. 维生素缺乏

维生素缺乏可引发多种疾病，亦可影响肿瘤的发生及发展：①维生素A及其衍生物（视黄醇）可调控上皮组织分化并维持其正常结构，亦具有抑制组织癌变的作用，可有效防止结直肠癌的发生与发展，有研究发现结直肠癌、肠腺瘤患者的血清中维生素A含量明显低于健康人群；②维生素D可促进骨骼等组织的发育，其含量异常亦可导致多种癌症的发生风险上升，研究显示，老年、右半结肠及晚期的结直肠癌患者血清25-（OH）-D水平明显降低，目前已发现Gc基因的多个位点或与患者的血清维生素D水平存在一定相关性；③研究发现，叶酸缺乏或可影响肠黏膜上皮细胞的DNA甲基化状态，造成胃肠道组织细胞核变形，进而促进结直肠癌的发生，亦有研究显示足量叶酸有助于降低溃疡性结肠炎相关结直肠癌和非典型性增生的发病率；叶酸代谢的关键酶为四氢叶酸还原酶，C677T为四氢叶酸还原酶编码基因中的一个多态位点，该位点可能影响结直肠癌的发生，且TT基因型的人群较其他基因型的人群发生结直肠癌的风险更小。

3. 肠道菌群失调

肠道微生物在维持机体健康等方面具有重要作用，研究表明，结直肠癌患者的肠道菌群存在失调状态，其肠道内厌氧菌与需氧菌的数量平衡出现异常，厌氧菌明显减少；此外，具核梭杆菌在结直肠癌患者肠道菌群中的比例较高，且与肿瘤淋巴结转移具有一定相关性。有学者认为菌群失调引起的肠道慢性炎症及菌群产生的酶与代谢产物可能为引发结直肠癌的相关因素。

4. 亚硝酸盐类化合物

亚硝酸盐类化合物与肿瘤的发生高度相关，该类化合物广泛存在于食品添加剂及经硝酸盐腌制过的肉、鱼、菜等食物中，随食物进入消化道后，硝酸盐类物质可被细菌还原为亚硝酸盐，并与胺结合生成致癌物亚硝胺，可使结直肠癌等多种消化系统恶性肿瘤的发病风险上升。

二、疾病因素

溃疡性结肠炎、结直肠息肉及腺瘤等疾病均与结直肠癌的发生有关，腺瘤性息肉、绒毛状腺瘤、家族性多发息肉病等可能为结直肠癌的癌前病变。病变组织的细胞可出现DNA甲基化水平、生长因子含量等因素的改变，导致细胞生长和分化出现异常，形成具有侵袭及转移能力的恶性肿瘤，表现为“炎症-增生-癌变”的疾病进展过程。

1.DNA 的甲基化

表观遗传学的变异在结直肠的发生发展过程中可发挥较大作用，基因异常甲基化导致的基因沉默为引起肿瘤发生的重要原因之一。DNA甲基化指胞嘧啶在DNA甲基转移酶作用下转变为5-甲基胞嘧啶的过程，与结直肠癌的发病机制、诊疗过程、预后评估等方面的关系十分密切，研究表明，结直肠癌发生发展的各个阶段均可出现基因组的广泛低甲基化、癌基因的低甲基化及与细胞周期、生长、分化有关基因的高甲基化等基因修饰变化；直肠癌患者血清及粪便中甲基化SEPT9及GATA5阳性率明显增高，SEPT9为SEPT基因家族的成员，具有调节细胞膜重构等作用，GATA5在胚胎期可促进肠上皮细胞分化，有学者认为GATA5甲基化水平或可作为诊断结直肠癌的有效指标；此外，研究发现硫醚-B-合酶基因启动子区CpG岛甲基化水平不仅与结直肠癌的发生、发展及肝转移过程有关，亦有助于早期筛查癌症及判断疾病预后。

2. 胰岛素样生长因子（IGF）

IGF具有调节细胞增殖、分化、凋亡等功能，与结直肠癌的发生、发展及转归等过程有一定关联，检测其水平变化或有助于结直肠癌的早期诊断。IGF-1为一种多肽蛋白物质，其分子结构及功能与胰岛素类似，亦可抑制细胞凋亡、促进肿瘤扩散。有研究显示，合并2型糖尿病的结直肠癌患者血清内IGF-1含量显著增加、IGF-2基因内含子中miR-483的部分片段表达明显提高，此外，胰岛素样生长因子结合蛋白-2（IGFBP-2）在结直肠癌等多种消化道肿瘤组织及患者体液中均可表达，进一步促进癌变的发生。

三、年龄及遗传因素

1. 年龄因素

结直肠癌的发病率随患者年龄增大而升高，好发于50～70岁人群，年龄≤40岁患者的肿瘤恶性程度较高。

2. 遗传因素

遗传相关的结直肠癌约占全部病例的20%，包括遗传性非息肉病性结直肠癌（HNPCC）和遗传性结肠息肉病，目前对HNPCC的研究较多。HNPCC占结直肠癌病例的2%～4%，为一种由DNA错配修复基因（MMR）缺陷引起的常染色体显性遗传病，MMR蛋白免疫组化染色及BRAF基因检测可有效检出HNPCC病例。研究显示，在HNPCC患者中，MMR基因的hMLH1和hMSH2蛋白表达缺失与结直肠癌的浸润深度有关，与疾病预后的关联性不明显。

【病 理】

一、大体形态分型

①隆起型：肿瘤主体向肠腔内生长，多见于右半结肠，肿瘤呈结节

状、息肉状或菜花状隆起；②溃疡型：最为常见，肿瘤中央形成溃疡，溃疡底部深达或超过肌层，癌肿可向周围浸润；③浸润型：常见于左半结肠癌，肿瘤沿肠壁弥漫性浸润生长，累及肠壁大部或全周使局部肠壁增厚；④胶样型：主要发生于结肠，多见于青年患者，预后较差，可呈隆起、溃疡或弥漫浸润型，切面有大量黏液。

二、组织病理

①腺癌：较常见，癌细胞主要为柱状细胞、黏液分泌细胞和未分化细胞，可分为乳头状腺癌、管状腺癌、黏液腺癌和印戒细胞癌；②腺鳞癌：由腺癌细胞和鳞癌细胞构成，多为低度至中度分化；③未分化癌：肿瘤细胞较小，核深染，细胞核大，细胞弥漫成片或成团，无腺上皮分化，预后差。

三、转移和扩散

①直接浸润：包括肠壁深层浸润、环状浸润和沿纵轴浸润；②淋巴转移：为主要转移途径，引流结肠的淋巴结分为结肠上淋巴结、结肠旁淋巴结、中间淋巴结、中央淋巴结等4组；直肠癌的淋巴转移可有上（直肠上动脉、腹主动脉周围淋巴结）、侧（直肠下动脉旁淋巴结、髂内淋巴结）、下（肛管动脉、阴部内动脉旁淋巴结、髂内淋巴结）3个方向；③血行转移：癌肿侵入静脉可转移至肝、肺、骨和脑等部位；④种植转移：腹腔内播散，最常见为大网膜结节和肿瘤周围壁腹膜的散在沙砾状结节。

【诊　断】

一、临床表现

血便为结肠癌的主要症状，亦为直肠癌患者最先出现和最常见的症状，不同部位癌肿引起的血便量和大便性状存在差异。隆起型结肠癌患者可出现腹泻和右下腹局限性腹痛，粪便呈稀水样、脓血样或果酱样，随着癌肿的不断增大，腹部相应部位可触及肿块；浸润型结肠癌易导致肠梗阻，引起腹痛、腹胀、腹泻、腹泻与便秘交替等症状，粪便为脓血便或血便；溃疡型结肠癌患者可出现腹痛、腹泻、便血或脓血便，若合并肠梗阻，则腹痛加剧，并有腹胀、恶心、呕吐等表现，全身情况急剧恶化；直肠癌患者常有便意频繁、排便习惯改变、里急后重、排便不尽感等直肠刺激症状，癌肿侵犯肠道可引起狭窄。直肠癌患者行直肠指诊多有阳性发现；长期进行性出血、营养不良和局部溃烂、感染毒素吸收可导致全身中毒症状；病变肠道急性穿孔可造成局限或弥漫性腹膜炎；若查体发现肝脏肿大、腹水、颈部及锁骨上窝淋巴结肿大等征象，常提示肿瘤发生转移。

二、检　查

1. 实验室检查

粪便隐血试验为常用的结直肠癌筛查方法，阳性结果者需进一步深入检查以明确诊断，阴性结果者不能排除结直肠肿瘤可能性。结直肠癌血清学诊断的灵敏性和特异性尚不充分，CEA、CA125、CA19-9等传统肿瘤标志物可能对结直肠癌手术效果的判断及术后复发的监测有一定价值；k-ras、p53、腺瘤样结肠息肉易感基因（APC）、c-myc、错配修复基因（MMR）等基因的突变，微卫星不稳定性（MSI）及杂合性丢失（LOH），均被证实在结直肠癌患者中发生率较高且与患者预后有关，其早期诊断结直肠癌的临床价值有待进一步研究。此外，结直肠癌脱落细胞DNA可稳定存在于粪便内，采用PCR技术可检查粪便内的微量DNA，有助于早期发现癌变细胞，灵敏度及特异度均较高。

2. 内镜检查

内镜联合病理活检为诊断结直肠肿瘤的标准方法，可为肿瘤分期及外科手术治疗提供重要依据，宜行全结肠检查，注意避免遗漏多发癌灶或其他腺瘤。放大结肠镜可将病变图像放大1 000倍，亦可对病变组织进行三维重建，有助于观察亚细胞结构，对判断病变性质有较大价值，与病理活检的诊断符合率达95%。窄带成像技术在检查过程中无需使用染色剂，但可获得类似内镜下染色的视觉效果，操作较为便捷，有利于实时、准确地发现早期结直肠癌。此外，CT虚拟结肠镜可通过断层扫描构建肠道的三维图像，研究表明CT虚拟结肠镜对于进展期结直肠癌的检出率与结肠镜相似，但其在诊断早期结直肠癌和结直肠息肉中的应用价值有待进一步验证。

3. 影像学检查

（1）X线钡剂灌肠。宜采用气钡双重造影，可发现充盈缺损、肠腔狭窄、黏膜皱襞破坏等征象，显示肿瘤部位及浸润范围。对于无法行肠镜检查的肠段，使用该方法有助于了解肠道内情况，为确立诊断提供依据。

（2）超声内镜。可在内镜检查过程中直接观察消化道黏膜表面并进行实时超声扫描，有助于明确消化道层次的组织学特征及周围邻近脏器的超声图像，对判断肿瘤大小及组织来源有较大帮助。三维直肠腔内超声配置的高频探头可360° 旋转，操作较为简便，可靠性较高，有利于分析直肠的解剖结构及其与邻近盆腔脏器的关系。

（3）CT扫描。胸部、腹部及盆腔CT扫描有助于评估肠壁及邻近器官受累情况、判断是否存在并发症或转移，为选择合理的治疗方案提供依据。由于结肠蠕动及粪便干扰，CT下肠壁厚度与形态常发生变化，易导致误诊和漏诊。结肠充气多层螺旋CT可通过肠腔内注气扩张肠管，有助于提高检查的准确性。

（4）MRI。直肠位置相对固定且具有较多脂肪附着，MRI显示直肠肠壁及周围各层解剖结构的效果较好，与CT相比，其对直肠癌的T分期及术后盆腔、会阴部复发的诊断更具优势。直肠癌患者术前行MRI检查可了解其病变侵犯范围、浸润深度及直肠周围结构受累情况，准确进行肿瘤分期，对制订治疗计划、手术方案及观察术后疗效有较大意义。

（5）正电子发射计算机断层成像（PET-CT）。对肿瘤复发诊断有重要价值，但不是结直肠癌的常规检查方法。

三、结直肠癌分期

（一）TNM分期系统

1. 原发癌 T

Tx：原发肿瘤无法评价；T0：无原发肿瘤证据；Tis：原位癌，局限于上皮内或侵犯黏膜固有层；T1：肿瘤侵犯黏膜下层；T2：肿瘤侵犯固有肌层；T3：肿瘤穿透固有肌层到达浆膜下层，或侵犯无腹膜覆盖的结直肠旁组织；T4a：肿瘤穿透腹膜脏层；T4b：肿瘤直接侵犯或粘连于其他器官或结构。

2. 区域淋巴结 N

Nx：区域淋巴结无法评价；N0：无区域淋巴结转移；N1：有1～3枚区域淋巴结转移；N1a：有1枚区域淋巴结转移；N1b：有2～3枚区域淋巴结转移；N1c：浆膜下、肠系膜、无腹膜覆盖的结肠周围组织内有肿瘤种植，无区域淋巴结转移；N2：有4枚或以上区域淋巴结转移；N2a：有4～6枚区域淋巴结转移；N2b：有7枚或以上区域淋巴结转移。

3. 远处转移 M

M0：无远处转移；M1：有远处转移；M1a：远处转移局限于单个器官或部位（如肝、肺、卵巢、非区域淋巴结等）；M1b：远处转移至1个以上的器官或部位，或出现腹膜转移。

（二）Dukes分期（Astler-Coller改良Dukes分期）

Dukes A期：病变局限于黏膜或黏膜下层；

Dukes B1期：病变侵入黏膜肌层；

Dukes B2期：病变侵及肠壁全层或邻近组织，但能完全切除，无淋巴结转移；

Dukes C1期：病变限于肠壁内，伴有淋巴结转移；

Dukes C2期：病变累及肠壁全层，伴有淋巴结转移；

Dukes D期：肿瘤有远处转移或侵及邻近脏器不能完全切除。

（三）TNM分期及对应的Dukes分期

表 11-1　TNM 分期对应的 Dukes 分期

期别	T	N	M	Dukes
0	Tis	N0	M0	—
Ⅰ	T1	N0	M0	A
	T2	N0	M0	B1
ⅡA	T3	N0	M0	B2
ⅡB	T4a	N0	M0	B2
ⅡC	T4b	N0	M0	B3
ⅢA	T1 ~ 2	N1/N1c	M0	C1
	T1	N2a	M0	C1
ⅢB	T3 ~ T4a	N1/N1c	M0	C2
	T2 ~ 3	N2a	M0	C1/C2
	T1 ~ 2	N2b	M0	C1
ⅢC	T4a	N2a	M0	C2
	T3 ~ 4a	N2b	M0	C2
	T4b	N1 ~ 2	M0	C3
ⅣA	任何 T	任何 N	M1a	—
ⅣB	任何 T	任何 N	M1b	—

四、诊断要点

（1）结肠癌早期症状多不明显，易被忽视，有下列任何一组症状的患者均应考虑发生结肠癌的可能，并及时行进一步检查：①原因不明的贫血、乏力、消瘦、食欲减退或发热；②出现便血或黏液血便；③排便习惯改变、腹泻、便秘或腹泻与便秘交替，或有便频、排便不尽感，或呈进行性排便困难、粪便变细等；④出现沿结肠部位的腹部隐痛、不适，或间歇性腹胀，排气后症状减轻；⑤发现沿结肠部位的腹部包块。

（2）直肠癌的诊断可通过综合分析患者病史、体检结果、影像学及内镜检查资料确立，应重视患者大便带血等症状及直肠指检、直肠镜或结肠镜等检查，以期实现直肠癌的早期诊断。

五、鉴别诊断

（1）肠易激综合征。本病的诊断需符合罗马Ⅲ标准：病程超过6个月且近3个月出现腹痛或腹部不适，并伴有以下3项中的2项或以上：①腹痛或腹部不适在排便后缓解；②排便次数改变；③大便性状改变。年龄大于50岁的患者，宜行结肠镜或影像学检查以明确诊断。

（2）炎症性肠病。本病患者的平均发病年龄较结肠癌患者低，病情呈缓解与复发交替，大便多为稀糊便，内镜下可见炎症性肠病特征性病变。炎症性肠病患者可并发结肠癌，若患者症状不典型或者常规炎症性肠病治疗方法效果不理想，则应考虑合并恶性病变的可能性。

（3）憩室炎。肠道憩室导致的肠道狭窄及炎性包块通常难以与结肠癌鉴别，内镜检查、活检等方法或有助于明确诊断。

（4）痔。为常见的肛肠良性疾病，表现为肛门出血，血色鲜红，通常量较少，出血常为间歇性，进食辛辣刺激食物或大便干结时可出现，多呈手纸染血、便后滴血、粪池染血等，不伴腹痛、腹胀，无大便变细或大便性状改变。直肠指诊无明显肿块，指套一般不染血。

（5）直肠息肉。本病患者亦可出现大便带血，通常无腹痛、腹胀等症状。直肠指诊可触及质软肿块，而直肠癌肿块质地通常较硬。

（6）肛裂。表现为肛门出血，排便时及排便后肛门剧痛，肛门视诊可见肛门皮肤裂口，出血呈鲜红色，通常量较少，偶可有前哨痔。

（7）寄生虫相关性肉芽肿。少数血吸虫性肉芽肿可癌变，结合患者血吸虫感染病史、粪便虫卵检查、钡剂灌肠及纤维结肠镜检查可明确诊断。阿米巴肉芽肿患者可有类似结肠癌的临床表现，出现肠梗阻症状或体征，行粪便检查可发现阿米巴滋养体及包囊。

【治　疗】

应争取早期诊断结肠癌并进行早期治疗，尽量根治病变。

一、手术治疗

结直肠癌的手术治疗原则为：①全面探查，评估腹腔及盆腔内主要脏器及组织结构的情况；②切除的肠管长度应充分，清扫区域淋巴结，宜常规清扫两站以上淋巴结；③采用锐性分离技术；④手术清扫过程应由远及近，先处理肿瘤滋养血管；⑤遵循“不接触”手术原则；⑥切除肿瘤后应更换手套并冲洗腹腔；⑦若患者无根治性治疗的可能性且无出血、梗阻、穿孔等症状，则无需行姑息性手术。

1. 结直肠癌的内镜治疗

与传统外科手术相比，内镜下病灶切除具有创伤小、并发症少、术后恢复快、费用低等优点，且疗效较好，患者5年生存率可达90%。通常情况下，无淋巴结转移或淋巴结转移风险较低、使用内镜技术可完整切除、残留及复发风险较低的病变适合行内镜下切除。

（1）常规内镜下息肉切除术。高频电圈套法息肉切除术切除＞5 mm隆起型病变的效果较好，为该类病变的常规内镜处理方法，但可能无法完全切除直径＞1cm的广基病变。热活检钳切除术存在病变残留率高、破坏标本组织结构、易引起右半结肠迟发性出血和穿孔等并发症的缺点，不推荐作为一线治疗方案。冷圈套、冷活检钳技术亦可用于切除较小息肉，安全性、可靠性较高，一般不用于恶性病变的切除，其在早期结肠癌治疗过程中的临床价值有待进一步验证。

（2）黏膜切除。包括内镜下黏膜切除术（EMR）和内镜下黏膜剥离术（ESD），主要用于切除消化道扁平息肉、T1期肿瘤。EMR大致分为非吸引法（黏膜下注射-切除法）和吸引法（透明帽法和套扎法），黏膜下注射-切除技术较为常用；内镜下分片黏膜切除术（EPMR）可将病灶分为多个部分并分次切除，适用于切除较大病灶。ESD可一次性切除范围较大的病灶，在早期结直肠癌的治疗过程中具有整块切除率和完全切除率较高、局部复发率较低等优势。

（3）其他。内镜下其他治疗方法包括氩离子凝固术（APC）、光动力治疗（PDT）、激光疗法、微波治疗等，但无法明确病理学诊断及判断病灶处理情况，不宜作为早期结直肠癌的首选治疗，必要时可用于无法耐受手术或内镜治疗的患者。经肛门内镜显微手术（TEM）适用于距肛门16 cm以内的早期直肠癌，切除病灶后可缝合创面，有助于防治术后出血、穿孔等并发症。完成内镜下局部治疗后，应高度重视肿瘤基底面的病理学检查，若发现癌细胞，则提示体内癌组织残余，需再次行根治性手术治疗。

2. 右半结肠切除术

适用于位于盲肠、升结肠、结肠肝曲的癌肿。对于盲肠和升结肠癌，切除范围包括右半结肠、升结肠、盲肠及长15～20 cm的回肠末端，继而行回肠与横结肠端端或端侧吻合；对于位于结肠肝曲的癌肿，除切除上述范围的结肠外，还应切除横结肠和胃网膜右动脉组的淋巴结。

3. 横结肠切除术

适用于横结肠癌，切除包括肝曲或脾曲的整段横结肠及胃结肠韧带的淋巴结组，行升结肠和降结肠端端吻合。若残端因张力较大而吻合困难且癌肿位于左侧横结肠，则可切除降结肠，行升结肠、乙状结肠吻合术。

4. 左半结肠切除术

适用于结肠脾曲和降结肠癌，切除范围包括左半侧横结肠及降结肠，并应根据降结肠癌位置的高低切除部分或全部乙状结肠，继而行结肠间或结肠与直肠端端吻合术。

5. 直肠癌的手术

选择手术方式时需综合考虑癌肿的部位、大小、活动度、细胞分化程度及术前患者的排便控制能力等因素。

（1）局部切除术。适用于早期瘤体小、T1、分化程度高的直肠癌。手术方式主要有经肛局部切除术、骶后径路局部切除术。

（2）腹会阴联合直肠癌根治术（Miles手术）。适用于肿瘤距肛缘小于5 cm、肛门外括约肌受侵犯、已有肛门功能障碍的低位直肠癌患者，保肛手术后局部肿瘤复发能切除者或肛管及肛门周围癌患者亦可采用Miles手术。切除范围包括全部直肠、肠系膜下动脉及其区域淋巴结、全直肠系膜、肛提肌、坐骨肛门窝内脂肪、肛管及肛门周围3～5 cm的皮肤、皮下组织及全部肛门括约肌，于左下腹行永久性乙状结肠单腔造口。

（3）经腹直肠癌切除术（Dixon手术）。这是目前应用最多的直肠癌根治术，适用于距齿状线5 cm以上的直肠癌，以根治性切除为前提，要求远端切缘距癌肿下缘2 cm以上。是否选择Dixon手术，主要取决于患者的全身情况、肿瘤分化程度、浸润转移范围及肿瘤下缘距齿状线的距离，应在术前做好评估，正确判断肿瘤浸润、进展的情况并结合患者术中具体情况个体化处理。由于该术式吻合口位于齿状线附近，术后一段时间患者可出现便次增多。术后患者排便控制功能较差，可通过行结肠“J”形贮袋改善排便功能。

（4）经腹直肠癌切除、近端造口、远端封闭手术（Hartmann手术）。适用于全身一般情况较差、不能耐受Miles手术或急性梗阻不宜行Dixon手术的直肠癌患者。

近年来一系列高级别循证医学证据已证实腹腔镜结肠癌根治术在肿瘤根治率和远期疗效方面与开腹手术无差异，目前腹腔镜技术已成为治疗结直肠癌的重要手段。手助腹腔镜手术结合了开腹手术和全腹腔镜手术的优势，术者的左手伸入腹腔内辅助手术，既发挥了手的灵巧性和触觉功能，显著降低了手术难度，亦保留了腹腔镜手术的微创性。

二、结直肠癌的新辅助治疗

新辅助治疗可提高手术切除率及保肛率，延长患者无瘤生存期，适用于癌肿距肛门＜12 cm的直肠癌患者及发生肝转移的结肠癌患者。

1. 直肠癌的新辅助放化疗

直肠癌的术前治疗可采用以氟尿嘧啶类药物为基础的新辅助放化疗，T1～2N0 m0或有放化疗禁忌的患者宜直接手术，不推荐行新辅助治疗。此外，对于T3和（或）N+的可切除直肠癌的患者，术前新辅助放化疗有较大价值；T4或晚期不可切除直肠癌的患者，必须行新辅助放化疗，治疗后需重新评估，并判断是否可采用手术治疗。新辅助化疗方案推荐持续灌注5-FU，或5-FU/LV（左亚叶酸钙），或卡培他滨单药，建议化疗时限2～3个月。

2. 结肠癌肝转移新辅助化疗

结肠癌合并肝转移和（或）肺转移、病灶可切除或潜在可切除者，可采用术前化疗或化疗联合西妥昔单抗、贝伐珠单抗等靶向药物治疗。化疗方案推荐FOLFOX（奥沙利铂+氟尿嘧啶+醛氢叶酸），或FOLFIRI（伊立替康+氟尿嘧啶+醛氢叶酸），或CapeOX（卡培他滨+奥沙利铂）。建议治疗时限2～3个月。治疗后需重新评估，并判断是否可采用手术治疗。

三、结直肠癌辅助治疗

Ⅰ期（T1～2N0 m0）或有放化疗禁忌的患者不宜行辅助治疗。

1. 结直肠癌辅助化疗

（1）Ⅱ期结直肠癌的辅助化疗。Ⅱ期结直肠癌患者，行辅助化疗前应判断有无下列高危因素：组织学分化差（Ⅲ或Ⅳ级）、T4、血管淋巴管浸润、术前肠梗阻或肠穿孔、标本检出淋巴结不足（少于12枚）。

a. Ⅱ期结直肠癌，无高危因素者，建议随访观察，或使用单药氟尿嘧啶类药物化疗。

b. Ⅱ期结直肠癌，有高危因素者，建议辅助化疗，推荐选用5-FU或LV、卡培他滨或CapeOx方案，化疗时限不应超过6个月。

（2）Ⅲ期结直肠癌的辅助化疗。Ⅲ期结直肠癌患者，建议辅助化疗，推荐选用5-FU或LV、卡培他滨或CapeOx方案，化疗时限不应超过6个月。

2. 直肠癌辅助放化疗

T3～4或N1～2距肛缘≤12 cm的直肠癌，推荐行术前新辅助放化疗，若术前未行新辅助放疗，建议行辅助放化疗，化疗方案推荐氟尿嘧啶单药。

四、免疫治疗

分为特异性主动免疫治疗、特异性被动免疫治疗和非特异性生物反应调节剂三类。特异性主动免疫治疗利用肿瘤细胞或其特异性抗原免疫患者，使其产生或增强特异性免疫力；若给予患者人癌细胞的抗血清，则称为特异性被动免疫治疗，有助于强化机体抗癌细胞能力；非特异性免疫治疗通过增强患者的总体免疫能力以达到治疗目的。此外，卡介苗、IL-2、干扰素、单克隆抗体17-1A等免疫制剂在结直肠癌的治疗中均可发挥一定作用。

五、靶向治疗

结直肠癌的靶向治疗包括针对血管内皮生长因子（VEGF）的靶向治疗及针对表皮生长因子受体（EGFR）的靶向治疗，前者的常用药物包括贝伐单抗、小分子酪氨酸激酶抑制剂等，贝伐单抗为一种重组人源化、人鼠嵌合抗血管内皮生长因子的单克隆抗体，目前认为该药可与VEGF结合，阻断VEGF与血管内皮细胞受体的结合，从而抑制内皮细胞增生和新生血管形成，延缓肿瘤的生长和转移，与化疗药物联合使用时，可增加血管通透性，促进药物向肿瘤内渗透，达到增敏的效果；小分子酪氨酸激酶抑制剂或有助于晚期结直肠癌的治疗。针对EGFR的靶向治疗常用药物为西妥昔单抗，该药为重组人鼠嵌合的IgG1单克隆抗体，与EGFR胞外区特异性结合，可抑制肿瘤新生血管形成及肿瘤的转移和侵袭。贝伐单抗联合奥沙利铂或伊立替康可显著延长转移性结直肠癌患者的生存期；西妥昔单抗仅对KRAS野生型的转移性结直肠癌患者有效，对伊立替康和奥沙利铂均无效或有化疗禁忌的患者亦可单独使用西妥昔单抗治疗。靶向治疗目前不推荐用于Ⅱ～Ⅲ期结直肠癌患者的术后化疗。体外实验及动物实验均显示抗VEGF药物和抗EGFR药物具有协同作用，其临床价值有待进一步研究。

六、介入治疗

近年来，通过介入技术治疗结直肠癌的发展较为迅速，选择性动脉插管化疗灌注、栓塞治疗肿瘤相关的肠出血和应用支架治疗癌肿引起的肠梗阻均为较成熟的辅助治疗方法。

七、基因治疗

基因疗法治疗结直肠癌目前尚处于试验阶段，可作为其他治疗手段的有效补充，细胞因子基因治疗、自杀基因治疗、抑癌基因治疗、抗血管内皮生长因子（VEGF）基因治疗及反义基因治疗等方法的研究已取得较大进展。随着理论及技术的不断发展，基因治疗具有良好的应用前景，或可为彻底治愈恶性肿瘤提供新的可能。

【预　后】

结直肠癌的预后取决于肿瘤的分期及是否通过手术根除病灶，TNM Ⅰ期患者根治性切除肿瘤后5年生存率可达90%以上，而Ⅳ期患者5年生存率小于5%，患者术后应定期随访，注意监测病情。结直肠癌具有明确的癌前疾病，且其自初期发展至中晚期常需较长时间，及时采取措施可有效预防癌变发生或改善疾病预后；针对高危人群应积极开展筛查工作，争取尽早发现癌前疾病。

（张　虎）

参考文献

[1] 陈孝平，汪建平 . 外科学 [M]. 北京：人民卫生出版社，2013:402-410.
[2] 葛均波，徐永健 . 内科学 [M]. 北京：人民卫生出版社，2013:357-359.
[3] 项平 . 大肠肿瘤基础与临床进展 [M]. 上海：上海科学技术出版社，2007.
[4] 中华人民共和国卫生和计划生育委员会医政医管局 . 中国结直肠癌诊疗规范（2015 版）[J]. 中华消化外科杂志，2015，14（10）:783-799.
[5] Tomislav, Dragovich. Colon Cancer. USA. [Medscape]. [Sep 17, 2014].
[6] 徐艳丽，尹霞，常英 . 肠道菌群失衡在结直肠癌发病过程中的作用 [J]. 国际消化病杂志，2014，34（2）:124-127.
[7] 杨云洪 . 结直肠癌淋巴结转移规律及其相关因素分析 [D]. 贵阳：贵阳医学院，2011.
[8] Burt Cagir. Rectal Cancer. USA. [Medscape]. [Mar 25, 2014].
[9] 徐玉彬，张培建，王超臣 . 结直肠癌的病因及发病机制的研究进展 [J]. 中华临床医师杂志 : 电子版，2015（15）:106-110.
[10] 殷亮，陈明清 . 结直肠癌治疗进展 [J]. 昆明医科大学学报，2012，33（12）:166-170.
[11] 吕其安，彭龙祥，张林祥 . 现代结直肠外科学 [M]. 昆明：云南科技出版社，2008.

[12] 傅传刚，高显华 . 结直肠癌诊断治疗新进展 [J]. 中华外科杂志 , 2012， 50（6）:566–568.

[13] 高智亭 . Miles 术和 Dixon 术治疗低位直肠癌的疗效对比分析 [J]. 中国肛肠病杂志，2012，32（6）:22–23.

[14] 赵玉沛，吕毅 . 消化系统疾病 [M]. 北京：人民卫生出版社，2016:241–252.

[15] 中华医学会消化内镜学分会 . 中国早期结直肠癌筛查及内镜诊治指南（2014，北京）[J]. 中华医学杂志，2015, 95（28）:2235–2252.

第十二章　放射性肠炎

放射性肠炎（radiation enteritis, RE）为放射治疗盆腔、腹腔或腹膜后恶性肿瘤引起的肠道并发症，小肠、结肠、直肠均可受累，表现多种消化道症状，发病率为5%～17%，常发生于妇科肿瘤及前列腺肿瘤放疗后，小肠为对放射线最敏感的器官。此外，有腹腔手术史、联合化疗史、血管阻塞性疾病史、个体耐受性差的患者较易发生本病。

【病因及发病机制】

一、放射剂量

RE的发生率与放射剂量有关，当放射剂量达45 Gy时，约5%患者出现RE症状；当剂量为65 Gy时，RE发生率可达50%。若5%接受放射治疗的患者在5年内出现放射性损伤，则将其接受的放射剂量称为最小耐受剂量，若50%的患者出现放射性损伤，则其接受的剂量称为最大耐受剂量，研究表明，胃肠道各部位的最小耐受剂量和最大耐受剂量存在差异，食管的最小耐受剂量为60 Gy，最大耐受剂量为75 Gy，小肠及结肠的最小和最大耐受剂量分别为45 Gy和65 Gy，直肠为55 Gy和80 Gy，由于上述耐受剂量范围与常见腹腔及盆腔原发或继发恶性肿瘤的治疗剂量较为接近，使用放射治疗杀灭肿瘤细胞时易损伤肠道正常组织及菌群，导致RE发生。此外，分割剂量越大、放疗间隔时间越短、放射范围越大、放射部位越靠近胃肠道，RE发生率越高。

二、肠道屏障功能损伤

肠道正常组织对射线的耐受性较肿瘤组织差，组织细胞内的水在放射线作用下可生成氧自由基进而破坏细胞核内基因的DNA双螺旋结构，阻断其转录和复制并导致细胞死亡，从而损伤肠道机械、免疫、化学及生物屏障，造成肠道功能异常。

1. 机械屏障损伤

肠道机械屏障主要由肠上皮细胞、上皮细胞间紧密连接及上皮下基底膜组成。研究显示，增殖能力越强的组织对放射线的耐受性越差，而肠上皮组织更新较快，平均3～5 d即可完成一次更新，故较易受放射线影响。当肠上皮细胞受到放射线照射后可出现分泌功能下降、Na^+–K^+–三磷酸腺苷酶活性降低等异常，导致其吸收水分减少。此外，放射线可抑制肠上皮干细胞分裂并促进上皮细胞凋亡，当肠道上皮受损导致机械屏障完整性受到破坏后，水、电解质及蛋白可向肠腔内渗漏，使肠道炎症加重并通过炎性因子损伤上皮细胞。肠壁血管可供应肠道机械屏障所需的相应营养物质，以维持其不断更新及正常功能，受到射线照射时，肠壁血管的病理改变可分为3期：①急性期：血管扩张，血管壁渗透性增加，引起液体渗出及组织水肿；②中间期：急性损伤后数周内皮细胞肿胀、增生、纤维素样变性，形成闭塞性脉管炎，射线可促进血栓形成，进一步导致肠壁缺血；③后期：血管壁发生纤维化，致使动脉内膜增厚、管腔狭窄。

2. 免疫屏障损伤

小肠黏膜免疫屏障主要由肠道黏膜层及黏膜下固有层内的淋巴细胞组成，可分为免疫诱导部分和免疫效应部分，主要通过局部组织的免疫细胞发挥效应。肠道淋巴组织对放射线极度敏感，受到放射线照射后较易出现损伤，导致分泌型免疫球蛋白A及免疫效应细胞数量减少，从而损伤肠道局部免疫功能。由于回肠末端含有大量的集合淋巴小结等淋巴组织，故该部位发生RE的风险较高。

3. 化学屏障损伤

肠道化学屏障主要由胃肠道分泌的胃液、胆汁、消化酶、溶菌酶、黏多糖、糖蛋白及糖脂等物质组成，此外，肠道杯状细胞可分泌黏液，覆盖于肠上皮细胞表面后有助于防止消化酶和有害物质损伤。在放射线的作用下，分泌肠道化学屏障相关物质的细胞易出现水肿、坏死，造成化学物质分泌减少及化学屏障的完整性受损，使患者发生肠源性感染的风险增大。

4. 生物屏障损伤

肠道的生物屏障主要由正常的肠道菌群构成，肠道菌群可发挥直接抗致病微生物的作用，有助于维持肠道内环境的稳态、降低肠道疾病发生的风险。放射线可造成肠道菌群失调，而肠道菌群失调亦可加重患者RE病情，引起肠源性感染、内毒素血症、败血症、MODS等并发症。放射线造成肠道菌群失调的机制为：①放射线损伤宿主的肠上皮细胞表面结构，使肠道益生菌无法定植于上皮细胞表面；②放射线直接杀灭、抑制、扰乱肠道正常菌群；③RE患者肠蠕动减慢、肠黏膜瘀血、肠绒毛受损，导致肠道清除能力出现障碍，进而破坏肠道内环境。

【病　理】

放射性肠炎的病理改变主要为肠黏膜和血管结缔组织受损，可分为急性、亚急性、慢性病变等3个阶段。急性病变在照射期或照射后2个月内发生，肠道上皮细胞增殖和成熟异常，小肠黏膜变薄，绒毛缩短，毛细血管扩张、水肿，炎性细胞浸润；亚急性病变发生于照射后2～12个月，黏膜下小动脉内皮细胞肿胀形成闭塞性脉管炎，黏膜下层纤维增生；慢性病变发生于照射12个月后，肠黏膜出现糜烂及溃疡，肠壁增厚，最终可出现肠壁穿孔或瘘管形成。

【诊 断】

一、临床表现

急性放射性肠炎常发生于放疗期间或其后较短时间内，症状持续数周，表现为伴有腹部痉挛的腹泻，恶心、呕吐亦多见，肠腔内毒素及细菌直接入血可引起全身中毒和感染；若症状持续3个月或以上，则进展为慢性放射性肠炎，病情严重者常因肠道狭窄而并发肠梗阻，亦可出现瘘管形成、腹腔或盆腔脓肿等并发症。本病患者多无明显体征，部分患者腹部压痛阳性；腹泻、呕吐严重者或可有血压下降、脉率增快等外周循环障碍的表现；全身中毒及感染者体温常升高，虚弱乏力；若存在肠梗阻，可发现患者腹部膨隆、肠鸣音亢进等体征。

二、检 查

1. 实验室检查

本病合并感染时，血常规示患者白细胞计数及中性粒细胞百分比升高，炎性指标检测亦可有阳性发现。

2. 结肠镜检查

急性期放射性肠炎患者行结肠镜检查可发现结肠和直肠黏膜充血、水肿，黏膜脆弱，触之易出血，有溃疡形成；慢性期可见黏膜水肿、苍白，呈颗粒状，有明显黏膜下毛细血管扩张。结肠镜下病变轻重程度根据Sherman分级标准可分为：Ⅰ级：肠道黏膜局限或慢性充血、血管扩张、组织变脆，可伴糜烂，无溃疡；Ⅱ级：溃疡形成，呈圆形或不规则形，表面附灰白苔样坏死物，边缘平坦；Ⅲ级：出现肠炎、肠腔狭窄；Ⅳ级：除溃疡、肠炎外，伴发瘘管形成，阴道直肠瘘较为常见。

3. 影像学检查

（1）X线钡剂造影。钡剂灌肠可见结肠黏膜呈细小锯齿样边缘，皱襞不规则，肠壁僵硬或痉挛，偶可见肠腔狭窄、变直、结肠袋消失、溃疡及瘘管形成。钡剂造影检查小肠可发现病变多位于回肠末端，肠道管腔呈不规则狭窄，因粘连而牵拉成角形成芒刺样阴影，肠曲间距增宽。

（2）其他。肠系膜血管造影可见肠系膜小动脉分支异常。CT扫描可见“脂肪晕轮征”，提示肠壁增厚及肠腔狭窄。此外，MRI灌肠、放射性核素扫描等检查亦有一定的诊断价值。

三、诊断要点

（1）结合患者放射治疗史、临床表现及辅助检查结果，较易确立放射性肠炎的诊断。

（2）注意与其他临床表现较为相似的疾病鉴别。

四、鉴别诊断

（1）急性感染性肠炎。由各种细菌感染引起，如志贺菌、空肠弯曲菌、沙门菌、产气单胞菌、大肠埃希菌、耶尔森菌等，急性起病，常引起发热、腹痛等症状。本病患者多有不洁饮食史或疫区接触史，粪便可分离出致病菌。

（2）大肠恶性肿瘤。多见于中老年患者，患者多有大便性状及习惯改变、血便、腹泻或便秘等表现，若癌肿位于直肠下段，直肠指检常可触及肿块，结肠镜及病理活检可确诊。

（3）溃疡性结肠炎。本病通常慢性起病，病程较长，患者多有黏液脓血便、里急后重等表现，发作期与缓解期交替。病变主要累及直肠，肠镜下可见连续性病变，浅表溃疡，黏膜弥漫性充血水肿，呈颗粒状，脆性增加。组织病理学检查可见固有膜全层弥漫性炎症、隐窝脓肿、隐窝结构异常、杯状细胞减少等表现。

（4）其他。还应注意与小肠吸收不良综合征、伤寒、肠易激综合征、肠放线菌病、慢性阑尾炎、肠道非典型分枝杆菌感染等疾病鉴别。

【治　疗】

治疗放射性肠炎的关键为防止进一步的放射性损伤，针对已有病变应及时采取对症治疗措施，积极缓解患者的症状并改善其预后。

一、一般治疗

放疗期间若患者出现腹痛、腹泻、呕吐等不适，可将每日放射剂量减少10%，在保证治疗效果的同时亦有助于减轻消化道症状。应注意患者的饮食控制和营养支持，急性期宜食用低油、无渣饮食，减少含奶类及乳糖膳食的摄入；首选肠内营养支持，若患者无法耐受肠内营养或肠内营养补充不充分，则可联合应用静脉营养支持。

为预防本病及改善预后，应积极倡导合理放疗，即通过对肿瘤及其可能的扩散范围精确定位、放射线精确导向、计算机辅助方案设计，提高放疗的准确性及并发症的可预测性。同时，应根据治疗目的和危险因素设定个体化放疗剂量，尽量降低放射线对机体组织的损伤作用。有研究表明，放疗时将放射剂量高度分割、采用特殊放疗体位亦有助于降低放射性肠炎的发病率。此外，可通过手术将小肠隔离于盆腔外，对减少放疗时肠道的暴露有一定价值。药物预防放射性肠炎的机制及疗效有待进一步的研究。

二、药物治疗

（1）谷氨酰胺。为胃肠道黏膜细胞的特殊营养物质，有助于维持胃肠道黏膜正常结构和功能、提高肠道免疫力，若机体内谷氨酰胺含量减少，则可导致肠黏膜萎缩、功能减退。亦有研究指出放疗期间预防性使用谷氨酰胺无法有效降低患者腹泻症状的发生率。

（2）生长激素。可作用于细胞分裂周期并刺激细胞增殖，有助于促进肠绒毛的生长和修复。但由于生长激素对肿瘤细胞亦有生长刺激作用，治疗过程中需慎重选择，仅在RE对患者生存的威胁超过肿瘤复发的影响时，可选用生长激素治疗。此外，有学者认为生长激素亦具有促进肠道黏膜恢复、防止细菌移位的作用。

（3）生长抑素及奥曲肽。生长抑素及奥曲肽具有抑制消化液分泌的作用，早期使用可减轻消化液对病变黏膜的损伤，对改善腹泻症状及控制消化道出血有较大价值，有助于减轻肠道负担、维持内环境稳态，保障患者完成放射治疗过程。

（4）肠黏膜保护剂。八面蒙脱石散制剂、复方角菜酸酯栓等肠黏膜保护剂可覆盖消化道黏膜，维护黏膜的生理功能，促进肠上皮组织及黏膜屏障的结构恢复与功能增强。此外，肠黏膜保护剂亦可促进局部水肿的吸收，减轻炎性浸润，对腹泻、黏液血便等症状有一定治疗效果。

（5）水杨酸类药物。可通过抑制前列腺素合成以减轻炎症反应，从而抑制消化液的分泌，明显缓解肠道损伤，改善腹痛、腹胀及腹泻等症状。

（6）益生菌制剂。绝大多数RE患者因长期存在腹泻、便秘、黏液脓血便等症状而出现菌群失调，调节菌群失调对治疗RE极为重要。研究显示，预防性使用益生菌制剂在调节肠道菌群的同时，亦对减轻放射性损伤有较好效果。

（7）高压氧治疗。治疗软组织放射性损伤的疗效较为理想，可刺激放射损伤区血管生成并增加受损肠道的氧供，从而保护正常组织、促进受损组织恢复。

三、内镜治疗

内镜技术多用于治疗以出血为主要表现的放射性肠炎，可通过内镜直接向出血灶喷洒4%甲醛、云南白药等药物达到止血目的。内镜下氩激光电灼止血亦常用于出血性RE的治疗，氩气为一种性质稳定的惰性气体，在高频高压的作用下可被电离，产生密集而均匀的氩离子弧，连续传递电流至病变组织，继而利用电流的凝固效应止血。与常规电刀相比，氩气刀可均匀、非接触、大范围地发挥止血和凝固作用；此外，由于氩气刀的组织损伤深度较浅（通常小于3 mm），不易造成穿孔等并发症。

四、外科治疗

肠狭窄、梗阻、瘘管等病变多需通过外科手术处理，常用的手术方式包括肠切除一期吻合术、短路吻合术和结肠造口术等，肠管狭窄引起的肠梗阻为最多见的放射性肠炎手术指征。围手术期营养支持是保证手术成功的重要措施之一，手术应尽可能在患者营养状况得到改善、机体获得正氮平衡后进行。此外，腹腔镜手术亦可用于治疗放射性肠炎，具有较高的安全性与可行性，较开放性手术更具优势。

五、中医中药治疗

有研究显示，中药制剂内服、静脉注射、保留灌肠等方法在放射性肠炎的治疗中具有改善症状效果好、提高疗效作用佳、不良反应发生少等特点。

【预　后】

放射性肠炎的预后与患者接受的放射剂量大小、脏器受累情况、个体耐受程度、并发症的多寡、诊治是否及时等因素有关，确诊后及时降低放疗剂量或停止放射治疗、积极采取针对性措施的患者预后较好。

（陈毅丁 蒋明珊）

参考文献

[1] 李荣富，孙涛 . 放射性肠炎发生机制的研究进展 [J]. 医学综述杂志，2011，17（2）:257–259.

[2] 李宁 . 放射性肠炎的病程和外科治疗 [J]. 中国实用外科杂志，2004，24（7）:385–389.

[3] 闫鼎鼎，楼寒梅 . 放射性肠炎的内科防治新进展 [J]. 中国现代医生，2016，54（10）:164–168.

[4] 李宁，朱维铭，任建安，等 . 慢性放射性肠炎的外科治疗 [J]. 中华外科杂志，2006， 44（1）:23–26.

[5] 张少一，李幼生 . 慢性放射性肠炎的诊断进展 [J]. 医学研究生学报，2012，25（6）:654–657

[6] Chen S, Harisinghani MG, Wittenberg J. Small bowel CT fat density target sign in chronic radiation enteritis[J]. Australasian Radiol,2003,47（4）:450–452.

[7] 叶霈智 . 放射性肠炎临床治疗现状评述 [J]. 癌症进展杂志，2010，8（1）:49–51.

[8] 吴慧华，吴子刚，王爱英 . 放射性肠炎治疗的研究进展 [J]. 医学综述杂志，2014，20（3）:453–455.

[9] Voswinkel J, Francois S, Simon J M, et al. Use of mesenchymal stem cells（MSC）in chronic inflammatory fistulizing and fibrotic diseases: A comprehensive review[J]. Clin Rev Allergy Immumol,2013,45（2）:180–192.

[10] Wang J, Yao D, Zhang S, Mao Q, Li Y, Li J. Laparoscopic surgery for radiation enteritis[J]. J Surg Res，2015,194（2）:415–9.

第十三章　缺血性结肠炎

缺血性结肠炎（ischemic colitis, IC）指由结肠血管闭塞性或非闭塞性疾病引起的主要表现为结肠供血不足的一组综合征，为下消化道出血的常见原因之一。近年来，多数流行病学调查显示缺血性结肠炎的发病率呈上升趋势，90%患者的年龄大于60岁，女性患者较男性多见。

【病因和发病机制】

缺血性结肠炎好发于左半结肠，左半结肠主要由肠系膜下动脉供血，肠系膜下动脉管径较为狭窄，与腹主动脉相交形成锐角，血流速度常较慢，此外，结肠脾曲存在中结肠动脉与左结肠动脉的吻合点（Griffiths点），乙状结肠区为肠系膜下动脉与髂动脉血管的交叉部位，若上述血管发育不全或缺如，则易出现狭窄，导致缺血的发生；直肠由肠系膜下动脉和直肠动脉双重供血，较少发生缺血性梗死。结肠缺血可由多种原因引起，根据血管阻塞情况可分为血管阻塞型和非血管阻塞型。

一、血管阻塞型结肠缺血

本型缺血性结肠炎较为常见的病因包括肠系膜动脉创伤、肠系膜血管血栓形成或栓塞、腹腔手术时误结扎肠系膜下动脉等。腹部外伤可造成腹腔内脏器钝性损伤，若肠系膜血管受损致使血管内血栓或腹膜后血肿形成，则可引起结肠缺血，患者此时常伴有其他脏器功能异常。腹主动脉造影时造影剂对血管内壁的刺激或导管对血管的损伤可诱发肠系膜动脉内血栓形成，造成肠缺血，但发生率较低。动脉粥样硬化病灶的脱落物或来自房颤患者左心房的栓子均可阻塞肠系膜动脉，若仅存在肠系膜下动脉阻塞而不伴有侧支循环障碍，受累部位结肠可通过边缘血管弓获得血供，通常不出现缺血病变；若患者结肠血管弓先天性发育不良或双侧髂内动脉血液循环障碍，则单纯肠系膜下动脉阻塞亦可引起结肠梗塞。有研究显示，缺血性结肠炎的严重程度及患者的生存率与肠系膜下动脉的梗阻情况无直接联系，提示单纯性大动脉梗阻可能对本病无影响。

肠道周围小动脉梗阻为缺血性结肠炎年轻患者的常见病因，且较肠系膜下动脉根部阻塞对疾病发生与发展的影响更为显著。多种原因均可造成小动脉阻塞，如糖尿病、血管炎、系统性红斑狼疮、结节性多发性动脉炎、Buerger病、药物使用不当等；除动脉梗阻外，静脉阻塞亦可引起肠壁水肿、梗死和纤维化；再生障碍性贫血、镰形细胞疾病、淋巴瘤、白血病及肿瘤化疗均可导致静脉回流受阻和静脉血栓形成，该类病变多发生于右半结肠。老年便秘患者若出现粪便嵌塞则易导致肠腔内压力升高，用力排便可进一步增大腹腔内压力，进而造成肠壁血供减少。研究显示，结肠管壁血供受肠道直径、肠壁肌张力与肠腔内压力的影响，肠腔内压力越高，肠壁血供越少、动静脉氧含量差越小，肠黏膜缺血通常较浆膜层更为严重；结肠扩张可引起结肠缺血，结肠缺血进一步加重结肠扩张，形成恶性循环，导致病情不断加重。出现肠梗阻时，梗阻相关因素外，各种原因引发的组织灌流不足，如休克、脱水、酸中毒、心肌功能衰竭等，亦可加重肠缺血。此外，使用5-羟色胺受体激动剂（阿洛司琼）、抗精神病药（氯氮平、左美丙嗪）、部分抗生素、非甾体抗炎药（布洛芬、美洛昔康）、化疗药物（长春碱、紫杉醇）等均可影响肠道动力和血供。肝脏、胰腺疾病引起的严重并发症，如门静脉高压症、胰腺脓肿和胰腺假性囊肿等，可压迫肠系膜血管影响肠道供血，继而导致缺血性结肠炎的出现。

二、非血管阻塞型结肠缺血

本型病变多见于老年患者，出现结肠缺血表现后，肠系膜血管造影常无异常发现，提示疾病多为自发性。低血压为诱发自发性结肠缺血的最常见原因，可由感染性休克、心源性休克、过敏性休克、神经性休克等造成，若患者同时伴有心脏病、高血压、糖尿病或服用可影响内脏血液循环的药物，则其发生结肠缺血的风险明显升高。肠炎、肠道手术、肠道肿瘤等引起的损伤可破坏肠黏膜，影响肠道血供，大范围急性肠系膜血供障碍可造成明显的不可逆性心输出量降低，血管阻塞性因素与肺血管阻塞性因素相互作用，致使肠道缺血性病变不断加重，病情进一步恶化。

特发性缺血性结肠炎多继发于可引起血流滞缓的疾病，如肝硬化、腹腔感染、手术创伤、恶性肿瘤等；此外，避孕药、洋地黄、血管加压素等药物引起缺血性结肠炎的机制或与其可导致血液高凝状态的作用存在一定相关性，研究显示，缺血性结肠炎患者中28%存在凝血异常，明显高于正常人群。此外，年轻患者发生的缺血性结肠炎亦可能与滥用毒品、腹部剧烈碰撞、长距离奔跑等因素有关。

【病　理】

缺血性结肠炎的病理改变可分为3种类型：①可逆型结肠缺血，病变较轻，大多仅累及黏膜和黏膜下层，黏膜肌层较少出现缺血性改变，浆膜层正常，肉眼可见肠壁增厚、黏膜水肿，无明显组织坏死，典型组织学表现为黏膜下层慢性炎性细胞浸润和肉芽组织形成；②坏疽型结肠缺血，轻症患者可出现肠腔扩张、黏膜出血，可见不同程度的黏膜溃疡和坏死灶；重症患者肠壁呈黑色或绿色，肠黏膜脱落，部分患者可发生肠壁穿孔，典型病理表现为病变部位程度不等的组织坏死；③慢性狭窄型结肠缺血，肠道正常组织在慢性炎症过程中逐渐被纤维组织替代，局部形成管状狭窄，常引起非完全性肠梗阻，多见于乙状结肠，组织学表现为环形黏膜消失，黏膜下出现大量肉芽组织、成纤维细胞、浆细胞、嗜酸性粒细胞及慢性炎性细胞，黏膜肌层扭曲并伴有弥漫性纤维化。

【诊 断】

一、临床表现

主要表现为腹痛、便血、腹泻三联症，腹痛多位于脐周或左下腹，呈痉挛性，常伴排便急迫感，可出现鲜红或栗色大便，便量通常较少，部分患者可因大量肠液渗出或肠蠕动过快而出现腹泻及里急后重感，此外，患者亦可出现恶心、呕吐、腹胀等症状。可逆型缺血性结肠炎常为自限性，症状在数日内好转，腹痛、腹泻和血便逐渐消失，腹部听诊可闻及活跃的肠鸣音，腹部压痛可呈阳性，直肠指诊常可见指套上有血迹；坏疽型缺血性结肠炎多见于全身状况较差的老年患者，通常起病较急，患者腹痛剧烈，多有严重腹泻、便血和呕吐等症状，早期即可出现腹部压痛、反跳痛、肌紧张等明显腹膜刺激征，若存在毒素吸收和细菌感染，则可引起明显毒血症状甚至中毒性休克。40%~50%的缺血性结肠炎患者可因肠腔狭窄而出现肠梗阻，梗阻大多为不完全性，常于发病后2~4周发生。

二、检 查

1. 实验室检查

患者血白细胞计数常轻度或中度升高，CRP 升高、血沉加速，亦可出现乳酸、乳酸脱氢酶、磷酸、肌酸磷酸激酶、碱性磷酸酶等水平升高，提示存在组织损伤，重症患者常出现乳酸酸中毒；若患者有腹痛且伴白细胞计数大于20×10^9/L及代谢性酸中毒，则表明发生肠缺血和梗死。大便隐血试验多为阳性，对于门诊或入院<72 h的患者，可通过粪检判断是否存在沙门氏菌、志贺氏菌、弯曲杆菌属及大肠杆菌感染，有助于与相关疾病鉴别。D–二聚体为判断是否存在血栓及血管栓塞的重要指标，D–二聚体升高对本病的诊断有一定意义。

2. 影像学检查

（1）X线平片。急性腹痛患者需行腹部X线检查以排除肠梗阻、肠穿孔等急腹症。该检查可发现结肠积气、黏膜增厚等非特异性表现；重症患者的肠壁或门静脉内可有气体影，结肠穿孔者可出现腹腔内游离气体积聚。

（2）钡剂灌肠造影。为诊断本病常用的方法，可发现肠黏膜紊乱、不规则、皱襞增厚等征象；存在肠道溃疡时，肠壁内可见锯齿状影或龛影；黏膜下出血明显者可出现拇指压痕征或假瘤征。慢性期病变常表现为肠管腔狭窄、管壁僵硬、肠管痉挛等。

（3）腹部CT及MRI。对诊断缺血性结肠炎有较大价值，有助于显示肠壁异常及肠系膜血管状态，并可判断是否存在并发症，增强显影常可见受累肠段非特异性增厚，增厚的肠段内环（黏膜）和外环（浆膜）强化明显，中央肌层强化程度相对较低，形成“靶征”或“双晕征”；若肠段出现坏疽，则多表现为肠段变薄。MRI检查对本病的诊断价值与CT类似。

（4）选择性腹腔动脉造影（DSA）。为诊断本病的金标准，轻症患者的结肠缺血常为一过性，不宜行该检查，病情严重、仅右半结肠受累、尚无法确诊结肠缺血、需排除急性肠系膜缺血的患者可行血管造影，有助于发现病变部位和范围，明确造成结肠缺血的病因；DSA可发现肠系膜动脉痉挛引起的肠道缺血，对非血管阻塞性结肠缺血的检出率优于CTA。此外，该方法亦可为手术治疗及血管内药物灌注治疗提供依据。

3. 结肠镜检查及病理活检

为诊断本病的可靠方法，无绝对禁忌证的患者均应行纤维结肠镜检查，尽早明确诊断，并评估病变的严重程度和累及范围。对于病情较重的患者，达到发现病灶、明确诊断的目的即可，不必行全结肠检查；有肠坏疽、肠穿孔者禁行肠镜检查。本病内镜下表现可分为3期：①急性期（发病72 h内），可见黏膜苍白水肿、淤斑、黏膜下出血、糜烂、假瘤形成，重症患者的肠黏膜可出现不规则浅溃疡；②亚急性期（发病后72 h至7 d），浅溃疡形成，多呈纵行，溃疡表面常覆盖污秽灰黄色渗出物；③慢性期（发病后2周以上），为慢性炎症改变，黏膜呈颗粒状，少数患者可有瘢痕形成及肠腔狭窄，个别病例的肠黏膜仍存在未愈合的溃疡。内镜下取组织行病理学检查有助于明确病变的病理类型，对评估病情及制定治疗方案有重要价值。内镜检查前应注意避免脱水性导泻剂引起低灌注，患者可不行肠道准备，检查过程中应少量注气、轻柔进镜，防止发生肠穿孔。

三、诊断要点

（1）诊断缺血性结肠炎的主要依据为：①患者年龄大于60 岁，既往有高血压病、糖尿病、高脂血症、便秘、类风湿性关节炎等基础疾病史，或女性患者有长期口服避孕药史；②腹痛呈突发性，继而出现便血、腹泻等典型临床表现；③影像学检查、内镜及病理活检发现特征性表现。

（2）有研究显示，对于临床表现为腹痛和（或）便血，并伴有4种以上危险因素（年龄>60岁、血液动力学异常、低血压、低蛋白血症、糖尿病或药物导致的便秘）的患者，诊断缺血性结肠炎的阳性预测值为100%，阴性预测值为81%。

四、鉴别诊断

（1）溃疡性结肠炎。本病属炎症性肠病，通常慢性起病，病程较长，患者多有黏液脓血便、里急后重等表现，发作期与缓解期交替。病变主要累及直肠，肠镜下可见连续性病变，溃疡浅表，黏膜弥漫性充血水肿，呈颗粒状，脆性增加。组织病理学检查可见固有膜全层弥漫性炎症、隐窝脓肿、隐窝结构异常、杯状细胞减少等表现。

（2）肠易激综合征。本病的诊断需符合罗马Ⅲ标准：病程超过6个月且近3个月出现腹痛或腹部不适，并伴有以下3项中的2项或以上：①腹痛或腹部不适在排便后缓解；②排便次数改变；③大便性状改变。肠易激综合征无特异性的诊断试验，患者的临床表现符合罗马Ⅲ诊断标准且不存在警报症状时，基本可排除器质性病变；年龄大于50岁的患者，宜行结肠镜或影像学检查以明确诊断。

（3）急性感染性肠炎。由各种细菌感染引起，如志贺菌、空肠弯曲菌、沙门菌、产气单胞菌、大肠埃希菌、耶尔森菌等，急性起病，常引起发热、腹痛等症状。本病患者多有不洁饮食史或疫区接触史，粪便可分离出致病菌。

（4）乙状结肠憩室炎。本病多见于中年男性患者，常有便秘或便秘与腹泻交替等症状，大便多无血，偶可出现血便，呈鲜红色且量较多。肠镜检查及钡剂灌肠可于乙状结肠内发现憩室。

（5）肠结核。好发于回盲部，患者多有肺结核或淋巴结结核病史，伴全身结核中毒症状，结核菌素（PPD）试验常为阳性结果，肠镜检查可见病变多呈弥漫性，溃疡多为环形浸润，病理活检可发现干酪样肉芽肿。

（6）结肠癌。患者多有血便、腹泻或便秘、大便习惯及性状改变等表现，晚期患者一般情况较差，可出现恶病质。查体或可触及腹部包块，结肠镜及病理活检可明确诊断。

【治 疗】

本病的主要治疗目的为减轻肠道缺血损伤、促进损伤组织修复，应争取尽快恢复病变肠道血供、避免坏死范围扩大、及时切除坏死组织等。

一、内科治疗

确诊缺血性结肠炎后即应积极寻找病因，可通过心电图、Holter及经胸超声心动图等检查判断是否存在心源性栓子，年轻患者或复发患者应进行评估凝血功能状态的相关检查。局限于肠壁内的非坏疽型缺血性结肠炎多具有自限性，可逐渐恢复，应积极控制原发病灶并去除危险因素，患者应禁食、胃肠减压、吸氧，可行补液、经验性抗感染、扩血管和改善微循环等治疗，病程早期充分补液有助于预防组织灌流不足，经积极治疗病情通常可于12 d内减轻；部分患者结肠存在狭窄，易发生不完全性肠梗阻，经内科保守治疗大多可缓解；若患者出现明显结肠扩张，则可通过纤维结肠镜或经肛门插管降低肠腔内压力，有助于防止结肠缺血的发展和恶化。本病患者的病死率与治疗是否及时、患者的全身状况、并发症的发生情况等因素有关，若患者合并呼吸窘迫综合征、肾功能衰竭和持续性感染等严重并发症，则病死率较高。对于急性心源性栓子引发的肠系膜动脉栓塞或血栓形成，可行抗凝和溶栓治疗，但须注意患者是否存在凝血功能异常，应密切监测其出、凝血时间并及时调整药物剂量，若条件允许可行经皮腔内血管成形术、大动脉开窗术等介入治疗；对于明确存在高凝状态的患者应给予抗凝治疗，但其治疗效果及临床价值尚未得到证实，使用抗凝剂或可增加部分患者发生出血性肠梗死的风险，目前抗凝治疗仅用于缺乏明确病因的复发性缺血性结肠炎患者或年轻的重症患者，在治疗过程中，应密切监测患者脉搏、血压、体温等生命体征，每日检测血细胞比容及白细胞计数。

约2%的患者经规范的内科治疗后，病情仍无法缓解或不断加重，若患者腹痛加剧、出现明显腹膜炎体征或休克早期表现，则提示可能发生结肠梗死、肠穿孔等并发症，应在积极抗休克的基础上尽早行手术治疗。

二、手术治疗

坏疽型缺血性结肠炎患者在明确诊断后及时行手术治疗；若非坏疽型缺血性结肠炎患者经积极保守治疗2周后病情仍无明显缓解，则应考虑通过外科手术处理病灶；此外，内科治疗效果不理想的伴有慢性结肠梗阻临床表现的患者亦应考虑手术治疗。坏疽型缺血性结肠炎伴明显结肠扩张的患者宜行全结肠切除术；严重肠梗阻的患者应切除狭窄肠段。

在缺血性结肠炎的发生及发展过程中，由于肠道浆膜层病变较黏膜层轻，术中通常难以明确及准确判断结肠病变范围和肠壁活力，通过纤维结肠镜检查有助于评估肠道病变情况，从而确定病变结肠的切除范围并确保完整切除坏死肠段，故术中患者应采用截石位，以利于行纤维结肠镜检查为手术治疗提供依据。由于患者的结肠水肿可能较为严重，易发生术后吻合口漏，术中应尽量避免一期吻合结肠，通常可常规行双腔结肠造口。缺血性病变一般不累及直肠，在确保完全切除病变肠管的基础上应尽量保留患者的直肠，为后期重建肠道连续性做准备。

【预 后】

本病大多数患者呈自限性的病程，结肠缺血为可逆性，症状通常于48～72 h内自行缓解，1～2周后可完全恢复正常，预后良好，20%的患者因出现急性腹膜炎或经保守治疗无效而需手术治疗；重症患者结肠缺血较为严重，肠道出现透壁性梗死，可迅速造成肠坏死，危及患者生命，预后较差。

（陈毅丁）

参考文献

[1] 王海燕，王惠吉，谭漫红，等 . 缺血性结肠炎 [J]. 世界华人消化杂志，2010（33）:3548-3552.

[2] 文卓夫 . 缺血性结肠炎 [J]. 现代消化及介入诊疗，2012，17（2）:121-122.

[3] Higgins P D, Davis K J, Laine L. Systematic review: the epidemiology of ischaemic colitis.[J]. Alimentary Pharmacology & Therapeutics, 2004, 19（7）:729.

[4] 沈峰，范建高 . 缺血性结肠炎研究现状 [J]. 胃肠病学，2010，15（12）:764-766.

[5] 廖亮 . 缺血性结肠炎发病特点的临床分析 [D]. 北京：中国人民解放军医学院，2015.

[6] 吕丽艳 . 缺血性肠病的临床特点及诊疗分析 [D]. 福州：福建医科大学，2014.

[7] Green B T, Tendler D A. Ischemic colitis: a clinical review.[J]. Southern Medical Journal, 2005, 98（2）:217.

[8] 杨晓梅，许乐 . 缺血性肠炎的危险因素及辅助检查的诊断价值 [J]. 宁夏医学杂志，2006，28（11）:878-879.

[9] Chang L, Kahler K H, Sarawate C, et al. Assessment of potential risk factors associ-ated with ischaemic colitis[J]. Neurogastroenterology & Motility the Official Journal of the European Gastrointestinal Motility Society, 2008, 20（1）:36 - 42.

[10] 张东伟，陈锡美，杨长青 . 83 例缺血性结肠炎临床特点分析 [J]. 国际消化病杂志，2013，33（1）:50-52.

[11] Newman J R, Cooper M A. Lower gastrointestinal bleeding and ischemic colitis[J]. 2016, 16（9）:597-600.

第十四章　嗜酸性粒细胞性胃肠炎

嗜酸性粒细胞性胃肠炎（eosinophilic gastroenteritis，EG）指以嗜酸性粒细胞（EOS）浸润胃肠道管壁为特征的慢性疾病，常累及胃窦和近端空肠，亦可发生于结肠、食管、肝脏、胆道系统等部位。本病发病率为（1～20）/100 000，发病高峰年龄段为30～50岁，男性发病率略高于女性。

【病因及发病机制】

嗜酸性粒细胞性胃肠炎可累及从食管至直肠的全消化道，胃和小肠为最为常见的受累部位。本病患者多有季节性过敏、食物过敏、湿疹、哮喘等病史，病程中可出现外周血嗜酸性粒细胞增多、消化道嗜酸性粒细胞浸润、对糖皮质激素有良好反应性等现象，表明过敏反应在本病的发生发展过程中发挥重要作用。此外，本病患者及其亲属多同时伴有其他过敏性疾病，提示嗜酸性粒细胞性胃肠炎可能与其他常见的过敏反应性疾病具有类似的发病过程，主要由致敏原刺激过敏体质人群引发。

IgE介导的过敏反应可能为本病的发病机制之一：①致敏食物进入消化道后可激发抗原抗体反应，嗜酸性粒细胞（EOS）在其表面的C3受体引导下进入抗原–抗体复合物沉积部位，淋巴细胞衍生的嗜酸性趋化因子可通过Ⅰ型变态反应吸引EOS，EOS浸润和脱颗粒作用可引起胃肠道壁的损伤；②食物抗原诱生的IgE抗体可与消化道中的肥大细胞结合，刺激肥大细胞脱颗粒并释放组胺、缓激肽等物质，引起血管通透性增加及平滑肌痉挛。对于部分无过敏病史的患者，有学者认为Th2细胞介导的Ⅳ型变态反应可能为影响嗜酸性粒细胞性胃肠炎发生发展过程的重要机制，T细胞活化后分泌的Th2细胞因子（如IL-5、IL-13）、Th2细胞分化增殖引起的Th2细胞介导的炎性反应等均可诱发过敏性疾病的发生。此外，有研究表明，IL-3、IL-5、粒细胞-巨噬细胞集落刺激因子可聚集和活化EOS，嗜酸性粒细胞趋化因子（ECF）可调控EOS迁移至胃和小肠的黏膜固有层，表明ECF途径可通过募集和激活EOS的作用影响嗜酸性粒细胞性胃肠炎的病理生理过程，此外，EOS的活化和脱颗粒现象亦可出现于对组胺、IgE和可能的细胞因子产生的迟发反应中，而不直接作用于过敏原。

【病　理】

根据嗜酸性粒细胞性胃肠炎的浸润范围，可将其分为局限型和弥漫型。局限型嗜酸性粒细胞性胃肠炎多累及胃窦部，胃黏膜表面出现坚实或橡皮样的息肉状肿块，若肿块突入胃窦，或可导致幽门梗阻；弥漫型多累及肠道，引起消化道黏膜充血水肿，偶见浅表溃疡和糜烂。

本病的组织学特点包括：①消化道黏膜下基质水肿；②基质内有大量嗜酸性粒细胞和淋巴细胞浸润，可累及黏膜下血管、淋巴管、肌层、浆膜等组织；③出现黏膜溃疡及肉芽肿。根据嗜酸性粒细胞浸润消化道壁的程度可将其分为：①黏膜病变型，黏膜内大量嗜酸性粒细胞浸润，上皮细胞明显异常，肠绒毛可完全消失，引起失血、缺铁、吸收不良、蛋白丢失等病变；②肌层病变型，嗜酸性粒细胞多浸润肌层，消化道壁增厚，呈结节状，可引起消化道狭窄或梗阻；③浆膜病变型，以浆膜浸润为主，浆膜增厚，或可累及肠系膜淋巴结等消化道外组织与器官。

【诊 断】

一、临床表现

黏膜病变型患者的典型症状为腹痛或肠痉挛，常伴恶心、呕吐、腹泻及体重减轻；肌层病变型患者的主要表现为完全性或不完全性幽门或小肠梗阻；浆膜病变型最为少见，患者消化道壁全层均受累，导致大量腹水形成，腹水有嗜酸性粒细胞浸润，患者常有过敏和变态反应性疾病史。此外，不同部位的消化道发生嗜酸性粒细胞浸润后的临床表现亦存在差异，食管受累通常表现为胃食管返流和食管狭窄；胃部病变常为溃疡或幽门梗阻；小肠受累则可出现腹水或肠绞痛；若病变累及结肠，则主要表现为结肠炎、阑尾炎、肠梗阻或肠穿孔；肝、脾、胰和胆囊亦可因嗜酸性粒细胞浸润而出现相应的临床表现。

二、检 查

1. 实验室检查

（1）血常规及血生化。约70%本病患者可出现嗜酸性粒细胞升高，升高幅度为15%～70%，与临床表现的严重程度呈正相关，患者亦可有缺铁性贫血、血浆白蛋白降低、血中IgE增高、血沉增快等表现。

（2）骨髓细胞学检查。骨髓涂片检查可见患者骨髓象以成熟分叶核细胞为主，嗜酸性粒细胞增多。该检查对明确诊断的价值较大，有助于排除其他疾病。

（3）粪常规。患者粪便内或可发现Charcot-Leyden结晶，提示存在严重黏膜层病变，部分病例隐血试验呈阳性。少数患者可有轻、中度脂肪泻。

（4）其他。部分患者行癌胚抗原检测可发现CA125升高；血清蛋白电泳检测示患者IgE、α_1球蛋白、α_2球蛋白可出现升高，β_1及β_2球蛋白或降低。

2. 影像学检查

（1）B超。超声检查为诊断肌层病变型和浆膜病变型嗜酸性粒细胞性胃肠炎的有效手段，具有便捷、经济、无创等特点，亦有助于发现浆膜层和腹腔积液。

（2）X线钡餐造影。可发现受累胃肠道黏膜水肿、结节样增生、管壁增厚、管腔狭窄等征象，但结果缺乏特异性，且60%本病患者的X线钡餐造影检查结果可完全正常。

（3）CT检查。可发现胃肠道管壁增厚、肠系膜淋巴结肿大及腹水，对确立诊断有一定价值。

3. 内镜及活检

可选用胃镜、小肠镜或结肠镜等内镜检查观察胃肠道病变情况并取组织活检，胶囊内镜有助于发现位于小肠的病变，但无法同时行病理活检。内镜下常可见消化道黏膜皱襞粗大、充血、溃疡或结节形成；于病变部位行黏膜活检有助于明确是否存在嗜酸性粒细胞浸润，对诊断有较大价值，确诊标准为高倍镜下每视野嗜酸性粒细胞浸润数大于20个，内镜下多点活检可有效提高检出率及诊断率。

4. 腹腔穿刺

存在腹水的患者应行诊断性腹腔穿刺以明确腹水性质，腹水涂片染色有助于区分嗜酸性粒细胞和中性粒细胞。本病患者的腹水多呈渗出性，可含有大量嗜酸性粒细胞。

三、诊断要点

（1）Talley诊断标准：①有胃肠道症状；②病理活检证实1个或1个以

上消化系统部位存在嗜酸性粒细胞浸润；③排除其他可引起胃肠道症状及外周血嗜酸性粒细胞增多的疾病。

（2）Leinbach诊断标准：①患者进食特殊食物后出现胃肠道症状和体征；②外周血嗜酸性粒细胞增多；③组织学明确胃肠道有嗜酸性粒细胞增多或浸润。

四、鉴别诊断

（1）肠道寄生虫病。肠道蠕虫感染可导致多种非特异性消化道症状，蠕虫在组织中移行亦可引起外周血嗜酸性粒细胞增多，其程度与侵入组织的虫体数量和累及范围有关；若蠕虫停止移行，则外周血嗜酸性粒细胞数可恢复正常。存在寄生虫感染的患者其粪便内多可查见虫卵，无法明确诊断者可行试验性驱虫治疗。

（2）嗜酸性粒细胞增多症（HES）。不仅可累及胃肠道，亦可广泛累及脑、心、肺、肾等其他实质器官，病程较短，患者预后较差，死亡率较高。本病的诊断标准为：①外周血嗜酸性粒细胞计数$\geq 150 \times 10^9$/L，持续半年以上；②缺乏明确病因；③患者有多器官受累的相应症状和体征。

（3）嗜酸性肉芽肿。本病主要发生于胃和结肠，病变部位有局限性肿块形成，病理活检可于结缔组织基质内发现嗜酸性肉芽肿。患者较少有过敏病史，外周血白细胞及嗜酸性粒细胞计数多正常。

（4）炎症性肠病。本病患者的肠道黏膜内可有大量活化的嗜酸性粒细胞浸润，较难与嗜酸性粒细胞性胃肠炎鉴别。有研究显示，炎症性肠病的病程中嗜酸性粒细胞的聚集程度明显低于嗜酸性粒细胞性胃肠炎，亦可伴有其他多种炎性细胞浸润。

（5）结缔组织病。常累及全身多个器官或组织，变态反应性肉芽肿病、结节性多动脉炎、硬皮病等结缔组织病亦可累及胃肠道，引起腹痛、消化不良等症状，患者可出现不同程度的外周血嗜酸性粒细胞增多。嗜酸细胞性胃肠炎的病变多局限于胃肠道，若患者除胃肠道外仍存在肺、肾和神经系统等其他组织或系统病变，则发生结缔组织病的可能性较大，小肠黏膜活检有助于鉴别。

（6）药物过敏。多种药物过敏可引起外周血嗜酸性粒细胞增多，亦可导致患者出现胃肠道反应。根据患者用药史、过敏表现及停药后嗜酸性粒细胞数量变化情况，常不难鉴别。

（7）胃肠道恶性肿瘤。胃肠道恶性肿瘤、恶性淋巴瘤等恶性疾病可伴有外周血嗜酸性粒细胞增多，肿瘤间质内亦可有嗜酸性粒细胞浸润，浸润程度与肿瘤细胞类型、分化级别等因素有关。

【治　疗】

患者应尽量避免接触过敏原，通过药物治疗抑制变态反应和稳定肥大细胞，争取实现缓解临床症状、改善生活质量。

一、控制饮食

患者应停止食用或使用确定或可疑的致敏食物及药物，食物和药物过敏史不明者，可采用序贯法逐一排除牛奶、蛋类、肉类、海虾、麦胶制品、易致敏药物等可引起过敏反应的物质。大多数患者停止摄入相关致病食物或药物后，腹部疼痛、腹泻等症状可得到迅速缓解，黏膜病变型嗜酸性粒细胞性胃肠炎患者通过饮食控制改善症状的效果最为明显。部分患者经饮食控制治疗无法彻底治愈本病，但仍需将饮食控制作为治疗本病的基本措施，并长期坚持。目前尚无证据表明要素饮食有助于治疗本病。

二、激素治疗

糖皮质激素为治疗嗜酸性粒细胞性胃肠炎的主要药物，可有效抑制

IL–3、IL–5、GM–CSF、嗜酸性粒细胞活化趋化因子等炎性介质的产生。常用的标准治疗方案为泼尼松每日20～40 mg（可分次服用）连续服用7～10 d，之后2～3个月逐渐减量。经正规激素治疗后，90%患者的症状可得到明显改善，其外周血嗜酸性粒细胞的数量通常于2周内恢复正常，以腹水为主要表现的浆膜型患者应用激素7～10 d后腹水可完全消失。研究表明，停用激素后本病的复发率为50%，复发后再次使用激素仍有效，因此，即使患者病情已得到明显控制，宜继续使用小剂量激素（每日5～10 mg）维持治疗。布地奈德与泼尼松具有相同的治疗效果，但主要在局部发挥作用，引起的全身不良反应较少，可较好地适用于本病的治疗。

三、免疫抑制及抗过敏治疗

激素治疗效果不佳时，可考虑联合使用其他免疫抑制剂，如硫唑嘌呤、抗过敏剂、单克隆抗体等。硫唑嘌呤剂量为每日50～100 mg，使用时需注意药物的不良反应；甲磺司特为一种抗过敏剂，具有抑制细胞因子IL–4的作用，对治疗本病亦有较大价值；此外，12周内3次应用抗IL–5单克隆抗体（每隔4周静脉注射1次），可有效降低外周血嗜酸性粒细胞数量、改善患者的临床症状。使用色甘酸二钠（色甘酸钠）可稳定肥大细胞膜，有助于抑制其脱颗粒反应并减少组胺、慢反应物质、缓激肽等介质的释放，从而减轻过敏反应；糖皮质激素治疗效果不理想或出现较严重不良反应者可应用色甘酸二钠治疗，用法为40～60 mg每日3次，亦可为800～1 200 mg/d，疗程通常6周～5个月。有研究表明，白三烯受体拮抗剂孟鲁司特在本病的治疗过程中可发挥一定作用，该药可通过阻止或逆转由白三烯C3、D4、E4引起的炎症反应，从而发挥抗氧化和减轻细胞损伤的作用。

四、抗生素治疗

有研究表明，大环内酯类抗生素在发挥抗菌作用的同时亦具有调节机体免疫的功能，可抑制T淋巴细胞增殖并可诱发T淋巴细胞及嗜酸性粒细胞凋亡，进而减少嗜酸性粒细胞浸润，对抑制炎症反应有一定价值；此外，大环内酯类抗生素可影响类固醇代谢，有助于减少糖皮质激素类药物的使用剂量，降低长期应用激素相关不良反应的发生率。大环内酯类药物治疗嗜酸性粒细胞性胃肠炎的有效性和临床价值还有待进一步验证。

五、手术治疗

病变较为局限且嗜酸性粒细胞主要浸润肌层的患者，常出现幽门梗阻或小肠梗阻，若内科保守治疗无效，则可考虑行外科手术治疗，常用术式包括胃次全切除术、肠段切除术或胃肠吻合术等。手术治疗后，若患者的症状仍未缓解或其外周血嗜酸性粒细胞数量仍较高，则可应用小剂量泼尼松维持治疗，用法为5 mg或2.5 mg/d口服。

【预　后】

嗜酸性粒细胞性胃肠炎具有一定的自限性，预后良好，病情具有缓解与复发交替的特点，严重者可出现急性肠梗阻或慢性营养不良，目前无本病发生恶变的报告。本病患者常需长期控制饮食及使用激素，应注意补充营养及监测激素副作用。

（陈毅丁　罗承昕）

参考文献

[1] 李晓光，顾芳，吕愈敏，等 . 嗜酸粒细胞性肠炎一例 [J]. 中华内科杂志，2004，43（5）:367.
[2] 杨落落，孙逊，时阳，等 . 嗜酸性粒细胞性胃肠炎 2 例分析并文献回顾 [J]. 胃肠病学和肝病学杂志，2013，22（3）:126-128.
[3] 张莉 . 嗜酸细胞性胃肠炎的研究现状 [J]. 中国实用医药，2011，16(10):250-252.

[4] 卢会秀 . 嗜酸性粒细胞及伴嗜酸性粒细胞增多性疾病 [D]. 石家庄：河北医科大学，2010.

[5] 张玫 . 临床消化科医师速查手册 [M]. 北京：科学技术文献出版社，2010.

[6] 杜进军，宋宇虎，谢小平 . 嗜酸性粒细胞性胃肠炎的临床诊治分析 [J]. 临床消化病杂志，2016，28（5）:278–280.

[7] 林三仁 . 消化内科学高级教程 [M]. 北京：人民军医出版社，2009.

[8] Talley N J, Shorter R G, Phillips S F, et al. Eosinophilic gastroenteritis: a clinicopathological study of patients with disease of the mucosa, muscle layer, and subserosal tissues[J]. Gut, 1990, 31（1）:54–58.

[9] 丰艳 . 嗜酸性粒细胞性胃肠炎 [D]. 蚌埠：蚌埠医学院，2015.

[10] 李淑红，唐艳萍，李淑云 . 嗜酸细胞性胃肠炎的研究进展 [J]. 湖南中医药大学学报，2010，30（2）:71–73.

[11] 唐莹 . 腹部 CT 在嗜酸粒细胞性胃肠炎诊断中的价值 [D]. 沈阳：中国医科大学，2012.

[12] 黄德旺，蔡永林 . 嗜酸细胞性胃肠炎的诊治现状 [J]. 医学综述，2010，16（19）:2956–2958.

[13] 蔡楠 . 21 例嗜酸性粒细胞性胃肠炎临床特征分析 [D]. 大连：大连医科大学，2014.

[14] 张安忠，杨崇美，崔屹，等 . 嗜酸细胞性胃肠炎的临床和内镜特点 [J]. 中国内镜杂志，2007，13（6）:602–604.

第十五章　胃肠道息肉

息肉指黏膜表面突出的异常生长的组织，主要由起源于黏膜的细胞生长聚集形成。消化道任何部位均可出现息肉，多见于结直肠及胃部，小肠息肉罕见。

第一节　胃息肉

胃息肉为较常见的胃良性病变，由胃黏膜增生形成，表现为胃黏膜表面的乳头状突起，胃息肉较小时患者多无明显症状，通常于检查时偶然发现。

【病因及发病机制】

胃息肉的病因及发病机制可能与*H.pylori*感染、长期应用PPI、胆汁反流、基因遗传环境、患者生活习惯等因素有关。

一、胃息肉发病的机制

1.*H.pylori* 感染

慢性胃炎多与幽门螺杆菌（*H.pylori*）感染有关，*H.pylori*可刺激胃黏膜引起上皮细胞释放C–X–C家族趋化因子如生长调节性癌基因–α（GROα）和白细胞介素–8（IL–8）等，引发一系列炎症反应，在长期慢性炎症反应的刺激下，胃上皮细胞及胃小凹上皮细胞可出现过度分裂和增生，使胃黏膜增厚，此外，*H.pylori*感染可刺激胃泌素分泌，胃泌素浓度升高亦可促进胃黏膜上皮细胞增生。增生的上皮细胞可出现抑癌基因和（或）癌基因的异常表达，首先侵入黏膜固有层，继而向黏膜表面生长促进息肉的形成。研究显示，存在*H.pylori*感染的情况下，胃上皮细胞生长较快，根除*H.pylori*后其生长速度可恢复正常，提示抗*H.pylori*治疗有助于抑制息肉生长及预防其复发。

2. 质子泵抑制剂

胃息肉亦多见于反流性食管炎或功能性消化不良的患者，有研究显示胃息肉的发生与患者长期应用具有强抑酸作用的PPI具有一定相关性。PPI主要通过抑制H^+,K^+–ATP酶从而减少胃液分泌，造成胃内长期的低酸环境，刺激胃泌素大量分泌，或可与胃黏膜表面上皮的损伤修复等因素共同作用，造成胃底腺息肉的发病率显著升高。

3. 胆汁反流

胆汁反流与胃息肉的发生关系密切。反流入胃的胆汁常引发胃黏膜的炎性增生，亦可造成胃内pH值升高、胃泌素分泌增加，从而刺激胃腺体增生。此外，有研究显示焦虑或抑郁的患者发生胆汁反流性胃炎的风险较高，提示精神心理疾病为引起胆汁反流的危险因素，而女性患者较男性更易出现精神心理障碍，可能为胃息肉总体发病率存在性别差异的原因之一。

4. 其他

有研究显示，胃息肉的发生亦与伴有肠上皮化生的萎缩性胃炎相关，腺瘤性息肉周围胃黏膜萎缩和化生程度更为严重。此外，胃息肉发病的其他相关因素包括p16、Ki67等蛋白的异常表达、转导通路异常、患者体内激素水平、饮食及环境因素等。

二、胃息肉癌变的机制

胃息肉癌变的机制较为复杂，有研究显示，癌变的息肉组织中p53及Ki67均呈高表达，表明p53、Ki67等基因在息肉的发展和癌变过程中发挥重要作用；此外，大多数增生性息肉、异型增生息肉及癌变息肉的组织中MUC5AC、claudin4、claudin8、Cdx2亦呈高表达。Ki67多与肿瘤进展有关，提示增生性息肉的癌变为多步骤、多阶段的过程，正常息肉组织可经异型增生逐渐演变为腺癌，在此过程中，肿瘤细胞可获得不同的表型。增生性息肉的癌变进程亦与*H.pylori*感染关系密切，*H.pylori*感染后引起的黏膜损伤及修复过程中可出现基因突变，进而导致息肉癌变。腺瘤性息肉的癌变基本遵循正常细胞–腺瘤–肿瘤–肿瘤转移的规律，该过程涉及多个抑癌基因的失活和癌基因的激活，其可能的机制及重要环节包括：APC（抑癌基因）甲基化失活；STAT3可调节下游靶基因的转录及细胞周期调控基因的表达，具有诱导肿瘤细胞增殖及阻断细胞凋亡的作用；TK参与DNA合成的旁路途径；CD34分子表达缺失；表皮生长因子受体（EGFR）参与细胞分裂增殖等。

【病　理】

胃息肉多见于胃窦部，亦可出现于胃体上部、贲门和胃底部，根据其病理特征可将其分为增生性息肉和腺瘤性息肉。

一、增生性息肉

占胃息肉病例数的75%～90%，为炎性黏膜增生形成的息肉样结构。增生性息肉直径多小于1.5 cm，表面光滑，可伴有糜烂。组织学检查可见增生的胃小凹上皮和固有层腺体，上皮细胞分化良好，部分病例可出现肠化生，少数可发生异型增生或腺瘤样变。

二、腺瘤性息肉

占胃息肉病例数的10%～25%，主要由表面上皮、小凹上皮和腺体增生形成。息肉体积常较大，表面光滑，少数呈扁平状、条状或分叶状，上皮分化不完全，可分为管状、绒毛状及混合型腺瘤，常伴有明显肠化生和异型增生，癌变率较高，瘤体直径大于2 cm、绒毛状腺瘤、Ⅲ度异型增生者发生恶变的风险更高。

【诊　断】

一、临床表现

本病患者早期或不伴有并发症时多无临床表现，部分患者可有上腹隐痛、腹胀、食欲不振、胃灼热、腹泻、恶心、呕吐等症状，合并胃黏膜糜烂、溃疡或胃癌者可有黑便等消化道出血表现，呕血较少见；位于幽门部的带蒂息肉可脱入幽门管或十二指肠，阻塞幽门，引发幽门梗阻的相应症状，若息肉生长于贲门附近，可造成吞咽困难。胃息肉患者较少出现明显体征，合并炎症时上腹部压痛阳性，出血较多者常有继发性贫血表现。

二、检　查

1. 实验室检查

合并黏膜糜烂或胃溃疡者，多表现为粪隐血试验阳性或黑便。其他实验室检查常无阳性发现。

2.X 线钡餐造影

可发现胃内圆形或半圆形充盈缺损影，边界整齐清晰，表面平整，直径多为1 cm左右。该方法有助于明确胃息肉的诊断，适用于无法行内镜检查的患者。

3. 内镜及活检

胃镜为诊断胃息肉最为重要的检查手段，镜下可见胃壁黏膜表面圆形或半圆形隆起，直径通常小于2 cm，色泽与正常黏膜类似或呈鲜红色，表面光滑，界限清晰，质地柔软，可有蒂或无蒂、单发或多发。部分息肉呈菜花状，可有糜烂或溃疡，菜花状息肉和较大息肉（直径大于2 cm）有恶变可能，取活组织行病理学检查有助于明确其病理类型。

三、诊断要点

1.胃息肉患者多无临床症状，通常于体检或检查其他疾病时偶然发现，通过胃镜检查及病理活检可确诊。

2.注意明确息肉的病理类型，针对恶变可能性较高的病例及时采取有效的处理措施，防止病变恶化。

四、鉴别诊断

（1）胃癌。多见于中老年患者，常短时间内出现中上腹痛、出血或贫血等表现，抗溃疡药物治疗无效，胃镜检查可发现病灶形状不规则，边界不清晰，黏膜多有糜烂或溃疡，病理活检示病变组织内存在肠上皮化生或不典型增生。

（2）胃肉瘤。X线钡剂造影多显示凸向胃腔的透光影，肿瘤形态规则，为类圆体，瘤体表面光滑、基底胃壁较柔软，具有以下3个特征：①桥状皱襞，肿瘤附近的胃黏膜纹覆盖肿瘤表面，但未达其顶端即展平消失，而胃癌的胃黏膜纹均在肿瘤外围断裂；②脐样溃疡，肿瘤顶端可见边缘整齐的圆形充盈缺损，充盈缺损中心出现典型的脐样溃疡龛影，直径多在

0.5 ~ 1.0 cm；③吻触现象，较大的肿瘤可与对侧胃壁部分接触，X线钡剂造影显示不规则地图样环形影。胃镜活检有助于明确诊断。

（3）嗜酸性肉芽肿。本病主要发生于胃和结肠，病变部位有局限性肿块形成，病理活检可于结缔组织基质内发现嗜酸性肉芽肿。

（4）胃原发性恶性淋巴瘤。多见于青壮年患者，好发于胃窦部，患者多有慢性胃炎病史，尤其是*H.pylori*阳性淋巴细胞性胃炎病史，30% ~ 50%霍奇金病患者可出现持续性或间歇性发热。胃镜下见病变范围广泛，呈多形、多灶改变，反复深取活检有助于明确诊断。X线钡餐检查对鉴别诊断亦有价值。

【治　疗】

胃息肉多为良性病变，无症状、恶变可能性较低者通常无需特殊处理。部分胃息肉可通过内镜、外科手术等方式治疗。

一、内镜治疗

内镜下息肉切除术为治疗胃息肉的首选方法，主要包括高频电凝切除法、激光及微波灼除法、尼龙丝结扎法及氩离子凝固法等方式，具有简便、损伤较小、费用较低等特点。

（1）高频电凝切除法。目前应用较广，主要利用高频电流产生的热效应使组织凝固、坏死，从而切除息肉，若息肉直径较大，则可分期处理，即先利用圈套器部分斜行切除息肉头部，2周后再斜行切除残留部分，若仍未除净，可重复以上操作，直至将息肉完全摘除。

（2）微波灼除法。通过微波振动极性分子产生的热效应切除息肉，适用于切除直径小于2 cm的无蒂息肉，治疗的同时亦具有止血的作用。每次烧灼时间通常为5 ~ 10 s，操作过程中应注意控制组织灼伤深度，防止造成穿孔。

（3）激光法。多用于宽蒂或无蒂息肉的治疗，主要利用高能量激光使组织凝固、变性进而摘除息肉，操作时光导纤维头端应距病灶1 cm左右，每次照射0.5～1 s，照射时间过长或可引发穿孔；准确定位病灶后应迅速启动照射，避免胃蠕动导致病灶周围组织受激光影响，引发不良反应。较大息肉可分期多次治疗。

（4）尼龙丝及橡皮圈结扎法。通过尼龙丝及橡皮圈结扎息肉根部使其缺血坏死。研究显示，结扎治疗后仅黏膜及黏膜下层存在局限性缺血坏死，消化道肌层完整，因此较少出现穿孔等并发症。

（5）氩离子凝固术。利用氩气离子化传导使钨丝电极产生高频电能进而切除病灶，治疗效果较为理想，主要适用于切除广基无蒂、直径小于1.5 cm的息肉。治疗过程中通过内镜插入氩离子凝固器导管，并使导管头端位于病灶上方0.3～0.5 cm，每次凝固治疗1～3 s。

（6）冷冻法。将致冷气体通过内镜直接喷洒于息肉表面，或利用冷冻杆对病灶行接触冷冻，可使病变组织坏死脱落。由于该方法难以一次性切除单个较大的息肉，故目前使用较少。

（7）射频法。射频为一种频率为200～750 kHz的电磁波，利用射频处理病灶后，局部组织可大量产热，使病变组织坏死。治疗时应控制每次射频治疗时间不超过5～10 s。

（8）酒精注射法。内镜下围绕息肉基底部行点式无水酒精注射，通常每注射点需注入0.5 ml无水酒精，使注射部位出现白色丘状隆起即可，主要用于广基息肉的治疗。

二、抗*H.pylori*治疗

幽门螺杆菌（*H.pylori*）感染与增生性息肉的发生关系密切，根除*H.pylori*感染后，约40%增生性息肉患者的病灶可完全消除。因此，增生性息肉患者应常规行*H.pylori*检测，若发现存在*H.pylori*感染，则需积极行抗

*H.pylori*的治疗，并综合考虑病情进展情况进行针对性处理；确认*H.pylori*根除后，应于3~6个月内行内镜随访评估，对广泛肠上皮化生者应考虑长期随访。

三、手术治疗

手术适应证为：①直径大于2 cm的无蒂或广基型息肉；②息肉进行性增大；③病理活检提示腺瘤性息肉伴异型增生、可疑癌变或癌变。对于部分较大息肉，若条件允许，可通过内镜下黏膜剥离术（ESD）进行切除。

【预　后】

胃息肉为良性疾病，大多无症状，并发症较少。增生性息肉恶变可能性较小，经内科对症处理后预后较好；腺瘤性息肉癌变率较高，病理活检确诊后即宜行手术治疗。胃息肉患者应定期随访并行内镜检查，以观察息肉进展及复发情况，及时采取针对性措施。

第二节　结、直肠息肉

结、直肠息肉指发生于结肠和直肠黏膜的隆起性病变，多见于左半结肠，临床表现不一，早期多无症状。有资料显示，结、直肠息肉发生率随患者年龄增加而上升，发病高峰年龄段为60~69岁，男性较为多见。

【病　因】

结、直肠息肉的病因可能与多种因素有关。

一、饮食因素

高脂肪、高蛋白、低纤维性食物摄入较多的患者结直肠息肉的发生率较高，摄入较多新鲜水果蔬菜及维生素C者较少发生肠道息肉。

二、胆汁代谢紊乱

既往有胃空肠吻合或胆囊切除手术史的患者可出现胆汁流向和排出时间改变，导致其结肠内胆汁酸的含量增加，可促进结直肠腺瘤性息肉的发生或诱导息肉癌变。

三、遗传因素

研究显示，结直肠息肉具有一定的家族聚集性，尤其是腺瘤性息肉和家族性息肉病。此外，既往有其他部位癌肿史的患者发生结直肠息肉的风险亦明显高于健康人群。

四、肠道炎性疾病

结肠黏膜的慢性炎症病变是引起炎症性息肉的主要原因，多见于慢性溃疡性结肠炎、克罗恩病、阿米巴痢疾、肠道血吸虫和肠结核等，炎性息肉亦可发生于结肠手术后吻合口部位。

五、基因异常

家族性息肉的发生可能与抑癌基因APC的功能丧失和缺如有关，APC位于患者第5对染色体的长臂内，正常情况下该基因可抑制肿瘤生长，当基因出现异常或发生突变时，可造成结直肠腺瘤性息肉病和癌变的发生。

【发病机制】

肠道上皮细胞来源于隐窝底部的肠干细胞（ISC），ISC通过不断更新和分裂，可产生保留最初染色体模板的自身细胞及可继续分化为肠功能细胞的增殖性祖细胞。正常情况下，肠黏膜上皮细胞的增殖与丢失保持动态平衡，若ISC出现异常的克隆性增生并导致上皮细胞的增生速度超过其丢失速度时，则可引发息肉的形成。研究显示，wnt/β-catenin通路、PTEN通路、BMP通路等与ISC的扩增关系较为密切。

一、wnt/β-catenin通路

wnt信号通路可介导上皮细胞分裂、细胞迁移和细胞增殖等多种涉及细胞发育的过程并发挥生物学作用，该通路可与多种信号分子共同调节肠干细胞增生、促进肠息肉形成。wnt为一种分泌性糖蛋白，其受体为Frizzle家族的一种7次穿膜的细胞膜蛋白，wnt与受体结合后即可激活通路。胞浆蛋白β-catenin为wnt通路中的关键分子，其核定位可于基底柱状细胞、潘氏细胞及干细胞内观察到，若β-catenin的代谢出现异常则可积聚于ISC的胞浆内，当ISC内β-catenin含量不断增多时，即可逐渐被转运进入细胞核，与TCF/ Lef家族的核DNA结合蛋白结合，并与染色质构型重塑蛋白P300、Brg-1共同激活c-myc、细胞周期蛋白、基因溶解因子、胃泌素等特异靶基因的转录，进而促进ISC的过度增殖与分化，造成肠上皮细胞的异常增生，最终导致肠息肉形成。β-catenin的稳定性由结肠腺瘤性息肉病基因、AXIN、GSK3B和BTrCP等组成的“毁灭复合物”调节，GSK3B为该复合物中的激酶，与BTrCP可发挥协同作用，通过磷酸化及泛素化β-catenin N端保守的丝氨酸和苏氨酸残基使β-catenin降解，具有降低β-catenin浓度的作用；当不存在wnt信号时，APC及AXIN可与新合成的β-catenin结合；若出现wnt信号，DSH则可抑制GSK3B对β-catenin的磷酸化作用，造成β-catenin的过多积聚，促进其进入细胞核发挥功能。

FRP、WIF1和Cerebus可与wnt直接结合，并可通过干扰wnt与受体的结合而拮抗其功能。β-catenin/Tcf对细胞周期的调节作用还可能与P300/

CBP、KLF4及NeuroD有关，β-catenin浓度较高时，P300/CBP可与Tcf协同作用，β-catenin浓度较低时则相反；KLF4除可抑制细胞周期素D_1的表达，亦可与P300/CBP协同激活P21的转录；此外，NeuroD与P300/CBP相互作用，可激活肠分泌细胞内P21的表达。在wnt通路中，APC基因发挥重要作用。APC基因为一种抑癌基因，有助于维护结肠黏膜上皮数量的稳定，其编码的APC蛋白最重要的作用即为结合并降解β-catenin。若APC基因家系发生突变，则其产生的APC蛋白功能出现异常，对β-catenin的降解能力减弱，可引起家族性腺瘤性息肉病（FAP）。大肠肿瘤患者的APC突变率为60%~80%。

二、PTEN通路

PTEN为一种具有磷酸酶活性的抑癌基因，定位于人类染色体10q23.3，其编码产物同时具有脂质磷酸酶和蛋白磷酸酶活性，具有调节细胞生长增殖、细胞分化凋亡及肿瘤形成的作用，主要通过PIP3-Akt/PKB影响细胞生长状态。PTEN为3,4,5-三磷酸磷脂酰肌醇（PIP3）的负性调节因子，当细胞受到丝裂原或生长因子刺激时，即可激活磷脂酰肌醇3激酶（PI3K），将PIP2磷酸化为PIP3，使细胞内PIP3水平上升，进而通过去磷酸化作用激活Akt/PKB，Akt继而磷酸化并活化细胞质内的癌基因产物MDM2，MDM2可进入细胞核降解P53蛋白，导致细胞增殖及凋亡平衡出现异常；此外，活化的Akt亦具有抑制线粒体的作用，可降低其释放的细胞色素C水平，并可抑制Forkhead转录因子的活性，从而调控转录过程。

三、BMP通路

BMP通路具有调节肠道上皮细胞凋亡的作用，有助于维持胃肠道的正常发育及组织稳定性。BMP属于TGF-β超家族中的一员，与细胞表面的BMPR2 结合后可磷酸化BMPRIA，活化的BMPRIA于胞浆内磷酸化SMAD1、SMAD5、SMAD8，结合SMAD4后进入核内，与DNA 结合蛋白共同调节转录；TGF-β通路和BMP通路类似。SMAD4和BMPRIA与青年息肉综合征（JPS）密切相关，50% JPS患者存在SMAD4和BMPRIA的失活性突变，提示肠道BMP缺失为JPS发生的主要原因。研究显示，BMP和PTEN通路存在关联，BMP信号或可通过提高PTEN的活性从而抑制AKT的功能，并可与wnt通路共同作用，调节β-catenin的代谢及维持肠黏膜细胞更新与凋亡的平衡。

此外，有研究表明，机体内胰岛素样生长因子Ⅰ和胰岛素水平与腺瘤样息肉的发生及发展有关，与晚期腺瘤的关系更为密切；亦有学者指出N-乙酰转移酶（NAT2）与结肠息肉的复发存在相关性，NAT2可参与机体内芳香胺及杂环胺类化合物的代谢，并可促进其与DNA分子进行结合，从而诱发基因突变与癌变。

【病　理】

结、直肠息肉可分为以下病理类型。

一、腺瘤性息肉

为最常见的结、直肠良性上皮性肿瘤，根据组织学结构，可将其分为3种类型，即管状腺瘤、绒毛状腺瘤及管状绒毛状腺瘤，镜下常可见上皮细胞不典型增生。该型息肉癌变率较高。

二、增生性息肉

较为常见，主要分布于远端结肠和直肠，呈黏膜表面的小滴状凸起，直径多小于1 cm，表面光滑，基底较宽，镜下可见细胞核排列规则，核分裂象少见，一般不发生恶变。

三、炎症性息肉

为肠黏膜长期慢性炎症引起的息肉样肉芽肿，常呈多发性，直径多小于1 cm，外形较窄、长，蒂阔而远端不规则。组织学表现为纤维性肉芽组织，上皮可出现不典型增生。

四、幼年性息肉

90%发生于10岁以下儿童，可为多发性。息肉呈圆球形或卵圆形，表面光滑，直径常小于1 cm，镜下可见息肉组织内分化良好而大小不规则的腺体，多有炎性细胞浸润。

【诊　断】

一、临床表现

结、直肠息肉患者大多无临床症状，常在体格检查或因其他疾病行结肠镜或下消化道影像学检查时发现息肉。肠道息肉亦可引发便血、粪便性状改变、腹痛、息肉脱垂等症状，便血多见于直肠和左侧结肠息肉，多发性息肉或较大的息肉可导致腹泻或排便困难；腹痛较为少见，较大的息肉偶可造成肠套叠，引发腹痛、腹胀、停止排便排气、腹部包块等表现。患者体征较少，出血较多者可有继发性贫血表现；息肉部位较低者，直肠指诊或可有阳性发现；若息肉体积较大引起肠梗阻，则可出现胃肠型、蠕动波、腹部包块、肠鸣音亢进等体征。

二、检　查

1. 实验室检查

部分患者隐血试验结果呈阳性；出血量较大者，血常规可发现血红蛋白数降低。其他实验室检查结果多无异常。

2.X 线钡餐造影

X线钡剂灌肠可作为结、直肠息肉的辅助检查手段，简便易行，患者更易耐受，并发症较少，但易出现漏诊。X线检查若发现息肉，尤其是息肉为广基，或直径大于2 cm，或表面有溃疡形成，或存在浸润现象时，应高度怀疑为恶性病变，宜行内镜检查及病理活检明确诊断。

3. 内镜及活检

肠镜为诊断肠息肉最为重要的检查手段，应尽可能对全结肠进行仔细检查，且重点观察左半结肠，以降低结肠息肉的漏诊率。有研究指出，结肠息肉的大小与癌变存在一定相关性，内镜检查时应重视直径较大的息肉，一般认为直径＞20 mm的结肠息肉癌变率约为10%，病理活检有助于诊断及鉴别诊断；对于直径＜20 mm的息肉，宜采取多点活组织病理检查以评估组织学表现及癌变可能性，并注意对患者的随访。

三、诊断要点

（1）结、直肠息肉患者多无临床表现，有症状者应行相应临床检查，若怀疑为直肠息肉，需行直肠指诊。X线钡剂灌肠、内镜检查有助于发现病灶，病理活检可确诊。

（2）应重视息肉组织的病理学检查，积极采取有效措施处理恶变可能性较高的息肉。

四、鉴别诊断

（1）克罗恩病。多见于青壮年，患者常有慢性腹泻、腹痛、腹部包块、发热、营养障碍等表现。内镜检查见病灶呈节段分布，好发于回肠末端、升结肠起始段，常有纵行溃疡，黏膜呈卵石样改变，常被覆白苔及黏液。病理检查可发现非干酪样肉芽肿，偶见肠系膜淋巴结肿大。

（2）阿米巴或血吸虫病性肉芽肿。患者多有可疑的感染史，常出现腹泻、脓血便等表现，直肠或乙状结肠镜检查或粪便中检出病原体或虫卵可确诊，针对性抗寄生虫治疗有明显疗效。

（3）结肠癌。本病好发于中老年患者，常有血便、腹泻或便秘、大便习惯及性状改变等表现，晚期患者一般情况较差，可出现恶病质。查体或可及腹部包块，结肠镜及病理活检可资鉴别。

（4）肠结核。病变主要累及肠道回盲部和邻近的结肠，常伴有其他器官结核，结核菌素试验阳性，患者外周血中腺嘌呤核苷酸胺酶（ADA）活性升高，抗结核治疗有效。结肠镜下可见浅表的横行溃疡，部分患者有黏膜增生性改变，内镜或手术行病变组织活检发现干酪样肉芽肿可确诊。

（5）痔。为肛周良性病变，主要表现为肛门出血，出血常为间歇性，进食辛辣刺激性食物或大便干结时可出现，血色鲜红，多呈手纸染血、便后滴血、粪池染血等，不伴腹痛、腹胀，无大便变细或大便性状改变。直肠指诊多无阳性发现，指套不染血。

【治　疗】

应根据结、直肠息肉的病理类型、大小、是否有蒂及其恶变可能性等因素选择合理的治疗方式。治疗炎性息肉应以处理原发肠道疾病为主，增生性息肉患者若症状不明显则不需特殊治疗。

一、内镜治疗

腺瘤性息肉、黏膜内癌均可行内镜下局部切除术。

1. 有蒂息肉

可用圈套器自蒂根部电灼切除息肉。对于部分蒂较粗大的息肉，可内镜下应用尼龙绳确切结扎（或止血夹夹闭）息肉根部，继而于结扎（夹闭）处以上部位电凝切除息肉，可有效避免出血，安全性较高。

2. 广基息肉

对于良性或直径小于2 cm的广基息肉，可通过电活检钳灼除，或内镜下黏膜切除术（EMR）除去病变；若广基息肉直径大于2 cm，则需行内镜下黏膜剥离术（ESD），ESD亦可切除直径为10 cm左右的侧向发育肿瘤。

二、手术治疗

息肉有恶变倾向或不符合内镜下治疗指征，或内镜切除后病理发现有残留病变或癌变者，应行外科手术治疗。

肛门切除术主要适用于位于直肠下段且距肛缘5 cm以内的息肉，该手术在骶管麻醉下进行，若息肉带蒂且为良性，则先结扎其蒂部，继而切除息肉；若息肉为广基，则应切除息肉及其周围的部分黏膜；若息肉病理类型属绒毛状腺瘤，则切缘距腺瘤不应少于1 cm。肛门镜下显微手术（TEM）为一种利用肛门镜经肛门进行的手术，可切除距肛缘5～20 cm的直肠息肉病变，与结肠镜下切除术相比，该方法在治疗过程中可缝合创面，有助于处理术后出血、穿孔等并发症。若高位的广基息肉已转变为浸润癌，则可依据结、直肠癌的手术原则进行处理。癌性息肉术后患者应密切监测病情变化，术后3个月及6个月均宜行肠镜检查，之后连续3年应每年复查，若未发现异常，可2～3年肠镜检查1次。

【预　后】

结、直肠息肉患者绝大多数预后良好，已明确诊断者应根据病变情况合理选择治疗措施。腺瘤性息肉癌变风险较高，增生性息肉次之，炎症性息肉及幼年性息肉较少癌变。腺瘤性息肉经治疗后易复发，患者需定期随访。

第三节 结、直肠息肉病

临床上将多发性结、直肠息肉数目多于100个的病例称为结、直肠息肉病（polyposis of colon and rectum）。根据胃肠道受累的程度、伴随的肠外表现、有无遗传倾向及其遗传方式、息肉的大体与组织学表现等因素，可将结、直肠息肉病分为腺瘤性息肉综合征和错构瘤性息肉综合征两大类。

一、腺瘤性息肉病综合征

1. 家族性结肠息肉病

为一种常染色体显性遗传性疾病，男女患者有相同的遗传性，患者的子代50%可发病。全结肠及直肠均可出现多发性腺瘤，常发生于远侧部结肠和直肠，多数有蒂，乳头状息肉少见，腺瘤数量可达300～3 000个，平均约为1 000个。本病的癌变风险较高，患者40岁左右时，其结肠息肉可陆续演变为癌。

2.Gardner 综合征

指伴有骨和软组织肿瘤的肠息肉病，可能由常染色体显性遗传引起，多见于30～40岁患者，其息肉性质和分布与家族性结肠息肉病相似，但息肉数目较少（通常＜100个），体积较大。本病亦有高度的癌变倾向，患者发生癌变的时间较家族性结肠息肉病的患者稍迟。

3.Turcot 综合征

为常染色体显性遗传病，较为罕见，患者多有家族性结肠腺瘤病伴其他脏器肿瘤（中枢神经系统肿瘤多见），常见于10～30岁的年轻患者，结肠息肉数目较少，常为20～30个，一般不超过100个，直径多＞1.5～3 cm。

二、错构瘤息肉综合征

1. 幼年性息肉综合征

包括幼年性结肠息肉病、家族性幼年性结肠息肉病及家族性全身性幼年性息肉病等3种息肉病，可有或无家族遗传性；息肉多见于直肠，其组织学结构与单发的幼年性息肉相似，以有蒂息肉及息肉表面易形成溃疡为特征。约20%的患者伴有其他先天性异常，如先天性心脏病、肠旋转不良、梅克尔（Meckel）憩室等，常出现消化道出血、肠套叠、肠梗阻等并发症。

2.Peutz–Jegher 综合征（黑色素斑胃肠多发性息肉综合征，PJS）

较为少见，为常染色体显性遗传，多数患者在成年后发病。本病具有三大特征：①多发性胃肠道息肉；②特定部位皮肤及黏膜出现黑色素斑点；③具有遗传性。息肉的组织学结构为错构瘤，主要表现为黏膜肌层呈树枝样分叉，无不典型增生，有较多杯状细胞及大量黏液分泌。

3.Cronkhite–Canada 综合征

又称胃肠道息肉病–皮肤色素沉着–秃发–指（趾）甲萎缩综合征，早期认为本病属腺瘤性息肉病，现认为本病息肉呈错构瘤性。Cronkhite–Canada综合征的主要特点包括：①胃肠道任何部位均可出现息肉；②外胚层变化，如脱发、指甲营养不良和色素沉着等；③无息肉病家族史；④成年发病。大部分患者的主要临床症状为腹泻，肠黏膜病变累及范围较广，可引起蛋白丢失、吸收不良等。本病预后较差，有恶变可能。

（张　虎）

参考文献

[1] 杨振，张呈艳，吴战军 . 胃息肉的临床病理特点、发病机制与诊治的研究进展 [J]. 国际消化病杂志，2015（4）:266-269.

[2] 陈孝平，汪建平 . 外科学 [M]. 北京：人民卫生出版社，2013:290-294.

[3] 刘昕，李静 . 胃息肉的研究现状 [J]. 辽宁医学院学报，2016，37（2）:101-103.

[4] 张玫 . 临床消化科医师速查手册 [M]. 北京：科学技术文献出版社，2010.

[5] 林泳， 聂玉强， 王红，等 . 近 15 年 2643 例胃息肉临床病理学特征和变化趋势分析 [J]. 中华消化杂志，2014，34（4）:247-250.

[6] 冯智，胡尔西旦・那斯尔，古丽巴哈尔・司马义 . 内镜治疗 111 例胃息肉的临床病理特征分析 [J]. 胃肠病学，2013，18（12）:750-752.

[7] 孙鹏娟 . 胃息肉样病变临床特点和病理性质的研究 [D]. 石家庄: 河北医科大学，2009.

[8] 刘朋 . 消化道息肉与幽门螺杆菌感染关系的研究 [D]. 贵阳：贵阳医学院，2012.

[9] 崔力凤 . 胃息肉、大肠息肉伴发胆囊息肉样病变的临床分析 [D]. 沈阳：中国医科大学，2013.

[10] Park D Y, Lauwers G Y. Gastric polyps: classification and management.[J]. Archives of Pathology & Laboratory Medicine, 2008, 132（4）:633.

[11] 赵玉沛，吕毅 . 消化系统疾病 [M] . 北京：人民卫生出版社，2016:234-241.

[12] 张玫 . 临床消化科医师速查手册 [M]. 北京：科学技术文献出版社，2010.

[13J] 汪春莲，谷忠星，程宗勇，等 . 结肠、直肠息肉 1204 例分析 [J]. 中国内镜杂志，2003，9（8）:69-70.

[14] He X C, Yin T, Grindley J C, et al. PTEN-deficient intestinal stem cells initiate intestinal polyposis[J]. Nature Genetics, 2007, 39（2）:189.

[15] 陈永宏 . 结直肠息肉 886 例病理形态分析 [J]. 医药前沿，2015（30）:221-221.

[16] 李鹃，岳文杰，刘懿，等 . 结肠息肉 1239 例内镜及病理分析 [J]. 上海医学，2010，33（6）:585-588.

第十六章　结肠憩室病

结肠憩室（diverticulum of the colon）指结肠黏膜由肠壁肌层缺损处向外膨出形成的囊状病理结构，若结肠内同时存在多个憩室则称为结肠憩室病（colonic diverticular disease）。结肠憩室病为西方国家最常见的疾病之一，有报道指出，60岁以上人群的发病率为35%～50%，本病在我国的发病率明显低于西方国家。结肠憩室病75%为单纯型，多无明显临床表现，憩室炎和憩室出血为本病最常见的并发症。

【病因及发病机制】

肠憩室为肠道的局部囊样膨出，多发生于乙状结肠，其发病的确切机制尚不明确，可能与下列因素有关。

一、结肠运动

结肠的分节运动在憩室的发生过程中具有重要作用，分节运动指肠道的非推进性收缩方式，可使一小段肠管封闭，从而引起管腔内压力升高，有利于结肠对水和电解质的吸收；管腔内高压力环境易造成结肠黏膜及黏膜下层穿透肠壁薄弱处（通常位于结肠带间固有肌层中有血管穿过的部位），最终形成憩室；研究显示，肠管内透壁压力梯度与结肠半径呈反比，而乙状结肠半径较小，导致其内压力较大，故乙状结肠为最易发生憩室的部位；乙状结肠憩室患者常出现肠道环形肌层增厚、结肠带缩短及管腔狭窄等病理改变，可能与胶原及弹性蛋白在结肠带中沉积有关，肠腔狭窄不仅可增加肠道内压力，亦可损伤肠壁抵抗力；由于结肠带在直肠处合并成环纵肌层，因此直肠内罕有憩室出现。肠道肌电活动改变亦与憩室病的发生相关，Cajal间质细胞为胃肠道慢波的起搏细胞，其产生的慢波与结肠内肌肉收缩相协调，从而维持肠道正常收缩功能，研究显示，憩室病患者肠道内慢波活动较为活跃，导致肠道节段性收缩增强，憩室形成的风险亦随之上升。

二、结肠壁结构改变

由于各层肠壁中存在异常胶原纤维交叉和弹性蛋白沉积，随着患者年龄的增长，其结肠壁胶原和肌纤维的拉伸力逐渐降低，成熟胶原的分解及损坏和未成熟胶原的大量合成等异常机制均可导致肠壁薄弱；此外，马凡综合征、多囊肾等结缔组织疾病患者早期即可出现憩室，提示肠壁结构改变为影响憩室形成的重要因素。基质金属蛋白酶在一定程度上可参与细胞外基质的降解和重构过程，活化的基质金属蛋白酶具有降解胶原、非胶原糖蛋白及蛋白聚糖等细胞外基质的功能，组织金属蛋白酶抑制剂可通过抑制基质金属蛋白酶从而调节细胞外基质的代谢，有研究显示，憩室病患者的组织金属蛋白酶抑制剂水平较高，而降解作用较强的组织金属蛋白酶亚型的表达减少，从而导致结肠壁胶原合成量增大及肠壁结构改变，最终造成憩室的发生。

三、内脏高敏感性

研究表明，无并发症的憩室病患者对直肠、乙状结肠扩张的敏感性较高，但直肠扩张引起的痛觉反应无显著增强；有症状的憩室病患者的内脏高敏感性不仅存在于伴有憩室的肠段，亦可存在于其他正常肠段，且与结肠壁顺应性的改变无明显关联，提示有症状的憩室病患者的内脏高敏感状态与肠易激综合征患者的高敏感性具有一定相似性。

四、炎症

憩室病患者或可出现类似炎症性肠病（IBD）组织学表现的低级别增生性结肠炎症，被称为节段性结肠炎；节段性结肠炎以慢性炎症反应为特点，局限于存在憩室的肠段，不累及直肠与右半结肠。节段性结肠炎的病理生理机制尚未完全阐明，有学者认为该病变为黏膜冗余和黏膜脱垂的结果，亦有学者认为憩室内粪便滞留引起的细菌菌群和细菌酶活化可引发节段性结肠炎；此外，有研究表明，憩室病患者的肿瘤坏死因子（TNF）-α水平明显高于作为对照组的肠易激综合征患者，且节段性结肠炎的临床表现及组织学特征与溃疡性结肠炎和克罗恩病相似，提示节段性结肠炎可能为IBD的一种非典型表现。

五、饮食因素

研究表明，非洲及亚洲的部分人群较少出现肠道憩室，该类人群的纤维摄入量普遍较高，而经济较为发达地区人群的憩室发病率较高，且城市居民的憩室发病率较农村居民高，提示饮食因素尤其是纤维摄入量与憩室的发生有关。研究表明，与摄入纤维量较少的人群相比，高纤维饮食人群的结肠直径更大，从而使结肠的节段性收缩减弱，有助于降低肠腔内压力；高纤维饮食亦可使大便容积增大并缩短肠道内运输时间。此外，大量摄入红肉与憩室炎的发生亦存在相关性，烹煮红肉产生的杂环胺可促进结肠上皮细胞凋亡；吸烟、酒精、咖啡等与憩室炎的关系有待进一步研究证实。

六、其他因素

与憩室及其并发症相关的其他致病因素还包括食物微粒、肠道菌群改变、非甾体类抗炎药（NSAIDs）等。目前认为，憩室炎除可由粪石嵌顿引起外，亦可由肠腔内压力升高或食物微粒浓缩产生的腐蚀作用导致，在憩室的薄弱部位，炎症和局灶坏死可造成穿孔。肠道内菌群成分的改变可能与免疫系统功能障碍有关，紊乱的菌群可损伤正常的黏膜屏障，引起慢性低级别炎症反应；当食物微粒在憩室内浓缩时，可刺激黏液分泌并促进细菌生长，破坏肠道内环境。研究显示，有NSAIDs使用史的憩室病患者更易出现穿孔、瘘管形成、腹腔脓肿、腹膜炎等并发症，NSAIDs具有的抑制前列腺素合成及损伤消化道黏膜屏障的作用或为其引发憩室相关并发症的原因，可造成黏膜通透性增加、溃疡形成、细菌移位等病变。

【病　理】

结肠憩室多发生于结肠带间的肌肉薄弱处，出血性憩室的腔顶部直小血管可出现内膜增厚、中膜变薄等病理改变。憩室常为单发，亦可多发，典型憩室的直径一般为5～10 mm，憩室形成后其体积和数目通常保持稳定，故大多数患者平时无明显症状，若憩室继发感染则可出现憩室炎。急性憩室炎多由食物残渣、粪便或气体等进入口小袋大的憩室引起，憩室口及周围黏膜充血、水肿、糜烂；若憩室黏膜持续感染，憩室炎则可转为慢性，肠壁水肿、增厚、纤维化，并与周围组织粘连。老年憩室病患者多伴有动脉硬化或动脉血管畸形，易发生憩室出血。

【诊　断】

一、临床表现

单纯结肠憩室病的患者大多无临床表现，部分患者出现腹部不适、胀痛、排便习惯改变等症状。急性憩室炎症、化脓易造成憩室穿孔，大穿孔引起的感染较为广泛，可累及腹腔内其他脏器，慢性憩室炎亦较为多见，患者常出现腹部痉挛性疼痛、胀痛或隐痛等表现，病情严重者可发生便秘、不完全性或完全性肠梗阻，病变区可触及增粗变厚的肠管或炎性包块，部分原因不明的梗阻性病变即可能由慢性憩室炎引起，多见于乙状结肠。此外，约15%的憩室炎患者可出现憩室出血，为老年患者下消化道出血的常见病因，以右半结肠憩室出血为多，巨型憩室、多发性憩室、憩室炎等较易出血，部分患者出血量较大。

二、检　查

1. 实验室检查

单纯性肠道憩室患者的实验室检查结果多无异常；合并感染时，血常规示患者白细胞计数及中性粒细胞百分比升高，炎性指标检测等亦可有阳性发现；存在憩室出血者血红蛋白水平可下降，大便隐血试验多为阳性。

2. 结肠镜检查

为诊断憩室病的首选检查方法，憩室呈光滑、圆形或椭圆形开口的肠壁下陷，黏膜色泽正常，囊内可见血管纹理，若患者伴有节段性结肠炎，则肠镜可发现憩室内黏膜的炎性病变，表现为红斑、颗粒样改变及易脆性，可呈弥散性或分布不匀；发生憩室炎时，憩室开口处及周围黏膜充血、水肿、糜烂，有炎性物质渗出，憩室内翻类似息肉表现，应与肠道息肉鉴别，可在结肠充气后仔细观察，需注意充气不宜过多以防止发生憩室穿孔。对于少量或小范围出血的病变，可通过结肠镜直接进行内镜下止血治疗。由于结肠镜检查易引起结肠穿孔等并发症，若怀疑并发急性憩室炎，则应避免使用该项检查。

3. 影像学检查

（1）超声。有助于诊断非复杂性憩室炎并判断复杂性憩室炎的病因，对诊断蜂窝织炎、肠壁增厚或脓肿等并发症有较大价值。

（2）X线钡剂造影。气钡双对比造影效果较好，提示憩室的征象有：①类圆形囊袋影突出于肠腔外，呈乳头状表现，轮廓完整；②肠壁内充盈缺损边缘光滑，或可见肠管偏心性狭窄；③肠壁有类圆形压迹，光滑柔软；④肠壁腔面呈点状、圆形、管状或细线状向外突出，伴有憩室炎时，可见结肠带侧缘激惹变形、憩室变形、造影剂外泄、窦道和瘘管等。急性憩室炎患者通常禁行X线钡剂检查。

（3）CT。诊断肠道憩室的灵敏度和特异度均较高，对于憩室炎，CT的敏感度可达97%，特异性为100%，可为憩室炎的临床分期、治疗方案选择、预后判断等提供重要依据，是目前诊断憩室炎的主要手段；若患者的症状为首次发作且CT检查示病变程度较严重，则提示发生并发症的风险较高；若发现较大脓肿，可及时行CT引导下经皮穿刺引流术。动态增强螺旋CT对诊断憩室出血有一定价值。

（4）MRI。该检查可见肠壁增厚、结肠周围组织绞合、憩室存在等阳性征象，有助于发现脓肿、瘘管等并发症；与CT相比，MRI对组织结构、病变情况的分辨率更佳。

（5）放射性核素扫描。使用锝硫胶体或^{99m}Tc高锝酸盐标记红细胞并进行核素显像，可确诊肠道出血，亦有助于定位出血病灶。锝硫胶体半衰期较短，仅能检测注射造影剂后数分钟内的出血；^{99m}Tc高锝酸盐标记红细胞的半衰期较长，在注射24 h后亦可检测出血，其检测活动性出血的敏感度为97%，特异性为83%。由于血液可随肠道蠕动波或逆蠕动波移动，故放射性核素扫描定位出血灶的准确性较低，易造成误判。

（6）选择性血管造影。该技术在诊断的同时可进行治疗，有助于迅速控制出血。检查过程中，若已明确出血部位，可于合适的滋养血管注入造影剂；若无法提前定位出血部位，则可于肠系膜动脉序贯注射造影剂。血管造影诊断肠道出血的特异性为100%，对出血速度较快的活动性病灶的检出率较高，但较难发现隐匿性出血，血管造影前先行放射性核素扫描有助于降低阴性率。

三、诊断要点

（1）憩室病及其并发症的诊断通常较为困难，需结合临床表现、影像学及内镜征象综合考虑，本病的临床表现不典型，应注意与其他症状和体征较为相似的疾病鉴别，以结肠镜检查最为重要。

（2）根据临床表现可将憩室病分为以下3种类型：①有症状的非复杂性憩室病，主要指首次发作，出现腹部不适或腹痛、腹胀、腹泻、便秘等症状，而无炎症表现的病例；②复发的非复杂性憩室病，每年发作1次，无炎症表现；③复杂性憩室病：除腹部症状及体征外亦伴有炎症表现。

（3）憩室炎可根据Hinchey标准分为4级，Ⅰ级：憩室周围脓肿或蜂窝织炎，局限于结肠周围；Ⅰa：局限于结肠周围的炎症或蜂窝织炎；Ⅰb：局限于结肠周围的脓肿。Ⅱ级：憩室周围脓肿达到并局限于骨盆、腹内或腹膜后。Ⅲ级：憩室炎穿孔，表现为憩室周围脓肿破溃，可引起化脓性腹膜炎。Ⅳ级：非炎症或非阻塞性憩室破裂，排泄物污染腹腔导致腹膜炎。

四、鉴别诊断

（1）炎症性肠病。慢性起病，病程较长，患者常有慢性腹泻、腹痛、腹部包块、发热、营养障碍等表现。溃疡性结肠炎常累及直肠，可引起脓血便、里急后重等，肠镜下可见连续性肠黏膜病变。克罗恩病多见于青壮年患者，内镜检查见病灶呈节段分布，好发于回肠末端、升结肠起始段，常有纵行溃疡，黏膜呈卵石样改变。

（2）大肠恶性肿瘤。本病好发于中老年患者，常有血便、腹泻或便秘、大便习惯及性状改变等表现，晚期患者一般情况较差，可出现恶病质。查体或可及腹部包块，结肠镜及病理活检可资鉴别。

（3）肠息肉。本病患者可出现大便带血，通常无腹痛、腹胀等症状，乏力、体重下降等全身症状少见。若息肉位于直肠，则直肠指诊可触及质软肿块，指套常染血；结肠息肉可通过肠镜发现并鉴别。

（4）肠结核。患者多有肺结核或淋巴结结核病史，伴全身结核中毒症状，病变多呈弥漫性，好发于回盲部，以增殖性病变为主，溃疡多呈环形浸润。病理活检可发现干酪样肉芽肿；PPD试验常为阳性结果。

（5）缺血性结肠炎。患者年龄多大于60岁，既往有高血压病、糖尿病、高脂血症、便秘、类风湿性关节炎等基础疾病史，腹痛呈突发性，继而出现便血、腹泻等临床表现，影像学检查、内镜及病理活检可发现特征性表现。

（6）急性阑尾炎。急性起病，典型表现为转移性右下腹痛，麦氏点可有压痛、反跳痛，若合并急性腹膜炎，则全身炎症反应显著，可有腹肌紧张。血常规示白细胞计数及中性粒细胞百分比明显升高，B超等影像学检查或可有阳性发现。

（7）痔。为常见的肛肠良性疾病，表现为肛门出血，多呈手纸染血、便后滴血等，出血常为间歇性，进食辛辣刺激食物或大便干结时可出现，不伴腹痛、腹胀，无大便变细或大便性状改变。直肠指诊无明显肿块，指套一般不染血。

（8）放射性肠炎。患者多有腹腔或盆腔放射性治疗史，出现腹痛、腹泻、便血等症状，病情严重者常因肠道狭窄而并发肠梗阻，亦可出现瘘管形成、腹腔或盆腔脓肿、腹膜炎等表现。

【治　疗】

大多数憩室病患者无需特殊治疗，目前的治疗手段仅可缓解症状、防治并发症，无法消除憩室。

一、药物治疗

1. 纤维补充剂

纤维素在肠道细菌的作用下可缓慢而完全地发酵，产生短链脂肪酸和气体，临床可通过纤维补充剂增加患者的纤维摄入量，推荐的每日纤维摄入量为20～35 g，常用纤维补充剂包括可溶性纤维（车前草、卵叶车前子、钙聚卡波非）和不可溶纤维（玉米纤维、麦麸）等；可溶性纤维经肠道细菌作用后更易发酵，不可溶纤维较少发酵，主要通过增加粪块体积而使肠腔扩张，从而降低透壁压梯度。对于无症状和并发症的憩室病患者，使用富纤维饮食疗法的临床价值仍存争议，但增加饮食中纤维及纤维补充剂的含量为当前治疗无并发症憩室病的主要措施。

2. 抗生素

研究显示，与使用安慰剂的对照组相比，服用利福昔明和纤维补充剂的憩室病患者临床症状可得到明显改善，提示利福昔明等抗生素对治疗憩室病有一定效果。利福昔明为一种广谱抗生素，通过与细菌的DNA依赖性RNA聚合酶中的β亚基结合而发挥作用；80%～90%的利福昔明可残留于肠道内，对肠道细菌的作用较强。有学者认为，利福昔明缓解憩室病的作用机制可能包括：①利福昔明可影响肠道菌群的代谢活动，从而抑制菌群降解食物纤维的作用，减少气体产生；②利福昔明的抗菌能力可减轻肠道菌群对慢性低级别增生性黏膜炎症的刺激作用。对于无并发症的憩室炎患者，抗生素治疗的有效率为70%～100%，应根据憩室炎感染的常见细菌选择抗生素，宜选用针对革兰阴性杆菌及厌氧菌的药物，有资料表明，使用抗肠道菌群活性的单一抗生素治疗与联合应用抗生素治疗的效果无明显差异。

3. 美沙拉嗪

美沙拉嗪为一种抗炎药，局部作用于肠道黏膜，主要适用于炎症性肠病的治疗，对于部分出现慢性黏膜炎症相关表现的憩室病患者，美沙拉嗪亦有一定疗效。研究显示，使用利福昔明联合美沙拉嗪（800 mg，每日3次）治疗10 d后停用利福昔明，继而单用美沙拉嗪（800 mg，每日2次）治疗8周，可使81%的患者获得临床缓解。

4. 益生菌与益生元

在憩室病患者的肠道内，正常菌群可能因缓慢的结肠蠕动和粪便滞留而发生变化，使用益生菌制剂有助于调节并重建肠道微生物群落、维持患者肠道内环境的稳定，双歧杆菌及乳酸杆菌为最常见的两种益生菌，较为常见的细菌和非细菌的生物体还包括大肠杆菌及鲍氏酵母菌。益生元可促进有益细菌生长和代谢，通常为不易被消化的复杂碳水化合物；益生元类物质进入肠道后，可在细菌作用下发酵，使肠腔环境酸度升高，酸性环境可有效抑制病原菌生长并有利于双歧杆菌及乳酸杆菌定植。其他可促进有益细菌生长和代谢的物质有车前草纤维、乳果糖、果糖、低聚糖、麦芽提取物及菊粉等。

二、止血治疗

75%～90%患者的憩室出血可自行停止，对于出血量较大者，应尽早启动容量复苏，采取中心静脉置管等方式开放静脉通路，等待交叉配血时可早期输注平衡盐溶液。内镜及血管介入治疗有助于止血，若内镜下发现出血点，则可使用肾上腺素（1∶10 000至1∶20 000）注射，并进行热凝治疗；若未发现活动性出血点，则可电灼处理裸露血管，宜使用多极电探针，钛夹可作为电灼治疗的有效替代；若内镜下发现附着血凝块，可于其底部注射肾上腺素后通过冷切法去除病灶。血管造影过程中发现出血点时可同时进行血管内止血药物灌注，常用的治疗药物为血管加压素，初始灌注速度为0.2 U/min，20 min后再次行血管造影，若出血仍持续，则可将灌注速度调整为0.4 ~ 0.6 U/min，出血停止后需继续使用血管加压素12 ~ 36 h，继而缓慢减量并维持24 h以上；此外，使用聚乙烯醇微粒或微弹簧圈行经导管血管栓塞治疗对控制出血亦有较好效果。

三、手术治疗

部分病情较为严重的患者在其初发憩室炎时需行手术治疗，手术适应证为伴有弥漫性腹膜炎、肠道梗阻等并发症或药物治疗效果不佳的活动性憩室炎，若患者存在瘘管，亦可选择手术治疗；憩室出血量较大或内科止血效果不理想者在积极复苏治疗的基础上，必要时可行外科干预；对于反复发作憩室炎的患者是否需行手术治疗目前尚无共识，有学者指出，根据患者基本情况合理制定个体化结肠切除方案，较使发作2次以上的患者均接受结肠切除术更有意义。手术前，患者须使用抗生素行抗感染治疗，若条件允许，应做好术前肠道准备；对于乙状结肠憩室炎，手术过程中的近侧切缘应位于正常结肠（柔软无水肿），远侧切缘应位于直肠上1/3的结肠带交汇处，由于吻合口周围复发风险较小，故无需切除所有憩室；若术前肠道准备充分，可行一期手术，直接切除患者的病变肠段并一期吻合，注意确保吻合后肠段供血良好、无水肿且张力适当；肠道情况较差者宜行二期或三期手术。目前已广泛开展腹腔镜技术治疗憩室病及其并发症，腹腔镜手术可有效降低术后梗阻率，有助于缩短住院时间并减少患者痛苦。

【预　后】

结肠憩室病多由结肠镜检查偶然发现，无症状者通常无需治疗，绝大多数患者预后良好，伴有憩室炎、憩室出血等并发症的患者需根据病变情况合理选择治疗措施，经积极治疗后病情多可缓解，部分病例可出现复发。结肠憩室病是诱发乙状结肠和左半结肠腺癌的危险因素之一，其因果关系及确切机制仍有待进一步研究确认。

（陈毅丁）

参考文献

[1] 姚希贤，蒋树林 . 结肠憩室病 [J]. 中国实用内科杂志，2000，20（2）:83–85.
[2] 吴召南，郑恬 . 结肠憩室病 [J]. 中国实用内科杂志，2000，（2）:83–85.
[3] 张澍田 . 憩室病诊治进展 [C]// 全国肠道疾病学术大会，2005.
[4] 张泰昌 . 消化系统少见疾病 [M]. 济南：山东科学技术出版社，2005.
[5] 于嵩，王志刚，郑起 . 结肠憩室炎的诊疗进展 [J]. 国际外科学杂志，2008，35（6）:419–422.
[6] 张玫 . 临床消化科医师速查手册 [M]. 北京：科学技术文献出版社，2010.
[7] Greenberger N J. 胃肠病学、肝脏病学与内镜学：最新诊断和治疗 [M]. 天津：天津科技翻译出版有限公司，2016:291–305.
[8] 周隽，伍秋蓉，何继东，等 . 结肠憩室病的循证治疗 [J]. 循证医学，2008，8（5）:297–300.
[9] Kaiser A M, Jiang J K, Lake J P, et al. The management of complicated diverticulitis and the role of computed tomography[J]. American Journal of Gastroenterology, 2005, 100（4）：910–7.
[10] 施丹丽，俞继卫，姜波健 . 肠憩室病诊断和外科治疗进展 [J]. 中国普外基础与临床杂志，2012，19（1）:113–115.

第十七章　病毒性肝炎

病毒性肝炎（viral hepatitis）为多种肝炎病毒引起的，以肝脏损害为主要病变的全身性传染性疾病，根据病原学特征，可将其分为甲型、乙型、丙型、丁型和戊型病毒性肝炎。甲型和戊型肝炎主要表现为急性感染，经粪-口途径传播；乙型、丙型、丁型多呈慢性感染，少数病例可发展为肝硬化或肝细胞癌，主要经血液、体液等胃肠外途径传播。我国是病毒性肝炎的高发区，甲型肝炎人群流行率（抗HAV阳性）约为80%；全球乙肝表面抗原（HBsAg）携带者约3.5亿，我国占1亿左右；全球约有1.7亿丙型肝炎病毒（HCV）感染者，我国HCV阳性者占其中1%～3%；丁型肝炎在我国人群中的流行率约为1%，戊型肝炎为20%。

【病因及发病机制】

一、甲型肝炎

甲型肝炎病毒（HAV）主要由口进入机体，肠道内的HAV可进入血液循环引起病毒血症，约1周后进入肝细胞内复制并造成肝细胞损伤，2周后由胆汁排出体外。在感染早期，肝细胞中的HAV大量增殖，轻微损害肝细胞，发挥作用，HAV具有较强的抗原性，可启动细胞免疫系统并激活特异性$CD8^{+}$T淋巴细胞，在其直接杀伤能力和分泌的细胞因子作用下肝细胞出现变性、坏死；在感染后期，体液免疫系统亦可发挥作用，浆细胞产生的大量抗HAV抗体或可通过免疫复合物机制损伤肝细胞。急性甲型肝炎一般不会转变为慢性肝炎。

二、乙型肝炎

乙型肝炎病毒（HBV）感染的自然病程受患者年龄、性别、免疫状态、饮酒史、病毒基因型、病毒变异情况、病毒复制水平等多种因素影响，主要可分为免疫耐受期、免疫清除期、非活动或低（非）复制期及再活跃期。临床上HBV感染包括从症状不明显的肝炎到急性有症状的肝炎、从非活动性HBsAg携带状态到慢性肝炎或肝硬化等多种状况，15%～40%的慢性HBV感染病例可发展为肝硬化和晚期肝病。

（1）免疫耐受期。HBV复制活跃，血清HBsAg和HBeAg阳性，HBV DNA滴度较高（$>10^{5}$拷贝/ml），血清丙氨酸氨基转移酶（ALT）水平正常或轻度升高，肝组织学无明显异常或有轻度异常。

（2）免疫清除期。免疫功能逐渐活跃，患者出现HBV DNA滴度下降、ALT升高和肝组织炎症、坏死等表现。

（3）非活动或低（非）复制期。该期亦称为非活动性HBsAg携带状态，表现为HBeAg阴性，抗HBe阳性，HBV DNA无法检测或低于检测下限，ALT/AST水平正常，肝细胞坏死性炎症缓解，非活动性抗原携带状态可持续终生。

（4）再活跃期。部分患者出现自发或免疫抑制等引起的HBV DNA复制，伴或不伴HBeAg血清转换，HBV DNA滴度和ALT升高。

乙型肝炎的发病机制较为复杂，尚未完全阐明。单核–吞噬细胞系统可清除侵入机体的HBV，未被清除的病毒可到达肝脏，其包膜与肝细胞膜融合进而侵入肝细胞，此外，胰腺、胆管、脾等肝外组织亦可受累。进入肝细胞后HBV即可进行复制，其DNA可在细胞核内形成共价闭合环状DNA（cccDNA），继而以cccDNA为模板合成前基因组mRNA，前基因组mRNA在胞质内可作为负链DNA合成的模板，负链DNA与以其为模板合成的正链DNA结合即可形成完整的HBV DNA。

在HBV感染的过程中，免疫系统发挥重要作用，免疫反应在杀灭、清除病毒的同时亦可破坏肝细胞，甚至诱导病毒变异，免疫反应的类型及强弱可直接影响肝细胞病变的严重程度及病情的发展和转归。病毒刚侵入机体时（数分钟至数小时），主要引起非特异性免疫反应，该类反应的效应细胞包括非人类淋巴细胞抗原（HLA）依赖或非病毒抗原特异的自然杀伤细胞（NK）细胞和NKT细胞，可通过分泌细胞因子发挥作用。NKT细胞的T细胞（抗原）受体（TCR）种类较少，主要为TCRα/β，可识别CD1抗原的糖脂，IL-2有助于促进其增生。在外界刺激或病毒侵扰的情况下NKT细胞和NK细胞既可通过直接接触杀伤被感染的细胞，亦可分泌IFN、IL-3、GM-CSF及M-CSF等细胞因子抑制病毒复制，其分泌的IFN和IL-4可激活对HBV具有特异免疫作用的T细胞，NK细胞目前被认为具有控制病毒的重要作用，并可通过影响其他淋巴细胞间的相互作用从而调节免疫反应。各种原因引起的HBV复制增加均可启动免疫系统对HBV的应答，若机体始终保持免疫耐受且不出现免疫应答，则大多成为无症状携带者；若机体免疫功能正常，则主要表现为急性肝炎；若出现机体免疫功能低下、不完全免疫耐受、自身免疫反应、HBV基因突变等情况，则可出现慢性肝炎；若机体处于超敏反应状态，则可产生大量抗原-抗体复合物并激活补体系统，与肿瘤坏死因子（TNF）、白细胞介素-1、白细胞介素-6、内毒素等炎性介质共同作用，造成肝细胞大范围坏死，引发重型肝炎。

抗原与抗体结合形成的免疫复合物为造成乙型肝炎肝外损伤的主要因素，急性乙型肝炎患者在病程早期可出现血清病样表现，可能与循环免疫复合物在血管壁和关节腔滑膜内沉积有关，补体系统亦可被免疫复合物激活；随着病情进展，沉积于血管壁的循环免疫复合物可引起膜性肾小球肾炎或肾病综合征，此时肾小球基底膜表面可检出HBsAg、免疫球蛋白及补体C3；免疫复合物亦可引起结节性多动脉炎。

乙型肝炎约10%转为慢性，慢性乙型肝炎的发生可能与患者原发或继发免疫功能低下、免疫调节功能紊乱等因素有关，主要表现为树突状细胞（DC）、T细胞及库普弗细胞（KC）的功能低下，有研究显示，DC功能异常为造成T细胞病态反应的重要因素，在病毒滴度较高的患者中，T细胞免疫抑制现象较为明显；亦有研究表明，DC分泌的IL-12和Th1类细胞因子升高常伴随ALT一过性升高及肝炎病情好转，提示此类细胞因子可通过非细胞杀伤机制发挥抗病毒作用。非特异性T细胞可破坏肝细胞，而在慢性乙型肝炎患者的T细胞中HBV特异的T细胞的比率相对较低，非特异性T细胞含量较多，为引发肝细胞损伤的重要因素。进入肝脏的T细胞多处于T_0阶段，可大量分泌Th2细胞因子造成T细胞低反应性，从而导致细胞毒性T淋巴细胞（CTL）反应缺乏，研究发现，在乙型肝炎患者的外周血中CTL可呈阳性，但均处于休眠状态，受病毒抗原激活后可快速扩增，通过其细胞毒性直接杀伤病毒或分泌细胞因子间接发挥作用，CTL亦可作用于表达相应抗原的$CD4^+T$、$CD8^+T$、B细胞及其他APC，造成免疫活性细胞耗竭。此外，活化的T细胞除具有免疫功能外，亦可诱导凋亡效应因子（如自身Fas及其配体、TNF及其受体等）的表达，导致T细胞自身凋亡。HBeAg为机体产生的应对HBV的一种可溶性抗原，但大量HBeAg的出现可诱发免疫耐受，研究显示，初次感染HBV时年龄越小的患者携带HBV可能性越高，提示患者感染HBV时可能因免疫系统尚未成熟而处于免疫耐受，无法产生免疫应答。此外，进入机体的HBV可发生基因突变而逃避宿主的免疫识别、Th1/Th2细胞分泌的细胞因子数量及功能出现异常、隐匿于免疫盲区的病毒再次释放进入血液循环、遗传因素等均为造成病毒慢性感染的原因。

HBV与原发性细胞性肝癌的关系密切，其具体致病机制详见本书“原发性肝癌”一章。

三、丙型肝炎

大部分HCV感染者的症状在急性期及慢性感染早期较为隐匿，通常难以评估其自然病程。HCV进入人体后首先引起病毒血症，第1周即可在患者血液或肝组织中检出HCV RNA，第2周时针对HCV的抗体可呈阳性。目前认为HCV损伤肝细胞的机制可能包括：①HCV的直接杀伤作用，肝细胞内HCV大量复制可干扰细胞内的正常生化反应并使溶酶体膜的通透性增大，继而造成细胞损伤，此外，HCV可表达对肝细胞有毒性作用的产物；②宿主免疫因素，肝组织内存在HCV特异性细胞毒性T淋巴细胞（$CD8^+T$细胞），可攻击HCV感染的肝细胞从而破坏肝细胞；活化的$CD4^+$细胞可分泌细胞因子，在发挥清除HCV作用的同时亦可造成免疫损伤；③自身免疫，HCV感染者多伴有自身免疫改变，其胆管损伤的病理表现与自身免疫性肝炎引起的胆管损伤相似，此外，患者常合并自身免疫性疾病，血清中可检出抗核抗体、抗单链DNA抗体等多种自身抗体；④细胞凋亡，健康人群的肝细胞内无Fas分子的表达，HCV感染肝细胞后可诱发大量Fas表达并可促进CTL表达FasL，肝细胞表达的Fas与CTL表面的FasL结合可启动CTL细胞的凋亡进程，造成免疫缺失。

50%～80%丙型肝炎可转为慢性，其机制可能与以下因素有关：①HCV的高度变异性，HCV为RNA病毒，其RNA聚合酶缺乏校正功能，导致HCV在扩增过程中易出现复制错误；同时，在机体免疫功能的作用下HCV不断出现变异并逃避机体免疫监视，进而使肝炎转为慢性；②HCV对肝外细胞的泛嗜性，HCV可定植于外周血单核细胞中，不易被机体免疫系统清除，造成肝细胞反复感染；③HCV的免疫原性较弱，HCV在血液中的滴度较低，不易引起免疫反应，机体甚至可对其产生免疫耐受，造成病毒持续感染。

HCV与原发性肝细胞癌的关系亦较为密切，HCV相关肝细胞癌发生率在感染30年后平均为1%～3%，主要见于肝硬化和进展性肝纤维化的患者。HCV不具有类似HBV整合肝细胞染色体的能力，发生HCV相关肝细胞癌前通常需经过HCV感染后慢性肝炎和肝硬化的阶段，慢性炎症导致的肝细胞不断损伤和再生可能为引发原发性肝细胞癌的重要原因之一。

四、丁型肝炎

丁型肝炎病毒（HDV）复制效率较高，感染的肝细胞内可含有大量的HDV，HDV本身及其表达产物或可直接作用于肝细胞造成肝细胞损伤。此外，HDV的抗原性较强，可能为特异性$CD8^{+}$T细胞攻击的靶抗原，提示宿主免疫反应可能为破坏肝细胞的因素之一。约70%的丁型肝炎可转变为慢性。

五、戊型肝炎

戊型肝炎的发病机制可能与甲型肝炎类似，细胞免疫为造成肝细胞病变的主要因素，通常引起急性肝损伤，不转变为慢性。戊型肝炎病毒（HEV）经消化道侵入人体后可在肝脏内复制，病毒进入血液可引起病毒血症。自潜伏期后阶段起，HEV即可出现于胆汁，随粪便排出体外。

【病　理】

一、急性肝炎

肝组织病理学特点为：肝细胞弥漫性变性，细胞肿胀呈球形（气球样变），肝细胞点状或灶状坏死。甲型和戊型肝炎汇管区可出现较多的浆细胞；乙型肝炎汇管区炎症不明显；丙型肝炎有滤泡样淋巴细胞聚集和较明显的脂肪变性。黄疸型急性肝炎常有肝内淤胆现象。

二、慢性肝炎

肝组织病理学特点为：汇管区炎症明显，炎症细胞聚集常导致汇管区扩大，并可破坏界板引发界面性肝炎（碎屑样坏死）。肝细胞炎症坏死等病变导致肝内胶原物质过度沉积，促进肝纤维化及纤维间隔形成，若纤维化进一步加重，则可逐渐进展为肝硬化。

三、重型肝炎

①急性重型肝炎：分为坏死型及水肿型，坏死型以大块肝细胞坏死为特征，肝脏缩小；水肿型重型肝炎的突出病理改变为肝细胞广泛气球样变，常伴有肝细胞灶状坏死；②亚急性重型肝炎：可见新旧不等、大小不同的亚大块、大块肝坏死病灶，多伴有肝细胞结节状增生；③慢性重型肝炎：于慢性活动性肝炎或肝炎后肝硬化基础上继发亚大块或大块肝坏死，有假小叶形成，肝组织结构高度变形。

四、淤胆型肝炎

病理表现与轻度急性肝炎相似，亦可出现毛细胆管内胆栓形成、肝细胞内胆色素滞留等病变。

五、肝炎肝硬化

可分为活动性肝硬化和静止性肝硬化，前者伴有明显炎症，假小叶边界不清；后者肝硬化结节内炎症较轻，假小叶边界清楚。

六、慢性无症状携带者

约10%肝炎病毒携带者行肝脏组织学检查无异常发现，称为非活动性携带者；活动性携带者病变轻微，部分可出现类似慢性肝炎的病理改变。

【诊　断】

一、临床表现

1. 急性肝炎

包括急性黄疸型和急性无黄疸型肝炎，可由各型肝炎病毒感染引起。急性黄疸型肝炎的病程可分为黄疸前期、黄疸期、恢复期，黄疸前期患者主要表现为全身乏力、食欲减退、恶心、呕吐、腹胀、肝区疼痛、尿色加深等；黄疸期患者巩膜和皮肤出现黄疸，部分患者可有梗阻性黄疸表现，肝大，质软，压痛及叩痛阳性；恢复期症状逐渐消退，黄疸消失，肝、脾回缩，总病程为2～4个月。无黄疸型急性肝炎的发病率远高于黄疸型，通常起病较慢，恢复较快，病程多不超过3个月，除无黄疸外，其他临床表现与黄疸型相似，部分患者无明显症状。

2. 慢性肝炎

急性肝炎病程超过半年，或原有乙、丙、丁型肝炎急性发作再次引发肝炎症状、体征及肝功能异常，即称为慢性肝炎，可分为轻、中、重三度，轻度者病情较轻，可出现乏力、食欲减退、肝区不适等症状，肝稍大有轻触痛；病情严重者表现为明显或持续的肝炎症状，伴肝病面容、肝掌、蜘蛛痣、脾大等。

3. 重型肝炎

患者可有肝衰竭表现：极度乏力，严重消化道症状，嗜睡、性格改变、烦躁不安等神经精神症状，有明显出血现象，黄疸进行性加深、肝性脑病等，肝浊音界进行性缩小。重型肝炎可分为：①急性重型肝炎，又称爆发型肝炎，起病急，发病2周内出现以Ⅱ度以上肝性脑病为特征的肝衰竭症候群；②亚急性重型肝炎，发病15天到26周内出现肝衰竭症候群，晚期可有脑水肿、消化道大出血、严重感染等严重并发症，本型肝炎病程较长，易转变为慢性肝炎或肝硬化；③慢加急性（亚急性）重型肝炎，为慢性肝病基础上出现的急性或亚急性肝功能失代偿；④慢性重型肝炎，在肝硬化基础上肝功能进行性减退造成的慢性肝功能失代偿。

4. 淤胆型肝炎

主要表现为肝内淤胆，急性期的临床表现类似急性黄疸型肝炎，若继发于慢性肝炎或肝硬化，则为慢性淤胆型肝炎，患者有梗阻性黄疸等病变。

二、检　查

1. 血常规

急性肝炎初期患者白细胞计数正常或略高，黄疸期白细胞计数正常或稍低，偶可见异型淋巴细胞。重型肝炎患者白细胞可增多，红细胞及血红蛋白可下降。

2. 尿常规

检测尿胆红素和尿胆原水平有助于判断引起黄疸的原因，肝细胞性黄疸的患者尿胆红素和尿胆原均为阳性，溶血性黄疸者主要表现为尿胆原阳性，若出现梗阻性黄疸，则尿胆红素水平常升高。

3. 肝功能检查

（1）ALT。肝细胞急性病变时ALT明显升高，AST/ALT常小于1，出现黄疸后ALT水平可逐渐下降。慢性肝炎或肝硬化时ALT轻度或中度升高或反复异常，AST/ALT常大于1。重型肝炎患者可出现ALT快速下降、胆红素不断升高的“胆酶分离”现象，提示肝细胞大量坏死。

（2）AST。与肝损伤的严重程度呈正相关，血清AST升高提示肝细胞存在线粒体损伤，若在急性肝炎时AST即持续处于高水平，则应考虑转变为慢性肝炎的可能。

（3）乳酸脱氢酶（LDH）。发生肝损伤时可明显升高，需与肌肉病变引起的LDH升高鉴别。

（4）血清蛋白。发生急性肝炎时，血清蛋白的质和量多正常，中度以上慢性肝炎、肝硬化、重型肝炎患者则可出现白蛋白水平降低、γ球蛋白水平上升、A/G比例下降或倒置等异常。

（5）胆红素。可反映肝细胞损伤的严重程度，急性或慢性黄疸型肝炎患者均可出现该项指标升高，若为重型肝炎，则胆红素水平常超过171 μmol/L，发生活动性肝硬化时胆红素水平亦可上升且恢复的速度较为缓慢。

（6）凝血酶原活动度（PTA）。PTA≤40%为诊断重型肝炎或肝衰竭的重要依据。

（7）血氨。若患者发生肝衰竭，则其肝脏功能可出现严重障碍，导致氨清除能力减退或丧失，造成血氨升高。

4. 病原学检查

肝炎病毒特异性抗原抗体检查、病毒DNA或RNA检测、组织中肝炎病毒标志物检测等病原学检查方法有助于确立病毒性肝炎的诊断并明确肝炎病毒类型，为后续治疗提供依据。

5. 影像学检查

B超检查可鉴别阻塞性黄疸、脂肪肝及肝内占位性病变，动态观察重型肝炎患者的肝脏大小变化；肝脏彩超可观察肝脏内血流变化。CT、MRI等影像学检查的应用价值与B超类似。

6. 肝穿刺活检

肝组织病理检查对确立病毒性肝炎的诊断及治疗方案的制定有重要价值，有助于判断炎症活动度、纤维化程度及治疗效果，同时可通过检测肝组织中的病毒抗原或核酸以评估病毒复制状态。

三、诊断要点

1.结合患者的临床表现、肝功能状况、影像学资料、病原学检查等不难确立病毒性肝炎的诊断，需注意调查患者有无与肝炎患者的密切接触史、输血史及不洁注射史等病史。

2.应尽快明确肝炎患者的临床分型，为后续治疗的开展提供依据。

四、鉴别诊断

（1）酒精性脂肪性肝病。患者多有长期、大量饮酒史。肝炎病毒学检测结果均为阴性，AST水平多高于ALT水平，GGT水平较高，肝穿刺活检可发现肝细胞以脂肪性变为主要特征。

（2）非酒精性脂肪性肝病。患者多肥胖，肝脏肿大，无明显临床症状。肝炎病毒学检测结果均为阴性，血脂水平增高，B超可见肝内回声减弱。

（3）自身免疫性肝炎。症状及体征与病毒性肝炎无明显差异。肝炎病毒学检测结果均为阴性，血清球蛋白浓度明显升高，自身抗体检测可发现抗核抗体、抗线粒体抗体、抗肝（肾）微粒体抗体等自身抗体阳性。

（4）巨细胞病毒性肝炎。本病多发生于婴幼儿和免疫功能低下者。血清免疫学及病原学检查示血清CMV-IgM阳性和（或）CMV DNA阳性。

（5）EB病毒性肝炎。除肝脏病变表现外，多伴有发热、咽病、皮疹、淋巴结肿大等症状。血清嗜异性凝集试验结果阳性，EB病毒抗体和（或）EBV DNA阳性。

（6）疱疹病毒性肝炎。多发生于免疫功能低下者，患者血清HSV-IgM和（或）HSV DNA阳性。

（7）Gilbert综合征。多为少年发病，表现为无症状性黄疸。患者血清ALT和AST水平正常，间接胆红素升高，苯巴比妥试验示胆红素降低，低热卡试验提示胆红素升高至正常值上限1倍以上。

（8）Dubin–Johnson综合征。多为少年发病，表现为无症状性黄疸。患者血清ALT和AST水平正常，直接胆红素升高，肝穿刺活检可见肝组织呈绿或黑褐色，肝细胞内有脂褐素颗粒沉积。

（9）肝豆状核变性。常为青少年发病，除肝脏病变外，多伴有神经系统症状、肾功能损伤等，裂隙灯下可见角膜色素环。实验室检查可发现患者血清铜总量降低，尿铜排出量增高，血清铜蓝蛋白水平降低。

【治　疗】

应根据肝炎病毒类型、患者临床表现及组织学损害程度等选择合理的治疗方案，开展针对性治疗；所有治疗方案均应以嘱患者注意休息、合理饮食、避免饮酒及服用肝损药物为基础。

一、急性肝炎

急性肝炎通常为自限性，通常情况下患者无需进行抗病毒治疗，对于易转变为慢性的肝炎类型如丙型肝炎等，可早期应用抗病毒药物，有助于降低其慢性化的风险，常选用干扰素或长效干扰素，可与利巴韦林联合使用。此外，应积极进行对症支持治疗，隔离处于急性期的患者，症状较为明显及出现黄疸的患者需卧床休息，恢复期的患者可适当活动，注意避免劳累。患者宜食用清淡且易消化的食物，适当补充维生素，避免饮酒和使用可损害肝脏的药物，合理应用保肝药物有助于促进肝功能恢复。

二、慢性肝炎

（一）一般治疗

（1）适当休息。肝功能损伤较为严重的患者应注意卧床休息，有助于增大肝脏血流量并促进肝功能恢复，病情较轻者可适当活动，注意防止疲劳。

（2）合理饮食。合理摄入高蛋白、高热量、高维生素且较易消化的食物，有利于促进肝功能恢复。

（3）定期随访。应通过检测ALT、HBV DNA、甲胎蛋白（AFP）、超声及纤维化评估等方式监测患者病情的发展情况，并帮助患者建立良好的心理状态，正确面对疾病，积极配合治疗。

（二）抗HBV病毒治疗

乙型肝炎患者在病毒复制活跃及存在活动性肝炎时可进行抗病毒治疗，处于免疫应答期的患者常难以获得良好的病毒学应答，此类患者不宜进行抗病毒治疗。

1. 抗病毒治疗适应证

①HBV DNA≥10^5拷贝/ml（HBeAg阴性者为≥10^4拷贝/ml）；②ALT≥2×ULN；若使用IFN治疗，ALT应≤10×ULN，血清总胆红素应≤2×ULN；③ALT＜2×ULN，但肝组织学显示炎症坏死≥G2，或纤维化≥S2。

持续HBV DNA阳性、不满足上述治疗标准者，应注意：① ALT大于正常上限且年龄＞40岁者，亦应考虑行抗病毒治疗；②ALT水平持续正常且年龄较大者（＞40岁），应密切随访，宜行肝组织活检，若肝组织学检查示炎症坏死≥G2，或纤维化≥S2，应积极抗病毒；③动态观察发现疾病进展证据（如脾脏增大）者，建议行肝组织学检查，必要时采取抗病毒措施。

抗病毒治疗前应排除酒精、药物等可造成ALT水平异常的因素，部分肝硬化或服用联苯结构衍生物类药物的患者的 AST水平可高于ALT，可将其AST水平作为评估病情及治疗指征的主要指标。

2. 抗病毒药物

抗HBV药物主要有干扰素类和核苷（酸）类似物（NAs），后者包括拉米夫定、阿德福韦酯、恩替卡韦、替比夫定和替诺福韦等药物。干扰素疗程相对固定，HBeAg血清转换率较高，病毒较少出现耐药变异，药物效果可维持较长时间，但不良反应较为明显，不适用于治疗肝功能失代偿者；核苷类似物可通过口服给药，具有较强的抗病毒作用，较少产生不良反应，有利于肝功能失代偿者的治疗，但HBeAg血清转换率较低，停药后较难获得持久性病毒学抑制，长期应用可引发HBV耐药变异。开始治疗后，应在第3个月及第6个月时检测HBV DNA载量，若主要应用耐药屏障较低的药物进行抗病毒治疗，则每3～6个月即应复查病毒的基因载量，若使用替诺福韦酯、恩替卡韦等耐药屏障较高的药物，则可每6个月进行一次复查。目前对治疗终点的界定存在争议，一般认为，干扰素的基本疗程为1年，核苷类似物治疗疗程需1年以上，若HBeAg阳性慢性乙型肝炎患者HBV DNA持续阴性且有HBeAg血清转换并维持1年以上，或HBeAg阴性慢性乙型肝炎患者HBV DNA持续阴性并维持1.5年以上，则可考虑停药。

（1）干扰素（IFN）。为细胞因子类抗病毒药物，可诱导宿主产生细胞因子，具有阻止病毒进入细胞、降解病毒mRNA、抑制病毒蛋白转录、降低病毒增强因子活性等作用，从而在多个环节抑制病毒复制。聚乙二醇干扰素（PEG-IFN）的治疗效果优于普通干扰素，不良反应较少，体内半衰期明显延长，未经治疗患者可使用PEG-IFN α -2a 180 μg/（kg·周），或PEG-IFN α -2b 1～1.5 μg/（kg·周），PEG-IFN治疗HBeAg阳性及阴性患者的疗程宜持续48周。评价治疗效果时应综合考虑患者的性别及HBV DNA、ALT水平等因素，治疗过程中检测HBsAg和（或）HBeAg滴度变化亦有助于判断抗病毒效果。治疗过程中应注意：①治疗开始后第1个月，应每1～2周检测患者的血常规，之后每月检查1次，直至疗程结束；②治疗开始后应每月检查患者的ALT、AST等生化学指标，连续3个月，病情改善后可每3月1次；③治疗开始后每3个月检测患者的HBsAg、HBeAg、抗HBe和HBV DNA或HCV RNA水平；④若使用干扰素治疗前患者已存在甲状腺功能异常或糖尿病，则应首先通过药物治疗控制甲状腺疾病进展及血糖水平，抗病毒治疗开始后应定期检测患者甲状腺功能、血糖及尿常规等指标；⑤定期评估患者精神状态，若患者出现精神异常等表现（如抑郁、自杀倾向等），则应立即停药并密切监护。干扰素治疗的相对禁忌证包括妊娠、精神病史、未能控制的癫痫、未戒断的酗酒、吸毒、未经控制的自身免疫性疾病、失代偿期肝硬化、有症状的心脏病、治疗前中性粒细胞计数$<0.1\times10^9$/L和（或）血小板计数$<50\times10^9$/L；绝对禁忌证包括甲状腺疾病、视网膜病、银屑病、既往抑郁症史、未控制的糖尿病、高血压、总胆红素>51 μmol/L。

（2）拉米夫定（LAM）。患者通常对本药耐受良好，使用本药亦有助于降低肝功能失代偿和肝细胞癌的发生率，部分患者可出现头痛、全身不适、过敏等不良反应。有下列情况应停止治疗：① 治疗无效；②治疗期间出现严重不良反应；③患者依从性差，不能坚持服药。发生病毒耐药的可能性随用药时间延长而增加，用药后1～5年病毒的耐药率分别为14%、38%、49%、67%和69%。

（3）阿德福韦酯（ADV）。对HBV野生株及拉米夫定耐药株均有一定疗效，剂量较大时可产生肾毒性，导致血肌酐升高或血磷下降，应定期监测患者血肌酐和血磷水平。使用阿德福韦酯治疗HBeAg阴性慢性乙型肝炎1～4年后，患者血清HBV DNA（PCR法）转阴率分别为51%、71%、79%和85%，ALT正常率分别为72%、73%、69%和81%，1～2年后肝组织学改善率分别为64%、79%，表明长期应用阿德福韦酯可持续抑制病毒复制，并有助于改善肝组织坏死和纤维化程度。

（4）替比夫定（LdT）。有良好的安全性，为妊娠B级药物。该药抑制

HBV复制的能力较强，治疗52周后，患者的HBV DNA阴转率、ALT复常率和HBeAg阴转率分别为60%、77%和26%；治疗104周后，患者HBV DNA阴转率、ALT复常率和HBeAg阴转率分别为56%、70.7%和35%；但HBV较易对替比夫定产生耐药，治疗1年和2年后的耐药率分别为5%和15%。该药的常见不良反应包括头晕、头痛、疲劳、腹泻、恶心、皮疹、血淀粉酶升高等。

（5）恩替卡韦（ETV）。研究显示该药对HBV的抑制效果优于拉米夫定和阿德福韦酯，对初治患者疗效较佳，治疗5年后的耐药率为1%～2%，但已发生拉米夫定YMDD变异的患者使用本药治疗5年后耐药率可达40%。

（6）替诺福韦（TDF）。有良好的安全性，为妊娠B级药物。抗HBV活性强，肾毒性较阿德福韦酯小，较少出现耐药。

3. 慢性乙型肝炎一线治疗策略

若治疗目的为使患者获得对病毒的持续免疫应答，则可将PEG-IFN作为一线治疗药物；NAs通常需长期服用，TDF及ETV的抗病毒能力较强、治疗效果较佳，可作为一线长期单用治疗药物；有限疗程的NAs治疗可用于HBeAg阳性且获得抗-HBe血清学转换的患者，但在治疗前无法预测用药时限，其疗程与HBeAg血清学转换时间及抗-HBe血清学转换后的持续治疗时间有关。对于HBeAg阳性且HBeAg血清学转换可能性较高及HBeAg阴性的患者，可采用PEG-IFN治疗一个疗程（48周）；通常情况下，患者对PEG-IFN的耐受性较NAs差，且PEG-IFN的治疗终止率较高，仅对部分患者有效，尤其是ALT水平较高及血清HBV DNA为低至中水平的患者，使用PEG-IFN治疗前应仔细评估用药指征并制定个体化治疗方案，以提高抗病毒治疗效果及防止并发症的出现。此外，无法预期或未达到停药后持续病毒学应答及需要强化治疗的患者，如HBeAg阳性者尚未出现HBeAg血清学转换及HBeAg阴性者，应长期使用NAs进行治疗。研究显示，通过NAs治疗使患者获得免疫应答后联合应用PEG-IFN有助于提高序贯治疗的安全性，对降低病毒DNA载量、提高血清学转换率等有较大价值，联合应用两种NAs治疗未接受过ETV或TDF治疗的患者的临床价值有待进一步验证。

4. 抗 HBV 治疗失败及其应对措施

应重视对患者的思想工作，提高其依从性，尽量使用抗病毒效果较好及耐药屏障较高的药物（ETV及TDF等）；依从性较好者可通过基因检测确定对其治疗效果较好的特异性药物，使用耐药屏障较低药物（如LAM、LdT及ADV）的患者应检测病毒学突破情况，若发现耐药，则应积极进行挽救治疗：对LAM或LdT治疗出现耐药的患者可换用TDF；对ADV耐药且未使用LAM治疗者，可换用ETV或TDF单药治疗；LAM/LdT耐药后接受ADV挽救治疗亦出现耐药的患者，可使用TDF单药治疗；ETV耐药者可换用TDF；出现多重耐药基因突变（A181T+N236T+M204V）的患者，宜使用ETV联合TDF治疗。

（三）抗HCV病毒治疗

1. 抗病毒治疗适应证

丙型肝炎患者若符合相应适应证，则应积极行抗病毒治疗，其主要适应证包括：①HCV RNA阳性、ALT升高；②ALT水平正常但出现肝纤维化。

2. 抗病毒药物

包括干扰素和利巴韦林，干扰素包括普通干扰素和聚乙二醇干扰素，为抗HCV的首选药物，普通干扰素应隔日使用1次，聚乙二醇干扰素每周使用1次，肝硬化失代偿期的患者不宜使用干扰素进行治疗。近年来，索非布韦等蛋白酶抑制剂的开发和应用为慢性丙型肝炎的治疗提供了新选择。

（1）聚乙二醇干扰素（PEG-IFN）。聚乙二醇基团与普通干扰素结合后，使药物在机体内的吸收和清除速率减慢，半衰期延长，可每周注射1次。常用的聚乙二醇干扰素有两种，即PEG-IFNα-2a和PEG-IFNα-2b。

（2）利巴韦林。为广谱抗病毒药物，可抑制DNA和RNA病毒复制，主要通过诱导病毒发生致死性变异发挥作用，亦具有调节机体免疫功能的功能。此外，利巴韦林可使肝细胞内三磷酸鸟苷减少，而三磷酸鸟苷为病毒复制的必需物质。本药用法为每日800～1 200 mg，分3次口服。

（3）联合应用PEG-IFN与利巴韦林。抗HCV的治疗效果较好，目前较为常用，亦可选用普通干扰素与利巴韦林联合治疗，治疗前应进行HCV RNA基因分型（1型和非1型）和血清HCV RNA定量分析，以确定抗病毒治疗的疗程和利巴韦林的使用剂量。对于HCV RNA基因型为1型者，治疗方案为：PEG-IFNα-2b 1.5 μg/kg，每周1次皮下注射，联合口服利巴韦林1000 mg/d，至12周时检测HCV RNA：①若HCV RNA下降幅度＜2个对数级，则考虑停药；②若HCV RNA定性检测结果为阴性无法测出，则应继续治疗至48周；③若HCV RNA未转阴，但下降幅度≥2个对数级，可继续治疗至48周；若24周时仍未转阴，则宜停药观察。HCV RNA基因型为非1型者的治疗方案为：PEG-IFNα-2a 180 μg/kg或PEG-IFNα-2b 1.5 μg/kg，每周1次皮下注射，联合应用利巴韦林800 mg/d，治疗24周。对于无法耐受利巴韦林的患者，可单独使用干扰素治疗，但疗效通常较差。

（四）抗HDV病毒治疗

IFNα为目前唯一可用于抗HDV治疗的药物，但其抗病毒能力不理想且作用效果较为短暂，大部分患者需使用900万U每周3次或每日500万U的方案治疗1年，停药后60%～97%患者可出现复发。

（五）免疫调节

免疫功能紊乱的患者可使用胸腺素α_1等免疫调节剂进行治疗。胸腺素α_1为合成肽，有助于诱导T细胞成熟及维持免疫平衡，用法为每次1.6 mg皮下或肌肉注射，每周2～3次，疗程通常为6个月。胸腺素为从猪或小牛胸腺中提取的多肽类物质，其生物活性与胸腺素α_1相似，每日100～160 mg，静脉滴注，疗程通常为3个月。

（六）抗炎保肝治疗

常用的保护和改善肝功能、减轻炎症的药物有甘草酸制剂、水飞蓟宾类、熊去氧胆酸、还原型谷胱甘肽、S-硫腺苷甲硫氨酸等。进行抗炎保肝治疗时应注意：①抗炎保肝治疗不能替代抗病毒治疗及病因治疗，ALT明显升高或肝组织明显炎症坏死者，可适当选用抗炎保肝治疗药物辅助抗病毒治疗；②不宜同时应用多种抗炎保肝治疗药物，避免药物间相互作用引发的不良反应；③把握各类抗炎保肝治疗药物的性质及用药指征；④定期观察患者的临床表现及肝功能变化情况。抗病毒药物可抑制HBV和HCV的复制从而降低ALT、AST、GGT等肝功能指标，进行抗病毒治疗的患者一般不需使用抗炎保肝类药物。此外，为及时发现肝酶学异常，处于免疫耐受期且肝酶学正常的HBV携带者亦不应行抗炎保肝治疗。

三、重型肝炎

重型肝炎（肝衰竭）患者病情发展快、病死率高，应积极抢救。

1. 支持和对症治疗

患者应卧床休息，并对其进行重症监护。由于重症肝炎患者肝脏合成能力低下、热量摄入不足，应给予其以碳水化合物为主的营养支持治疗，供给足量的白蛋白、维生素，维持正氮平衡、血容量和胶体渗透压；尽可能减少饮食中的蛋白质含量，以抑制肠道内氨的产生；补液量1 500～2 000 ml/d，及时纠正电解质及酸碱平衡紊乱，必要时可输注新鲜血浆、免疫球蛋白等，禁用可损伤肝、肾的药物。

2. 促进肝细胞再生

（1）肝细胞生长因子（HGF）。为小分子多肽类物质，有助于促进肝细胞再生，用法为120～200 mg/d，静脉滴注，疗程多为1个月。

（2）前列腺素E_1。具有保护肝细胞、减少肝细胞坏死、改善肝血液循环的作用，亦可促进肝细胞再生，有助于阻止重型肝炎的进展，使用该药治疗后部分患者的病情及肝功能可获得明显改善。临床主要采用前列腺素E_1的脂质微球载体制剂，静脉滴注10～20 μg/d。

（3）干细胞移植。重症肝炎（肝衰竭）患者的预后主要取决于肝细胞的再生情况，补充外源性肝细胞或干细胞有助于增加正常肝细胞数量或促进新生肝细胞的产生。使用该方法治疗重型肝炎的有效性及安全性有待进一步证实。

3. 抗病毒治疗

乙型重型肝炎患者的HBV复制情况较为活跃（HBV DNA≥10^4拷贝/ml），患者应尽早使用抗病毒药物，应首选核苷类抗病毒药物，不宜使用干扰素类药物；抗病毒治疗缓解患者近期病情效果不明显，但对长期治疗及改善预后有重要意义。

4. 免疫调节

在重症肝炎的早期，机体的免疫系统主要表现为功能亢进，在病情的晚期主要表现为功能抑制，故病情处于早期的患者应适当使用激素，后期者则可使用免疫增强药物。使用激素需慎重，严格掌握适应证，发病较早、ALT水平较高、无肝硬化及其他激素禁忌证的患者可短程使用。

5. 人工肝支持

非生物型人工肝系统对早期重型肝炎的治疗效果较好，可有效清除患者血液内毒性物质并维持各血液成分的稳定，患者经人工肝支持治疗后其血胆红素浓度可明显下降，凝血酶原活动度可升高，间隔3～5 d连续使用有助于阻止疾病发展并为后续肝移植治疗奠定基础。该治疗的适应证主要包括：①各种原因引起的早、中期肝衰竭，PTA处于20%～40%之间，血小板>50×10^9/L；②晚期肝衰竭患者亦可行该项治疗，但易出现多种不良反应，应注意把握指征；③尚未达到肝衰竭诊断标准但有肝衰竭倾向者，亦可考虑通过人工肝支持进行早期干预；④晚期肝衰竭等待肝移植供体、肝移植术后出现排异反应、处于肝移植术后无功能期等情况的患者可进行人工肝支持治疗。相对禁忌证为：①严重活动性出血或弥散性血管内凝血；②对治疗过程中使用的血制品或药品如血浆、肝素和鱼精蛋白等高度过敏；③循环功能衰竭；④心脑梗死处于非稳定期；⑤妊娠晚期。

6. 肝移植

肝移植为治疗晚期肝炎的重要手段，在肝移植治疗前后使用抗病毒药物（如核苷类似物、高效价抗乙肝免疫球蛋白等）可显著提高HBV相关重型肝炎患者的肝移植成功率。肝移植的适应证包括：①各种原因引起的中、晚期肝衰竭，经积极内科和人工肝支持治疗后效果不理想；②各种类型的终末期肝硬化。绝对禁忌证为：①难以控制的全身感染；②肝外有难以根治的恶性肿瘤；③难以戒除酗酒或吸烟；④合并严重的心、脑、肺等重要脏器病变；⑤难以控制的精神疾病。

四、淤胆型肝炎

淤胆型肝炎的治疗方案与急性黄疸型肝炎的治疗方案类似，若经治疗后黄疸持续不退，则可联合应用泼尼松40～60 mg/d口服或地塞米松10～20 mg/d静脉滴注，2周后若患者血胆红素浓度下降，则可逐步减少激素用量。

五、慢性乙型肝炎和丙型肝炎病毒携带者

该类患者可正常生活及工作，但需定期随访，观察病情变化情况。患者宜进行肝穿刺活检，以进一步明确诊断并制定合理的治疗方案。

六、肝炎后肝硬化

合理剂量的PEG-IFN对肝功能较好的肝硬化患者的治疗效果较为理

想，可参照慢性肝炎和重型肝炎的治疗方案，治疗过程中需监测患者肝功能情况，注意预防及诊断肝衰竭。无论HBV DNA载量是否可测，HBeAg阳性的失代偿期肝硬化患者均应进行抗病毒治疗，单用TDF或ETV效果较好，禁用PEG-IFN。肝硬化患者通常需终生使用NAs，肌酐清除率较低（<50 ml/min）的患者应及时调整NAs剂量。肝炎后肝硬化易进展为原发性肝细胞癌，需密切监测及定期复查疾病的发展变化情况。

【预　后】

急性肝炎患者大多可于感染后3个月内痊愈，甲型肝炎预后良好，急性乙型肝炎60%～90%可完全康复，急性丙型肝炎易转为慢性或病毒携带状态，急性丁型肝炎合并HBV感染时约70%转为慢性，戊型肝炎患者的病死率为1%～5%。

轻度慢性肝炎患者一般预后较好，重症患者预后较差，约80%的病例于5年内发展为肝硬化，部分可出现肝细胞癌；慢性丙型肝炎患者的预后较乙型肝炎稍好。

重型肝炎患者的病死率为50%～70%，但急性病变多不发展为慢性肝炎或肝硬化，远期预后较好；亚急性重型肝炎多转变为慢性肝炎或肝炎后肝硬化；慢性重型肝炎的预后最差，患者的病死率可达80%以上，病情常多次反复。

急性淤胆型肝炎患者一般均可痊愈，若病情迁延则易进展为胆汁性肝硬化。

（张　虎）

参考文献

[1] 李兰娟，任红 . 传染病学 [M] . 北京：人民卫生出版社，2013:17–43.

[2] 王慧，贾继东 . 慢性 HBV 感染自然史及长期转归 [C]// 慢性乙型肝炎抗病毒治疗难点和热点学术会议，2009.

[3] 王宏 . 乙型病毒性肝炎发病机制的免疫学研究进展 [J]. 实用医药杂志，2014，31（12）:1119-1121.

[4] Rehermann B, Nascimbeni M. Immunology of hepatitis B virus and hepatitis C virus infection[J]. New England Journal of Medicine, 2005, 5（3）:215.

[5] 赵玉沛，吕毅 . 消化系统疾病 [M]. 北京：人民卫生出版社，2016:347-355.

[6] 高敬国，魏绍武，王素英 . 消化科疾病临床诊疗技术 [M]. 北京：中国医药科技出版社，2016:200-218.

[7] 中华医学会肝病学分会 . 慢性乙型肝炎防治指南（2015 年版）[J]. 实用肝脏病杂志，2016，19（3）:1-18.

[8] 赵启昂，赵妍 . 病毒性肝炎的诊治——甲型肝炎 [J]. 中国实用乡村医生杂志，2017（3）:3-5.

[9] 吴淑玲，成军 . 乙型肝炎病毒耐药的研究进展 [J]. 胃肠病学和肝病学杂志，2008，17（9）:771-773.

[10] 中华医学会感染病学分会 . 肝脏炎症及其防治专家共识 [J]. 中华传染病杂志，2014，22（2）:94-103.

[11] 曲建慧，张玲霞 . 抗炎保肝药物在病毒性肝炎治疗中的应用 [J]. 中华肝脏病杂志，2011，19（2）:153-154.

[12] 赵启昂，赵妍 . 丁型肝炎和戊型肝炎 [J]. 中国实用乡村医生杂志，2017，24（3）:11-12.

[13] Feld J, Janssen H L, Abbas Z, et al. World Gastroenterology Organisation Global Guideline Hepatitis B: September 2015[J]. Journal of Clinical Gastroenterology, 2016, 50（9）:691.

[14] 朱鹏，唐怡，王宇明 .《亚太肝病学会乙型肝炎管理的临床实践指南（2015 年更新）》推荐意见 [J]. 临床肝胆病杂志，2016，32（3）:423-428.

[15] 刘志国，李风欣，潘伯荣 . 丙型病毒性肝炎的治疗 [J]. 现代诊断与治疗，1993（2）:183-184.

[16] 陈红松，窦晓，段钟平，等 . 丙型肝炎防治指南（2015 年更新版）[J]. 临床肝胆病杂志，2015，29（12）:1961-1979.

[17] 中华医学会感染病学分会肝衰竭与人工肝学组 . 肝衰竭诊治指南（2012 年版）[J]. 中华肝脏病杂志，2013，21（3）:210-216.

第十八章　脂肪性肝病

脂肪性肝病（fatty liver disease, FLD）亦称为脂肪肝，指以肝细胞脂肪过度贮积和脂肪变性为特征的临床病理综合征，可分为急性、慢性两大类。急性脂肪肝较为少见，多为小泡性脂肪肝，可见于妊娠期、四氯化碳中毒及药物性肝损害的患者；慢性脂肪肝较为常见，多为大泡性或以大泡性为主的混合型脂肪肝，病因主要包括长期乙醇摄入、肥胖及代谢综合征等，近年来发病率不断上升。不同种族、不同年龄的人群均可发生本病，我国成人患病率为15%～25%，且患者渐趋年轻化。此外，根据患者是否有大量饮酒史，可将脂肪性肝病分为非酒精性脂肪性肝病和酒精性脂肪性肝病。

第一节　非酒精性脂肪性肝病

非酒精性脂肪性肝病（non-alcoholic fatty liver disease, NAFLD）又称非酒精性脂肪肝，指除酒精和其他明确的肝损害因素引起的，以肝实质细胞脂肪变性和脂肪贮存为病理特征的临床病理综合征，病变主体多位于肝小叶，包括单纯性脂肪性肝病及由其演变的脂肪性肝炎（non-alcoholic steatohepatitis, NASH）、脂肪性肝纤维化和肝硬化。NAFLD已成为全球重要的公共健康问题之一，亦为我国最常见的慢性肝病之一。

【病因及发病机制】

目前认为肥胖、血脂紊乱、2型糖尿病等代谢综合征相关因素为引发NAFLD的重要病因，胰岛素抵抗（IR）在疾病的发生过程中发挥重要作用，肝脏脂肪贮积为NAFLD 患者体内脂肪稳态失调的表现。

一、二次打击理论

“二次打击”理论为关于NAFLD发病机制的重要学说，“首次打击”即IR引起的肝脏内脂肪沉积，“第二次打击”为在肝脏内脂肪沉积基础上发生的氧化应激和脂质过氧化损伤，可引发炎症反应造成肝组织损伤；在脂肪性肝炎的持续作用（炎症–坏死循环）下，肝组织可出现进展性纤维化。

1. 胰岛素抵抗（IR）

胰岛素抵抗指靶器官对胰岛素的敏感性下降，IR与脂代谢紊乱、NAFLD等因素相互影响、共同作用，造成肝组织内脂质合成、降解和分泌代谢的紊乱及失衡。研究显示，NAFLD患者存在明显的胰岛素抵抗现象，其血清胰岛素水平、胰岛素抵抗指数均较高，而NAFLD病情严重程度与患者的胰岛素抵抗程度无相关性，表明IR可能为NAFLD的原发性病理改变。发生胰岛素抵抗时，患者的脂蛋白脂酶活性及脂肪合成能力下降，导致脂肪组织分解及游离脂肪酸（FFA）大量释放，FFA及通过进食摄入的脂质可进入肝脏，促进肝组织内甘油三酯（TG）的合成及摄取，微粒体转运蛋白（MTP）可催化TG与载脂蛋白B100（ApoB–100）结合的反应，使TG转化为极低密度脂蛋白（VLDL），若肝细胞内TG的合成量大于其输出量且VLDL合成受抑，则可导致TG在肝脏内大量蓄积，促进脂肪肝的形成。血脂代谢紊乱可造成肝细胞表面的胰岛素受体数量减少或功能障碍，降低肝细胞对胰岛素的敏感性及反应性，进而发生胰岛素抵抗。有学者认为，高TG血症患者的FFA水平较高，对胰岛素与周围组织中的受体结合过程有一定干扰作用，此外，大量的FFA亦可抑制胰岛素相关的信号传导通路，进一步加重胰岛素抵抗，易导致高胰岛素血症的发生，而高胰岛素血症有利于糖降解及脂肪酸的合成，促进脂类物质在肝脏蓄积，形成IR和NAFLD间的恶性循环。

2. 氧化应激及脂质过氧化

氧化应激和脂质过氧化的“第二次打击”作用可直接损伤生物膜，导致肝细胞的线粒体出现肿胀、破裂、功能障碍等病变，最终引起细胞坏死，并可促进大量炎症介质产生及通过PKC、PI3K和PKB/Akt瀑布式激酶链激活肝星状细胞，使胶原蛋白的合成增加，从而启动肝脏基质的修复反应及进展性肝纤维化，微循环障碍可引起肝脏缺血坏死，进而诱发肝小叶结构重建形成肝硬化；氧化应激亦可通过过氧化物增殖激活受体（PPARα）和固醇调节元件结合蛋白1（SREBP-1）干扰脂质合成代谢，促进肝内脂肪沉积。研究显示，FFA可能为影响氧化应激及脂质过氧化的关键物质，肝摄取大量FFA后可加快线粒体的β氧化速度并促进大量反应性氧化物（ROS）的产生，若肝细胞产生ROS过多且超过抗氧化系统的清除能力，则可引发氧应激反应；ROS可刺激花生四烯酸的代谢，促进白三烯等物质产生，激活链式过氧化反应形成丙二醛（MDA）、4-羟基壬醇等脂质过氧化物（LPO），LPO可趋化炎性细胞浸润肝组织，导致细胞蛋白质形成交链聚合，破坏肝脏生化功能和结构；此外，LPO亦具有刺激肝星状细胞、上调转化生长因子、抑制氧化呼吸链电子传递的作用，进一步促进ROS、脂质过氧化物的大量产生，导致肝细胞损伤不断加重，若氧化应激反应的破坏作用超过肝脏自身防御能力，肝组织的单纯脂肪样变性则可发展为NAFLD。

二、其他因素

NAFLD的发生还可能与瘦素、肿瘤坏死因子、脂联素、细胞色素氧化酶等物质存在相关性，低脂联素血症、高瘦素血症及高TNF-α水平等因素可加剧胰岛素抵抗并促进肝组织内的脂肪沉积，进而诱发氧化应激反应，刺激炎症因子的释放，引发坏死性炎症和肝纤维化。有学者认为遗传因素与NAFLD存在密切联系，可影响NAFLD的发生发展过程及病理改变的严重程度。此外，血流动力学异常亦可能为NAFLD的致病因素之一，肝脏损伤与血流动力学改变或可相互作用、互为因果；铁超载在NAFLD发病机制中的作用尚存争议，研究显示大量NAFLD患者存在血清铁水平升高、铁超载现象，亦有研究表明高铁血症仅存在于40%左右的NAFLD患者中，5%的患者可出现转铁蛋白饱和度增加。近来有学者研究发现，多泡体（MVB）调控蛋白Tmbim1在NAFLD和NASH发病过程中具有关键的负调控作用，或可为新药研究提供思路。

【病 理】

NAFLD的主要病理特征为大泡性或大泡性为主的肝细胞脂肪变性，亦可出现脂肪变、气球样变、Mallory小体、炎症及纤维化等病理改变。根据病理改变的严重程度，可将NAFLD分为三类：①单纯性脂肪性肝病，肝小叶内＞30%的肝细胞发生脂肪变，以大泡性脂肪变性为主，不伴有肝细胞变性坏死、炎症及纤维化，可分为轻、中、重三型；②脂肪性肝炎，腺泡3区出现气球样肝细胞及窦周（细胞周）纤维化，腺泡点灶状坏死，门管区及门管周围区有炎症浸润，出现局灶性或广泛性的桥接纤维化；③脂肪性肝硬化，肝小叶结构完全被破坏，形成小结节性肝硬化，肝细胞内脂肪变性可减轻甚至完全消失。

【诊 断】

一、临床表现

大部分NAFLD患者无任何症状，部分患者可有右上腹轻度不适、乏力等非特异性表现，乏力较为常见，但其程度与病理改变的严重程度无关；严重脂肪肝患者可出现瘙痒、食欲减退、肝功能衰竭等症状，黄疸常发生于NASH晚期，提示病情恶化。30%～100%的患者存在肥胖，无痛性肝大为NAFLD患者的常见体征，肝脏常呈轻至中度肿大，表面光滑，质地正常或稍硬，偶可触及增大的脾脏；部分患者可有肝掌、蜘蛛痣、腹壁静脉曲张等慢性肝病的体征。

二、检　查

1. 实验室检查

（1）血糖、血脂、胰岛素抵抗的检测。脂肪肝患者大多营养过剩，多于近期出现体重增长和（或）体重过重、内脏性肥胖，通过测定空腹血糖、餐后2 h血糖，可发现空腹血糖异常、糖耐量损害或糖尿病。血脂全套检测可发现TC、LDL-C、TG、游离脂肪酸增高及血尿酸增高。根据空腹血糖和空腹胰岛素水平可计算胰岛素抵抗指数（HOMA-IR），从而判断机体对胰岛素的敏感程度及发生糖尿病的风险。

（2）血清转氨酶检测。脂肪肝患者血清ALT和AST常轻度升高，以ALT升高为主，多不超过正常值上限的2～3倍，甚至仅为正常值范围高限，持续时间较长，短期内无明显波动，AST/ALT比值一般<1，若比值>1.3，则提示可能并发进展性肝纤维化。

（3）其他。对于脂肪性肝病患者，其他可供选择的参考监测指标包括全血黏度、尿微量白蛋白、血同型半胱氨酸等代谢综合征相关组分，血清铁蛋白、超敏反应蛋白（hs-CRP）、肿瘤坏死因子（TNF）、白介素-6、脂联素、瘦素和细胞角蛋白-18等有助于评估肝组织炎性反应的严重程度。

2. 影像学检查

（1）腹部B超。若超过10%的肝细胞发生脂肪样变性则可通过腹部超声发现异常，若超过30%～50%的细胞发生变性，则超声确立诊断的准确性较高。常用的诊断标准为：①肝实质回声增强，呈“明亮肝”；②肝脏远场回声衰减；③肝内血管模糊，显示不清。符合第1项加第2、3项之一者可确诊，仅符合第1项者可作疑似诊断。

（2）CT/MRI 。CT平扫观察脂肪肝的效果较好，正常肝组织呈密度均匀影，通常为45～65 hu，稍高于脾脏密度，发生脂肪肝时，肝组织CT值与肝细胞内脂肪含量呈负相关，脂肪含量越高则CT值越低，若肝脏/脾脏CT值＜1，则可确立脂肪肝诊断。MRI对肝组织的分辨率较CT更好，当CT检查难以区分肝脏恶性肿瘤与脂肪肝时，MRI（尤其是位相MRI）有助于鉴别诊断。

（3）瞬时弹性超声。为评估肝纤维化的无创检查方法，可利用弹性波检测肝脏硬度，从而更准确地判断肝脏纤维化的程度。

3. 病理学检查

肝穿刺活组织检查为确立NAFLD诊断的主要方法，敏感度及特异度较高，可判断肝组织病理改变的类型及严重程度，有助于评估疾病预后，为后续治疗提供依据，亦可准确区分脂肪肝与肝恶性肿瘤，对鉴别局灶性脂肪性肝病与某些少见疾病如血色病、胆固醇酯贮积病和糖原贮积病等有重要价值。

三、诊断要点

（1）肥胖、糖尿病、高脂血症、高血压病等为引发脂肪肝的高危因素。

（2）非酒精性脂肪性肝病的临床诊断需符合下列3项条件：①患者无饮酒史或饮酒折合乙醇量小于140 g/周（女性小于70 g/周）；②排除病毒性肝炎、药物性肝病、全胃肠外营养、肝豆状核变性、自身免疫性肝病等可导致脂肪肝的特定疾病；③肝活检组织病理学变化符合脂肪性肝病的病理学诊断标准。

（3）诊断确立后，应根据脂肪肝的病理改变情况，对其进行临床分型，以决定是否采取积极的干预和治疗措施。

四、鉴别诊断

（1）酒精性肝病。为长期大量饮酒引发的肝脏疾病，初期通常表现为脂肪肝，进而可发展成酒精性肝炎、肝纤维化和肝硬化。其临床诊断标准为：患者有长期饮酒史，一般超过5年，折合乙醇量男性≥40 g/d，女性≥20 g/d，或2周内有大量饮酒史，折合乙醇量＞80 g/d。实验室检查常发现AST/ALT＞2，MCV升高。

（2）病毒性肝炎。该病在病毒性肝炎流行区发病率较高，患者常有易感染肝炎病毒的高危行为（多个性伴侣、静脉药物滥用等），可有输血或输血制品史。该病症状和体征的特异性不高，不易与脂肪肝鉴别，可通过血清免疫学及肝炎病毒DNA检测确诊。

（3）自身免疫性肝病。常慢性起病，女性多发，有类似脂肪性肝炎的症状，可伴有其他自身免疫性疾病，有一定的遗传倾向。可出现高丙种球蛋白血症，多种自身抗体阳性，肝脏穿刺有重要鉴别诊断价值。

（4）药物性肝病。患者有用药史，可出现发热、皮疹等表现，初次用药后潜伏期一般为5～90 d，停药后肝功能指标可迅速恢复正常水平，再次用药后可再次出现肝脏受损的表现，血常规检查可见嗜酸粒细胞水平升高。

（5）肝脏占位性病变。不均匀性脂肪肝需与肝脏的占位性病变相鉴别。大多数肝脏占位性病变在腹部超声下的表现与脂肪性肝病较为相似，鉴别时可根据病史、症状及影像学表现做出初步判定，再通过病理检查确立诊断。

【治　疗】

NAFLD患者的主要死因为动脉硬化性血管事件，部分NASH并发肝硬化的患者可因肝功能障碍而死亡，因此，在NAFLD的治疗过程中应注意控制代谢紊乱、防治糖尿病和心脑血管疾病，积极处理肝脂肪变及NASH，阻止肝病进展，防治肝硬化。

一、病因治疗

肥胖是导致肝组织损害的重要危险因素，肥胖的患者需控制体重，尤以降低腰围最为关键，可通过健康宣教纠正其不良的生活方式和行为，经严格控制体重，患者的血清酶谱异常和肝组织学损伤可得到明显改善。肥胖患者宜每日减少500～1 000 kcal*的热量摄入，进行中等程度的热量限制，调整饮食结构，以低糖低脂饮食为主，增大膳食纤维类食物的摄入量。此外，肥胖患者还应坚持中等量的有氧运动，每周应锻炼4次以上，累计锻炼时间应达到150 min。在饮食和运动调节的过程中，患者应注意防止体重急剧下降，禁行极低热卡饮食和空–回肠短路减肥手术，避免出现小肠细菌过度增生；严格坚持合理的生活方式6～12个月后，若患者的体重下降幅度未超过5%，则可适当选用二甲双胍、西布曲明、奥利司他等药物进一步控制体重；重度肥胖症患者通过药物控制体重的效果不理想时可考虑行上消化道减肥手术，手术治疗前需注意排除肝功能衰竭、中重度食管–胃底静脉曲张等病变。对于合并慢性病毒性肝炎及脂肪性肝病的患者，应积极判断造成肝脏损伤的主要原因，采取有效措施处理肥胖、胰岛素抵抗的代谢异常，若患者有抗病毒治疗指征则应及时行抗病毒治疗；当无法确定肝炎活动的病因时，应积极行一般治疗，嘱患者严格戒酒和减肥，若3个月后肝酶持续增高，则需考虑是否行抗病毒治疗。此外，患者还应注意避免接触有肝毒性的物质，慎用可能造成肝组织损伤的中西药物和保健品，合并肠道菌群紊乱的患者可考虑使用益生元或益生菌制剂调节肠道菌群并改善胃肠道症状。

---

*　1 kcal ≈ 4.186 kJ

二、改善胰岛素抵抗

血管紧张素受体阻滞剂（ARB）、胰岛素增敏剂（二甲双胍、吡格列酮等）及他汀类药物有助于降低血压、防治糖脂代谢紊乱及动脉硬化，上述药物对改善患者的血清酶谱异常及肝组织学损伤有一定价值，肝功能不全者慎用。

三、保肝治疗

保肝抗炎药物在NAFLD防治过程中的临床价值目前仍存争议，尚无充足证据表明NAFLD/NASH患者应常规使用该类药物。在有效实施基础治疗的基础上，出现下列情况可适当使用保肝抗炎药物进行治疗：①肝组织学确诊NASH；②患者可能存在明显肝损伤和（或）进展性肝纤维化，如合并血清转氨酶增高、代谢综合征、2型糖尿病等；③拟用其他可能诱发肝损伤的药物而影响基础治疗方案实施，或基础治疗过程中出现转氨酶水平升高；④合并嗜肝病毒现症感染或其他肝病。可使用1～2种多烯磷脂酰胆碱、水飞蓟宾、甘草酸制剂、双环醇、维生素E等中西药物，以保护肝脏功能、抑制肝脏纤维化进程。疗程至少需1～2年。

四、并发症的治疗

注意防治肝硬化门静脉高压及肝功能衰竭的相关并发症，应根据临床需要采取相应措施，终末期肝病患者可考虑行肝移植手术治疗。

【预　后】

饮食控制和体育锻炼常可使早期NAFLD的病理改变完全恢复，若已进展至NASH，积极采取科学合理的治疗多可明显改善病情，小部分NASH病例经治疗后仍可发展为肝硬化，甚至发生肝衰竭、肝细胞癌，预后不佳。NAFLD患者宜密切监测体重、腰围、血压、肝功能、血糖等指标，并定期行腹部B超以评估肝脏、胆囊及脾脏等器官的病变情况。

第二节　酒精性脂肪性肝病

酒精性肝病（alcoholic liver disease, ALD）为长期大量饮酒引起的慢性肝病，初期通常表现为脂肪肝，进而可发展为酒精性肝炎、酒精性肝纤维化和酒精性肝硬化。本病在欧美国家多见，近年来我国的ALD发病率亦呈上升趋势。

【病　因】

乙醇对肝脏有明显的毒性作用，重度饮酒者80%以上有轻重不一的脂肪肝，10%~35%可发展为酒精性肝炎，10%~20%将进展为酒精性肝硬化。大量危险因素可增大ALD发生和发展风险，主要包括：饮酒量、饮酒年限、酒精饮料品种、饮酒方式、性别、种族、肥胖、肝炎病毒感染、遗传因素、营养状况等。

一、酒精因素

酒精对肝组织的损伤作用有一定阈值效应，即达到一定饮酒量或饮酒年限，则发生肝损伤的风险可明显上升。肝损害与饮酒的剂量关联尚不明确且存在较大的个体差异，但酒精的人均摄入量与肝硬化的发生率显著相关，若男性饮酒量超过60~80 g/d、女性超过20 g/d持续10年以上，肝硬化的发生率则可明显增加。此外，不同的酒精饮料及饮酒方式对肝脏造成的损害亦不同，有研究显示，饮用啤酒或烈酒与酒精性肝病的相关性较葡萄酒更为明显，且空腹饮酒更易导致肝损伤的发生。

二、性别因素

女性更易受到酒精肝毒性的影响，较小剂量的酒精摄入和较短的饮酒史即可引发较为严重的酒精性肝病，其机制主要与女性的胃乙醇脱氢酶相对量较低、身体脂肪比例较高、月经周期对酒精吸收的促进作用等因素有关。

三、种族及遗传因素

种族及遗传因素亦可影响酒精性肝病的发生发展。汉族人群中乙醇脱氢酶ADH2、ADH3和乙醛脱氢酶ALDH2的等位基因频率及基因型分布与西方国家人群存在差异，或为中国酒精性肝病的发病率低于西方国家的原因之一。此外，同一地区的人群间亦存在显著个体差异。

四、营养因素

患者的营养状况为影响酒精性肝病预后的重要因素，若患者存在营养不良，则较易发生严重肝损伤，且营养不良的程度与患者的病死率呈正相关，严重营养不良患者的病死率可达80%（营养正常者不超过50%），微量元素异常、维生素A及维生素E水平低下可加重肝组织病变。肥胖和超重亦可增加罹患ALD的风险。

五、感染因素

若慢性病毒性肝炎患者长期大量饮酒，或酒精性肝病患者合并HBV或

HCV等肝炎病毒感染，则可加快肝组织损伤发生和发展的过程。

【发病机制】

多种因素均可参与酒精性肝病的发生与发展，酒精及其代谢产物对肝脏的损伤作用包括直接毒性、氧化应激反应、肠源性内毒素血症、Kupffer细胞活化、促炎因子释放、铁沉积等。

一、乙醇代谢产物及氧化应激

肝脏可代谢90%摄入的乙醇，主要通过ADH、细胞色素P450系统（主要为CYP2E1）及过氧化氢酶系统对乙醇进行氧化代谢。饮酒后，乙醇首先在胃和肝脏发生部分首过代谢，随后分布至细胞外液和细胞内液间隙，大部分乙醇经肝脏的乙醇脱氢酶（ADH）转化为乙醛，继而通过乙醛脱氢酶（ALDH）转化为乙酸，ADH为该过程的限速酶，其活性在空腹、蛋白质营养不良和慢性肝病时降低。乙醛是酒精代谢产生的最主要毒性物质，在急性酒精性肝炎的发病过程中可发挥重要作用，具有较高的反应活性，与蛋白质结合形成复合物后不仅可直接损伤肝细胞，亦可作为新抗原激活免疫系统，导致细胞及体液免疫反应对肝细胞进行攻击，加重肝细胞损伤；此外，乙醛可通过转化生长因子（TGF-β）诱导肝星状细胞（HSC）维持激活，促进细胞外基质产生及纤维化形成。乙醛在ALDH的作用下可转化为乙酸，有助于促进组蛋白乙酰化反应并调节表观遗传学变异，进而激活某些特定基因启动子，刺激IL-8、TNF-α等巨噬细胞炎症因子的产生。CYP2E1具有促进乙醇在代谢中产生乙醛和活性氧簇（ROS）的作用，并可激发氧化应激反应（OS），长期饮酒可使CYP2E1活性增强，产生大量自由基，增强巨噬细胞对内毒素（LPS）的敏感性，促进TNF-α等炎性因子的释放。正常情况下，存在于细胞内的SOD、GSH、维生素E等物质可作为自由基清除剂，形成氧化-抗氧化平衡，若自由基等氧化产物产生过多，则平衡可被打破，造成氧化应激损伤；研究显示，过表达CYP2E1的HepG2细胞内发生的蛋白酶体氧化损伤或可造成包括细胞角蛋白18和8在内的不可溶蛋白在肝细胞内聚集，可能为酒精性肝病组织中Mallory小体形成的原因。此外，乙醇可通过下调铁调素Hepcidin的表达促进肝内铁沉积，进一步加重氧化应激反应及肝组织损伤。

研究显示，酒精性肝病患者的线粒体DNA损伤率较高，可出现线粒体氧化呼吸链功能障碍，导致电子经呼吸链的传递过程受阻及呼吸链复合物活性降低，进而使脂肪酸的β氧化代谢受到抑制，促进脂肪肝的发生。乙醇对肝脏的损害作用可能涉及的其他机制有：①乙醇代谢的耗氧过程导致肝组织的小叶中央区缺氧；②乙醇代谢过程需消耗辅酶I（NAD），导致肝组织内依赖NAD的生化反应减弱，造成代谢紊乱，亦可促进高脂血症和脂肪肝的发生；③长期大量饮酒患者的血液内酒精浓度较高，可造成肝内血管收缩、血流动力紊乱、氧供减少，导致肝脏微循环障碍和低氧血症，加重肝脏病变并使肝功能恶化。上述代谢改变可与包括肿瘤坏死因子-α和转化生长因子β_1在内的细胞因子相互作用，引起肝细胞坏死、肝星形细胞活化、胶原沉积和纤维化。

二、肠源性内毒素血症

酒精性肝病患者的血清内毒素（LPS）水平可达8.5～206 pg/ml，为健康人群的5～20倍。LPS可经门静脉进入肝脏，通过TLR4途径产生炎症因子，激活转录因子NF-κB和AP-1，促进TNF-α和IL-1β表达，引发一系列炎症反应，加重肝组织损伤。酒精引起内毒素血症的可能机制为：①Kupffer细胞功能失调，导致机体清除内毒素的能力减弱；②肠道内细菌过度繁殖，产生大量内毒素；③肠黏膜屏障功能受损，导致肠道内LPS和细菌进入机体血液循环的可能性增大。此外，肠道菌群与酒精性肝病存在一定关联，口服益生菌联合戒酒治疗的患者较单纯戒酒的患者更易改善肝损伤的严重程度。研究显示，乙醇和乙醛可通过多种方式破坏肠道黏膜屏障、增大肠上皮的通透性，导致肠道结构及功能受损，其机制主要包括：①通过磷酸化调节过程使紧密连接蛋白及黏附连接蛋白重新分布，破坏紧密连接的结构及功能；②增强一氧化氮合成酶的活性，促进一氧化氮产生，使细胞骨架蛋白发生重排；③患者的结肠组织中miR-212水平较高、ZO-1水平较低，均可导致肠道黏膜通透性增大；④大量乙醇或可导致小肠缺乏锌，造成紧密连接蛋白数量显著降低。

三、免疫反应

乙醇可通过多种途径激活肝内Kupffer细胞并产生一系列的促炎性因子，进而造成肝细胞的损伤，酒精性肝病患者的Kupffer细胞数量和血清TNF-α、IL-6、IL-12水平均显著高于正常人群。活化的Kupffer细胞可产生TNF-α，具有增强固醇调节元件结合蛋白1-c（SREBP-1c）表达的作用，SREBP-1c为肝组织内调节脂质合成代谢的关键转录因子，可促进肝脏内脂质合成及沉积；铁过剩或可有助于Kupffer细胞炎症信号的激活，并与NF-κB活性和TNF-α表达增强有关；此外，乙醇诱导的Kupffer细胞活化可抑制脂肪细胞脂联素生成，减弱脂联素的抗脂肪变性能力。研究显示，长期摄入酒精的小鼠的肝组织内NK细胞数量减少，其对HSC的杀伤作用减弱，提示长期饮酒可损伤NK细胞的杀伤作用并抑制NK细胞及IFN-γ的抗纤维化作用；酒精喂养小鼠4天后即可使补体C3和TNF-α在肝组织内的表达增强，若敲除小鼠的C3基因，则TNF-α增多无法导致酒精性肝病的发生，表明补体C3与TNF-α在酒精性肝病的发生过程中可共同发挥作用；TLR4基因敲除的小鼠摄入酒精后早期即可出现补体的激活和TNF-α的表达，表明LPS/TLR4在酒精性肝病的早期不发挥作用，C3a和C5a等活化的补体片段可能在内毒素介入前即已激活Kupffer细胞。此外，酒精性肝病患者肝内可出现活化的Th17细胞，可产生IL-17促进中性粒细胞浸润；在病情较为严重的患者体内，酒精诱导产生的丙二醛、4-羟基壬烯醛、丙二醛等脂质过氧化物加合物可作为抗原激活免疫反应，部分患者可出现外周血自身抗体阳性。

四、其他因素

PPARα为一种核内受体，可调节脂肪酸转运和氧化过程，乙醇经代谢转变为乙醛后可直接抑制肝细胞内PPARα的转录活性，亦可通过氧化应激作用间接抑制PPARα的活性，造成脂肪酸氧化障碍及肝内脂肪沉积。此外，其他生物活性因子亦可调控PPARα的转录，如骨桥素可负向调节PPARα，脂联素可正向调节PPARα活性，慢性酒精摄入可抑制脂联素对PPARα的正向调节作用，促使脂肪沉积。细胞自噬作用有助于清除肝细胞内的脂滴，而长期饮酒可抑制细胞的自噬功能。microRNAs（miRNAs）对调节基因表达有一定作用，目前认为乙醇可通过影响miRNAs进而引发肝组织病变，多种miRNAs可参与酒精性肝病的发生过程，如乙醇可诱导巨噬细胞miR-155的表达以增强Kupffer细胞对LPS的敏感性，促进TNF-α的产生；酒精性肝病动物模型的肠组织内miR-212表达增强，或可通过负向调节ZO-1增加肠道通透性；miR-34a可调节基质金属蛋白酶1和2（MMP1/2）的表达，从而影响酒精性肝纤维化的发生及发展；其他与酒精性肝病有关的miRNAs包括miR-103、miR-107、miR-122等。

【病　理】

酒精性肝病的特征性病理表现为大泡性或大泡性为主伴小泡性的混合性肝细胞脂肪变性，主要病理类型有：①酒精性脂肪肝，脂肪变性为肝细胞病变最早、最常见的表现，主要分布于小叶中央区，病情进展时可呈弥漫分布，肝细胞无炎症、坏死，小叶结构完整；②酒精性肝炎，特点为肝细胞被破坏、肝小叶嗜中性粒细胞浸润和纤维化，肝细胞的病理改变包括坏死和气球样变性，变性的肝细胞内常可见Mallory小体，为酒精性肝损伤的特征性改变；③酒精性肝硬化，纤维化广泛而弥漫，肝组织内形成大量假小叶，引发小结节性肝硬化。

【诊　断】

一、临床表现

酒精性肝病患者的临床表现存在较大差异，症状一般与饮酒的量和饮酒史的时间长短有关。酒精性脂肪肝患者常无症状或症状轻微，可有乏力、食欲不振、右上腹隐痛或不适，肝脏不同程度肿大；酒精性肝炎的患者常可有全身不适、食欲不振、乏力、肝区疼痛等表现，常于近期（数周至数月）大量饮酒后发生，亦可出现低热、黄疸、肝大且触痛阳性，严重者可发生急性肝衰竭。酒精性肝硬化的临床表现与其他原因引起的肝硬化相似，可伴有精神神经症状、慢性胰腺炎等慢性酒精中毒的表现。

二、检　查

1. 实验室检查

（1）用于筛查慢性乙醇中毒的实验室指标。主要有：①平均红细胞容积（MCV），在乙醇大量摄入6周后升高（MCV≥95 fl）；②血清转氨酶，发生酒精性肝损伤后AST升高程度常大于ALT，AST/ALT比值＞2，且AST＜350 IU/L；③血清γ-谷氨酰转移酶（GGT），病程早期即可升高，升高幅度通常大于碱性磷酸酶（ALP），男性的敏感度高于女性；④血清缺糖基转铁蛋白（CDT），灵敏度为69%～91%，特异度为100%，可能为目前反映慢性乙醇中毒最为敏感和特异的生化指标。

（2）反映病情的指标。总胆红素和凝血酶原时间（PT）检测有助于酒精性肝病的病情判断，两者均正常或仅有胆红素轻度升高提示病变程度较轻，总胆红素>85.5 μmol/L提示中度病变，若伴有PT延长4 s以上，则表明已进展为重度酒精性肝炎。发生酒精性肝硬化时患者的血清转氨酶多正常或轻度升高，但常出现白蛋白含量下降，可伴有球蛋白、免疫球蛋白G和免疫球蛋白A水平上升，PT延长，血小板计数降低。

2. 影像学检查

同非酒精性脂肪性肝病影像学检查。

3. 病理学检查

肝穿刺活检为诊断酒精性肝病并对疾病进行分型的“金标准”，亦有助于判断肝组织损伤的严重程度和疾病的预后。但肝活检为有创检查，且无法区分酒精性和非酒精性脂肪性肝病，亦可能存在采样误差和标本穿刺偏移现象。

三、诊断要点

（1）酒精性肝病诊断标准为：①有长期饮酒史，一般超过5年，折合乙醇量男性≥40 g/d，女性≥20 g/d，或2周内有大量饮酒史，折合乙醇量>80 g/d，应注意性别、遗传易感性等因素的影响，乙醇量（g）=饮酒量（ml）×乙醇含量（%）×0.8；②临床症状常为非特异性，可无阳性症状，或有右上腹胀痛、食欲不振、乏力、体重减轻、黄疸等；随着病情加重，可有精神神经症状和蜘蛛痣、肝掌等表现；③血清AST、ALT、γ-谷氨酰转肽酶（GGT）、TBil、PT、平均红细胞容积（MCV）和缺糖基转铁蛋白（CDT）等指标升高，其中AST/ALT>2、GGT升高、MCV升高为酒精性肝病的特征性改变，禁酒后上述指标可明显下降，通常在4周内基本恢复正常（GGT恢复速度较慢），有助于诊断；④肝脏超声检查或CT检查有典型表现；⑤排除肝炎病毒感染及药物、中毒性肝损伤和自身免疫性肝病等。凡符合第1、2、3项和第5项或第1、2、4项和第5项者，可诊断为酒精性肝病；仅符合第1、2项和第5项者，疑诊为酒精性肝病。

（2）对确诊酒精性肝病的患者，需进一步检查了解是否合并其他器官功能障碍，如心肌病、骨骼肌萎缩、胰腺功能障碍和酒精性神经损害等。

四、鉴别诊断

（1）非酒精性脂肪性肝病。患者无饮酒史或饮酒折合乙醇量男性每周<140 g，女性每周<70 g，可有超重和（或）内脏性肥胖、空腹血糖增高、血脂紊乱、高血压等代谢综合征相关表现。血清转氨酶水平多升高，常为正常上限的2～3倍，AST/ALT比值通常<1。

（2）病毒性肝炎。症状、体征常不易与酒精性肝病鉴别，患者常有不洁饮食史、家族史、输入血制品及不洁注射史，嗜肝病毒血清学检查可发现异常。

（3）药物性肝病。患者多有服用损肝药物史，停药后肝功能可恢复正常。血常规检查常可见嗜酸性粒细胞数量增加，肝组织病理学检查有助于诊断。

（4）自身免疫性肝病。多慢性起病，女性多发，有类似酒精性肝炎的症状，有一定的遗传倾向，可出现高丙种球蛋白血症，多种自身抗体阳性，肝脏穿刺有重要鉴别诊断价值。

【治 疗】

酒精性肝病的治疗措施包括戒酒及营养支持、积极改善酒精性肝损伤、对症处理肝炎和肝硬化相关并发症、肝移植治疗终末期肝病。应根据患者的基本状况及临床病理类型制定针对性的治疗方案，单纯性脂肪肝患者通常仅需戒酒和调整膳食结构，不需使用药物，营养不良者需注意补充营养，超重者需节制饮食，存在肝脏炎性病变（酒精性肝炎伴或不伴肝硬化）者常需应用保肝药物。

一、戒酒

控制饮酒量为影响本病预后的关键因素，患者需戒酒或长时间禁酒。戒酒可改善各类型酒精性肝病患者的生活质量，减轻肝脏损害、缩短病程、降低病死率。戒酒对单纯性酒精性脂肪肝的治疗效果较为明显，大多数患者严格戒酒数周或数月后，肝内脂肪沉积即可完全消失，但部分患者的肝组织损伤在戒酒后仍可持续存在，并进展至肝硬化。

二、营养支持

酒精性肝硬化患者常合并营养不良，主要表现为蛋白质、维生素、热量等缺乏，营养不良亦可加重酒精性肝损伤，在戒酒基础上，应给予患者优质蛋白及高热低脂饮食，补充B族维生素、维生素A、生物素、叶酸、硒、锌、锰、铜、镁等各类维生素和微量元素，若口服补充的效果不理想，则应积极进行肠内营养支持。

三、运动疗法

病情较重的患者需注意卧床休息，待病情得到缓解后可进行非剧烈肌肉运动以增强体质。

四、药物治疗

由于氧应激、脂质过氧化损伤为本病的重要发病机制，N-乙酰半胱氨酸、水飞蓟宾、维生素E等抗氧化剂有助于减少代谢产生的活性氧，从而改善酒精性肝损伤的程度；美他多辛可促进机体排出血液中的酒精，对改善酒精中毒症状和行为异常有一定价值；腺苷蛋氨酸有助于缓解临床症状并促进相应生化指标恢复。抗纤维化药物（秋水仙碱）、抗甲状腺药物（丙硫氧嘧啶）、多不饱和卵磷脂（多烯磷脂酰胆碱）、肝再生促进剂（胰岛素和高血糖素）等药物对轻症酒精性肝炎亦有一定疗效，可酌情使用，但对重症病变疗效不佳。糖皮质激素可用于治疗重症酒精性肝炎，有助于缓解症状及纠正各生化指标异常，并发急性感染、肾衰竭、胰腺炎或胃肠道出血的患者禁用激素治疗。己酮可可碱具有抗TNF-α的作用，可使重症酒精性肝炎患者死亡率降低40%，可能与其防治肾衰竭的作用有关。此外，阿坎酸可帮助患者戒酒，苯二氮䓬类药物有助于改善乙醇戒断症状。治疗过程中需合理选用保肝药物，控制药物的种类及剂量，若同时使用多种抗炎保肝药物，则可能导致肝脏负担加重，药物间亦可能发生相互作用并引起不良反应。

五、并发症的治疗

应注意防治肝硬化和肝功能衰竭的并发症，可根据临床需要制定合理方案，采取有效措施。

六、肝移植治疗

满足下列条件的酒精性肝硬化患者可行肝移植治疗：肝功能Child-Pugh分级为C级，禁酒6个月以上，情绪稳定，社会经济状况稳定，无其他器官酒精性损伤，愿意在移植术后接受心理治疗。重症酒精性肝硬化患者可考虑行早期肝移植，但由于肝源紧张、费用昂贵等原因，该疗法仅适用于小部分患者。

【预　后】

轻症酒精性肝病的预后良好，若患者坚持戒酒，肝组织损伤多可恢复正常，若继续饮酒，则可直接发展为酒精性肝硬化。酒精性肝硬化常发生于中老年患者，预后较其他肝硬化稍佳，若戒酒，则其预后优于继续饮酒者。研究显示，在无黄疸、腹水和胃肠道出血的肝硬化患者中，戒酒者的5年生存率为85%，持续酗酒者为60%；在有黄疸或腹水的患者中，戒酒者的5年生存率为50%，持续酗酒者为30%，患者最常见的死亡原因为肝功能衰竭。

（张 虎）

参考文献

[1] 巫协宁．非酒精性脂肪性肝炎的发病机制新说：多重打击论和治疗展望 [J]. 中华消化杂志，2014, 34（3）:206–209.

[2] 顾晓萌，袁孟彪．非酒精性脂肪性肝病的发病机制 [J]. 中国医师进修杂志，2006， 29（9）:7–8.

[3] 李秀丽，王蒙．非酒精性脂肪肝病发病机制的研究进展 [J]. 时珍国医国药，2010，21（10）:2647–2648.

[4] 李芳萍， 张四青，王斐，等．2 型糖尿病和非酒精性脂肪肝病患者的胰岛素抵抗和胰岛 β 细胞功能 [J]. 中华内科杂志，2009，48（11）:940–943.

[5] Vernon G, Baranova A, Younossi Z M. Systematic review: the epidemiology and natural history of non - alcoholic fatty liver disease and non - alcoholic steatohepatitis in adults[J]. Alimentary Pharmacology & Therapeutics, 2011, 34（3）:274–85.

[6] Tadataka Yamada. 胃肠病学手册 [M]. 北京：人民卫生出版社 ,2016:419–424.

[7] 刘梅， 陆伦根．非酒精性脂肪性肝病的治疗策略 [J]. 临床消化病杂志，2007，19（4）:370–371.

[8] 张颖．非酒精性脂肪性肝病的诊疗进展 [J]. 医学综述，2010, 16(24):3747–3750.

[9] 刘思纯，马博．非酒精性脂肪性肝病的治疗 [J]. 新医学，2010, 41(7):478–481.

[10] 王洪岩，李鑫，徐有青．酒精性肝病发病机制研究进展 [J]. 实用肝脏病杂志，2014（1）:5–8.

[11] 宋蕊．酒精性肝病的临床诊治进展 [J]. 中国临床医生杂志，2012, 40(4):27–30.

[12] 赵玉沛，吕毅．消化系统疾病 [M]. 北京：人民卫生出版社，2016:323–329.

[13] 中国医师协会脂肪性肝病专家委员会 . 脂肪性肝病诊疗规范化专家建议 [J]. 中国医学前沿杂志 : 电子版，2013， 5（8）:52-56.
[14] 厉有名 . 中国酒精性肝病的研究现状 [J]. 现代消化及介入诊疗，2007，12（4）:235-236.
[15] 范建高 . 非酒精性脂肪性肝病诊疗指南（2010 年修订版）[J]. 中华肝脏病杂志，2010，18（3）:167-170.
[16] 厉有名， 范建高，王炳元，等 . 酒精性肝病诊疗指南（2010 年 1 月修订）[J]. 现代医药卫生，2011，27（6）:801-804.
[17] 杨力 . 美国酒精性肝病诊疗指南的推荐意见 [J]. 临床肝胆病杂志，2010， 26（3）:233-234.
[18] 葛均波，徐永健 . 内科学 [M]. 北京：人民卫生出版社，2013:408-411.

第十九章　自身免疫性肝炎

自身免疫性肝炎（autoimmune hepatitis, AIH）为一种原因不明、进行性发展的肝脏慢性炎症，占慢性肝炎的15%～20%，可发生于任何年龄的儿童和成人，多见于女性。AIH的主要发病机制为自身免疫反应异常，患者多有血清转氨酶升高、高免疫球蛋白血症和多种自身抗体阳性等表现。

【病因和发病机制】

自身免疫反应介导的肝细胞损伤为AIH的重要发病机制，其发病过程可能涉及遗传易感性、外部环境、自身抗原、免疫紊乱等多种因素间的相互作用，目前多数学者认为AIH发病过程的本质为具有遗传易感性的个体在诱发因素的作用下，自身免疫耐受机制受损，导致机体无法耐受自身抗原并产生特异性自身抗体，进而发生自身免疫反应，造成肝组织损伤。

一、遗传易感性

AIH可能为一种“复杂遗传病”，其遗传方式涉及多种基因，主要组织相容性复合物（MHC）Ⅱ类分子被认为是影响AIH遗传易感性的主要物质，人类MHC（HLA Ⅱ类分子）为免疫系统中的主要免疫识别分子之一，多态性及复杂性较高。机体内的自身抗原可被抗原递呈细胞识别及处理，进而与免疫细胞表面的HLA Ⅱ结合，激活抗原特异性T细胞，引起自身免疫反应。不同地域、种族、年龄段的人群携带的易感基因存在差异，DRB1*0405等位基因与我国患者发生的AIH可能存在相关性；另有研究发现，老年AIH患者的遗传易感性与DRB1*04有一定关联，而DRB1*03和DRB1*13等位基因可能为儿童的易感基因。遗传易感性不仅可影响疾病的发生发展过程，亦可影响疾病的临床表现及预后，研究显示，DRB1*0301基因型的患者起病较急、病情较重，且经治疗后病情不易得到缓解，而DRB1*0401基因型患者的病情较为稳定且对治疗的反应性较好。此外，CTLA-4基因、TNFA*2基因、TNFRSF基因、维生素D受体基因等亦为可影响AIH遗传易感性的基因位点，编码T-bet（T-box转录因子）的TBX21 基因启动子中T-1993C的多态性可能与我国人群的Ⅰ型AIH易感性相关。上述基因均无疾病特异性，可通过单独或联合作用增强自身免疫应答，在不同层次影响AIH的易感性。

机体免疫耐受异常、自身反应性T淋巴细胞活化等过程为引发自身免疫性疾病的关键因素。正常情况下，始祖T细胞自骨髓迁移至胸腺后可通过阳性选择和阴性选择排除自身反应性T细胞克隆，从而形成免疫耐受、避免器官特异性自身免疫，该过程受自身免疫调节基因编码蛋白（AIRE）调控，若AIRE基因发生突变，则可造成具有器官特异性的自身免疫性疾病，AIRE基因的表达情况可受不同遗传背景影响。

二、诱发因素

多种病毒和药物可能为自身免疫性肝炎的诱发因素，可引发自身免疫反应并造成肝细胞损伤，其中，病毒主要包括肝炎病毒（甲型、乙型、丙型）、巨细胞病毒及单纯疱疹病毒Ⅰ型等，药物主要包括甲基多巴、呋喃妥因、干扰素、米诺环素、阿托伐他汀、甲肝疫苗、吲哚美辛及某些中草药成分等。具有遗传易感性的患者暴露于上述病毒、药物后，外源蛋白与自身抗原可通过分子模拟机制刺激机体免疫系统产生自身抗体并激活细胞毒性T细胞，自身免疫反应可攻击表达自身抗原的肝细胞，引起肝组织炎症。有研究发现，丙型肝炎病毒（HCV）可与抗核抗体（ANA）、抗平滑肌抗体（SMA）发生交叉反应，该过程与HLAB51存在一定相关性。

三、自身抗原

AIH患者的血液循环中可出现多种自身抗体，细胞色素P450IID6（CYP2D6）主要表达于肝细胞表面，为Ⅱ型AIH的自身抗原，其内包含疾病特异性的抗原表位。有研究显示，B细胞的主要表位CYP2D6 193–212可被93%的Ⅱ型AIH患者识别，CYP2D6 257–269被85%的Ⅱ型AIH患者识别，CYP2D6 321–351被51%的Ⅱ型AIH患者识别；CYP2D6 193–212亦可被50%的LKM–1抗体阳性的HCV感染者识别，可能由于CYP2D6 204–209与HCV的NS5B HCV 2985–2990具有同源性；此外，CYP2D6存在与HSV、CMV同源的表位。Ⅰ型AIH的自身抗原尚未明确，有学者认为抗SLP/LP的靶抗原可能为一种52 kD的胞内酶，有待进一步验证；去唾液酸糖蛋白受体、三磷酸葡萄糖醛酸转移酶、谷胱甘肽S–转移酶等多种膜受体和胞内酶亦可作为自身抗原，在AIH的发病过程中发挥一定作用。

四、免疫调节网络紊乱

肝脏为重要的免疫器官，正常情况下肝脏内含有的大量免疫细胞处于动态平衡，共同维持免疫内环境的稳态，若平衡状态出现异常，则可导致免疫调节网络紊乱及机体免疫耐受丧失，发生自身免疫反应。调节性T细胞的数量及功能异常可能是导致免疫网络受损的重要因素。

1.$CD4^{+}CD25^{+}$ 调节性 T 细胞（T–reg）

$CD4^{+}$ $CD25^{+}$调节性T细胞占正常人外周循环中$CD4^{+}$T细胞的5%～10%，对自身抗原或外来抗原引起的异常免疫反应有一定抑制作用。T–reg活化后可释放大量白细胞介素（IL）–4、IL–10和转化生长因子（TGF）β，可抑制Th1介导的免疫应答及Th2介导的抗体产生，并可降低$CD8^{+}$细胞毒性T淋巴细胞的活性，有助于维持外周免疫耐受。T–reg 抑制自身免疫反应的具体机制尚不明确，可能包括：①通过CTLA–4、GITR等直接接触免疫细胞，抑制效应T细胞增殖；②可释放IL–10、IL–4、TGFβ等抑制性细胞因子，从而间接抑制自身免疫反应；③直接或间接下调抗原递呈细胞的功能；④活化的T–reg细胞表面表达的颗粒酶可通过穿孔素依赖的细胞毒作用杀伤靶细胞。T–reg的发育及表达过程受多种细胞因子调控，其中转录因子Foxp3的作用最为重要，该因子主要表达于T–reg表面。研究显示，AIH患者可出现T–reg数量减少、Foxp3表达下降、IL–10及TGFβ分泌减少等异常，提示T–reg调节功能受损与AIH的发生及发展关系密切。AIH 患者的T–reg功能常出现障碍，主要表现为对T细胞及单核细胞的抑制作用减弱，导致免疫效应细胞发生增殖及分泌异常，造成免疫细胞浸润肝组织并破坏肝细胞。T–reg异常在AIH病程的初期较为明显，T–reg的功能可随病情逐渐改善而得到恢复，但通常无法恢复至正常水平。

2.Th17

Th17为一种T辅助细胞亚型，由初始T细胞在IL–1b、IL–6、 IL–23、TGFβ1等细胞因子的刺激下分化而成，因其可分泌IL–17而得名。Th17可分泌IL–17A、IL–17F、IL–22、IL–6、肿瘤坏死因子（TNF）α等，亦可刺激细胞释放促炎症因子并介导炎症细胞浸润组织器官。Th17在类风湿性关节炎、多发性硬化、炎症性肠病等多种自身免疫性疾病的发病过程中可发挥重要作用。Th17与T–reg均来源于初始T细胞且其分化均需TGFβ1参与，但两者的作用完全不同，Th17可诱发自身免疫反应，而T–reg主要发挥维持免疫耐受、抑制自身免疫反应的作用，Th17与T–reg可相互作用、相互抑制，共同调节免疫过程，保持动态平衡。由于T-reg/Th17失衡可能是引发AIH的病因之一，故而可将抑制初始T细胞向Th17分化及抑制Th17功能作为治疗AIH的新思路。

3.NKT 细胞

NKT细胞为调节体内免疫反应的重要细胞，可通过分泌IL-4发挥抗炎和免疫抑制作用，亦可调控T-reg的增殖和分化。有研究表明，AIH患者的NKT细胞数量较少、活性较低，释放的IL-4水平亦较低，导致NKT细胞的功能受到抑制。

五、肝细胞损伤机制

研究显示，AIH的肝细胞损伤主要由异常的细胞免疫和体液免疫引起，细胞免疫可能在肝细胞损伤过程中发挥主要作用。$CD4^+$T辅助细胞激活后分为Th1和Th2亚型，前者主要分泌IL-2、干扰素（IFN）γ、TNF-α，可通过促进细胞毒性T细胞（CTL）扩增以增强细胞免疫反应；后者主要分泌IL-4、IL-5、IL-6、IL-10和IL-13，通过促进B淋巴细胞激活、分泌免疫球蛋白而增强体液免疫反应。AIH的免疫病理损伤机制主要包括：①T细胞介导的细胞毒性作用：Th1细胞激活$CD8^+$细胞毒性T淋巴细胞，并通过释放毒性细胞因子直接破坏肝细胞；②抗体依赖性细胞介导的细胞毒性作用：Th2细胞促进B细胞分化为浆细胞并大量产生针对肝细胞的自身抗体，与肝细胞膜上的自身抗原结合形成免疫复合物，自然杀伤细胞（NK细胞）可识别免疫复合物并造成肝细胞损伤。研究显示，抗肝特异性膜脂蛋白（LSP）、去唾液酸糖蛋白受体（ASPGR）抗体、抗可溶性肝抗原（SLA）抗体等自身抗体的滴度与AIH的严重程度及预后有关，但其在疾病的发生过程中的具体作用尚不明确。此外，IgG4激活的补体旁路途径与AIH发生及发展过程的关系仍有待进一步研究与验证。

【病　理】

AIH典型的病理表现为界面性肝炎，即汇管区与肝实质交界处出现炎性细胞浸润，免疫组化显示浸润的炎性细胞主要为CD4^{+}T辅助细胞，亦包括B淋巴细胞、单核细胞、巨噬细胞、自然杀伤细胞（NK细胞）等，镜下亦可发现肝细胞肿胀和坏死、小叶炎症、桥接坏死等病变，肉芽肿较少见；进展期病例可出现桥接纤维化和肝硬化。

【诊　断】

一、临床表现

本病起病缓慢，轻症者无症状，病变活动时的临床表现包括乏力、腹胀、纳差、瘙痒、黄疸等，患者早期即可出现肝大伴压痛，常有脾大、蜘蛛痣等。根据不同的血清免疫学特征，临床上将AIH分为三种不同亚型：①Ⅰ型，为本病最常见类型，占全部AIH的60%～80%，抗核抗体（ANA）和（或）平滑肌抗体（SMA）阳性，核周型中性粒细胞胞质抗体（p-ANCA）及Anip蛋白抗体anti-actin亦可呈阳性，多见于女性患者（占71%），常有高丙种球蛋白血症，激素治疗有效；②Ⅱ型，相对少见，特征性抗体为1型肝肾微粒体抗体（LKM1）、去唾液酸糖蛋白受体抗体（anti-ASGPR）和Ⅰ型肝细胞溶质抗原抗体（anti-LC1），通常发生于儿童及年轻患者，起病急、进展快，易合并溶血性贫血、1型糖尿病、皮肤白斑病等，预后较Ⅰ型差；③Ⅲ型，少见，特征性抗体为SLA/LP，多见于女性患者，对免疫抑制剂应答良好；④Ⅳ型，不明原因性肝炎，部分患者无法通过标准免疫血清学方法检出自身抗体，但仍存在高丙种球蛋白血症、HLA抗原表达异常、对激素治疗有效等AIH的表现。

10%～20%的AIH患者同时伴有或继发原发性胆汁性肝硬化（PBC）或原发性硬化性胆管炎（PSC），即AIH-PBC或AIH-PSC重叠，称为重叠综合征：①AMA阳性AIH，指血清AMA阳性，但ALP、GGT不升高，组织学检查示肝组织呈AIH的病理特征；②自身免疫性胆管炎，又称AMA阴性PBC，患者血清AMA阴性但存在类似AIH的自身抗体，ALP、GGT升高，肝组织学检查示胆管异常，该型病例对免疫抑制剂治疗的反应较差；③AIH/PBC重叠综合征，患者血清AMA阳性，ALT、AST、ALP、GGT均升高，肝组织学既可有PBC，亦可有AIH的特征；④AIH/PSC重叠综合征，血清学检查可检测到类似AIH的自身抗体，但肝组织学检查及胆管造影结果符合PSC的特征。

二、检　查

1. 肝功能检查

AIH的典型血清生物化学指标异常主要表现为肝细胞损伤，可出现血清AST和ALT水平升高，若ALT及AST水平正常或轻度异常，仍无法排除AIH的诊断；病情严重或急性发作时血清总胆红素（TBil）水平可显著升高。血清碱性磷酸酶（ALP）和γ-谷氨酰转移酶（GGT）水平多正常或轻度升高。

2. 血清免疫球蛋白

免疫球蛋白G（IgG）及γ-球蛋白水平升高亦为AIH的特征性血清免疫学改变，通过检测血清IgG水平有助于评估肝内炎症活动的程度，对确立AIH的诊断、判断患者对治疗的应答情况等具有较大价值，在AIH的诊断及治疗过程中应常规检测。由于血清IgG水平的正常范围较宽，部分患者基础IgG水平较低，疾病活动时IgG仍可处于正常范围，但经治疗后可发现IgG水平明显下降的现象。

3. 自身抗体常规检测

（1）ANA及SMA 。均为Ⅰ型AIH的特征性抗体。ANA的单独出现率为13%，可与多种细胞核抗原反应；SMA可与包括肌动蛋白及非肌动蛋白等在内的多种细胞骨架成分反应，单独出现率为33%，与ANA的共同出现率为54%。

（2）anti-LKM1 。为Ⅱ型AIH的特征性抗体，可识别微粒体细胞色素P450酶系2 d6分子（CYP2 d6）的4个特定重组线性序列，通常不与ANA及SMA同时出现。部分慢性丙肝患者的血清中亦存在较低水平的anti-LKM1。

（3）p-ANCA。可见于绝大多数ANA及SMA阳性AIH，但多种其他疾病亦可出现p-ANCA阳性，p-ANCA诊断AIH的特异性较低。

4. 自身抗体补充检测

若通过常规抗体分析无法确立诊断，则可进一步分析以下抗体：

（1）anti-actin 。与SMA相比，anti-actin诊断Ⅰ型AIH的特异性较高，但敏感性较低。

（2）anti-LC1。 对Ⅱ型AIH的诊断特异性较高，通过分析其血清变化情况有助于判断疾病的转归并为治疗方案的制定提供依据。感染HCV的患者较少出现该抗体，检测anti-LC1对鉴别丙肝有较大价值。

（3）anti-SLA/anti-LP 。诊断AIH的特应性较高，多出现于Ⅲ型AIH，但检出率较低。

（4）anti-ASGPR 。见于85%未经治疗的活动性AIH病例，可与ANA及SMA或anti-LKM1同时出现，除具有诊断意义外，亦有助于评估病情及观察疗效，若治疗效果较为理想，则该抗体水平可下降或转阴，病情复发时可再次出现。

5. 肝组织学检查

肝组织学检查可确立AIH诊断、准确评估肝病分级和分期，有助于与其他肝病（如药物性肝损伤、Wilson病等）鉴别，判断是否存在其他自身免疫性肝病（如PBC、PSC等），对于自身抗体阴性且血清IgG、γ-球蛋白水平升高不明显的患者，肝组织活检为唯一的诊断方法，所有拟诊AIH的患者均宜行肝活检以明确诊断。AIH的特征性肝组织学表现包括界面性肝炎、淋巴浆细胞浸润、肝细胞玫瑰花环样改变、淋巴细胞穿入现象和小叶中央坏死等。

三、诊断要点

（1）AIH的诊断标准包括以下5个方面：①肝组织学：中度或重度界面性肝炎，伴或不伴小叶性肝炎或中央区–汇管区桥接坏死，不伴明显胆管病变或明确的肉芽肿或其他提示不同病因的病变；②肝功能检查：以肝细胞损伤为主，血清转氨酶水平不同程度升高，胆汁淤积性指标如血清碱性磷酸酶、血清总胆红素水平升高不明显；③血清免疫球蛋白：总血清球蛋白或γ球蛋白或IgG浓度超过正常上限的1.5倍；④血清抗体：ANA、SMA或LKM–1滴度为1∶80以上；⑤排除其他致病因素，如病毒感染、药物、酒精性和非酒精性肝病，血清α–抗胰蛋白酶、铁蛋白、血清铜和铜蓝蛋白浓度正常。

（2）国际AIH小组（IAIHG）基于多项评价指标，提出了AIH的简化诊断标准（见表19–1），具有良好的敏感性和特异性。本简化积分系统总分为8分，总分≥6分者为AIH疑诊，≥7分者可确诊为AIH。

表 19–1　AIH 的简化诊断标准

<table>
<tr><th>变量</th><th>标准</th><th>分值</th></tr>
<tr><td>ANA 或 SMA</td><td>1 ∶ 40</td><td>1 分</td></tr>
<tr><td>ANA 或 SMA</td><td>1 ∶ 80</td><td rowspan="3">2 分
（多项同时出现最多记 2 分）</td></tr>
<tr><td>或 LKM–1</td><td>1 ∶ 40</td></tr>
<tr><td>或 SLA</td><td>阳性</td></tr>
<tr><td rowspan="2">IgG</td><td>正常值上限</td><td>1 分</td></tr>
<tr><td>10 倍正常上限</td><td>2 分</td></tr>
<tr><td rowspan="2">肝组织学</td><td>符合 AIH
（界面性肝炎、汇管区和小叶内淋巴浆细胞浸润、肝细胞玫瑰样结节为特征性 AIH 组织学改变）</td><td>1 分</td></tr>
<tr><td>典型 AIH 表现
（上述 3 项同时存在即为典型 AIH 表现）</td><td>2 分</td></tr>
<tr><td>排除病毒性肝炎</td><td>是</td><td>2 分</td></tr>
</table>

四、鉴别诊断

（1）原发性胆汁性肝硬化（PBC）。多见于中老年女性患者，常见临床表现包括乏力、瘙痒等。肝功能检查示ALP、GGT升高程度高于ALT、AST，95%的PBC患者可出现AMA阳性，亦可伴ANA阳性。肝组织学检查可发现胆管炎症、胆管数量减少及胆管周围纤维化等病理改变。

（2）原发性硬化性胆管炎（PSC）。多见于男性患者，可合并炎症性肠病。AMA、ANA、SMA阴性，部分患者出现pANCA阳性，但特异性较低。MRCP或ERCP可见肝内外胆管呈串珠样改变。肝组织学表现为纤维阻塞性胆管炎。

（3）病毒性肝炎。由于感染的肝炎病毒类型不同，可为急性或慢性起病，常无特异性症状及体征。肝炎病毒学检测可明确诊断。

（4）药物性肝病。患者有用药史，初次用药后潜伏期一般为5～90 d，停药后肝功能指标可迅速恢复正常，用药后可再次出现肝脏受损的表现，患者常有发热、皮疹等体征。血常规检查可见嗜酸粒细胞水平升高。

（5）酒精性肝病。患者多有长期、大量饮酒史。肝炎病毒学检测均为阴性，AST多高于ALT，GGT水平较高，肝穿刺活检见肝细胞以脂肪性变为主要特征。

【治 疗】

应通过积极治疗使患者的血清AST和IgG维持于正常水平，减轻肝组织损伤，为使患者的病情获得完全缓解并防止肝病进一步发展，大部分患者均需行永久性维持治疗。

一、免疫抑制剂治疗

应用免疫抑制剂治疗AIH的指征为：血清AST≥10倍ULN（正常上限）

或者血清AST≥5倍ULN且血γ球蛋白水平≥2倍ULN；肝组织病理学检查发现桥接坏死或多腺泡坏死。临床最常用的免疫抑制剂为糖皮质激素，可单独应用，亦可与硫唑嘌呤联合应用，推荐优先应用泼尼松（龙）和硫唑嘌呤联合治疗，泼尼松（龙）可快速诱导症状缓解，促进血清转氨酶和IgG水平恢复，而硫唑嘌呤维持缓解的效果较为理想。泼尼松（龙）与硫唑嘌呤联合应用的方案为：泼尼松（龙）第1周30 mg/d，第2周20 mg/d，第3周15 mg/d，第4周 15 mg/d，维持至治疗终点10 mg/d，诱导缓解过程中硫唑嘌呤保持50 mg/d剂量，泼尼松（龙）与硫唑嘌呤均通过口服给药，免疫抑制治疗一般应维持3年以上，或获得生物化学缓解后至少维持2年以上，停药前应通过肝组织学检测明确肝内有无活动性炎症；维持治疗阶段可完全停用泼尼松（龙），仅以硫唑嘌呤50 mg/d单药维持，应根据患者的具体情况逐渐减少糖皮质激素的使用量，可定期检测患者血清生化指标和IgG水平，并及时调整激素使用剂量；若患者胆红素水平低于6 mg/dl（100 μmol/L），则推荐先使用激素2周，继而应用硫唑嘌呤，硫唑嘌呤起始剂量为50 mg/d，进而可根据机体应答情况及药物毒性作用调整药物剂量，最高可至1～2 mg/kg·d的维持剂量。单用泼尼松（龙）治疗AIH的方案为：第1周60 mg/d，第2周40 mg/d，第3周30 mg/d，第4周30 mg/d，维持至治疗终点20 mg/d，主要通过口服给药，疗程至少24个月，禁忌证包括严重骨质疏松、脆性糖尿病、情绪不稳定、不能控制的高血压、压缩性骨折等。

免疫抑制剂治疗效果不理想时应重新评估诊断及治疗依从性，根据具体情况可考虑增加糖皮质激素和硫唑嘌呤的剂量或考虑使用其他药物，存在血细胞减少、硫代嘌呤甲基转移酶缺乏、恶性肿瘤及妊娠的患者不宜使用硫唑嘌呤。近期拟行肝移植的患者，若存在活动性AIH，亦可接受免疫抑制剂治疗，AIH/PBC重叠综合征患者可加用熊去氧胆酸。接受泼尼松和硫唑嘌呤联合治疗的患者在治疗开始后的4周内应注意监测生化指标，随着糖皮质激素的使用剂量逐渐减少，可适当延长生化指标监测的时间间隔，如每隔1～3个月进行一次检测，由于AIH达到完全缓解后仍可频繁出现加重或复发，故患者需终身监测随访。

多数AIH患者的症状于治疗初期数周内即可迅速缓解，血清生化学指标逐渐恢复；部分患者经数月治疗后病情才可得到改善，肝组织学检查有助于评价疗效。若患者血清AST及IgG持续正常超过2年，则可根据情况决定是否停用糖皮质激素及硫唑嘌呤。经治疗后若患者的血清AST、ALT、胆红素、γ球蛋白水平恢复正常，且肝组织学表现正常或表现为非活动性肝硬化，则可认为已达到理想的治疗终点，可考虑停止治疗；若患者的血清AST水平≤2倍正常值，胆红素及γ球蛋白水平正常，组织学表现为门脉区肝炎或最低程度的活动性肝硬化，则可认为已达到满意的治疗终点。研究显示，仅40%患者可达到理想治疗终点，无条件追求理想治疗终点可能增大治疗相关不良反应的发生率。

80%患者停药数月或数年后病情可复发，再次实施免疫抑制剂治疗通常仍可获得较好疗效。经常规方案治疗后病情无缓解且进行性加重的患者可使用大剂量免疫抑制剂治疗，泼尼松单独应用的剂量可增至60 mg/d，联合应用其他免疫抑制剂时剂量减半。若能及时发现复发，则使用较小剂量的免疫抑制剂即可使病情重新获得完全缓解。接受充分免疫抑制剂治疗但在停药后出现复发的患者，或在使用充足免疫抑制剂治疗时出现复发的患者，均宜终生使用免疫抑制剂进行治疗。

二、其他治疗药物

80%患者的病情经上述方案治疗后可获得明显缓解，标准治疗效果不理想的患者可选用其他药物进行治疗。

1. 布地奈德

该药口服后肝脏首过效应明显，引起的全身不良反应较常规激素小，在长期维持治疗过程中可代替常规类固醇药物，有助于减少药物副作用。

判断患者是否适用布地奈德时应综合考虑可能的治疗益处、治疗力度和长期有效性的不确定性，亦应注意患者是否合并其他自身免疫性疾病，布地奈德或可加重此类疾病的病情。布地奈德（9 mg/d）联合硫唑嘌呤可用于首次接受治疗的无肝硬化的早期患者及较易出现激素相关不良反应的患者。由于布地奈德半衰期较短，目前对使用该药治疗AIH的剂量减少方案仍无共识，有待进一步研究。

2. 环孢素 A（CsA）

CsA可作为皮质类固醇的替代药物，用于AIH患者的治疗，有助于改善激素耐受的AIH患者的血生化指标及组织学炎症。长期使用CsA可能产生较多不良反应，使用时需谨慎。

3. 吗替麦考酚酯

该药为次黄嘌呤核苷酸脱氢酶抑制剂，具有抑制T和B淋巴细胞增殖的作用，对于不能耐受硫唑嘌呤或标准治疗效果不理想的AIH患者，使用泼尼松（龙）联合吗替麦考酚酯的治疗方案有助于促进患者血转氨酶水平恢复正常，通常情况下吗替麦考酚酯治的使用剂量为2 g/d（分次使用），大部分患者可耐受此剂量，若患者出现药物引起的不良反应，则应停药。儿童对该药的应答率较高，孕妇禁用。

4.FK506

研究显示，FK506单药应用1年可使部分AIH患者病情完全缓解，若联合应用低剂量泼尼松（龙）或硫唑嘌呤时，则大部分患者的生化指标在短时间内得到明显改善；对于激素治疗无效的患者，FK506亦可发挥减轻肝内炎症、改善生化指标的作用。

三、肝移植

多数AIH患者经免疫抑制剂治疗后病情可获得明显缓解，病情发展至终末期的病例较少。若患者对治疗反应较差且出现肝功能失代偿，则宜采用肝移植治疗，移植成功率较高，患者5年生存率可达80%，10年生存率约75%，但AIH复发率约为42%。肝移植术后出现AIH复发的患者可在抗排异治疗的基础上联合应用泼尼松（龙）或硫唑嘌呤，因其他病因行肝移植治疗的患者若出现AIH样生物化学和肝组织学表现，需考虑新发AIH的可能性。

四、基因治疗

随着对AIH发病机制认识的不断深入，部分新型免疫抑制剂已进入研究阶段，如封闭肽、可溶性T细胞抗原、细胞因子调控试剂、T细胞疫苗等，该类免疫抑制剂具有一定的靶位特异性，治疗AIH的特异性及效果较好。该项治疗方法具有良好的应用与发展前景。

【预 后】

AIH通常较隐匿，预后差异较大，未经治疗的AIH患者5年生存率为50%，10年生存率为10%。免疫抑制剂可显著改善AIH患者的预后，经正规、足疗程治疗后约65%患者的病情在18个月内得到缓解，80%患者的病情可于3年内得到缓解，患者的10年生存率可达90%，但部分患者停药后12个月内可出现复发，应注意随访。起病突然、病情严重并伴持续性胆汁淤积、肝性脑病、腹水等并发症的患者病死率较高，应尽早考虑行肝移植治疗。

（张 虎 沈思岚）

参考文献

[1] 赵玉沛，吕毅 . 消化系统疾病 [M]. 北京：人民卫生出版社，2016:329–335.

[2] 蒋翔，王绮夏，马雄 . 2014 年自身免疫性肝病诊疗进展 [J]. 实用肝脏病杂志，2015， 18（1）:15–19.

[3] 王倩怡， 贾继东 . 自身免疫性肝炎发病机制研究进展 [J]. 临床肝胆病杂志，2011，27（6）:572–576.

[4] Msma L. Impairment of CD4+CD25+ regulatory T–cells in autoimmune liver disease[J]. Journal of Hepatology, 2005， 41（1）:31.

[5] 艾国 . CD4+CD25+FOXP3+Treg 细胞及其功能性分子 FGL2 在自身免疫性肝炎中的作用和机制研究 [D]. 武汉：华中科技大学，2013.

[6] 王昕 . 自身免疫性肝炎的临床诊疗进展 [J]. 山西医药杂志，2012，41（21）:1111–1112.

[7] 张玫 . 临床消化科医师速查手册 [M]. 北京：科学技术文献出版社，2010.

[8] 刘晨，徐长妍， 李国东 , 等 . 自身免疫性肝炎 / 原发性胆汁性肝硬化重叠综合征患者临床特征分析 [J]. 吉林大学学报（医学版）， 2014（3）:646–649.

[9] 杨玉霞 . 自身免疫性肝病诊疗现状 [J]. 健康前沿，2017，26（7）.

[10] Hennes E M, Zeniya M, Czaja A J, et al. Simplified criteria for the diagnosis of auto–immune hepatitis[J]. Hepatology, 2008，48（1）:169–176.

[11] 中华医学会肝病学分会 , 中华医学会消化病学分会， 中华医学会感染病学分会 . 自身免疫性肝炎诊断和治疗共识（2015）[J]. 国际消化病杂志， 2016，34（1）:165–178.

[12] 王绮夏， 蒋翔，连敏，等 . 2015 年欧洲肝病学会临床实践指南 : 自身免疫性肝炎 [J]. 临床肝胆病杂志，2015，31（12）:2000–2019.

第二十章　药物性肝病

药物性肝病（drug-induced liver injury, DILI）亦称药物性肝损伤，指药物及其代谢产物引起的肝脏损伤。随着新兴药物的种类不断增多，药物性肝病的发病率呈逐年上升趋势，已成为常见的肝病之一。本病可有多种临床表现，但由于缺乏特异性诊断方法，常被忽视或误诊。

【病　因】

肝脏为药物代谢的主要脏器，易受到药物作用的损伤，目前已发现有药物具有潜在肝毒性，部分中草药、药物赋形剂及保健药等亦可导致肝脏损伤。

一、有肝损作用的常见药物

1. 抗肿瘤药

①烷化剂：苯丙氨酸氮芥、苯丁酸氮芥、环磷酰胺、白消安、硫代鸟嘌呤、达卡巴嗪等；②抗代谢药：甲氨蝶呤、阿糖胞苷、5-氟尿嘧啶、6-巯基嘌呤、硫唑嘌呤、吉西他滨等；③抗生素类：阿霉素、柔红霉素、博来霉素、放线菌素等；④铂制剂：顺铂、卡铂、奥沙利铂等；⑤拓扑异构

酶抑制剂：依托泊苷、伊立替康等；⑥其他抗肿瘤药：紫杉醇、左旋门冬酰胺酶等。

2. 抗菌药物

氨苄青霉素、阿莫西林/克拉维酸钾、头孢氨苄、安灭菌、氨曲南、红霉素、阿齐霉素、乙酰螺旋霉素、新生霉素、林可霉素、磺胺甲基异唑、磺胺嘧啶、磺胺甲氧嗪、乙胺丁醇、呋喃妥因、呋喃唑酮、两性霉素B、异烟肼、利福平（异烟肼和利福平同时使用时比单独使用时更易引起肝功能异常）、对氨基水杨酸、吡嗪酰胺、乙硫异烟胺、环丝氨酸、氧氟沙星、左氧氟沙星、米诺环素、酮康唑、灰黄霉素等。

3. 抗寄生虫药

氯喹、酒石酸锑钾、甲硝唑、砷凡纳明、四氯乙烯、四氯化碳等。

4. 解热镇痛消炎药物

乙酰水杨酸、扑热息痛、对乙酰氨基酚、双氯灭痛、保泰松、别嘌醇、辛可芬、丙磺舒、散利痛等。此外，有报道指出镇痛药哌替啶亦可引发药物性肝炎。

5. 神经精神系统药物及麻醉药

氟烷、氯丙嗪、甲哌氯丙嗪、硫利哒嗪、三氟拉嗪、氟哌啶醇、匹莫齐特、利培酮、苯巴比妥、丙戊酸、苯妥英、甲苯比妥、苯甲双酮、乙甲双酮、水合氯醛、副醛、奋乃静、帕罗西汀、苯乙肼、尼拉米、苯环丙肼、丙咪嗪、阿米替林、氯米帕明、米安色林、马普替林等。

6. 抗风湿及痛风药

甲氨蝶呤、来米氟特、柳氮磺胺吡啶、别嘌醇、苯溴马隆、苯碘达隆、苯酰香豆酮等。

7. 激素类药物及内分泌系统疾病用药

甲基睾丸素、丙酸睾丸素、苯丙酸诺龙、甲苯磺丁脲、格列本脲、氯磺丙脲、氟甲酰胺、丙基硫氧嘧啶、丙基硫氧嘧啶、他巴唑、达那唑、曲格列酮、吡格列酮、罗格列酮、阿卡波糖、伏格列波糖等。

8. 维生素及酶类药物

维生素A、烟酸、天门冬酰胺酶等。

9. 消化系统及肝病用药

西咪替丁、雷尼替丁、奥美拉唑、干扰素、联苯双酯、双环醇等。

10. 心血管系统疾病用药

奎尼丁、硝苯地平、肼屈嗪、双肼屈嗪、甲基多巴、优降宁、安妥明、氯贝丁酯、非诺贝特、辛伐他汀、烟酸、烟酸肌醇酯等。

11. 中草药及中成药

①单味中药：雷公藤、黄独、何首乌、斑蝥、蜈蚣粉、苍耳子、白果、大黄、泽泻、黄药子、相思子、野百合、天花粉、千里光、川楝子、贯众、艾叶、芫花、常山、藤黄、白鲜皮等；②中成药：壮骨关节丸、逍遥丸、消银片、消癣宁、消石丹、天麻丸、首乌片、消咳喘、安络丸、华佗再造丸、大活络丹、小柴胡汤、白蚀丸、补肾益寿胶囊、复方青黛丸、消核片、痔血胶囊等均可引起肝损害。

二、药物的剂量、疗程、用药方式和联合用药

通常情况下，药物剂量越大、使用时间越长，对肝组织造成的损伤越严重。此外，用药方式对药物性肝损伤亦有一定影响，每日小剂量给药的危险性大于每周一次大剂量给药，联合应用某些药物时，可因药物间相互作用而增大其肝毒性。

三、影响药物肝毒性的因素

多种因素可影响药物在肝细胞内的代谢过程进而改变药物对肝组织的毒性。

1. 营养状况和饮食习惯

营养缺乏可导致细胞色素P450酶（CYP450）的活力和含量降低，亦可造成肝细胞内具有保护作用的物质匮乏，如谷胱甘肽、维生素C、维生素B_2等。长期饮酒可大量消耗体内谷胱甘肽并使其合成不足，亦可导致肝细胞内细胞色素P450酶功能降低，不能有效清除体内的反应性代谢产物，使肝脏受药物影响发生损伤的风险增大。

2. 年　龄

婴儿出生时几乎缺失第二相反应，因而对药物毒性更为敏感。随着年龄增长，肝细胞内微粒体酶活性逐渐降低，肝肾功能不断减退，致使部分老年人对某些药物的代谢能力下降，较易发生药物性肝病。

3. 性　别

临床上，女性较男性更易发生药物性肝病，可能与男性肝细胞内的细胞色素P450酶含量较女性多有关，特异性变态反应引起的药物性肝损伤亦多见于女性。此外，妊娠期妇女的肝脏负担较重，若使用药物不当则易引发肝脂肪变性。

4. 基础疾病

若患者伴有基础疾病，则其药物代谢能力易受到影响，如胆道梗阻可抑制细胞色素P450酶系统；肝脏基础疾病可造成肝脏对药物的代谢能力降低；肾功能损伤可增强四环素、别嘌醇等药物的肝毒性；此外，风湿热及类风湿关节炎、甲状腺功能亢进等疾病的患者在应用阿司匹林、四氯化碳等药物时更易发生肝损伤。

5. 遗传因素

遗传性特异体质或基因变异等遗传因素可使特定人群的肝组织更易受到某些药物作用的损伤，细胞色素P450酶、HLA抗原、细胞因子IL-10、IL-14及TNF-α等的遗传多态性可能与药物性肝病的发生具有一定相关性。

【发病机制】

药物对肝组织的损伤作用可引起肝内和肝外的病理生理改变，肝内损害主要包括：①肝细胞裂解，药物可破坏肝细胞内外环境钙离子平衡及稳定性，引发细胞膜起泡、破裂和细胞溶解等病变；②转运蛋白破坏，在胆汁淤积性肝病中，药物可破坏位于肝细胞膜和胆小管上的转运蛋白，引起胆管阻塞、胆汁淤积；③细胞溶解性T细胞被激活及肝细胞凋亡，药物可与含细胞色素P450酶共价结合，形成抗原或半抗原，酶-药物复合物可移动至细胞表面的小囊泡中，激活T细胞和细胞因子，诱发多种免疫反应，导致肝损伤；免疫反应产生的肿瘤坏死因子（TNF-α）与受体结合可激活细胞内半胱氨酸蛋白酶系统的瀑布式连锁反应，导致细胞凋亡；④线粒体破坏，某些药物可抑制线粒体内β氧化过程和氧化呼吸链功能，影响游离脂肪酸的正常代谢，导致ATP生成减少、乳酸和氧自由基增多，引发氧化应激反应；⑤胆管损伤，从胆管排泄的药物及其毒性代谢产物可直接损伤胆管上皮细胞。

一、药物的固有毒性

1. 直接毒性

某些药物及其代谢产物可通过物理或化学攻击作用直接破坏肝细胞的结构和功能，导致组织坏死、细胞凋亡、癌变、敏感性增强及复制异常等。细胞色素P450（CYP450）为肝组织内药物代谢过程中的重要酶，部分药物的肝毒性与CYP450的活性相关，其主要机制有：①通常情况下药物经CYP450催化后可失去活性，若CYP450的催化能力降低或消失，则可导致未经代谢的药物在机体内蓄积，产生毒性反应；②CYP450介导的代谢过程可产生大量的亲电子基和自由基代谢物：亲电子基可与肝细胞大分子蛋白质结合，造成离子梯度消失、ATP减少、肌动蛋白断裂，最终导致细胞肿胀、溶解；自由基及氧基可过氧化细胞膜和细胞器膜内的不饱和脂肪酸，改变膜的流动性和通透性，破坏膜的完整性，导致肝细胞死亡；部分药物的代谢产物还可通过亲电子基等与肝细胞蛋白质结合，诱发免疫损伤，如对乙酰氨基酚、四氯化碳、异烟肼等药物；③药物诱导机体产生针对CYP450中间代谢物的抗体。此外，肝内其他可参与药物代谢的酶如谷胱甘肽等亦可影响药物的肝毒性，例如对乙酰氨基酚经CYP450催化后产生的代谢产物N–乙酰苯醌亚胺（NAPQI）具有一定的肝毒性，若NAPQI立即与谷胱甘肽结合，则可生成无毒性的水溶性化合物，可经尿液排出，故而治疗剂量的对乙酰氨基酚无肝脏毒性，但当乙酰氨基酚使用过量时，谷胱甘肽大量损耗，无法完全代谢N–乙酰苯醌亚胺，未被代谢的N–乙酰苯醌亚胺即可损伤肝脏。

2. 间接毒性

部分药物及其代谢产物可通过干扰肝细胞内的某些代谢途径或改变细胞结构造成肝损伤，此类肝损害常继发于代谢异常，故被视为药物对肝脏间接毒性作用的结果，其毒性作用可分为：①细胞毒型，四环素、甲氨蝶呤、巯唑嘌呤等药物可选择性干扰肝细胞功能，最终影响肝细胞内蛋白质的合成，导致肝细胞脂肪变性或坏死；②胆汁淤积型，又可分为单纯淤胆（毛细胆管型）和淤胆伴肝细胞损伤及炎症（肝细胞毛细胆管型），毒性作用属于毛细胆管型的药物包括甲睾类同化激素与口服避孕药；属肝细胞毛细胆管型的药物主要有氯丙嗪，可与胆盐结合形成不溶性复合物并改变肝细胞的超微结构，造成肝窦及毛细胆管转运体损害，破坏肝细胞摄取胆盐的能力，最终导致淤胆及肝细胞膜完整性受损，引起肝细胞肿胀、变性等病变。

二、免疫介导的肝细胞损伤

药物及其代谢产物可与内源性蛋白质结合形成免疫复合物，正常情况下，机体可耐受该类复合物，若免疫耐受机制受到破坏，则可诱发细胞免疫或体液免疫攻击肝细胞，造成肝组织免疫损伤，在某些药物性肝病患者的外周血中，可发现抗狼疮细胞抗体、抗平滑肌抗体、抗DNA抗体、抗肝肾微粒抗体等多种自身抗体。此外，免疫因素介导药物性肝损伤的机制还包括：①细胞因子的作用，$CD8^+$细胞分泌的干扰素-γ（IFN-γ）与肝细胞损害有关，$CD14^+$细胞分泌的肿瘤坏死因子-α（TNF-α）则与淤胆性损害有关，而IL-10有助于抑制上述两种因子的功能；②T细胞受体药物激活的替代途径，药物在缺乏代谢能力、共价连接及抗原处理时可直接连接于MHC分子进而激活T细胞受体；③未成熟B细胞的作用，未成熟B细胞表达的膜免疫球蛋白可识别药物修饰蛋白，或在Th细胞的辅助作用下转变为浆细胞，产生抗药物修饰蛋白的抗体，抗体识别并结合药物修饰蛋白后可造成肝细胞损伤。氟烷造成的肝炎即主要通过免疫作用造成肝损害，氟烷在肝脏内经CYP450 2E1（CYP2E1）催化可生成氯化三氟乙酰，后者具有自身抗原性，可通过诱发免疫反应引起肝脏损伤，患者外周血中CYP2E1自身抗体阳性。

三、特异体质对药物的反应

某些药物造成的肝损害与个体对药物的敏感性有关，机体对药物代谢的个体差异及对药物及其代谢产物的过敏反应等因素均可影响药物的肝毒性：①代谢异常，部分患者对某些药物的代谢功能存在先天性异常，常导致药物在肝内蓄积，使肝组织更易受到药物损伤，该类肝损害存在剂量依赖性，潜伏期时间的差异通常较大，恢复用药数天至数周后可再次出现肝损伤；②过敏反应，若患者对某些药物或其代谢产物过敏，则肝脏内可出现过敏反应并造成肝细胞损伤，通常有一定潜伏期，再次使用致病药物后可迅速复发；该类肝损害无剂量依赖性，具有过敏反应的临床表现及组织学改变，汇管区或肝小叶内可见嗜酸性粒细胞浸润。

四、氧化应激机制

肝脏内活性氧产生和消除的平衡有助于维持肝细胞的正常代谢，药物及其代谢物可直接或通过补体系统激活肝巨噬细胞、中性粒细胞，促进反应氧化产物（ROS）等的大量产生，破坏肝细胞内的活性氧平衡，导致肝细胞内多聚不饱和脂肪酸、蛋白质、氨基酸及核酸等成分的过氧化损伤，最终损害肝细胞。

【病　理】

药物几乎可引发所有类型的肝损伤，药物性肝病的组织病理学特征缺乏特异性，与非药物性肝损害相似。其主要类型有：①急性肝细胞损伤，表现为肝实质肝细胞损害，病理改变包括气球样变、细胞凋亡、嗜酸性粒细胞浸润，轻症者肝细胞呈点状或灶状坏死，可累及整个腺泡；重症者为肝细胞带状或大块性坏死，病变范围广泛；②慢性肝细胞损伤，药物可引起慢性肝炎、肝脂肪变性、肝纤维化及肝硬化；慢性肝炎表现为肝小叶周围碎片样坏死，小叶内为灶状坏死，可伴有纤维化；药物性肝脏脂肪变性常表现为大泡或小泡（微泡）脂肪变性，或混合性脂肪变性；严重药物性肝病的肝脏损伤较为广泛，可出现肝纤维化、结节性再生和肝硬化等；③胆汁淤积，病理表现为肝细胞质内有胆汁颗粒积聚，伴毛细胆管扩张及胆栓形成；④肉芽肿性肝炎，多出现非钙化性上皮样肉芽肿，主要位于门脉周围和门管区；⑤血管病变，某些药物可引起肝静脉闭塞、肝血管内血栓形成、肝血管炎等血管性病变，造成肝脏血液循环障碍及淤血肿大；⑥肝肿瘤，药物可引起肝组织局限性结节状增生、肝细胞性腺瘤、恶性肝脏血管肉瘤、肝细胞癌等增生性病变。

【诊　断】

一、临床表现

药物性肝病可分为急性和慢性，急性药物性肝病较为多见，病程＜3个月，可分为3种类型：①肝细胞损伤型，临床表现类似病毒性肝炎，重者可发生急性或暴发性肝衰竭，肝脏可肿大，血清ALT水平显著升高，其诊断标准为ALT≥3×正常值上限（ULN）且ALT/碱性磷酸酶（ALP）≥5，肝脏病变常于停药后1～2个月恢复正常；②胆汁淤积型，患者常可出现皮肤瘙痒、小便发黄、皮肤巩膜黄染、纳差等症状，血清碱性磷酸酶、γ－谷氨酰转移酶水平多明显升高，转氨酶水平可轻度升高，其诊断标准为ALP≥2×ULN且ALT/ALP≤2；③混合型，临床表现和病理特征兼有肝细胞损伤和胆汁淤积的表现，ALT≥3×ULN，ALP≥2×ULN，且ALT/ALP≤5。慢性药物性肝病易被忽视，其临床表现、血清学改变和组织学特征类似慢性肝炎，患者常有乏力、纳差、厌食、上腹部不适等症状，血清转氨酶、胆红素、γ球蛋白水平升高，凝血酶原时间（PT）延长；若并发亚急性重型肝炎，则可有腹水、门静脉高压、肝性脑病、肝肾综合征等终末期肝病表现。

二、检　查

1. 实验室检查

（1）AST和ALT 。ALT主要分布于肝细胞质，肝细胞受损时，ALT即可进入血液；80%的AST存在于线粒体中，若AST水平明显升高，则提示肝细胞损伤较为严重。血清ALT水平升高对药物性肝病的诊断价值较AST更大，其敏感性较高，但特异性相对较低，部分药物性肝病患者的ALT水平可达正常值上限100倍以上。

（2）胆红素。血清胆红素水平与肝细胞坏死程度有关，出现皮肤黄疸时应检测胆红素水平，需注意与胆汁淤积引起的胆红素升高鉴别。

（3）ALP和GGT 。ALP检测反映肝细胞损伤的能力不强，但可较好反映干扰胆汁流动的肝内外因素的异常，应注意排除生长发育期儿童和骨病患者的非肝源性ALP升高；此外，当肝内胆汁合成亢进或排出受阻时，血清GGT水平可升高。

（4）凝血酶原时间（PT）。PT主要由肝脏合成的凝血因子Ⅰ、Ⅱ、Ⅴ、Ⅶ、Ⅹ水平决定，有助于反映肝功能情况，肝功能受损时，凝血因子产生减少、PT延长。急性肝炎患者的PT异常率为10%～15%，慢性肝炎为15%～51%，肝硬化为71%，重型肝炎为90%。

2. 影像学检查

超声检查对发现肝硬化、肝脏占位性病变、脂肪肝和肝血管病变有一定价值，CT和MRI对肝硬化和肝脏占位性病变的诊断价值优于超声。药物性急性肝衰竭患者可出现肝脏体积缩小；少数慢性药物性肝病患者可有肝硬化、脾脏肿大和门静脉内径扩大等影像学表现，肝内外胆道通常无明显扩张。影像学对肝窦阻塞综合征/肝小静脉闭塞病（SOS/VOD）的诊断有较大价值，CT平扫见肝肿大，增强的门静脉期可见地图状改变（肝脏密度不均匀，呈斑片状）、肝静脉显示不清、腹水等。此外，胰胆管造影有助于鉴别胆汁淤积型药物性肝病与胰胆管肿瘤等胆道病变。

3. 生物标志物

近年新发现了多种与药物性肝病相关的生物标志物，如与细胞凋亡相关的细胞角蛋白18片段（CK-18Fr）、可溶性Fas和FasL（sFas/sFasL）、可溶性TNF-α和TNF受体（sTNF-α/sTNFR）及可溶性TNF相关性凋亡诱导性配体（sTRAIL）；与细胞坏死相关的如全长CK-18（CK-18FL）、高迁移率族B1蛋白（HMGB1）、miR-122等微小RNA；线粒体特异性生物标志物；针对CYPs等药物代谢酶的循环自身抗体；反映胆汁淤积的生物标志物；反映对药物性肝病易感性的生物标志物，如HLA、药物代谢酶和药物转运蛋白等的基因多态性。上述标志物诊断药物性肝病的特异性较差，临床应用价值有待进一步验证。此外，吡咯-蛋白加合物为诊断土三七引起的肝窦阻塞综合征/肝小静脉闭塞病（SOS/VOD）的重要标志物，N-乙酰对氨基酚（APAP）有毒代谢产物N-乙酰基-对-苯醌亚胺（NAPQI）和APAP-蛋白加合物为诊断APAP-药物性肝病的特异性标志物。

4. 肝组织学活检

在药物性肝病的诊断过程中，肝组织活检主要用于排除其他肝胆疾病造成的肝损伤，对确立诊断及评估肝组织病变的严重程度亦具有较大价值。

三、诊断要点

（1）本病无特异性的诊断方法，可根据患者服药史、临床表现、肝生化检查、肝活检及停药后反应综合判断。

（2）可参考以下标准：①用药后1～4周内出现肝损害（睾酮类、肾上腺皮质激素等除外）；②初发症状包括发热、皮疹、瘙痒等过敏征象；③末梢血嗜酸性粒细胞比例超过6%；④有肝细胞损害或肝内淤胆的病理改变和临床表现；⑤药物淋巴细胞转化试验或巨噬细胞移动抑制试验阳性；⑥病毒性肝炎血清标志物均为阴性；⑦有药源性肝损害史，再次应用相同的药物可诱发（有危害，不可用）。凡具备上述第①条及②～⑦条中任意两条者，即可考虑诊断为药物性肝病。

（3）在确立药物性肝病的诊断前，需排除其他可导致肝损伤的病因。

四、鉴别诊断

（1）酒精性肝病。患者多有长期、大量饮酒史。肝炎病毒学检测均为阴性，AST水平多高于ALT水平，GGT水平较高，肝穿刺活检示肝细胞以脂肪变性为主要特征。

（2）自身免疫性肝病。该类肝损常呈隐袭性，女性较男性多见，可出现乏力、纳差、体重减轻、黄疸、腹水、门脉高压、肝脾肿大等肝病表现。血清学检查常提示抗核抗体（ANA）、抗平滑肌抗体（ASMA）阳性，γ-球蛋白水平升高，亦可发现狼疮细胞。本病组织学表现为肝细胞急性坏死性炎症性损害伴浆细胞浸润。

（3）肝豆状核变性。多见于青少年，除肝脏病变外，常伴有神经系统症状、肾损害等表现，裂隙灯下可见角膜色素环阳性。本病患者血清铜总量减少，尿铜排出量增高，血清铜蓝蛋白水平降低。

（4）病毒性肝炎。由于感染的肝炎病毒类型不同，可为急性或慢性起病，常无特异性症状及体征。通过肝炎病毒学检测可确诊。

【治　疗】

药物性肝病的基本治疗原则为：①及时停用可能具有肝毒性的药物，尽量避免再次使用同类药物；②根据药物性肝病的临床类型合理选用药物治疗；③病情较重的患者必要时可考虑行紧急肝移植。

一、一般治疗

怀疑发生药物性肝损伤时应立即停用可能的致病药物，停药后约95%患者的病情可自行改善甚至痊愈，少数发展为慢性，极少数进展为急性肝衰竭（ALF/SALF）；若患者服用致病药物后的时间不超过6 h，则可通过洗胃、导泻、吸附等方法清除胃肠道内的残留药物，亦可采用血液透析、血液超滤和渗透性利尿等方法促进药物排泄，减少致病药物对机体的损伤；若患者无法停用致病药物，则可降低给药剂量或改变给药方式尽量避免药物的毒性作用。在药物性肝病的病程中，ALT和AST常可出现暂时性波动，若患者的血清ALT或AST水平≥3ULN但无任何临床表现，则无需立即停用可能存在肝毒性的药物，若患者已出现TBil和（或）INR升高等肝功能明显受损表现，继续使用肝毒性药物则有诱发肝衰竭的风险。此外，患者需卧床休息，摄入高蛋白、高维生素饮食，补充足够热量，维持水电解质、酸碱平衡。

二、药物治疗

谷胱甘肽具有一定的保护肝细胞膜的作用，并可与药物的代谢产物结合，抑制脂质过氧化反应，有助于减弱药物的肝毒性。多烯磷脂酰胆碱为一种体内无法合成的必需磷脂，可促进肝细胞再生并改善肝组织损伤，有利于肝功能的恢复。对于轻中度肝细胞损伤型和混合型药物性肝病，炎症较重者可试用双环醇和甘草酸制剂，炎症较轻者可试用水飞蓟素，有出血倾向者可补充维生素K；此外，异甘草镁可用于治疗ALT水平明显升高的急性肝细胞型或混合型药物性肝病。N-乙酰半胱氨酸（NAC）可用于病情较重的患者，有助于清除多种自由基，宜尽早使用，一般用法为每日50～150 mg/kg，总疗程不少于3 d，治疗过程中应严格控制给药速度，防止出现不良反应；目前不推荐将NAC用于治疗儿童非N-乙酰对氨基酚（APAP）引发的药物性肝衰竭，尤其是0～2岁的患儿。

出现明显胆汁淤积者，宜选用熊去氧胆酸对症治疗，该药物可改善肝功能、扩张毛细胆管、增加胆汁酸排泄，常用剂量为13～15 mg/kg，每日3次。苯巴比妥可促进胆红素与葡萄糖、γ球蛋白结合，有利于胆红素的转运和排泄，降低血浆胆红素浓度。此外，腺苷蛋氨酸（SAMe）亦可能有助于缓解胆汁淤积型药物性肝病的病情。

治疗药物性肝炎并发的胆汁淤积时能否使用糖皮质激素目前仍存争议，糖皮质激素具有非特异性抗炎、促进胆汁分泌、抑制过敏及免疫反应等功能，通常认为糖皮质激素可发挥改善肝脏损伤、解除胆汁淤积的作用，但其临床疗效不理想，并可产生较多不良反应，使用时需谨慎，宜用于超敏反应或自身免疫反应较为明显、停用肝毒性药物后生化指标改善不理想或继续恶化的患者，应注意综合考虑治疗的收益和可能的不良反应，必要时可使用泼尼松30 mg/d，5 d后若胆红素下降40%～50%，可减量使用，若用药7 d仍无明显效果，则应停药。

三、肝移植

肝脏功能受损严重且出现肝性脑病、肝衰竭、肝硬化等终末期表现的患者，必要时可考虑行肝移植治疗。

【预　后】

急性药物性肝病的预后大多良好，进展为严重药物性肝病和急性肝衰竭的病例较少，慢性药物性肝病患者的预后通常好于组织学类型相似的非药物性慢性肝损伤。胆汁淤积型药物性肝病通常于停药3个月至3年后恢复，少数患者病情迁延，最终可出现严重胆汁淤积性肝硬化，预后不良。

（张　虎　曾　臻）

参考文献

[1] 冯晓霞，梁海林，聂苑霞，等．药物性肝病发病机制研究进展 [J]. 实用肝脏病杂志，2011，14（6）:477-479.
[2] 马小超，屠曾宏．细胞色素 P450 在药源性肝损伤中的作用 [J]. 世界华人消化杂志，2003，11（3）:338-341.
[3] 黄飞，马丽佳．导致药物性肝炎发生的药物及发病机制 [J]. 中国医药指南，2012，10（16）:69-70.
[4] 阎明．药物性肝病的发病机制 [J]. 中华肝脏病杂志，2004，12（4）:240-240.
[5] 邱梅花．134 例药物性肝损伤的临床分析 [D]. 厦门：厦门大学，2016.
[6] 李岩．消化系统与疾病 [M]. 上海：上海科学技术出版社，2008.

[7] 赵玉沛 , 吕毅 . 消化系统疾病 [M]. 北京：人民卫生出版社，2016:341–347.
[8] 范颖，赵红，谢雯 . 中国首部《药物性肝损伤防治指南》解读 [J]. 中华全科医师杂志， 2016，15（6）:416–420.
[9] Holt M P, Ju C. Mechanisms of drug–induced liver injury.[J]. Current Opinion in Drug Discovery & Development, 2006, 8（1）:38.
[10] 于乐成， 茅益民，陈成伟 . 药物性肝损伤诊治指南 [J]. 中国病毒病杂志， 2015， 23（5）:1752–1769.
[11] Finkel T. Signal transduction by reactive oxygen species[J]. Journal of Cell Biology, 2011, 194（1）:7.
[12] 葛均波， 徐永健 . 内科学 [M]. 北京：人民卫生出版社，2013:416–418.
[13] 高敬国，魏绍武， 王素英 . 消化科疾病临床诊疗技术 [M]. 北京：中国医药科技出版社 ,2016:233–240.
[14] 王慧芬 . 药物性肝衰竭 [C]// 全国病毒性肝炎慢性化重症化基础与临床研究进展学术会议， 2012.
[15] 赵红， 谢雯 . 药物性肝损伤的治疗现状 [J]. 中华肝脏病杂志，2016，24（11）:804–806.

第二十一章　肝性脑病

肝性脑病（hepatic encephalopathy, HE）指肝功能严重障碍和（或）门–体分流术后患者发生的以代谢紊乱为基础，以神经、精神症状为主要临床表现的综合征。根据临床症状的轻重，可将肝性脑病分为有症状型HE（symptomatic hepatic encephalopathy, SHE）和轻微型HE（minimal hepatic encephalopathy, MHE）。

【病　因】

肝功能衰竭时，门静脉与腔静脉间的侧支分流开放，来自肠道的毒性产物可经侧支血管进入体循环，透过血–脑屏障到达脑部，造成中枢神经系统功能紊乱。

一、含氮物质摄入过多

慢性肝功能衰竭或伴有门–体静脉分流的患者摄入过多含有大量蛋白质（尤其是动物蛋白）的食物后，肠道内细菌在分解蛋白质的过程中可产生大量氨及芳香族氨基酸，氨及芳香族化合物经侧支血管进入患者的体循环后则可诱发肝性脑病。此外，口服铵盐、尿素、蛋氨酸等亦可促进含氮物质吸收入血，致使血氨升高；发生便秘时，肠道来源的氨及其他毒性物质与肠黏膜的接触时间延长，有利于毒性物质被肠道吸收入血，可增大发生肝性脑病的风险。

二、消化道大出血

消化道发生大出血时可导致肠道内出现大量积血（每100 ml血相当于食入15～20 g蛋白），致使肠道产氨增多。大量失血时机体有效循环血量减少，大脑出现缺血、缺氧等病变，导致中枢神经系统易受到氨及其他毒性物质的损伤。此外，当消化道内的积血被吸收后，血中亮氨酸、缬氨酸含量增加，可激活支链氨基酸脱氢酶并分解血液中大量支链氨基酸，进一步破坏支链氨基酸与芳香族氨基酸的平衡。

三、感染

自发性腹膜炎、肺炎、尿路感染、菌血症等感染性疾病可促进组织代谢分解，使机体产氨增多。此外，感染性疾病多可伴发内毒素血症，进一步加重肝损伤，增加血脑屏障的通透性。

四、电解质及代谢紊乱

低钠血症可诱发脑水肿，进而引起神经精神症状；低血钾、大量利尿或放腹水可造成代谢性碱中毒，有利于肠道吸收含氮物质，并可使机体内NH_4^+大量转变为NH_3，直接通过血脑屏障引发肝性脑病。此外，低血糖可使脑内脱氨作用减弱，导致中枢神经系统内出现氨蓄积，使患者发生肝性脑病的风险增大。

五、氮质血症

厌食、腹泻、限制液体输入量、大量应用利尿剂或大量放腹水等因素均可导致血容量不足，诱发肾前性氮质血症，进而诱发肝性脑病。肝肾综合征或其他原因引发的肾性氮质血症亦可使血氨升高。

【发病机制】

目前关于肝性脑病发病机制的主要理论包括氨中毒学说、代谢紊乱学说、氨基酸失衡学说、锰中毒学说等，氨中毒被认为是肝性脑病的主要发病机制。

一、氨中毒学说

血氨增高为肝性脑病的临床特征之一。正常人每天大约从胃肠道吸收4 g氨，肠道内含氮物质可在肠道细菌的尿素酶和氨基酸氧化酶的催化作用下生成氨，此外，氨亦可来源于肾脏和骨骼肌。体内氨代谢途径主要有3种：①经肝脏代谢：源于肠道的氨由门静脉系统进入肝脏，经鸟氨酸循环代谢为无毒且具有水溶性的尿素，由肾脏排出；当肝功能受损时，鸟氨酸循环代谢氨的能力下降，可导致血氨水平升高；存在门–体静脉分流时，未经肝脏代谢处理的血氨可直接进入体循环并透过血–脑屏障入脑；②经肾脏代谢：血氨到达肾脏后，可在肾脏内谷氨酰胺合成酶的作用下与谷氨酸结合形成谷氨酰胺，并以谷氨酰胺形式排出，亦可以尿素或铵离子（NH_4^+）形式经尿排出；③经骨骼肌细胞代谢：在肌细胞内血氨亦可与谷氨酸结合形成谷氨酰胺，有助于减轻氨的毒性作用；肝功能障碍的患者多存在肌肉萎缩，其肌细胞合成谷氨酰胺的能力受损，影响氨的代谢。

大量氨通过血脑屏障进入中枢神经系统后引发HE主要机制包括：①阻

断谷氨酸能神经传导：谷氨酸可作为一种兴奋性神经递质，在中枢神经系统中谷氨酸能神经元分布较广，星形胶质细胞内的谷氨酸–谷氨酰胺循环可调节谷氨酸能突触的传导作用，存在高氨血症时，谷氨酸可与氨结合形成谷氨酰胺，导致谷氨酸大量消耗、含量减少，进而造成谷氨酸能神经传导障碍和星形胶质细胞肿胀，致使中枢神经系统的兴奋性受到影响；②抑制Na^+–K^+–ATP酶：氨对中枢神经系统内的Na^+–K^+–ATP酶具有一定的抑制作用，可造成血脑屏障功能障碍，使γ–氨基丁酸等活性物质可自由进入中枢神经系统，导致中枢神经系统功能异常；氨亦可通过干扰神经元细胞和星形胶质细胞膜表面的Na^+–K^+–ATP酶阻碍神经冲动传导，引发脑水肿；③干扰中枢神经系统的能量代谢：氨可破坏血脑屏障的葡萄糖逆浓度差转运过程，导致中枢神经系统能量供应不足；氨亦可与中枢神经系统内的α–酮戊二酸结合，导致三羧酸循环缺乏底物，影响其生成ATP的作用；此外，氨可通过诱导线粒体发生通透性转换（MPT）干扰能量代谢；④诱导细胞凋亡或变性坏死：高氨血症可通过多种信号分子影响中枢神经系统内相关凋亡基因的表达，进而导致神经细胞凋亡；⑤干扰神经动作电位：氨可抑制神经元的氯离子转运通道，从而阻断突触后兴奋性电位的形成和传导。此外，氨亦可能通过氧化应激作用、促进Ca^{2+}内流、损伤线粒体、破坏脑内血流的自动调节功能等作用机制引发HE。血氨在HE发病过程中的作用十分重要，但患者的血氨升高程度与其昏迷的严重程度不具有正相关性，部分血氨水平正常的患者亦可出现昏迷，提示氨中毒不为肝性脑病的唯一发病机制。

二、假神经递质

神经细胞有兴奋性和抑制性两类递质，在发生肝性脑病的患者中，兴奋性递质的功能常明显降低，导致抑制状态的出现。食物中酪氨酸、苯丙氨酸等芳香族氨基酸在肠菌的作用下可转变为酪胺和苯乙胺，进入中枢神经系统后经羟化酶催化可转变为β-羟酪氨和苯乙醇胺，其化学结构与去甲肾上腺素相似，但不具有去甲肾上腺素传递神经冲动的功能，故称为假神经递质。假性神经递质可取代兴奋性递质结合突触后膜受体，进而阻断兴奋性神经冲动的传导，导致大脑皮层出现异常抑制状态。

三、氨基酸代谢失衡学说

正常情况下，循环中芳香族氨基酸与支链氨基酸的含量处于平衡状态，且可通过血-脑屏障上同一通道进入中枢神经系统。芳香族氨基酸主要在肝脏内代谢，若出现肝细胞功能衰竭或门-体侧支循环开放时，则芳香族氨基酸无法有效代谢，致使血浆中芳香族氨基酸含量增多及支链氨基酸含量相对不足，导致大量酪氨酸、苯丙氨酸等芳香族氨基酸通过血-脑屏障进入中枢神经系统，并形成假性神经递质抑制中枢神经系统功能。此外，肝功能障碍时灭活胰岛素的能力减弱，而胰岛素具有促进支链氨基酸进入肌肉组织的作用，可导致血浆中支链氨基酸含量下降，破坏芳香族氨基酸与支链氨基酸的平衡。

四、锰中毒学说

人体内的锰元素主要来源于食物，由胃肠道吸收，经胆汁排泄。肝细胞功能衰竭时，大量锰可积聚于体循环，造成中枢神经系统内锰含量增多。锰具有神经毒性，锰进入中枢神经系统后，可与神经细胞和突触内的线粒体结合，损伤神经元及突触的传递功能。此外，有研究显示，肝性脑病患者的基底神经节内锰的含量比正常水平高2~7倍，提示中枢神经系统内的锰沉积可能与多巴胺系统功能紊乱存在一定关联。

五、GABA/BZ复合受体假说

γ-氨基丁酸（GABA）为中枢神经系统内最主要的抑制性神经递质，存在GABA-A和GABA-B两种受体，GABA-A与HE的发生有关。GABA-A为一种复合受体，具有苯二氮䓬类（BZ）的结合位点，该受体与内源性BZ类物质结合后可使GABA的抑制作用增强。此外，氨与GABA/BZ可协同作用，氨可促进BZ类物质与GABA-A复合受体结合，进而诱导外周型BZ受体（PTBR）的表达，PTBR主要位于星形胶质细胞线粒体膜表面，活化的PTBR可刺激星形胶质细胞分泌神经类固醇，具有增强GABA能神经传导的作用。

六、炎症反应

研究显示，发生HE的肝硬化患者的血清炎症反应标志物（白细胞计数、CRP、IL-1、TNF等）水平明显高于无HE的患者，且存在全身炎症反应综合征的肝硬化患者口服氨基酸溶液后可出现高氨血症，患者心智水平降低，经亚低温或抗感染治疗后，其血清炎症反应标志物和血氨水平下降，心智水平亦逐渐恢复正常，有学者认为或可通过高氨血症和全身炎症反应的情况预测HE发生的可能性。此外，TNF、IL-1等炎症因子可破坏脑血管内皮细胞及血-脑屏障的完整性，有利于血液循环中的氨弥散进入中枢神经系统。

七、氧化/亚硝基化应激

有研究表明，氨、炎症因子、谷氨酰胺等可通过激活N-甲基-D-天冬氨酸受体和Ca^{2+}依赖的一氧化氮合成酶生成大量活性氧（ROS）和活性氮（RNS），发生氧化/亚硝基化损伤，氧化应激反应可导致线粒体发生MPT，造成ATP合成障碍。此外，星形胶质细胞产生的ROS/RNS可参与蛋白质酪氨酸硝化作用，影响跨星形胶质细胞的底物转运，导致血脑屏障通透性改变；ROS亦可诱发RNA氧化作用，阻碍某些与学习及记忆相关的蛋白和神经递质受体的合成。

八、神经类固醇

中枢神经系统内的神经类固醇主要在星形胶质细胞的线粒体内合成，其合成受线粒体膜转位蛋白的调控，研究显示，HE患者脑内的转位蛋白表达量较高，提示神经类固醇的合成调节可能与HE的发生及发展存在一定相关性。神经类固醇具有增强GABA能神经元抑制功能的作用，可促进中枢抑制效应的产生，此外，神经类固醇亦可影响星形胶质细胞内一氧化氮合成酶、单胺氧化酶、葡萄糖载体、谷氨酸载体等蛋白质的合成。

九、褪黑素

褪黑素（MT）为一种胺类激素，主要由松果体分泌并由肝脏代谢，研究发现，肝硬化和HE患者的血清中MT水平较高。MT及其化合物具有镇痛、镇静、催眠等作用，亦可促进炎症反应的发生及脑内GABA的合成，并可通过多种途径增强GABA的中枢抑制能力，其具体机制有待进一步研究。

十、其他因素

近年来，大量研究开始关注HE病程中星形胶质细胞的改变，发现NO、肌醇、硫磺酸、乳酸盐等物质均可导致星形胶质细胞异常，星形胶质细胞的肿胀还可能与高浓度氨引起的结构蛋白、谷氨酸盐载体、胶质纤维酸性蛋白、水通道蛋白4等的基因表达改变有关。亦有研究发现，HE患者中枢神经系统内阿片肽受体表达增强，血清中内源性阿片肽类物质水平上升，提示阿片肽类物质及其受体可能与HE的发生发展存在一定关联。其他神经毒性物质如硫醇、短链脂肪酸等可与氨协同发挥毒性作用，导致血脑屏障受损及神经传导受抑。

【诊　断】

一、临床表现

1. 分型

肝性脑病可分为3型及5期。A型：急性肝衰竭相关的HE，患者常于肝衰竭发病后的2周内出现脑病症状，该型不包括慢性肝病伴发的急性HE；亚急性肝衰竭时，HE常出现于发病后2～12周；B型：门-体旁路性HE，患者存在明显的门-体分流，临床表现与肝硬化伴HE者类似，但肝活组织检查示肝组织学正常；C型：慢性肝病或肝硬化基础上发生的HE，常伴有门静脉高压和（或）门-体分流，为HE中最为常见的类型。

存在慢性肝损伤时，肝性脑病可分为轻微HE（MHE）、有临床症状的HE（SHE），MHE指患者无临床症状及常规生化检测结果异常，仅可通过神经心理学或神经生理学检测的方法发现其智力、神经、精神等方面的轻微异常；SHE包括：①发作性HE，慢性肝病患者突然出现意识障碍，自动或药物治疗后清醒，其发生多有明确的诱因，如胃肠道出血、尿毒症、大量使用利尿剂、使用抗精神病类药物、电解质紊乱等；根据有无诱因可分为诱因型和自发型；若HE在1年内发生2次或2次以上，则称为复发型HE；②持续性HE，患者出现认知力的下降及非器质性神经功能异常，重者可进一步发展为昏迷或死亡；根据患者自制能力受损程度，可将持续性HE分为轻型（相当于HE 1期）和重型（相当于HE 2～4期），经短暂药物治疗可较快清醒者，称为治疗依赖型HE。

2. 分级（West–Haven 分级法）

肝性脑病患者主要表现为高级神经中枢功能紊乱（如性格改变、智力下降、行为失常、意识障碍等）及运动和反射异常（如扑翼样震颤、肌阵挛、反射亢进和病理反射等），其临床过程可分为5级。0级：患者无行为、性格异常，无神经系统病理征，脑电图正常，仅在心理测试或智力测试时出现轻微异常；1级：患者出现轻度性格改变和精神异常，如欢欣激动、淡漠、睡眠倒错等，可有扑翼样震颤，脑电图无明显异常；2级：出现嗜睡、行为异常、言语不清、定向力障碍等；腱反射亢进，肌张力增高，锥体束征阳性，常出现扑翼样震颤，脑电图有特征性异常；3级：昏睡，但可唤醒，常有神志不清或幻觉，神经病理征持续或加重，有扑翼样震颤，肌张力增高，腱反射亢进，脑电图出现明显异常的日波和三相慢波；4级：昏迷，不能唤醒；浅昏迷时对疼痛刺激尚有反应，腱反射亢进，肌张力增高，扑翼样震颤不能引出；进入深昏迷后，对各种刺激无反应，所有反射均消失，瞳孔散大，脑电图明显异常出现S波。

二、检　查

1. 实验室检查

（1）血氨。正常人空腹时静脉血氨为6 ~ 35 μg/L（血清）或47 ~ 65 μg/L（全血）。B型、C型HE患者血氨多升高，而A型HE患者血氨常正常，血氨水平与病情严重程度间无确切关系。患者的动脉血氨含量通常为静脉血氨的0.5 ~ 2.0倍，有研究表明，与静脉血氨相比，动脉氨分压或可更好地反映HE的严重程度。

（2）血浆氨基酸。正常人血中支链氨基酸与芳香氨基酸的比值>3，存在门–体分流的患者该比值<1。

（3）肝功能。可通过ALT、AST、胆红素、GGT、ALT、凝血功能等指标评估肝功能。

2. 影像学检查

可通过颅脑CT及MRI发现脑水肿，并排除脑血管意外、颅内肿瘤等疾病。锰沉积可造成星形胶质细胞结构的改变，头颅MRI检查可发现额叶皮质脑萎缩、苍白球及核壳内囊T1加权信号增强。磁共振质谱分析（MRS）和功能MRI有助于评估中枢神经系统内分子和功能变化情况，诊断肝性脑病的价值有待进一步验证。此外，腹部CT或MRI等可发现肝硬化及门-体分流等异常征象。

3. 电生理检查

（1）脑电图检查。通常在患者出现精神异常或生化检查结果异常前，脑电图即可发现异常，主要表现为脑电波节律变慢，通常先出现于两侧前额及顶部，随病情进展逐渐向后移动。脑电图检查对0期和1期HE的诊断价值较小，对评估疾病预后有一定价值。

（2）诱发电位。指各种感觉器官将所受刺激的信息反馈至大脑皮质或皮质下层后产生的电位，可分为视觉诱发电位、听觉诱发电位和躯体诱发电位。诱发电位检测可用于轻微HE的诊断与研究，通常情况下视觉诱发电位P300检测结果的可重复性差，听觉诱发电位P300诊断HE的价值较大。

（3）临界视觉闪烁频率。临床通常将视网膜胶质细胞病变作为发生HE时星形胶质细胞病变的标志，通过测定患者的临界视觉闪烁频率即可间接判断是否存在HE，有助于轻微HE的诊断。

4. 心理智能测验

心理智能测试对轻微型HE有重要诊断价值，但常受患者年龄、性别、受教育程度等因素影响。数字连接试验和轨迹描绘试验与患者受教育程度的相关性较小且较为简单方便，必要时可使用。可重复性成套神经心理状态测验（RBANS）测查内容包括即时记忆、延迟记忆、注意、视觉空间能力和语言能力，已用于阿尔茨海默病、精神分裂症和创伤性脑损伤的诊断，对HE亦有较大诊断价值。

三、诊断要点

（1）目前尚无诊断HE的金标准，确诊HE主要依赖于排他性诊断。诊断HE时需考虑下列因素：①患者有肝脏基础疾病；引起不同类型HE的肝脏基础疾病存在差异；②有神经精神症状及体征；③虽无神经精神症状及体征，但患者学习、理解、注意力、应急和操作能力存在缺陷，神经心理智能测试结果至少有2项异常，临界闪烁频率异常可作为确立诊断的重要依据；④存在引起HE（B型、C型）的诱因，A型HE常无诱因；⑤排除其他可引起精神神经异常的疾病。具备以上5项中2、3、4、5项者可诊断为轻微型HE；若具备1、3、4、5项，则可诊断为有临床症状的HE。

（2）可采用West-Haven分级法对肝性脑病分级，3级以上者可进一步采用Glasgow昏迷量表评估昏迷程度。

四、鉴别诊断

（1）糖尿病酮症酸中毒。患者有糖尿病病史，发生酮症酸中毒前常有感染、暴饮暴食、酗酒等诱因，表现为糖尿病症状加重，并出现恶心、呕吐、头晕、头痛、神志模糊等症状，血生化检查可发现血糖常大于16.7 mmol/L，尿常规检测示尿酮体呈强阳性。

（2）低血糖。血糖过低可导致昏迷，常伴头晕、心悸、出冷汗等交感神经兴奋表现。发病时患者血糖常低于2.8 mmol/L，补充糖后症状可消失。

（3）肺性脑病。患者多有呼吸系统疾病史，可出现头痛、头昏、精神不振等表现或不同程度的意识障碍，可伴有扑翼样震颤、踝阵挛等神经系统阳性体征。动脉血气分析示患者PaO_2下降、$PaCO_2$增高、二氧化碳结合力增高及血pH值降低等异常。

（4）肾性脑病。患者多有急、慢性肾脏疾病史并出现氮质血症表现，辅助检查可发现内生肌酐清除率下降、血尿素氮及肌酐升高，肾脏活检可明确肾脏是否存在器质性损害及损害类型。

（5）颅内出血、颅内肿瘤。常有神经系统定位体征，颅内出血者多有高血压病史。头颅CT或磁共振检查可发现病灶。

（6）颅内感染。患者多有发热及感染中毒症状，脑膜刺激征阳性。脑脊液检查可协助诊断。

（7）瑞夷综合征。为脏器脂肪浸润引起的以脑水肿和肝功能障碍为特征的一组症候群，实验室检查常可发现血氨升高、血糖降低、凝血酶原时间延长、血清转氨酶升高等异常，多发生于有上呼吸道感染且服用水杨酸盐（阿司匹林）制剂的儿童。若肝脏活组织检查发现肝细胞内存在大量脂肪滴，则有助于确立诊断。

【治　疗】

肝性脑病为多种因素综合作用引起的复杂代谢紊乱，应采取综合性的措施进行治疗，对症治疗的同时应积极处理原发肝病。早期诊断及治疗为改善本病预后的关键。

一、去除诱因

食管曲张静脉破裂大出血为诱发HE的常见因素，及时采用止血、纠正贫血、清除肠道积血等措施可有效预防HE的发生及发展。此外，积极控制感染、纠正水电解质紊乱、消除便秘、改善肾功能等均为控制HE的基础治疗手段。

二、营养支持及一般治疗

近年来研究发现，肝硬化伴发HE的患者常出现营养不良，若通过严格限制蛋白摄入以降低其血氨水平，可加重患者的营养不良状况及肝组织损伤程度，而维持机体的正氮平衡有利于促进肝细胞再生并增强肌肉组织对氨的解毒能力。目前推荐的营养支持方案为：急性及3、4期HE患者初始需禁食蛋白，待其清醒后，可每2~3 d补充10 g蛋白，逐渐增加至每日补充1.2 g/kg；1、2期HE患者初始需低蛋白饮食（20 g/d）数日，继而每2~3 d增加10 g蛋白，若未发生HE，则可继续增加至每日1.2 g/kg。进行营养支持的蛋白应以植物蛋白为主，植物蛋白中甲硫氨酸和芳香族氨基酸较少，支链氨基酸较多，此外，植物蛋白中含有不被吸收的纤维素，经肠菌酵解后可产生酸性物质，使肠道内形成酸性环境，可促进排出氨；除植物蛋白外，亦可补充牛奶蛋白，尽量避免使用动物蛋白（致脑病作用最强）。此外，应适当补充碳水化合物，保证患者的热量供给（每日宜35~40 kcal/kg），口服或静脉补充必需氨基酸及支链氨基酸有利于纠正氨基酸比例失衡，促进正氮平衡。不能进食者可行鼻饲，必要时可予静脉营养支持。

伴有低蛋白血症者可静脉输注血浆、白蛋白以维持胶体渗透压；伴有脑水肿者可使用20%甘露醇或与50%葡萄糖交替快速静脉输注，并补充足量的维生素、ATP和辅酶A等，以纠正中枢神经系统能量代谢异常。低血钠、低血钾、高血钾、碱中毒等电解质紊乱均为诱发HE的重要因素，应注意维持患者的水电解质、酸碱平衡，每日补液量取决于患者前日尿量，补液总量不宜超过2 500 ml（通常为尿量+1 000 ml）。锌为尿素循环中关键酶的重要辅助因子，肝功能障碍的患者，尤其是合并营养不良时可适当补充锌，此外，口服锌制剂亦可抑制肠道吸收锰离子，但目前尚不明确锌是否有助于改善HE的预后。若肝性脑病患者出现躁狂等严重精神异常表现，则可适当应用镇静剂以控制症状。

三、减少肠内氮源性毒物的生成与吸收

1. 清洁肠道

引发HE的毒性物质主要来自肠道，清除肠道积血、食物残渣等有助于

减少肠道内氨及其他毒性物质的产生和吸收，对防治HE有较大价值，可采用口服或鼻饲25%硫酸镁30～60 ml导泻，亦可用不易被吸收的双糖如乳果糖300～500 ml加水500 ml灌肠，对门–体分流性HE患者效果较好。

2. 抑制肠道细菌生长

（1）乳果糖或乳梨醇。乳果糖及乳梨醇均被称为不吸收双糖，在胃及小肠内不被分解和吸收，到达结肠后可被肠道细菌酵解，生成乳酸、乙酸、丙酸等，有助于降低肠腔内pH值、抑制氨的生成及吸收，乳果糖在肠道中分解产生的有机微粒可增加肠腔渗透压，具有轻度导泻的的作用，可促进肠道内氨及其他毒性物质排出。乳梨醇与乳果糖亦可作为益生元，有助于抑制结肠内产氨、产尿素酶细菌的生长，从而降低肠道内氨的产生量。不吸收双糖的杂糖含量低（2%），有糖尿病或乳糖不耐受者亦可使用，伴发肠梗阻时禁用，该类药物的不良反应包括腹部不适、腹痛、恶心、呕吐、腹泻等，对于其是否具有提高HE患者生存率的作用目前尚不明确，有待进一步研究。

（2）益生菌制剂及抗菌药物。含有双歧杆菌、乳酸杆菌等益生菌的制剂可通过调节肠道菌群微生态以抑制产氨细菌的生长，有助于减少肠道氨及其他毒性物质的产生和吸收；抗菌药物亦可作用于产氨菌，常用药物包括利福昔明、甲硝唑、新霉素等，其中，利福昔明主要在胃肠道发挥作用，其抗菌能力较强且抗菌谱较广，剂量为1.2 g/d，分3次口服；有研究表明，对于难治性HE，联合应用抗菌药物与不吸收双糖可显著降低患者的住院率及住院时间。

3. 促进体内氨的代谢

（1）门冬氨酸–鸟氨酸（OA）。为一种二肽，对脑、肝、肾等器官内进行的氨代谢反应有一定促进作用，其中，鸟氨酸可作为体内鸟氨酸循环的底物，有助于增强相关酶的活性，促进氨转变为尿素；门冬氨酸可作为谷氨酰胺合成的底物，在合成谷氨酸、谷氨酰胺的过程中可减少血氨含量，此外，门冬氨酸亦可参与肝细胞内核酸的合成，间接促进肝细胞内的三羧酸循环，有利于肝细胞的修复。研究发现，静脉输注或口服OA均有助于降低患者空腹及餐后血氨水平并改善HE患者的精神神经症状。急、慢性HE患者在24 h内可静脉输注40 g OA，清醒后可逐渐减量至20 g/d，每500 ml溶液中OA药量不宜超过30 g，输注速度不宜超过5 g/h，以避免引起不良反应。

（2）精氨酸。肝脏可通过鸟氨酸循环将氨转变为尿素，而精氨酸为鸟氨酸循环过程中的中间代谢产物，补充精氨酸可促进尿素的合成并降低血氨。临床常用精氨酸的盐酸盐制剂，该制剂呈酸性，有助于酸化血液从而减轻氨对神经中枢的毒性作用，适用于伴有代谢性碱中毒的HE患者。

（3）谷氨酸盐。谷氨酸钠、谷氨酸钾可通过促进谷氨酰胺的合成从而降低血氨，并可调节血钾和血钠的平衡；若中枢神经系统内谷氨酰胺含量过高，则可产生高渗效应诱发脑水肿，且可能引起代谢性碱中毒，故目前已不推荐使用该类药物治疗HE。

（4）阿卡波糖。研究显示，阿卡波糖300 mg/d治疗8周可降低伴有2型糖尿病的肝硬化1级和2级肝性脑病患者的血氨水平，从而改善HE的病情，可能与其抑制小肠刷状缘葡萄糖苷酶的功能有关，具体机制有待进一步研究。该药的不良反应包括腹痛、胀气及腹泻等。

四、调节假性神经递质

（1）GABA受体拮抗剂。在中枢神经系统内，内源性苯二氮类似物与γ-氨基丁酸（GABA）受体结合后产生的抑制作用为HE的发病机制之一，研究显示，应用GABA受体拮抗剂氟马西尼或可明显改善HE患者的症状，但其长期疗效仍需验证。曾使用苯二氮类药物的HE患者可考虑应用氟马西尼治疗。

（2）减少或拮抗假性神经递质。支链氨基酸制剂为一种以亮氨酸、异亮氨酸、缬氨酸等为主的复合氨基酸制剂，可竞争性抑制芳香族氨基酸进入中枢神经系统，以减少假性神经递质的形成。对于不耐受蛋白质的营养不良者，补充支链氨基酸有助于改善其氮平衡。

五、基础疾病的治疗

1. 改善肝功能

对于乙型病毒性肝炎引起的慢性肝衰竭，应用核苷（酸）类似物抗病毒治疗，可减轻或消除肝脏的炎症及坏死，有助于促进肝细胞再生及肝功能恢复；对于急性肝衰竭的患者，需立即将其转入重症监护病房，密切监护其病情进展，并开展综合救治。

2. 人工肝支持系统

可分为非生物型、生物型及混合型3种类型，目前临床较为常用的主要为非生物型人工肝系统，包括血液透析、血液滤过、血浆置换、血液灌流、血浆吸附等支持方式。人工肝支持系统可部分替代肝脏功能，有助于减轻肝脏负担，并可清除体内蓄积的毒物，有利于降低血氨、炎性反应因子、胆红素等的浓度，对改善肝功能衰竭患者的临床症状有较大价值，可为肝组织损伤的恢复和肝细胞的再生提供一定的条件和时间，亦可作为肝移植术前的过渡疗法。急性及慢性肝性脑病患者均可进行人工肝支持治疗，治疗时需注意防治相关并发症，2期以上肝性脑病患者需慎用血浆置换。

3. 肝移植术

经内科治疗效果不理想的顽固性肝性脑病患者可行原位肝移植治疗；对于急性肝衰竭或终末期肝病患者，肝移植手术为唯一可能有效的治疗方式。

4. 阻断门－体分流

对于门–体分流较为严重的患者，采用介入治疗或外科手术暂时性或永久性部分或全部阻断门–体分流，可有效改善其临床症状，但由于该类患者常合并门脉高压症，阻断门–体分流后可增加消化道出血的发生率，选用该治疗时需慎重。

【预　后】

轻微型肝性脑病患者常无明显症状，经积极治疗多可好转。失代偿期肝硬化引发的肝性脑病多有明显诱因，起病缓慢，反复发作，若积极采取治疗措施，患者的病情多可得到明显缓解，部分患者病情加重后逐渐转入昏迷直至死亡。急性肝衰竭引起的肝性脑病预后最差，通常无明显诱因，发病后患者可迅速昏迷或死亡。肝功能较好、分流手术后及诱因明确且易消除者，预后通常较好；肝移植术可部分改善难治性肝性脑病患者的预后。

（陈毅丁　雷　蕾）

参考文献

[1] 刁玥玥，许东．肝性脑病发病机制的研究进展 [J]. 中国中西医结合消化杂志，2014，22（4）:226–229.

[2] 王宇明．肝性脑病的定义、命名和诊断 [J]. 中华肝脏病杂志，2004，12（5）:305–306.

[3] 邢卉春．肝性脑病诊断治疗专家共识 [J]. 中国肝脏病杂志：电子版，2009，1（2）:51–56.

[4] 龙莉．肝性脑病患者血氨水平相关因素分析 [D]. 南昌：南昌大学，2013.

[5] 李蕾．肝性脑病发病机制的研究进展 [J]. 肝脏，2008，13（5）:418–420.

[6] 邝晓聪．病理生理学 [M]. 北京：中国协和医科大学出版社，2012.

[7] 魏来，刘玉兰．中国肝性脑病诊治共识意见（2013 年，重庆）[J]. 中华消化杂志，2013，6（9）:81–93.

[8] 赵玉沛，吕毅．消化系统疾病 [M]．北京：人民卫生出版社，2016:85–91.

[9] Prakash R, Mullen K D. Mechanisms, diagnosis and management of hepatic encephalopathy[J]. Nat Rev Gastroenterol Hepatol, 2010，7（9）:515–525.

[10] 葛均波，徐永健．内科学 [M]．北京：人民卫生出版社，2013:357–359.

[11] 尚佳，曾艳丽，毛重山．肝性脑病的治疗 [J]. 中华肝脏病杂志，2014，22（2）:89–91.

[12] 李瑜元．门冬氨酸鸟氨酸治疗显性和轻微型肝性脑病 [J]. 临床肝胆病杂志，2011，27（1）:100–102.

[13] 张清清，陆伦根．肝性脑病的预后评估及研究进展 [J]. 肝脏，2013，18（5）:338–340.

第二十二章　肝硬化

肝硬化（hepatic cirrhosis）为由一种或多种原因引起的，以肝组织弥漫性纤维化、假小叶和再生结节为组织学特征的进行性慢性肝病。肝硬化代偿期常无明显症状，失代偿期以门静脉高压和肝功能减退为特征，常合并上消化道出血、肝性脑病、继发感染、肝肾综合征等疾病。研究显示，肝硬化占我国全部肝病住院病例的51%，患者多为中青年，病情迁延。

【病　因】

肝硬化的病因较多，我国的肝硬化病例主要由病毒性肝炎引起，欧美国家以酒精性肝硬化多见。

一、病毒性肝炎

病毒性肝炎为国内人群发生肝硬化的最主要病因，乙型、丙型和丁型肝炎病毒感染均可引发肝硬化，其中以乙肝病毒感染最为常见。肝硬化通常由慢性病毒性肝炎逐渐演变而来，急性或亚急性肝炎若造成大量肝细胞坏死和肝纤维化则可直接进展为肝硬化，乙型与其他肝炎病毒重叠感染可加速肝硬化发展的进程。甲型和戊型肝炎病毒感染多引发急性肝炎，较少导致肝硬化。

二、乙醇

长期大量饮酒（一般为每日摄入酒精80 g达10年以上）可导致肝细胞损害、脂肪沉积及肝脏纤维化，引起酒精性肝炎，继而可发展为肝硬化。营养不良、合并HBV或HCV感染及使用损伤肝脏的药物等因素可增加酒精性肝硬化发生的风险。近年来，我国的酒精性肝硬化病例逐渐增多。

三、胆汁淤积

持续肝内淤胆或肝外胆管阻塞时，高浓度胆酸和胆红素可损伤肝细胞，引起原发性胆汁性肝硬化或继发性胆汁性肝硬化。

四、循环障碍

慢性充血性心力衰竭、缩窄性心包炎、肝静脉阻塞综合征、肝小静脉闭塞病等可造成肝脏长期淤血缺氧、肝细胞变性及纤维化，最终发展为淤血性肝硬化。

五、化学毒物或药物

长期接触四氯化碳、磷、砷等化学物质或服用双醋酚汀、甲氨蝶呤、甲基多巴、异烟肼等药物可导致中毒性或药物性肝炎，造成肝细胞坏死或纤维化，继而演变为肝硬化。

六、免疫疾病

自身免疫性肝炎及累及肝脏的多种风湿免疫性疾病可引发肝硬化。

七、寄生虫感染

血吸虫感染机体后，成熟虫卵沉积于肝脏汇管区，肝内巨噬细胞可吞噬虫卵，继而演变为成纤维细胞，引发纤维组织增生和纤维性结节形成，可造成窦前性门静脉高压及肝硬化。华支睾吸虫寄生于肝脏内、外胆管内，可引起胆道梗阻及炎症（肝吸虫病），促进肝硬化的发生。

八、遗传及代谢性疾病

遗传性疾病或先天性酶缺陷可导致某些代谢产物沉积于肝脏，引起肝细胞坏死和结缔组织增生。

（1）铜代谢紊乱。亦称肝豆状核变性，为一种常染色体隐性遗传的铜代谢障碍疾病，其致病基因定位于13q14.3，该基因编码产物为转运铜离子的P型ATP酶，若该酶功能出现障碍，可使铜在体内沉积，损害肝、脑等器官功能。

（2）血色病。本病患者第6对染色体上基因出现异常，导致小肠黏膜对铁的吸收能力增强，致使过多的铁沉积于肝脏，引起纤维组织增生及脏器功能障碍。

（3）α_1–抗胰蛋白酶缺乏症（α_1–AT）。α_1–抗胰蛋白酶为肝脏合成的一种低分子糖蛋白。由于遗传缺陷，正常α_1–AT显著减少，异常的α_1–AT增多；异常α_1–AT分子量小且溶解度低，难以被肝脏排出，大量积聚于肝脏内，损伤肝组织，进而可引发肝硬化。

其他如半乳糖血症、血友病、酪氨酸代谢紊乱症、遗传性出血性毛细血管扩张症等疾病亦可引发肝硬化。

九、营养障碍

长期营养摄入不足或不均衡、慢性疾病导致的消化吸收不良、肥胖或糖尿病等可引发非酒精性脂肪性肝病，若继续进展可演变为肝硬化。

十、原因不明

部分患者发生肝硬化的原因无法用目前认识的病因解释，称为原因不明性肝硬化，亦称隐源性肝硬化。在尚未排除上述各种病因前，不宜轻易确立原因不明性肝硬化的诊断，以免影响肝硬化的对因治疗。

【发病机制】

肝脏的再生能力较强，正常肝脏若被切除70%～80%的质量，仍可维持正常生理功能；肝叶切除1年后，残肝即可恢复至原始肝脏大小。肝细胞在各种病理作用下可发生变性或坏死，若损伤因素持续存在，再生肝细胞难以恢复正常的肝脏组织结构，则易形成无规则结节。肝组织受到损伤后即可启动肝纤维化进程，多由氧化应激、缺氧、肝细胞坏死、凋亡、炎细胞浸润和细胞外基质（ECM）改变等因素刺激引起，造成ECM成分沉积和降解失衡，大量ECM蛋白在肝组织内积聚形成纤维性结构，最终进展为肝硬化。

一、肝星状细胞活化

ECM尤其是间质胶原的沉淀为肝纤维化时的主要病理改变，肝星形细胞（HSCs）是肝内胶原及其他细胞外基质的主要来源。肝脏受损伤时，在炎症因子及其他细胞因子的作用下，处于静止状态的HSCs被激活，进而产生大量的细胞外基质，致使胶原合成增加、降解减少，其表达的d-平滑肌肌动蛋白（d-SMA）、I型胶原、间质金属蛋白-2（MMP-2）和金属蛋白酶组织抑制剂（TIMP-1）等促纤维化因子，在肝纤维化的发生和发展过程中发挥重要作用。此外，细胞外基质的积累在一定程度上亦受多种来源的间质细胞的影响，如肝成纤维细胞、骨髓产生细胞和由上皮间充质转化的成纤维细胞。

HSCs的激活可分为起始期和延续期。在起始期（炎症前期），HSC邻近细胞（包括肝巨噬细胞、窦内皮细胞和肝细胞等）的旁分泌作用、HSC基因表达及表型的早期改变可导致HSC细胞膜接触抑制作用下降及对介质的敏感性增加，部分可溶性刺激如氧化应激信号、凋亡小体、脂多糖等参与该过程；在延续期（炎症期/炎症后期），HSCs发生一系列特殊的表型改变，如增殖、收缩、纤维形成、蚀变的基质降解等，通过自分泌作用使整合素受体、细胞因子及其受体表达上调，可直接或间接维持细胞活化并导致持续纤维化。

二、ECM积聚和降解失衡

ECM由组织精密的分子网络构成，其结构分子包括胶原、非胶原糖蛋白、蛋白聚糖及隐匿于ECM中的生长因子和间质金属蛋白（MMPs）。ECM的主要作用有：①为细胞提供位置信号并为细胞的极化、黏附、迁移、增殖和分化提供机械框架；②与周围环境和细胞相互作用，参与创伤-愈合反应和纤维化的调节过程；③可与生长因子/细胞因子配合，将生物信号传递至细胞；④ECM衍生肽亦可调节血管形成过程，影响生长因子与MMPs的利用和活性；⑤某些ECM成分如分布于细胞表面的半乳凝素等，可通过与靶分子交联调节细胞信号从而刺激HSCs的增殖与活化。

若ECM的合成速率超过其降解速率，则可致使ECM聚积，引起肝纤维化。肝组织受损后，ECM的合成和降解过程均得到加强，随着肝损伤的进展及慢性化，ECM的降解速率逐渐低于其合成速率，造成ECM在肝组织内稳定积聚；纤维化间隔的持续增厚和胶原的化学交联，使ECM的不溶性和对蛋白酶消化作用的抵抗能力增强，最终导致ECM的积聚进程不可逆转。在肝纤维化的发展过程中，总胶原量可增至正常的3～10倍，多沉积于

Disse间隙，导致间隙增宽，肝窦内皮细胞下基底膜形成，内皮细胞上窗孔变小、数量减少甚至消失，形成弥漫性屏障。肝细胞表面绒毛变平及屏障形成，可造成肝窦内物质穿过肝窦壁至肝细胞的转运受阻，直接干扰肝细胞功能，导致肝细胞的合成功能障碍。肝窦变窄、血流受阻、肝内阻力增加等病理变化亦可对门静脉的血流动力学产生影响，造成肝细胞缺氧和养料供给障碍，进一步加重肝细胞坏死。

ECM降解由间质金属蛋白（MMPs）介导，金属蛋白酶的组织抑制因子（TIMPs）以底物或组织特异的方式与MMPs和1型膜金属蛋白酶结合，形成三分子复合物，使其蛋白水解活性被阻断，在纤维化过程中，TIMP mRNA和蛋白水平明显增加。此外，TIMP-1作为关键调节点，可通过诱导抗凋亡蛋白Bcl-2发挥抑制基质蛋白酶和促进成纤维细胞存活的作用。研究发现，TIMP-1主要表达于肝脏内活化的星状细胞中，在正常肝组织中表达较少。

在慢性胰腺炎的发生发展过程中，亦可出现ECM及MMPs/TIMPs异常引起的纤维化，其过程与肝组织纤维化存在一定相似性，可详见本书“胰腺炎”一章的“慢性胰腺炎”一节。

三、门静脉成纤维细胞

门静脉成纤维细胞（PF）的功能及标志物表达与HSCs存在差异，但二者激活后均可分化为α-平滑肌肌动蛋白阳性的肌成纤维细胞，促进肝纤维化的发展。研究显示，PF及其分化形成的肌成纤维细胞可参与胆汁性肝纤维化的过程，且与胆管上皮细胞相互影响、共同发挥作用。正常情况下，胆管上皮细胞分泌的趋化因子有助于促进PF的增殖与分化，PF表达的NTPDase2可抑制胆管上皮细胞P2Y受体的激活；而在胆汁淤积性肝病中，PF的NTPDase2表达受抑，导致P2Y受体大量激活，促进胆管上皮细胞增殖。

四、骨髓来源的肌纤维母细胞

研究显示，在骨髓移植的动物模型的肝脏和经骨髓移植或肝移植的患者的肝脏内均可发现骨髓来源的上皮细胞，不同个体的肝脏内骨髓源性细胞的数量存在差异。有学者指出，骨髓源性细胞不仅可分化为肝实质细胞，亦可通过分泌基质金属蛋白酶-13和基质金属蛋白酶-9逆转肝纤维化进程；此外，研究表明，骨髓源性细胞可在肝组织内分化为肌成纤维细胞并促进肝纤维化发展，但骨髓源性细胞进入肝脏后产生的胶原量较少，其促ECM合成和促纤维化的作用有待进一步研究证实。

五、肝前体细胞

肝脏严重受损且肝细胞失去再生能力时，肝前体细胞（HPC，在啮齿动物中称为卵圆细胞）即可被激活并发挥其双向分化潜能，分化为肝细胞或胆管上皮细胞，HPC与α-平滑肌肌动蛋白阳性的肌成纤维细胞间存在密切联系，或可对肝纤维化过程产生影响。有学者指出，卵圆细胞可分泌转化生长因子β促进HSC的激活进而加速纤维化发展，但在该过程中既不通过上皮间充质转化（EMT）获得间质表型，亦不参与ECM的合成。亦有研究表明，卵圆细胞分泌的淋巴毒素β可作用于HSC表面的相应受体，影响HSC的功能和纤维化进程。

六、免疫细胞

研究发现，选择性去除四氯化碳诱导的肝纤维化模型中的巨噬细胞，有助于抑制纤维化进展、减少肌成纤维细胞的生成；亦有学者指出，若撤销四氯化碳刺激后立即去除树突状细胞，则肝纤维化的逆转及已活化HSC

的清除速率均减慢，而树突状细胞的扩增可促进肝纤维化进程的逆转，树突状细胞逆转纤维化的作用与其产生基质金属蛋白酶-9有关。此外，自然杀伤细胞（NK细胞）已被证实可通过杀伤激活的HSC从而抑制肝纤维化进展，有学者对其在肝纤维化不同阶段的作用进行研究，发现晚期肝纤维化时NK细胞的抗纤维化作用受到抑制。上述研究提示免疫细胞及免疫过程与肝纤维化进程存在相关性。

七、上皮间充质转化

上皮间充质转化（EMT）为目前肝脏病学研究的热点。肾脏和肺纤维化过程中，EMT已被证实可对上皮细胞来源的成纤维细胞的生成发挥重要作用，有助于促进成纤维细胞特异蛋白1（FSP1）阳性成纤维细胞的产生。近期的研究表明，肝组织在慢性损伤因素的作用下，肝细胞可通过EMT转变为成纤维细胞，该过程由TGF-β诱导，若使用反义核苷酸敲除Smad4基因，可有效抑制肝细胞纤维化的进展。

八、细胞因子

肝损伤后，肝细胞分泌的细胞因子可参与多个细胞内部信号通路的调节过程。瘦素与干扰素（IFN）-γ可激活STAT3，从而影响多种目的基因的转录；脂联素与受体AdipoR结合，可通过过氧化物酶体增殖物激活受体（PPAR）α信号通路抑制肝纤维化；转化生长因子（TGF）-β受体与TGF-β结合，吸引Smad2与Smad3蛋白，使二者磷酸化，并被释放至Smad4相关的细胞质中；异源二聚体可进入细胞核调节纤维化基因的转录；血小板源性生长因子（PDGF）与PDGF受体结合，可部分激活细胞外信号调节激酶（ERK）通路，参与转录调节；此外，PDGF及其他部分细胞生长因子有助于激活酪氨酸受体，进而吸引磷酸肌醇3激酶（PI3K），促进AKT磷酸化，活化的AKT可通过哺乳动物纳巴霉素目标通路（mTOR）影响纤维化蛋白的合成。

【病 理】

肝硬化发展的基本病理特征为肝细胞坏死、再生、肝纤维化、肝内血管增殖、循环紊乱等。肝硬化早期，肝脏大体形态肿大；晚期时肝脏明显缩小，质地变硬，外观呈棕黄色或灰褐色，表面有弥漫性大小不等的结节和塌陷区，切面见肝正常结构被圆形或近圆形的岛屿状结节替代，结节周围有灰白色结缔组织间隔包绕。镜下可见正常肝小叶结构被假小叶替代，假小叶由再生肝细胞结节和（或）残存肝小叶构成，内含2～3个中央静脉或1个偏于边缘部的中央静脉，假小叶内肝细胞有不同程度变性或坏死。肝脏汇管区常因结缔组织增生而增宽，可有程度不等的炎症细胞浸润，并可见小胆管样结构（假胆管）形成。此外，肝内血管增殖、扭曲、受压，血管阻力增大；肝内门静脉、肝静脉和肝动脉之间出现交通吻合支，微小动脉门脉瘘等肝内血液循环异常，血液循环紊乱不仅是形成门静脉高压的病理基础，亦为加重肝细胞营养障碍、促进肝硬化发展的重要原因。

【诊 断】

一、临床表现

肝硬化通常起病隐匿，病程发展缓慢，临床上将肝硬化大致分为肝功能代偿期和失代偿期。

1. 代偿期

大部分患者无症状或症状较轻，可有腹部不适、乏力、食欲减退、消化不良、腹泻等表现，常于劳累、精神紧张时或伴随其他疾病出现，休息及使用助消化的药物可缓解上述症状。患者营养状况尚可，肝脏肿大与否取决于肝硬化类型，脾脏因门静脉高压常有轻、中度肿大。肝功能实验室检查结果正常或轻度异常。

2. 失代偿期

症状较明显，主要有肝功能减退和门静脉高压两类临床表现。

（1）肝功能异常。患者一般情况较差，体重下降、精神不振、轻度或严重乏力，皮肤干枯水肿，面色晦暗无光，多有食欲减退、恶心、厌食等症状，常于餐后加重，进荤食后易出现腹泻；低蛋白血症与摄入不足、肝合成功能障碍等因素有关，可引发下肢水肿及腹水。患者皮肤、巩膜常黄染，尿色深，肝功能衰竭时，黄疸持续加重，可伴有瘙痒。肝功能减退常影响凝血酶原及其他凝血因子的合成，脾功能亢进可导致血小板减少，故肝硬化患者常出现牙龈、鼻腔出血，皮肤和黏膜可见紫斑或出血点，亦可有呕血、黑粪等消化道出血表现。约1/3活动性肝硬化患者可有不规则低热，若患者出现持续发热尤其是高热，多提示并发呼吸道、泌尿道、腹膜感染或革兰阴性杆菌败血症等。肝脏可转化、降解多种激素，部分激素在肝脏的代谢降解过程中，其本身或代谢产物亦可参与肝脏疾病的发生、发展，性激素代谢紊乱多表现为雌激素增多及雄激素减少，男性患者常有性欲减退、毛发脱落及乳房发育等表现，女性可有月经失调、闭经、不育等症状，蜘蛛痣及肝掌的出现均与雌激素增多有关；此外，肾上腺皮质激素、抗利尿激素、甲状腺激素等的代谢过程均出现异常。

（2）门静脉高压。多属肝内型，常引起食管胃底静脉曲张出血、腹水、脾大、脾功能亢进、肝肾综合征、肝肺综合征等，为肝硬化患者的主要死因之一。腹水为肝功能减退和门静脉高压共同作用的结果，是肝硬化失代偿期最突出的临床表现，患者常有腹胀，大量腹水可使腹部膨隆，状如蛙腹，亦可抬高横膈或使其运动受限，引起呼吸困难和心悸等症状，腹水量较大时可促进脐疝等腹疝的形成。持续门静脉高压及机体代偿性脾功能亢进可导致肝内、外分流的出现，再开放的侧支循环主要分布于贲门食管连接处、直肠周围静脉、肝镰状韧带周围静脉、腹膜后间隙静脉，引起食管胃底静脉曲张、痔静脉曲张、脐周或腹壁静脉曲张等，食管静脉曲张的出现对门脉高压症具有确诊价值；痔静脉曲张时可有不同程度的便血；体检时可发现脐周静脉显著扩张，以脐为中心向四周辐射，严重者脐周可出现团状曲张静脉，形成“海蛇头”样团块，听诊时可闻及静脉“营营”声，按压脾脏时血管杂音可增强，该体征对诊断门脉高压有重要意义。脾大为肝硬化门静脉高压症较早出现的体征，脾功能亢进时，外周血象表现为白细胞减少、增生性贫血及血小板降低，患者易并发感染及出血，有脾周围炎时脾脏可有触痛，脾脏的大小、活动度、质地等特征受病程及病因等因素影响。

3. 并发症

上消化道出血为肝硬化最常见的并发症之一，以胃底-食管静脉曲张破裂最为多见，临床表现为突发大量呕血或柏油样便，严重者可出现失血性休克；肝硬化相关上消化道出血的其他病因包括消化性溃疡、急性出血性糜烂性胃炎、门静脉高压性胃病等。肝硬化患者胆结石发生率增高，胆囊内及肝外胆管结石均较常见，其发病率与肝功能失代偿程度呈正相关。由于门静脉血流淤滞，门静脉主干、肠系膜上静脉、肠系膜下静脉或脾静脉内可有血栓形成，其临床表现差异较大，轻症者无明显症状，若血栓扩展至肠系膜上静脉，可造成肠管严重淤血，表现为中、重度腹部胀痛或突发剧烈腹痛、顽固性腹水、消化道出血及肝性脑病等，腹穿可抽出血性腹水。肝硬化患者多伴有电解质及酸碱平衡、循环功能紊乱，持续重度低钠血症（<125 mmol/L）常发生于肝功能Child-Pugh C级的患者；有效循环血量不足常导致肾脏尤其是肾皮质血流灌注缺乏，继而引起功能性肾衰竭，出现少尿、无尿及氮质血症等症状，肾脏通常无实质性病变；肠道黏膜屏障及肝脏免疫功能受损等因素使患者较易发生感染，常出现的感染包括自发性细菌性腹膜炎、胆道感染、肺部、肠道及尿路感染等。肝肺综合征主要表现为肝硬化伴呼吸困难、发绀和杵状指（趾），预后较差，在排除原发心肺疾病后，具有基础肝病、肺内血管扩张和动脉血氧合功能障碍者即

可诊断为并发肝肺综合征，PaO_2<10 kPa为诊断该并发症的必要条件。肝硬化与肝细胞性肝癌的发生关系密切，慢性肝病患者若出现肝肿大、肝区疼痛、血性腹水、无法解释的发热等表现时应考虑发生肝癌的可能性。慢性肝病时，体循环内毒性物质增多，可透过血脑屏障引起中枢神经系统紊乱，从而引发肝性脑病。

二、检　查

（一）实验室检查

1. 血常规

初期多正常，随病情发展患者可有轻重不等的贫血。脾功能亢进时白细胞、红细胞和血小板计数减少。伴发感染时白细胞计数可升高，但因患者常合并脾功能亢进，白细胞计数需与自身既往白细胞水平比较。

2. 尿常规

一般正常，有黄疸时尿胆红素阳性，尿胆原增加。

3. 粪常规

消化道出血量较大时可出现黑便；隐匿性出血者粪隐血试验阳性。

4. 肝功能检测

代偿期肝功能检测结果多正常或仅有轻度的酶学异常，失代偿期肝功能异常较为普遍，其异常程度通常与肝脏的储备功能减退程度有关。

（1）血清酶学。转氨酶一般轻至中度升高，以ALT 升高较为明显，肝细胞严重坏死时AST升高更为突出，GGT及ALP亦可有轻至中度升高。

（2）蛋白代谢。血清白蛋白下降、球蛋白升高，A/G倒置，血清蛋白电泳示γ-球蛋白增加明显。

（3）凝血功能。凝血酶原时间可有不同程度延长，不能通过注射维生素K 纠正。

（4）胆红素代谢。肝储备功能明显下降时可出现总胆红素、结合胆红素及非结合胆红素均升高，以结合胆红素升高为主；

（5）其他。反映肝纤维化的血清学指标包括Ⅲ型前胶原氨基末端肽（PⅢP）、Ⅳ型胶原、透明质酸（HA）、层粘连蛋白等，需注意以上指标可受肝脏炎症、坏死等因素影响；失代偿期可见总胆固醇特别是胆固醇酯下降；吲哚菁绿（ICG）清除试验、利多卡因代谢产物（MEGX）生成试验等肝功能试验可定量判断肝储备功能，主要用于评估手术风险。

5. 血清免疫学检查

（1）乙、丙、丁病毒性肝炎血清标记物。有助于分析肝硬化病因。

（2）甲胎蛋白（AFP）。AFP明显升高多提示合并原发性肝细胞癌。肝细胞严重坏死时AFP亦可升高，但常伴有转氨酶升高，且AFP随转氨酶下降而下降。

（3）血清自身抗体测定。若肝硬化由自身免疫性疾病引发，则检测患者相应的自身抗体或可有阳性发现。

（二）影像学检查

（1）腹部B超。常可见肝脏表面不光滑、肝叶比例失调（右叶萎缩、左叶及尾叶增大）、肝实质回声不均匀等提示肝硬化改变的超声征象，亦可发现脾大、门静脉扩张等提示门静脉高压的征象。此外，超声检查对体检难以发现的少量腹水检出率较高。

（2）CT和MRI 。CT扫描对肝硬化的诊断价值与B超相似，对肝硬化合并原发性肝癌的诊断价值优于B超，腹部超声筛查怀疑并发原发性肝癌时常需行CT进一步检查，诊断仍有疑问者，可结合MRI结果综合分析。

（3）X线检查。伴发食管静脉曲张时，行食管X线钡剂造影检查可发现虫蚀样或蚯蚓状充盈缺损，纵行黏膜皱襞增宽；胃底静脉曲张时，X线钡剂造影可示菊花瓣样充盈缺损。

（4）内镜检查。发现食管胃底静脉曲张的阳性率高于X线钡剂造影，亦可了解静脉曲张的程度，并对其出血风险性进行评估。

（三）肝穿刺活组织检查

具有确诊价值，尤其适用于代偿期肝硬化的早期诊断、肝硬化结节与小肝癌的鉴别等。

（四）弹性成像技术

（1）瞬时弹性成像。瞬时弹性成像（FibroScan）是以超声诊断为基础的快捷、无创的诊断新技术，通过测定肝脏瞬时弹性图谱以反映肝实质硬度，诊断准确率较高，当肝组织出现纤维化病理改变时，FibroScan可评估纤维化的程度并进行定量分析，为评估疾病进展、患者生存期、手术风险等提供依据，具有广阔的临床应用前景。

（2）声辐射力脉冲成像（ARFI）。属振动性弹性成像的一种，声辐射力脉冲成像将传统的超声影像学技术与特定区域肝组织硬度评估相结合，通过探头发出的低频推力脉冲，使组织受力后产生纵向压缩及横向振动，收集与分析组织振动情况后即可判断该区域肝组织的硬度，该方法可有效避免解剖学障碍（如大血管等）、肝脏脂肪变性等因素对检查结果的干扰。研究显示，ARFI对评估慢性丙肝患者肝脏纤维化程度的准确性较高，其确诊率与肝脏活检相似。

（3）磁共振弹性成像（MRE）。近年来，磁共振弹性成像发展迅速，该检查方法利用磁共振技术检测体内组织在外力作用下发生的质点位移，进而判断组织的纤维化情况，可直观显示和量化组织弹性，被视为一种“影像触诊”，其诊断敏感性和特异性均较高。

（五）腹水检查

新近出现腹水者、原有腹水迅速增加原因未明者及疑似合并自发性细菌性腹膜炎（SBP）者应行腹腔穿刺，抽腹水行常规检查、腺苷脱氨酶（ADA）测定、细菌培养及细胞学检查。为提高培养阳性率，腹水培养应在床边进行，使用血培养瓶，分别做需氧和厌氧菌培养。无合并SBP的肝硬化患者腹水为漏出液性质，血清–腹水白蛋白梯度（SAAG）>11 g/L；合并SBP 时腹水则为渗出液或中间型，腹水白细胞计数升高、细菌培养阳性。腹水呈血性时应高度怀疑腹腔内存在癌变灶，细胞学检查有助于确诊。

（六）门静脉压力测定

经颈静脉插管可测定肝静脉楔入压与游离压，二者之差为肝静脉压力梯度（HVPG），对反映门静脉压力有较大价值。HVPG正常值多<5 mmHg，若>10 mmHg则提示门脉高压症。

（七）腹腔镜检查

可直接观察肝、脾等腹腔脏器及组织，并可在直视下取活组织检查，对诊断有困难者价值较大。

三、诊断要点

（1）临床诊断肝硬化通常依据肝功能减退和门静脉高压同时存在的证据，影像学检查发现肝硬化征象有助于诊断。当肝功能减退和门静脉高压证据不充分、肝硬化的影像学征象不明确时，肝活检若发现假小叶形成，亦可确立诊断。

（2）诊断肝硬化时，应尽可能寻找其病因，为针对性对因治疗提供依据。

（3）当确定患者存在肝脏损伤及肝功能减退时，采用Child–Pugh评分对肝功能进行分级评估，有助于临床诊治决策。

表 22-1　肝功能 Child-Pugh 评分

观测指标	分数		
	1	2	3
肝性脑病（期）	无	1~2	3~4
腹水	无	少	多
胆红素（μmol/L）	< 34	34~51	> 51
白蛋白（g/L）	> 35	28~35	< 28
PT（>对照秒）	< 4	4~6	> 6

分级	评分	1~2 年存活率（%）
A	5~6	100~85
B	7~9	80~60
C	10~15	45~35

四、鉴别诊断

（1）慢性肝炎。早期肝硬化与慢性肝炎临床表现十分相似，鉴别较困难，常需依据病理学检查明确诊断。

（2）原发性肝癌。甲胎蛋白为原发性肝癌的特异性血清学标记物，B超、CT 及磁共振检查可见明确的实质性占位性病变。难以确立诊断者可通过肝穿刺活检进一步鉴别。

（3）特发性门静脉高压症。为一种原因不明的、多不伴有肝硬化的门脉高压性疾病，主要表现为反复上消化道出血、脾肿大及脾功能亢进。彩色多普勒检查对该病的诊断具有重要意义。

（4）结核性腹膜炎。本病多见于中青年患者，患者常有结核病史及其他脏器结核病变。主要临床表现为原因不明的长期低热，多伴有腹痛、腹胀、腹水、腹部包块或腹壁柔韧感；腹水为渗出液，腹水细胞以淋巴细胞为主，普通细菌培养阴性；影像学检查可见腹膜粘连、肠结核肿块、肠瘘等征象。

（5）弥漫性腹膜恶性间皮瘤。检测患者血清或腹水中的透明质酸水平有助于鉴别诊断，CA125水平一般不升高。

（6）其他。肝脏肿大时还应排除血吸虫病、血液病等可引起肝大的疾病；上消化道出血应与消化性溃疡、糜烂出血性胃炎、胃癌等鉴别；肝性脑病应与低血糖、糖尿病酮症酸中毒、尿毒症等鉴别；肝肾综合征需与慢性肾小球肾炎、急性肾小管坏死等鉴别；出现肝肺综合征时注意排除肺部感染、哮喘等肺部原发性疾病。

【治 疗】

现有的治疗方法尚不能逆转已发生的肝硬化，对于代偿期患者，治疗旨在延缓肝功能减退进程及预防肝细胞肝癌；对于失代偿期患者，则应以改善肝功能、治疗并发症、延迟或降低对肝移植的需求为目标。

一、一般治疗

（1）休息。肝硬化代偿期患者可参加劳动较轻的工作，失代偿期尤其是出现并发症的患者应卧床休息。患者的居室应通风，养成良好的个人卫生习惯，避免着凉及不洁饮食，保持情绪稳定，减轻心理压力。

（2）饮食及营养支持。肝硬化为慢性消耗性疾病，营养疗法有助于降低肝硬化患者特别是营养不良者的病残率及死亡率。患者应食用高维生素、易消化的食物，严禁饮酒，根据机体水电解质情况调整盐和水的摄入，食管胃底静脉曲张者禁食坚硬粗糙食物。通过间接测热法测量的非蛋白呼吸商（mpRO）为一种较好的评估能量代谢及营养状况的指标，mpRO <0.85预示肝硬化患者的生存率较低，应根据患者具体情况，制定其营养支持方案。临床资料表明，适当予患者补充支链氨基酸，有助于改善低蛋白血症、肝性脑病，并提高患者的生活质量。对于病情重、进食少、营养状况差的患者，应注意维持其水电解质、酸碱平衡，必要时可输注白蛋白或血浆。

二、保护或改善肝功能

（一）去除或减轻病因

1. 抗 HBV 治疗

对于肝功能较好、无并发症的乙型肝炎肝硬化患者，治疗目标为延缓肝功能失代偿及预防肝细胞肝癌，可应用核苷酸类药物抗病毒治疗，有助于使患者达到持续性病毒学应答（SVR）或HBeAg血清学转换。可选用的药物及用法为：①拉米夫定，100 mg，每日1次口服，无固定疗程，需长期应用；②阿德福韦酯，对出现乙肝病毒DNA变异（尤其是YMDD 变异）后病情加重的患者有较好疗效，每日1次，10 mg口服，无固定疗程，需长期应用；③干扰素，有引起肝功能恶化等并发症的可能，使用需慎重，初始宜小剂量给药，根据患者耐受情况逐步增至预定治疗剂量。

对于肝功能失代偿乙型肝炎肝硬化患者，治疗目标为通过抑制病毒复制，改善肝功能，以延迟或降低对肝移植的需求。抗病毒治疗仅可延缓疾病进展，无法改变终末期肝硬化的最终结局，口服恩替卡韦1年可取得较好疗效，并对改善失代偿期肝硬化患者肝功能有一定价值，富马酸替诺福韦酯与恩替卡韦疗效相似；干扰素或可导致肝衰竭，肝功能失代偿患者禁用；针对炎症活动及病毒复制活跃的患者，在其知情同意的基础上，可给予拉米夫定治疗，以改善肝功能，不可随意停药，一旦病毒发生耐药变异，应及时加用其他对耐药变异病毒有效的核苷（酸）类似物。有研究指出，长期口服拉米夫定、恩替卡韦、阿德福韦酯或富马酸替诺福韦酯可使HBV相关肝硬化逆转至轻度肝纤维化，在治疗进展期肝纤维化或肝硬化病例的过程中，与拉米夫定相比，恩替卡韦减轻肝纤维化的效果更好。

2. 抗 HCV 治疗

适用于肝功能代偿的肝硬化。常用抗HCV方案为聚乙二醇干扰素 α 联合利巴韦林或普通干扰素联合利巴韦林，对不耐受利巴韦林不良反应者，可单独使用聚乙二醇干扰素α或普通干扰素α，有助于稳定病情、延缓或阻止肝衰竭和肝细胞癌等并发症的发生；丙型肝炎肝硬化患者达到SVR后，其纤维化程度可逐渐得到缓解。失代偿期肝硬化患者不宜使用干扰素。

3. 针对其他病因进行治疗

积极处理酒精性肝病、自身免疫疾病、药物性肝病、胆系疾病等可引起肝硬化的病因。酒精性肝硬化患者应戒酒，长期严格戒酒可改善酒精性肝硬化患者的预后；活动性自身免疫性肝炎相关肝硬化的患者可使用激素治疗，有助于改善肝纤维化程度和预后；药物性肝病患者应立即停止使用致病药物，选用有效的保肝治疗促进肝功能恢复；熊去氧胆酸可用于原发性胆汁性胆管炎和原发性硬化性胆管炎的患者。

（二）慎用损伤肝脏的药物

避免不必要、疗效不明确的药物，减轻肝脏代谢负担。熊去氧胆酸、甘草酸类药物、秋水仙碱等抗纤维化治疗药物的临床应用效果和价值还有待进一步研究，应慎用。

（三）保护肝细胞

胆汁淤积时，使用微创方式解除胆道梗阻，可防止肝功能进一步恶化。由于胆汁中鹅去氧胆酸具有双亲性，若与细胞膜持续接触，可溶解细胞膜，口服熊去氧胆酸有助于降低肝内鹅去氧胆酸的比例，减少其对肝细胞膜的破坏，亦可使用腺苷蛋氨酸等。其他保护肝功能的药物还包括多烯磷脂酰胆碱、水飞蓟素、还原型谷胱甘肽及甘草酸二铵等。保护肝细胞药物虽有一定疗效，但普遍缺乏循证医学证据支持，过多使用或加重肝脏负担。

三、门静脉高压症及其并发症的治疗

（一）腹水

针对腹水的治疗需注意抑制腹水产生及促进腹水排出，防治自发性细菌性腹膜炎、肝肾综合征等并发症。

1. 限制钠和水的摄入

患者每日钠摄入量不应超过60～90 mmol（相当于食盐1.5～2 g/d），应用利尿剂时，可适当放宽钠摄入量。出现稀释性低钠血症（血钠<125 mmol/L）者，每日摄水量应限制在500 ml以内。

2. 利尿

对上述治疗无效或腹水量较大者应使用利尿剂。临床常用的利尿剂为螺内酯和呋塞米，前者为潴钾利尿剂，单独长期大量使用可引发高钾血症；后者为排钾利尿剂，单独使用时应同时补钾，故推荐两药合用，既有助于加强疗效，亦可减少不良反应。常用的用药方案为：初始应用螺内酯40～80 mg/d，观察利尿效果，4～5 d后可加用呋塞米20～40 mg/d，根据患者情况，可逐步加大两药剂量（螺内酯最大剂量为400 mg/d，呋塞米为160 mg/d），较理想的利尿效果为患者每日体重减轻0. 3～0. 5 kg（无水肿者）或0. 8～1 kg（有下肢水肿者）。过于剧烈的利尿可导致水电解质紊乱，有诱发肝性脑病和肝肾综合征的风险，使用利尿剂时应密切监测患者体重变化及血生化指标。

3. 提高血浆胶体渗透压

对于出现低蛋白血症的患者，每周定期输注白蛋白或血浆有助于提高血浆胶体渗透压，从而促进腹水消退。

4. 难治性腹水的治疗

难治性腹水指使用最大剂量利尿剂（螺内酯400 mg/d联合呋塞米160 mg/d）后仍无减退的腹水；此外，利尿剂使用虽未达最大剂量，但反复诱发肝性脑病、低钠血症、高钾血症或氮质血症的腹水，亦可被视为难治性腹水。

（1）经颈静脉肝内门体分流术（TIPS）。通过在肝内门静脉属支与肝静脉间置入特殊覆膜的金属支架，建立肝内门–体分流，可有效降低门静脉压力，减少或消除由门静脉高压引起的腹水和食管胃底静脉曲张。TIPS对缓解肝硬化症状、提高患者生活质量有较好效果，若对因治疗能使患者肝功能稳定或得到改善，则可长期应用TIPS维持治疗，有利于延迟和降低对肝移植的需求。多数TIPS术后患者无需限盐、限水及长期使用利尿剂。

（2）大量排放腹水及输注白蛋白。用于不具备TIPS条件、对TIPS禁忌或丧失TIPS机会的难治性腹水的姑息治疗，通常每放腹水1 000 ml，即输注白蛋白80g，该方法可暂时缓解症状及预防穿刺引起的循环衰竭，但易于诱发肝肾综合征、肝性脑病等并发症。有报道指出，予存在肝硬化腹水的患者输注白蛋白有助于增强利尿剂效果，亦可改善循环功能障碍及防止肝肾综合征的发生。

（3）自身腹水浓缩回输。将抽出腹水经浓缩处理（超滤或透析）后再经静脉回输，可发挥消除腹水、保留蛋白、增加有效血容量的作用，对难治性腹水有一定疗效。使用该方法前必须对腹水行常规检测、内毒素检测及细菌培养等检查，感染性或癌性腹水不能回输。该方法的不良反应包括发热、感染、DIC等。

（4）肝移植。难治性腹水为肝移植治疗优先考虑的适应证。

（二）食管胃底静脉曲张破裂出血

1. 急性出血的治疗

详见本书“消化道出血”一章。

2. 一级预防

主要针对已有食管胃底静脉曲张但尚未出血者，包括：①对因治疗；②口服PPI或H2受体拮抗剂，减少胃液对曲张静脉壁的损伤；③非选择性β受体拮抗剂如普萘洛尔或卡地洛尔可通过收缩内脏血管，进而改善内脏高动力循环，亦有助于降低细菌易位、腹水、自发性细菌性腹膜炎等并发症的发生率，对食管静脉曲张程度较严重、HVPG＞12 mmHg患者的治疗效果较为显著，但不推荐无食管静脉曲张者使用非选择性β受体阻滞剂用于一级预防，不宜单独应用硝酸酯类药物或与非选择性β受体阻滞剂联合应用；普萘洛尔起始剂量为10 mg，2次/d，可逐渐增至患者最大耐受剂量，应注意保持患者心率不低于55次/min，若患者出现乏力、气短等不良反应则应停药；卡维地洛为具有阻断α1受体作用的非选择性β受体阻滞剂，可降低肝血管张力和阻力，有研究显示，卡维地洛降低HVPG的幅度可达20%，甚至显著高于普萘洛尔，有望成为新型预防药物，其有效性和长期应用的安全性有待进一步研究证实；④辛伐他汀可增加肝脏中一氧化氮的含量，从而降低肝硬化患者HVPG且不影响全身血流动力学稳定，其效果或可与非选择性β受体阻滞剂叠加；⑤内镜结扎治疗（EVL）为一种局部断流术，即经内镜用橡皮圈结扎曲张的食管静脉，造成局部缺血坏死、肉芽组织增生及纤维瘢痕形成，从而封闭曲张静脉，适用于单纯食管静脉曲张不伴有胃底静脉曲张者；研究表明，药物联合EVL治疗疗效不优于单用药物或EVL治疗，且增加不良事件发生率。

3. 二级预防

针对已发生食管胃底静脉曲张出血者，需采取积极措施预防其再出血。患者首次出血后的再出血率可达60%，死亡率为33%，故而应重视食管胃底静脉曲张出血的二级预防；既往有食管静脉曲张出血史的患者或急性食管静脉曲张出血5 d后应启动二级预防治疗，治疗前需常规行增强CT/MRI检查及门静脉系统血管重建，以明确肝动脉血供及门静脉系统侧支循环情况，B超检查有助于判断门静脉系统有无血栓形成。

（1）已行TIPS的患者。止血后可不使用预防静脉曲张的药物，但应每3～6个月通过多普勒超声了解患者的门–体分流道是否畅通。

（2）未行TIPS的患者。预防其再出血的方法有：①以TIPS为代表的部分门–体分流术；②使用非选择性β受体拮抗剂及长效生长抑素类似物调节门静脉血流量，研究显示，β受体阻滞剂联合单硝酸异山梨酯可能为一种有效的替代内镜治疗的措施；③包括EVL、经内镜或血管介入途径向食管胃底静脉注射液态栓塞剂或其他栓塞材料的断流术，近年来临床研究证明，非选择性β受体阻滞剂联合内镜治疗为二级预防事故静脉曲张出血首选的标准方案；④以部分脾动脉栓塞为代表的限流术；⑤口服PPI或H_2受体拮抗剂，以减少胃液对曲张静脉壁的损伤等。拟定具体治疗策略时应结合患者肝功能分级及腹部增强CT门静脉成像结果，了解患者门-腔侧支循环开放状态、食管胃底静脉曲张程度及有无门静脉血栓、门静脉海绵样变或动静脉瘘等征象，合理选用治疗方法。

四、其他并发症的治疗

1. 感　染

一旦发现肝硬化患者有继发感染的征象，应立即行经验性抗感染治疗，积极处理腹膜、胆道、肠道等可能的感染灶。抗生素的选择应遵循广谱、足量、肝肾毒性小的原则，首选第三代头孢菌素，根据患者情况，亦可选用头孢哌酮+舒巴坦、氟喹诺酮类、哌拉西林+他唑巴坦及碳青霉烯类等抗生素。细菌培养明确致病菌后，应根据药敏实验结果选用针对性窄谱抗生素。腹水蛋白浓度＜15 g/L和晚期肝衰竭的患者可预防性使用抗生素，以避免发生原发性细菌性腹膜炎、败血症等严重感染性并发症，肝硬化合并上消化道出血或严重肝脏疾病的患者亦可预防性使用抗生素。

2. 肝硬化低钠血症

轻症者，通过限水可改善症状；中、重度者，可选用血管加压素V_2受体拮抗剂（托伐普坦），增强肾脏排水能力，减少水的重吸收，从而提高血钠浓度。静脉补充3%的氯化钠有加重腹水的风险，不推荐肝硬化患者使用。

3. 胆石症

应以内科保守治疗为主。肝硬化并发胆结石患者的手术死亡率约为

10%，肝功能C级者手术风险更大，应尽量避免手术治疗。

4. 门静脉血栓形成

（1）溶栓治疗。针对形成时间不长的门静脉血栓，亦可采用经皮、经股动脉插管至肠系膜上动脉后置管，继而使用微量泵持续泵入尿激酶行早期溶栓，常可使阻塞的门静脉再通。

（2）抗凝治疗。对新近形成的门静脉血栓行早期静脉肝素抗凝治疗，可使80%以上病例的阻塞血管得到完全或广泛性再通；再通后，口服抗凝药物治疗应至少维持半年。

（3）TIPS及外科手术。TIPS适用于血栓形成时间较长、出现机化的患者；若肠系膜血栓阻塞血管引起肠坏死，则应行肠切除术。TIPS及开放手术术后均应持续抗凝，预防血栓再形成。

5. 肝肺综合征

吸氧及高压氧舱治疗可增加肺泡内氧浓度和压力，有助于氧弥散，适用于病情较轻、病程处于早期的患者。肝移植治疗可逆转肺血管扩张进程，明显改善动脉血氧分压、氧饱和度、肺血管阻力等指标。

6. 肝肾综合征

肝硬化合并1型肝肾综合征的患者应用特利加压素联合输注白蛋白治疗，可使46%患者的病情得到改善；联合应用奥曲肽、盐酸米多君（外周α-肾上腺素能受体激动剂）和输注白蛋白可提高肝硬化合并1型和2型肝肾综合征患者的生存率，输注去甲肾上腺素和白蛋白亦可取得类似疗效。TIPS有助于阻止缓进型肝肾综合征转变为急进型；肝移植可同时改善缓进和急进型的肝肾综合征，为治疗该并发症的有效方法。在等待进行肝移植的过程中，可采用血液透析、人工肝支持等措施保护患者肾功能。

7. 原发性肝癌及肝性脑病

原发性肝癌及肝性脑病均为肝硬化的严重并发症，一旦发现应积极处理，其治疗措施详见本书相应章节。

五、外科治疗

1. 门静脉高压症的手术治疗

手术治疗的目的主要为切断或减少曲张静脉的血供、降低门静脉压力及消除脾功能亢进，通常用于治疗内科处理无效的食管胃底静脉曲张破裂大出血或预防食管静脉曲张患者，尤其是伴严重脾功能亢进者，发生再出血。手术术式包括断流术、分流术、脾切除术等，外科分流手术可显著降低曲张静脉再出血的风险，但患者术后发生肝性脑病的风险明显增加；以门静脉压力指导的外科断流手术亦可有效降低术后再出血的风险，但术后门静脉血栓形成的发生率较高。手术治疗的预后与患者一般情况及施行手术的时机密切相关；无黄疸或腹水、肝功能损害较轻者，手术效果较好；消化道出血量较大、机体一般状况差、肝功能损害严重者，预后较差，死亡率高。

2. 肝移植术

为治疗晚期肝硬化的最佳手段，合理掌握手术时机及充分做好术前准备可提高手术效果及患者存活率。由于抗病毒治疗可有效防止HBV和HCV复发，故接受肝移植后的病毒性肝炎肝硬化患者应继续进行抗病毒治疗。

六、患者教育

1.帮助患者了解肝硬化的病因，嘱患者坚持服用对因治疗的药物，如口服抗乙肝病毒药物等。病情稳定者，应定期医疗随访（通常3个月至半年随访一次），并行相关实验室检测及影像学检查。

2.及时安抚与疏导患者的情绪，使患者积极乐观地对待疾病和预后。

3.若患者出现轻微肝性脑病，则其反应能力可受到疾病影响，不宜驾车及高空作业。

4.乙肝及丙肝患者可与家人、朋友共餐，注意避免病毒通过血液途径传播。

5.治疗过程中，既要争取有利的治疗时机，亦需避免不必要的过度治疗。

【预　后】

肝硬化患者的预后与肝硬化的病因、病理类型、肝功能状态、有无并发症等因素有关。病因明确且能在肝硬化进展至失代偿期前即予以消除者，预后较好，如酒精性肝硬化患者经严格戒酒后，可使肝硬化维持在代偿阶段，显著改善预后；肝肿大者通常较肝缩小者预后好；腹水形成常提示肝硬化进入失代偿期，预后差；黄疸急剧出现或程度较严重者预后不良，轻微黄疸对预后无明显影响；食管胃底静脉曲张程度越重，出血的风险愈大，预后越差；肝性脑病的出现常提示预后不良，无明显诱因者预后更差；Child-Pugh肝功能分级与预后密切相关，肝功能A级者预后最佳，C级最差。肝性脑病、肝肾综合征、食管胃底静脉曲张破裂出血等并发症为肝硬化患者最常见的死亡原因。有条件的患者行肝移植术可有效改善预后。

（张　虎）

参考文献

[1] 陈国风 . 慢性肝病诊疗新进展 [M]. 北京：金盾出版社，2015:296-318.
[2] 唐承薇 , TANGChengwei. 肝硬化诊治思路 : 经典与拓展 [J]. 临床肝胆病杂志，2016，32（2）:201-202.
[3] 尤红， 孙亚朦 , YOUHong, 等 . 肝纤维化形成中细胞学机制的研究进展 [J]. 中华肝脏病杂志，2012，20（8）:563-564.
[4] 邓星 . 活化肝星状细胞促进干细胞定向分化和肝损伤修复 [D]. 上海：第二军医

大学，2008.
[5] 葛均波，徐永健 . 内科学 [M]. 北京：人民卫生出版社，2013:419–428.
[6] 中华医学会肝病学分会 . 肝硬化门静脉高压食管胃静脉曲张出血的防治指南 [J]. 中华内科杂志，2016，55（1）:220–222.
[7] 张红，韩静 .《2015 年日本胃肠病学会肝硬化循证医学临床实践指南》摘译 [J]. 临床肝胆病杂志，2016，32（9）:1659–1663.
[8] 温欣，王学梅，王炳元 . Fibroscan 对肝纤维化诊断价值的研究进展 [J]. 世界华人消化杂志，2009，17（31）:3223–3228.
[9] 田丽艳，陆伦根 . 肝纤维化影像学诊断研究进展 [J]. 国际消化病杂志，2013，33（5）:292–294.
[10] 周光文，杨连粤 . 肝硬化门静脉高压症食管、胃底静脉曲张破裂出血诊治专家共识（2015）[J]. 中国实用外科杂志，2015（10）:1086–1090.
[11] 刘菊容，朱晓宁，汪静 . 中西医结合预防食管胃底静脉曲张破裂出血的研究进展 [J]. 临床医药文献电子杂志，2016，3（35）:7091–7091.
[12] Tsochatzis E A, Bosch J, Burroughs A K. New therapeutic paradigm for patients with cirrhosis[J]. Hepatology, 2012, 56（5）:1983 – 1992.
[13] 赵玉沛，吕毅 . 消化系统疾病 [M]. 北京：人民卫生出版社，2016:355–368.
[14] 马致远 . 早期给予抗凝溶栓药物联合 TIPS 术对肝硬化并发门静脉高压患者再通疗效统计分析 [J]. 甘肃科技，2017，33（13）:112–113.
[15] 徐晶晶，翁亚丽 . 肝硬化并发细菌感染诊断与治疗研究进展 [J]. 实用肝脏病杂志，2017，20（4）:509–512.
[16] 谢渭芬，曾欣 . 肝硬化腹水诊治争议问题 [J]. 临床肝胆病杂志，2014（7）:601–603.
[17] Houlihan D D, Newsome P N. Critical review of clinical trials of bone marrow stem cells in liver disease[J]. Gastroenterology, 2008, 135（2）:438–450.

第二十三章　原发性肝癌

原发性肝癌（primary carcinoma of the liver）指起源于肝细胞或肝内胆管上皮细胞的恶性肿瘤，我国为原发性肝癌的高发地区，病例数约占全球的55%，高发年龄段为40～50岁，多见于男性，男女比例为2∶1～8∶1。

【病　因】

根据高发区流行病学调查，肝癌的发生可能与感染、化学物质、患者的生活习惯、遗传及家族史等因素有关；其发病的分子机制可能包括原癌基因的激活、抑癌基因（p53、pRb）的失活、生长因子或生长因子信号传导系统的异常等病理生理过程。

一、感染性因素

与原发性肝癌相关的病原微生物包括病毒、细菌、寄生虫等，慢性肝炎病毒感染为原发性肝癌的最主要致病因素。

1. 乙型肝炎病毒（HBV）

全球范围内，约50%肝癌病例的发生可归因于乙型肝炎病毒（HBV）感染，约30%可归因于丙型肝炎病毒（HCV）的感染，其余10%～20%则由其他因素引起，研究表明，HBV感染引起肝组织慢性炎症–肝内出现纤维组织增生及肝硬化–肝细胞恶性变为最主要的肝癌发生及演变过程。慢性病毒感染引起的长期持续性炎症反应为启动肿瘤演变进程的关键因素，HBV持续感染可造成肝组织炎症、坏死及再生，在此过程中，肝细胞发生基因突变的可能性显著增大；肝硬化进程内的肝细胞再生反应亦可导致染色体重排，引发细胞无限制增殖。此外，HBV可使自身基因与肝细胞的基因进行整合，导致基因插入或缺失等改变，破坏肝细胞正常的基因结构，从而诱发肝细胞癌变，整合进入肝细胞的病毒基因不仅可影响肝细胞的遗传过程，亦可导致表观遗传变异。有研究发现，HBV X基因可表达HBx蛋白，该蛋白具有调节c–myc、p53等基因表达的能力，进而可干扰细胞信号转导、DNA修复及细胞周期调控等过程，有助于促进细胞生长及增殖、抑制细胞分化及凋亡，最终引发肝细胞癌变。

2. 丙型肝炎病毒（HCV）

研究显示，HCV为RNA病毒，不具备直接诱发基因突变的能力，但HCV引发的肝脏慢性炎症状态可产生大量自由基，从而造成遗传损伤；HCV的核心蛋白可能具有激活细胞信号传导通路的作用，可通过作用于Ras–Raf–MAPK、NF–κB等通路抑制p53、p21等抑癌基因的表达，导致DNA修复、细胞分化、凋亡等过程受到抑制，可促进肝癌的发生，并影响肿瘤的演变进程，HBx蛋白亦可能参与上述过程并发挥作用。

3. 血吸虫与肝吸虫

有研究指出，日本血吸虫可溶性虫卵抗原具有一定的促癌能力，与健康人群相比，存在血吸虫感染病史的个体发生肝癌的风险更大，其机制可能与血吸虫相关的抗原物质破坏肝细胞内药物代谢酶系统的作用有关。此外，肝吸虫感染亦可促进肝癌的发生，肝吸虫在肝组织内移行的过程中可导致肝组织损伤，进而刺激胆管细胞增生及分泌毒素，干扰肝脏的代谢和免疫功能，引发炎症、纤维化等改变，最终可进展为肝癌。

4. *H.pylori*

研究发现，部分患者的肝癌组织中亦存在*H.pylori*感染，提示肝癌的发生发展过程可能与*H.pylori*感染存在一定相关性，其具体机制有待进一步研究。

二、化学性因素

1. 黄曲霉毒素 B1（AFB1）

研究表明，长期食用被AFB1污染的食物的人群较易发生肝癌，在全球范围内，AFB1为4.6%～28.2%肝癌患者的主要致病因素，每年有2.5万～15.5万例肝细胞癌的发生可归因于黄曲霉毒素饮食暴露，尤其在中国等发展中国家，此外，HBV感染可增强AFB1的致癌能力。AFB1在机体内可与鸟嘌呤结合形成加成物，而鸟嘌呤为组成DNA的重要物质，与AFB1结合后可导致肝细胞发生基因突变，如引起p53第249位密码子第3位碱基发生G-T变化，致使其编码的氨基酸由精氨酸转变为丝氨酸，从而促进原发性肝癌的发生；AFB1亦可通过结合mRNA、tRNA等直接影响蛋白质的合成过程；此外，AFB1还可与清蛋白结合并破坏肝实质细胞及胆管细胞。

2. 微囊藻毒素（MC）

MC或可与AFB1共同促进肝癌的发生，其致癌的可能机制为：①改变癌基因和（或）抑癌基因的活性，MC可影响bcl -2、Bax等基因的表达，进而可促进细胞大量增生及抑制DNA修复、细胞凋亡等过程，诱发恶性病变的发生；②DNA损伤，MC可破坏组织细胞内的DNA分子，且其损伤作用具有时间和剂量依赖性；③抑制蛋白磷酸酶，MC可抑制蛋白磷酸酶的活性，而在肝细胞内蛋白磷酸酶有助于维持细胞骨架的稳定及氧化应激的进程，其活性受到MC破坏后可导致肝细胞结构及功能紊乱，有利于肝癌的发生。

3. 药　物

研究显示，长期使用某些药物可导致肝组织损伤进而诱发肝癌，如苯巴比妥、鲁米那等抗癫痫药物、甲基睾丸素、去氢甲睾酮等激素类药物；此外，复方口服避孕药被认定为肝癌的Ⅰ类致癌物，但目前亦有学者认为其具有一定的保护作用。

4. 有机化合物

氯乙烯在高分子化学工业中有重要作用，为常见的职业性致癌物，在机体内被活化为氧化氯乙烯后可引起基因突变，研究显示，若患者有氯乙烯的长期暴露史，则其肝癌组织内ras基因突变率和p16基因甲基化率明显较高。此外，长期接触杀虫剂、除草剂等农药的人群发生肝癌的风险亦较大。

三、生活习惯

1. 饮 酒

大量流行病学调查表明，长期大量饮酒与原发性肝癌存在相关性，每日饮用乙醇大于80 g且饮酒超过10年者，发生肝癌的风险为不饮酒人群的5倍。饮酒因素在肝癌的发生发展过程中可与HBV、HCV协同发挥作用，若HBV或HCV感染者经常饮酒，则可加快肝组织纤维化的发生与发展，致使肝细胞癌变的风险上升。此外，长期大量饮酒易引发酒精性肝病，在此过程中，乙醇可诱发自由基大量生成，激发氧化应激反应，造成肝损伤和肝组织纤维增生，逐渐进展为肝硬化甚至肝癌。

2. 吸 烟

研究表明，烟草燃烧产物中含多环芳烃、尼古丁、亚硝胺等多种致癌物，且上述致癌物主要由肝脏进行代谢，若长期吸烟则可导致肝细胞癌变的可能性显著增大。

3. 饮食因素

经常食用油炸、腌晒、盐渍、烟熏类食物易诱发原发性肝癌，油炸食物中含有较多有致癌作用的丙烯酰胺，腌晒、烟熏及盐渍食品含有较多 N-亚硝基化合物，随食物被摄入后于机体内大量积累亦可诱发肝癌。此外，食物缺乏微量元素及饮用水源受到藻类毒素污染等因素均可增大肝癌的发生风险。

四、疾病状态

糖尿病、肥胖症、肝病史、遗传性血色病等疾病的患者发生肝癌的风险较大，疾病因素或可与病毒感染、烟酒等危险因素共同发挥促癌作用，其中，糖尿病诱发原发性肝癌的机制可能与胰岛素样生长因子的功能障碍有关，造成机体的内分泌系统紊乱，从而导致肝细胞生长、分化及凋亡过程出现异常。此外，疾病因素可导致转化生长因子（TGF）改变、端粒长度和活性变化及微卫星不稳定性等异常，亦可能与肝癌的发生有关。

五、家族及遗传因素

本病存在家族聚集现象，肝癌患者家族成员的肝癌发病率明显高于普通群体，可能与家族成员的饮食和生活习惯相似有关。此外，遗传因素亦可影响肝癌的发生及发展，肝癌可能为一种多基因遗传病，c-myc、Ras等癌基因活化及p53、Rb等抑癌基因突变为引发肝细胞癌变的重要遗传基础，毒物代谢酶基因和DNA修复基因的多态性可影响患者的遗传易感性。

【病　理】

一、大体病理形态分型

①块状型：多见，呈单个、多个或融合成块，直径5～10 cm，＞10 cm者为巨块型，多呈圆形，亦可为不规则形，可见包膜；此型肿瘤中心易坏死、液化及出血；②结节型：呈大小和数量不等的结节状，直径＜5 cm；单个癌结节直径＜3 cm或相邻两个癌结节直径之和＜3 cm者称为小肝癌；③弥漫型：较少见，癌结节较小，在肝组织内弥漫分布，不易与肝硬

化鉴别。

二、组织病理

①肝细胞肝癌：最为多见，约占原发性肝癌的90%，异型性明显，呈多边形，排列成巢状或索状，有包膜者生长较缓慢；②胆管细胞癌：较少见，呈立方或柱状，排列成腺样；③混合型肝癌：最为少见，同时具有肝细胞癌和胆管细胞癌的形态特征。

三、侵袭与转移

①肝内转移：癌组织易侵犯门静脉及分支形成癌栓，脱落后在肝内形成多发性转移灶；②肝外转移：血行转移最常转移至肺，其他常见转移部位有胸、肾上腺、肾及骨骼等；癌细胞经淋巴常转移至肝门淋巴结；种植转移较为少见。

【诊　断】

一、临床表现

1. 症状和体征

原发性肝癌早期缺乏典型症状和阳性体征。肝区疼痛为本病的重要症状，其部位与病变部位密切相关，若疼痛突发且程度较为剧烈，常提示肝包膜下癌结节破裂出血，多合并腹膜刺激症状，此外，患者可出现食欲减退、消化不良、恶心、呕吐等症状。本病患者多有发热，常呈持续性低热，体温多为37.5～38 ℃，亦可呈不规则热或弛张型高热，随病情进展及癌肿不断浸润，患者可合并进行性消瘦、恶病质等表现。肝癌患者的肝脏常呈进行性肿大，表面有大小不等的结节甚至巨块，多有触压痛；门脉高压及脾脏肿大亦较为常见，腹腔积液通常为漏出液，血性积液提示癌肿破溃或肝癌腹膜转移可能；晚期肝癌患者由于肝功能受损，可有黄疸、蜘蛛痣、男性乳房发育、凝血功能障碍等表现。

2. 并发症

肝癌常并发上消化道出血，晚期肝癌尤其弥漫性肝癌患者，可出现肝肾综合征，常呈进行性发展；肝癌结节破裂出血为肝癌最严重的并发症，引起突发剧烈疼痛，若癌肿破溃入腹腔，则可引发急性腹膜炎；肝癌患者因疾病慢性消耗及长期卧床，易发生肺部、消化道、泌尿道等部位感染。

二、检　查

1. 实验室检查

（1）肝功能检测。肝癌患者可出现门冬氨酸氨基转移酶（AST）、谷氨酸氨基转移酶（ALT）、血清碱性磷酸酶（AKP）、乳酸脱氢酶（LDH）、胆红素水平升高及白蛋白水平降低等肝功能异常表现，亦可出现淋巴细胞亚群等免疫指标的改变。

（2）肝炎病毒学检测。血清乙型肝炎病毒学检查（包括HBsAg、HB-sAb、HBeAg、HBeAb和抗-HBc）阳性提示乙型肝炎病毒感染；丙型肝炎病毒抗体阳性（抗HCVIgG、抗HCVst、抗HCVns和抗HCV IgM）表明存在慢性丙型病毒感染；HBV DNA 和HCV RNA检测可反映肝炎病毒载量。

（3）肿瘤标志物。70%的肝癌患者可出现甲胎蛋白（AFP）阳性，AFP诊断肝细胞癌的特异性较高，对于AFP≥400 μg/L持续1个月，或≥200 μg/L持续2个月，且排除妊娠、生殖腺胚胎癌和活动性肝病等疾病可能的患者，应该高度怀疑发生肝癌。AFP除可用于疾病的诊断外，亦有助于对肝癌的高危人群进行筛查、监测和随访肝癌患者治疗后的疾病发展情况。其他可用于肝癌辅助诊断的标志物还包括多种血清酶，如γ-谷氨酰转肽酶（GGT）及其同工酶、血清岩藻糖苷酶（AFu）、异常凝血酶原

（APT）、α_1-抗胰蛋白酶（AAT）、碱性磷酸酶同工酶（ALP-I）等。部分患者亦可出现癌胚抗原（CEA）和糖类抗原CA19-9等异常增高。

2. 影像学检查

（1）腹部B超。可明确肝内是否存在占位性病变，最小可发现直径为1cm左右的微小癌灶，并初步提示其性质，超声评估亦有助于判断占位性病变在肝内的位置及浸润情况，为治疗方案的制定提供依据。实时US造影（CEUS）可动态观察病灶的血流动力学情况，提高诊断的准确率；此外，手术过程中可直接在肝脏表面进行超声探查，有利于避免腹壁、肋骨等因素对超声诊断的干扰。腹部超声在肝癌的诊断过程中具有操作简便、直观、无创及价廉等优势，目前常作为肝癌高危人群筛查的有效手段。

（2）CT及增强CT扫描。为诊断和鉴别肝癌的最重要影像学检查方法，可有效排除呼吸运动对成像的影响，具有较高的分辨率，有助于提高肝癌小病灶的检出率和准确率，并可判断肝脏周围组织及器官的受累情况。CT平扫下肝癌通常呈低密度占位，边缘清晰或模糊，部分有晕圈征，大肝癌病灶常有中央坏死液化；增强扫描下肝癌的典型影像学表现为癌组织动脉期呈显著强化，静脉期其强化不及周边肝组织，延迟期造影剂持续消退，即“快进快出”，该征象具有高度特异性，增强扫描亦可评估肝门及腹腔内的淋巴结情况，有助于与其他肝脏占位病变鉴别。

（3）MRI。该检查方法无放射性辐射，可多方位、多序列成像，对肝癌病灶内出血坏死、脂肪变性等病变的显示能力较强，且其成像的分辨率优于CT和US，对小肝癌诊断敏感性较高，在无增强显影的情况下即可清晰分辨门静脉及肝静脉的分支血管，对判断是否存在癌栓有较大价值。此外，MRI功能成像技术（如弥散加权成像、灌注加权成像和波谱分析）及应用肝细胞特异性对比剂等，均有助于提高病灶的检出率及评估局部抗肿瘤治疗的疗效。

（4）正电子发射计算机断层成像（PET-CT）。为一种兼备PET与CT特点的功能分子影像成像系统，在精准解剖定位肝组织内占位性病灶的同时，亦可分析病变组织的代谢情况及判断癌肿的转移情况，有助于早期发现病灶，并对判断治疗效果有较大价值。PET-CT诊断肝癌的敏感性和特异性目前仍不理想，不宜作为常规检查方法，可作为辅助检查手段配合其他影像学检查。

（5）选择性肝动脉造影。正常情况下，肝动脉可供应30%的肝脏血流，发生肝细胞癌时，肝动脉供血量可超过90%，此为肝癌影像诊断及介入治疗的重要组织学基础，目前多采用数字减影血管造影（DSA）对肝组织及其内病灶的供血情况进行评估。肝癌在DSA下的主要表现为：①肿瘤血管显像，出现于早期动脉相；②肿瘤染色，出现于实质相；③肿瘤较大时可见肝内动脉移位、拉直、扭曲等；④肝内动脉受肝瘤侵犯可呈锯齿状、串珠状或僵硬状态；⑤动静脉瘘；“池状”或“湖状”造影剂充盈区等。DSA为有创检查，可用于较难明确诊断的患者，在诊断的过程中亦可进行治疗，有助于判断外科治疗的可能性、评估手术前后肝内癌灶浸润等情况。

3. 肝穿刺活检

在超声引导下行经皮肝穿刺空芯针活检或细针穿刺活检，可获得肝癌的病理学诊断依据并了解分子标志物等情况，对明确诊断、确定分型、判断病情、指导治疗及评估预后均有重要意义。肝穿刺活检时，应注意防止肝脏出血和针道癌细胞种植，有明显出血倾向，伴有严重心肺、脑、肾疾患和全身衰竭的患者禁行该项检查。

三、肝癌分期

1. 原发癌 T

Tx：原发肿瘤不能测定；T0：无原发肿瘤的证据；T1：孤立肿瘤，无血管受侵；T2：孤立肿瘤，有血管受侵或多发肿瘤直径≤5 cm；T3a：多发肿瘤直径＞5 cm；T3b：孤立肿瘤或多发肿瘤侵及门静脉或肝静脉主要分支；T4：肿瘤直接侵及周围组织，或致胆囊或其他脏器穿孔。

2. 区域淋巴结 N

Nx：区域内淋巴结不能测定；N0：无区域淋巴结转移；N1：有区域淋巴结转移。

3. 远处转移 M

Mx：远处转移不能测定；M0：无远处转移；M1：有远处转移。

4. 肝癌的 TNM 分期（UICC-AJCC）

Ⅰ期：T1N0 M0；

Ⅱ期：T2N0 M0；

ⅢA期：T3aN0 M0；

ⅢB期：T3bN0 M0；

ⅢC期：T4N0 M0；

ⅣA期：任何T，N1 M0；

ⅣB期：任何T，任何N，M1。

TNM分期主要根据肿瘤的大小、数目、血管及淋巴结侵犯情况和有无远处转移而分为Ⅰ～Ⅳ期，可反映肿瘤的严重程度及发展情况，但未涉及患者的肝功能和血管侵犯情况，对制定肝癌治疗方案及判断疾病预后的指导意义不理想。

5.BCLC 分期（2010）

分期	PS 评分 *	肿瘤状态		肝功能状态
		肿瘤数目	肿瘤大小	
0 期：极早期	0	单个	＜ 2 cm	无门静脉高压
A 期：早期	0	单个 3 个以内	任何 ＜ 3 cm	Child-Pugh A ～ B Child-Pugh A ～ B
B 期：中期	0	多结节肿瘤	任何	Child-Pugh A ～ B
C 期：进展期	1 ～ 2	门静脉侵犯或 N1、M1	任何	Child-Pugh A ～ B
D 期：终末期	3 ～ 4	任何	任何	Child-Pugh C

*PS（performance status）评分，即体力状况评分，通常采用美国东部肿瘤协作组（ECOG）评分系统。

BCLC分期较为全面地考虑了肿瘤、肝功能和全身情况，目前在全球范围已得到广泛认可和使用。我国的肝癌病例在病因学、生物学恶性行为、治疗观念和临床指南等方面与西方国家的肝癌病例存在一定差异，在我国的临床实践中，需注意BCLC分期的局限性，结合临床实际合理应用。

四、诊断要点

同时满足以下条件中的①+②a两项或者①+②b+③三项时，可确立原发性肝癌的临床诊断：

①具有肝硬化及HBV和（或）HCV感染的证据。

②CT扫描和（或）动态对比增强MRI检查显示肝脏占位具有典型的肝癌影像学特征。

a.肝脏占位直径≥2 cm，CT和MRI两项影像学检查中有一项显示肝脏占位具有肝癌的影像学特征；

b.肝脏占位直径为1～2 cm，CT和MRI两项影像学检查均显示肝脏占位具有肝癌的影像学特征；

③血清AFP≥400 μg/L持续1个月或≥200 μg/L持续2个月，并能排除其他引起的AFP升高的疾病，包括妊娠、生殖腺或胚胎源性肿瘤、活动性肝病及继发性肝癌等。

五、鉴别诊断

（1）慢性肝病。肝癌患者常存在慢性肝病或肝硬化病史，故与肝硬化结节在影像学上有时难以鉴别，行增强CT检查时若发现肝内结节无“快进快出”等变化特征，则提示肝硬化可能性大。慢性肝病活动时可有AFP轻度升高，一般不超过400 μg/L，其水平波动幅度较大，可自行恢复正常，且常伴有转氨酶显著升高。肝穿刺活检可明确诊断。

（2）妊娠、生殖腺或胚胎源性肿瘤。存在该类情况的患者可出现AFP水平明显上升，通过采集病史、仔细体检、腹盆腔B超和CT检查等可资鉴别。

（3）消化系统肿瘤。某些发生于胃肠道及胰腺的腺癌亦可引起血清AFP水平升高，需注意详细采集患者的病史并完成影像学各项检查，此外，可通过检测血清AFP异质体类型，判断产生AFP的肿瘤的定位。

（4）继发性肝癌。多见于消化道肿瘤转移，亦可见于肺癌和乳腺癌转移，患者多有便血、饱胀不适、贫血及体重下降等原发肿瘤表现。肝脏影像学检查常发现多发性占位，肿物周边有晕环，中央血供较少呈低回声或低密度影（“牛眼征”），而原发性肝癌常为单发；增强CT或DSA造影可发现肿瘤血管较少，不及原发性肝癌丰富；消化道内镜或X线造影检查可发现胃肠道的原发癌灶病变。

（5）肝肉瘤。不易与AFP阴性的肝癌相鉴别，影像学检查常无特异性发现，病灶主要表现为实性占位，血供较为丰富，肝脏穿刺活检有助于诊断。

（6）肝腺瘤。多见于女性，患者常有口服避孕药史，较少有肝脏疾病史。行^{99m}Tc核素扫描检测可发现病变组织摄取核素，且延迟相表现为强阳性显像。

（7）肝血管瘤。多见于女性，患者常无肝病史。增强CT检查可见癌组织动脉期呈显著强化，延迟期造影剂消退速度与原发性肝癌相比明显较慢，呈“快进慢出”；MRI检查可见病灶中心强化显著，呈典型的“灯泡征”。

（8）肝脓肿。患者常有痢疾或化脓性疾病史，或出现发热、外周血白细胞和中性粒细胞计数明显升高等感染表现。若脓肿尚未液化或脓液较为黏稠，则通常较难通过腹部超声检查确立诊断并与肝癌鉴别，液化后的脓肿在超声下呈液性暗区，应注意与有中央坏死的肝癌区分；DSA造影无肿瘤血管或染色等发现。必要时可在压痛点行细针穿刺进一步鉴别。

（9）肝包虫病。患者肝脏呈进行性肿大，质地坚硬有结节感，病程发展至晚期时肝脏破坏严重，临床表现与肝癌类似。本病病程较长，进展较缓慢，患者多有包虫流行区居住或狗、羊接触史，叩诊出现震颤（即“包虫囊震颤”）为本病的特征性体征。包虫皮内试验（Casoni试验）为诊断本病的特异性试验，阳性率可达90%；B超检查可在囊性占位腔内发现漂浮子囊的强回声影；CT扫描示病灶为低密度区及存在散在斑点状钙化影，病灶大小、形状各异，呈“地图样”表现。

【治　疗】

化学治疗和放射治疗处理肝癌的效果不佳，目前应用较多的治疗方法包括手术切除、肝移植、血管介入治疗、射频消融、药物辅助治疗等。

一、手术治疗

1. 肝切除

为治疗肝癌首选及最有效的方法。肝癌切除术后患者5年生存率为30%～40%，微小肝癌和小肝癌患者经手术治疗后预后更佳，5年生存率可达90%及75%。手术应完整切除肿瘤，并确保肝组织切缘无癌变细胞残留，同时应注意保留足够的肝组织以行使肝功能，以利于术后肝功能代偿、降低手术死亡率及并发症发生率。虽然手术可切除部分大肝癌，但术后残留肝的功能储备能否维持患者的生命需求，则为决定手术成败的关键。

肝切除的手术适应证为：

（1）患者的一般情况：①基本情况良好，无重要脏器器质性病变；②肝功能正常或仅有轻度损害，依据肝功能分级属A～B级，经短期护肝治疗后，肝功能恢复至A级；③无肝外广泛转移性肿瘤。

（2）根治性肝切除须满足下列条件：①肝静脉、门静脉、胆管及下腔静脉未见肉眼癌栓；②无邻近脏器侵犯，无肝门淋巴结或远处转移；③肝脏切缘距肿瘤边界>1 cm；若切缘<1 cm，切除肝断面组织学检查未发现肿瘤细胞残留。

（3）腹腔镜肝切除术：具有腹壁创伤小、肝功能影响轻微、患者恢复快等优势，可适用于处理孤立性癌灶，若病灶直径小于5 cm、位于Ⅱ～Ⅵ肝段，则较易通过腹腔镜手术进行切除治疗。

（4）姑息性肝切除需符合下列条件：①肿瘤为多发性，一般为3～5个，局限于相邻2～3个肝段或半肝内，影像学显示无瘤肝组织明显代偿性增大，达全肝的50%以上，若肿瘤分布较为分散，可分别行局限性切除；②发生于左半肝或右半肝的大肝癌或巨大肝癌，边界较清楚，第一、二肝门未受侵犯，影像学显示无瘤肝组织代偿性增大明显，达全肝组织的50%以上；③位于肝中央区（肝中叶，或Ⅳ、Ⅴ、Ⅵ、Ⅷ段）的大肝癌，影像学显示无瘤肝组织明显代偿性增大，达全肝的50%以上；④肝门部有淋巴结转移者，若原发肝肿瘤可切除，应切除原发灶，同时行肝门部淋巴结清扫；若淋巴结难以清扫，术后可行放射治疗；⑤若周围脏器受侵犯则一并切除。

2. 不能切除的肝癌的外科治疗

对于手术过程中无法切除的病灶，可采用肝动脉结扎、肝动脉化疗栓塞、射频消融、冷冻、激光、微波等方式进行处理，需把握各治疗方式的适应证，灵活应用。

3. 根治性切除术后复发肝癌的再手术治疗

行根治性手术治疗后患者应定期随访，随访时需监测甲胎蛋白水平并行腹部B超等影像学检查，以期及时发现复发病灶；若患者出现局灶性肝癌复发且其一般情况及肝功能良好，则可再次施行切除术。

4. 肝移植

可有效降低肿瘤复发率，经肝移植治疗后患者的预后较为理想。由于供肝资源极为有限，该术式的开展受到较大限制，术前需严格掌控适应证。

二、局部消融治疗

由于肝癌患者早期常无明显临床表现，确诊时多已处于病程的中晚期，且肝癌患者通常肝功能较差，仅20%～30%的患者可进行根治性手术切除治疗。对于无法耐受外科手术的肝癌患者，可通过局部消融术对癌肿进行干预，该治疗方法创伤较小且可取得较为理想的治疗效果。常见的局部消融治疗方式包括射频消融、微波消融及经皮穿刺瘤内注射无水乙醇等。

（1）射频消融术（RFA）。通过影像学检查明确肿瘤的实际大小和形状后，可利用射频治疗有效杀灭肿瘤细胞，操作较为便捷，可较好地避免损伤正常肝组织，尤其适用于年龄较大、一般情况不佳的患者。研究显示，大部分患者经RFA治疗后可获得较好疗效，且住院时间较短，但对于直径≤3 cm的癌肿，RFA治疗的预后略差于手术切除治疗。

（2）微波消融（MWA）。该方法的局部疗效、术后并发症发生率、患者远期预后等指标与RFA相似，但MWA的消融效率较高，较少出现热沉效应，而该效应常产生于RFA的治疗过程中，易对消融效果造成影响。MWA可一次性灭活肿瘤，并可调控有效热场范围，确保达到较好的抗肿瘤效果，宜根据肿瘤的大小、位置等具体情况，选择适宜的消融方式。

（3）经皮穿刺瘤内注射无水乙醇（PEI）。在PEI的治疗过程中，可通过超声或CT引导向肝癌组织内注入无水乙醇，导致癌细胞发生脱水、变性或凝固性坏死等病理改变，从而杀灭癌细胞。该方法的安全性较高，对处理靠近肝门、胆囊及胃肠道组织的病灶有较大价值，若利用热消融治疗（RFA和MWA）干预上述解剖位置较为特殊的病灶，则易造成正常组织或器官损伤。PEI适用于治疗病灶直径<3 cm的肝癌，但术后发生局部复发的可能性高于RFA；若癌肿<2 cm，则经PEI治疗后患者的预后较为理想，其

治疗效果与RFA相似。

三、经导管动脉化学栓塞（TACE）治疗

又称介入治疗，具有靶向性好、创伤小、重复性佳等特点，为目前治疗肝癌最常用的非切除性治疗方法之一。治疗过程中可经股动脉行超选择插管至肝动脉，进而通过肝动脉向癌组织内注入栓塞剂或化疗药，从而阻断肿瘤组织血供并杀灭肿瘤细胞，常用栓塞剂为碘油乳剂、标准化明胶海绵颗粒、药物性洗脱球等，化疗药物主要有蒽环类、铂类等，操作过程中宜使用微导管行选择性插管，注意提高插管的精确性，尽量确保将导管置入癌组织的供血动脉，有助于取得较为理想的治疗效果，治疗过程中亦应注意保护患者的肝功能。TACE治疗主要适用于无法进行外科根治性切除治疗的中晚期肝癌患者，亦可作为根治性治疗的有效补充，介入治疗对包膜较为完整、血供丰富的大肝癌和巨块型肝癌有较好疗效。若患者经4～5次TACE治疗后其病灶仍未得到有效控制或病情持续恶化，则应考虑换用或联合应用其他治疗方法。

四、药物治疗

1. 分子靶向治疗

在分子靶向治疗过程中，可利用具有靶向定位能力的药物作用于某些关键分子靶点，而该类分子可参与调节肿瘤发生与发展的过程，经药物抑制后，可导致肿瘤细胞的信号转导过程受到特异性破坏，从而改变肿瘤细胞的生物学行为；此外，亦可利用靶向药物抑制肿瘤组织的供血血管生成，从而抑制肿瘤细胞的增殖。索拉菲尼为成功应用于肝癌治疗的分子靶向药物，该药为一种小分子多激酶抑制剂，通过作用于血管内皮生长因子受体（VEGFR）和血小板源性生长因子受体（PDGFR）发挥抑制肿瘤血管

生成的同时，亦可阻断Raf/MEK/ERK信号转导通路干扰肿瘤细胞的生产过程，具有较好的抑癌效果。索拉菲尼治疗肝癌的推荐剂量为每次400 mg，每日2次，空腹或伴低脂、中脂饮食服用，应长期维持治疗，若患者不能临床受益或出现无法耐受的毒性反应，则应终止治疗。该药的常见不良反应包括皮疹、腹泻、血压升高、手掌或足底皮肤异常等。此外，其他小分子靶向药物如瑞戈非尼、布立尼布、厄洛替尼等及单克隆抗体贝伐珠单抗、西妥昔单抗等药物在肝癌治疗中的安全性及临床应用价值有待进一步验证，分子靶向治疗肝癌的方法具有广阔的发展前景。

2. 系统化疗

肝癌对系统化疗并不敏感，使用传统化疗药物治疗肝癌的效果不理想。近年来，奥沙利铂（OXA）等新一代化疗药相继问世，研究显示，以奥沙利铂为主的联合化疗方案对肝细胞癌疗效较好，可使无法耐受手术或局部治疗的晚期肝癌患者的病情得到局部控制，并有助于改善其预后、延长其生存期，药物安全性亦较佳。其主要适应证为：①合并有肝外转移；②不宜行手术治疗和肝动脉介入栓塞化疗；③合并门静脉主干或下腔静脉瘤栓；④多次肝动脉栓塞化疗后肝血管阻塞和（或）介入治疗后复发。

3. 生物治疗

目前已广泛开展免疫、基因、干细胞等生物技术治疗肝癌的研究，但仍缺乏应用于临床的规范方法。胸腺肽α_1可增强机体的免疫功能，有助于改善患者的一般情况并增强其他治疗方法的抗肿瘤效果；乙型肝炎相关肝癌患者术后应用α-干扰素作为辅助治疗手段，可有效降低肿瘤复发率，亦具有抗病毒的作用。

4. 中医药治疗

中医药可作为肝癌治疗过程中的辅助手段，可能有助于降低放、化疗的毒性，改善患者的生活质量。但目前中医药对肝癌的疗效尚不确切，有待进一步验证。

五、放射治疗

1. 外放射治疗

由于肝癌对常规放疗的敏感性较差且放射线对肝脏的损伤较大，故常规放射疗法较少应用于肝癌的治疗。随着现代精确放疗技术，包括三维适形放疗（3D CRT）、调强适形放疗（IMRT）、图像引导放疗（IGRT）和立体定向放疗（SBRT）等的迅速发展，国内外已陆续开展使用放疗技术治疗不能手术切除肝癌的临床实践和研究，目前发现，与三维适形放疗相比，通过螺旋断层放疗设备施行的图像引导下的调强放疗技术治疗肝癌的效果较好，主要适用于多发病灶的肝癌患者。对部分肝癌患者，放射治疗可在一定程度上延长其生存期，但效果较为有限，因此，放疗仍被作为可供选择的肝癌姑息性治疗手段之一。

2. 内放射治疗

内放射治疗指在肿瘤组织或受肿瘤侵犯的管腔（门静脉、下腔静脉或胆道）内置入放射性粒子，进而通过放射性粒子持续产生的低能X、γ或β射线杀灭肿瘤细胞，包括^{90}Y微球疗法、^{131}I单克隆抗体、放射性碘化油、^{125}I粒子植入等，粒子植入技术可分为组织间植入、门静脉植入、下腔静脉植入和胆道内植入等，分别治疗肝内病灶、门静脉癌栓、下腔静脉癌栓和胆管内癌或癌栓。内放射治疗技术为局部治疗肝癌的有效方法，对控制癌组织病灶、改善患者症状及预后等有一定价值。

六、支持治疗

对于肝癌患者，除应积极进行抗肝癌治疗外，还需注意加强对患者的支持性治疗，如改善营养状况，增强机体免疫力，护肝，镇痛，纠正贫血，防治上消化道出血、肝性脑病等并发症等。针对伴有肝炎病毒感染的患者，应积极予抗病毒治疗，避免炎症性肝损伤进一步加重。

七、多学科综合治疗模式

肝癌患者多有慢性病毒性肝炎、肝硬化病史，宜进行多学科规范化的综合治疗，即根据患者的基础疾病及基本状况、肿瘤病理学类型、侵袭部位和范围（临床分期）、门静脉或下腔静脉癌栓及远处转移情况，采取多学科综合治疗团队（MDT）模式，制定针对患者具体情况的个体化治疗方案，有计划、合理地选择或联合应用多种治疗方式进行规范治疗，最大程度地控制病灶，提高总体疗效及患者的生活质量，达到根除肿瘤或改善患者预后的目的。

【预 后】

肝癌的预后与肿瘤病理类型、癌肿大小、浸润程度、远处转移、患者一般情况、诊疗是否及时等因素有关。癌肿直径小于5 cm、包膜完整、分化程度高、一般情况较好者预后较为理想；合并肝硬化、出现肝外肿瘤转移、存在癌肿破裂、消化道出血、ALT显著升高、肝功能受损严重的患者预后较差。随着原发性肝癌早期诊断、早期治疗和肝外科技术的发展，我国的肝癌手术切除率显著升高，总体疗效明显提升，但仍有60%～70%的患者在根治治疗后5年内出现肿瘤转移和复发，因此，患者应注意随访，通过AFP检测及超声检查等手段密切监测病情，以期尽早发现转移或复发病灶。

（张 虎）

参考文献

[1] 赵玉沛， 吕毅 . 消化系统疾病 [M]. 北京：人民卫生出版社，2016:401–411.
[2] 葛均波，徐永健 . 内科学 [M]. 北京：人民卫生出版社，2013:429–433.
[3] 南月敏， 李佳红，付娜，等 . 120 例原发性肝癌病因及临床特点分析 [C]// 中华医学会第四次全国肝纤维化、肝硬化学术会议， 2014.
[4] 中华人民共和国国家卫生和计划生育委员会 . 原发性肝癌诊疗规范（2017 年版）[J]. 传染病信息，2017，30（3）.
[5] 中华人民共和国卫生部 . 原发性肝癌诊疗规范(2011 年版)[J]. 临床肝胆病杂志，2011，20（11）:929–946.
[6] 杜成友 . 原发性肝癌诊疗规范及指南推荐 [C]// 2012 重庆国际肝胆外科论坛暨中国普外基础与临床 . 进展学术大会，2012.
[7] 苗艳艳， 孔心涓， 田字彬 . 原发性肝癌危险因素及其致癌机制的研究进展 [J]. 青岛大学医学院学报，2012，48（1）:91–92.
[8] 卢桂香 . 肝细胞肝癌肿瘤标志物研究进展 [J]. 中国医药指南，2012，10(9):60–61.
[9] 卢明芹， 杨敏 . 丙型肝炎病毒相关性肝癌的研究进展 [J]. 现代医药卫生，2017，33（20）:3080–3082.
[10] Koike K，Tsutsumi T，Fujie H，et al.Molecular Mechanism of Viral Hepatocarcinogenesis[J]. Oncology, 2002, 62（Suppl.1）:29.
[11] 张智坚，吴孟超 . 肝脏恶性肿瘤的微创治疗 [J]. 癌症进展，2005，3(5):413–425.
[12] 张晔 . 射频消融联合其他方法治疗原发性肝癌的进展 [J]. 继续医学教育，2014（7）:66–68.
[13] 叶胜龙 . 原发性肝癌诊疗规范解读 [C]// 全国疑难及重症肝病大会， 2013.
[14] 赵明星，刘文天， 王邦茂，等 . 近距离放射治疗在消化系肿瘤治疗中的应用前景 [J]. 国际消化病杂志， 2013， 33（3）:160–164.
[15] 陈孝平，汪建平 . 外科学 [M]. 北京：人民卫生出版社，2013:432–435.

第二十四章　肝脓肿

肝脓肿（liver abscess）指病原微生物通过各种途径进入肝脏引起的肝脏化脓性病变，临床以细菌性肝脓肿和阿米巴性肝脓肿较为常见，真菌性肝脓肿较为少见。近年来，我国肝脓肿的发病率呈上升趋势。

第一节　细菌性肝脓肿

细菌性肝脓肿（bacterial liver abscess）指细菌在肝脏内生长繁殖引起的肝脏化脓性病变，以寒战、高热、肝区疼痛等为主要临床表现。

【病因及发病机制】

目前认为，细菌性肝脓肿的发生主要与肝内外胆道疾病有关，如化脓性胆管炎等胆道感染性疾病即可导致患者发生细菌性肝脓肿的风险上升；此外，患者出现全身细菌性感染或腹腔感染时，细菌可侵入肝脏并引发肝脓肿。在我国，肺炎克雷伯杆菌为引起肝脓肿的主要病原菌。

一、细菌感染

细菌可经下列途径侵入肝脏。

（1）胆道。若胆道在感染或其他疾病因素的刺激下出现狭窄或梗阻，细菌则易沿胆管上行进入肝脏，从而引发肝脓肿，胆道病变为细菌性肝脓肿的主要病因。

（2）肝动脉。机体内其他部位存在化脓性病变时，细菌可进入血液循环并经肝动脉侵入肝脏，进而导致肝组织感染。

（3）门静脉。肝脏血运有70%左右来自门静脉，当患者存在急性化脓性阑尾炎、急性盆腔炎、急性肠道炎症等胃肠道、腹腔感染时，细菌可通过门静脉进入肝脏，引起门静脉炎和肝脏脓肿。

（4）淋巴系统。若肝脏邻近的组织、器官存在感染病灶，则致病菌可通过淋巴系统进入肝脏，引起化脓性改变。

二、肝脏病变

肝癌射频消融术、氩氦刀治疗等肝胆疾病的诊疗技术可造成肝组织损伤及血供障碍，导致肝组织发生感染的可能性增大。此外，外伤可导致肝脏出现开放性损伤，致使细菌可直接由体外进入肝脏引起肝脓肿。

三、隐源性肝脓肿

临床上将无法明确感染来源的肝脓肿称为隐源性肝脓肿，该类患者常有糖尿病、癌症化疗后、长期使用免疫抑制剂等免疫功能异常和全身代谢性疾病。糖尿病为细菌性肝脓肿的重要危险因素，糖尿病患者的细菌性肝脓肿发生率和病死率与健康人群相比明显较高。

【病　理】

肝脓肿形成过程大致可分为化脓炎症期、脓肿形成初期和脓肿形成期。①化脓炎症期：可见肝组织局部炎症、充血、水肿；②脓肿形成初期：肝组织出现坏死，部分组织液化；③脓肿形成期：脓腔彻底坏死液化，纤维肉芽组织或炎症充血带形成脓肿壁，脓肿周围肝组织常充血水肿。

【诊　断】

一、临床表现

肝脓肿起病较急，患者体温可达39℃甚至更高，热型多为弛张热，可反复发作，常伴恶心、呕吐等消化道症状。肝区钝痛或胀痛多为持续性，或可伴右肩牵涉痛，若炎症刺激膈肌或向胸部扩散，则可引起咳嗽、胸痛等症状。脓肿形成时机体营养消耗巨大，患者常在短期内出现精神萎靡、软弱乏力，毒血症病情严重者可发展为中毒性休克。患者的主要体征为右下胸及肝区叩击痛，肝脏常肿大，压痛多为阳性。若细菌性肝脓肿未得到及时、有效处理，则脓肿破溃后可向邻近脏器穿破引起严重的并发症，如膈下脓肿、腹膜炎、脓胸、支气管胸膜瘘、心包积脓、上消化道大出血等。

二、检　查

1. 实验室检查

处于本病急性期的患者白细胞计数及中性粒细胞比例可出现显著上升，血沉增快，CRP升高。肝功能检查示血清转氨酶、胆红素等指标可呈不同程度升高，白蛋白和血红蛋白水平可降低，部分患者凝血酶原时间延长。血培养阳性率通常较低，宜在患者发生高热、寒战或体温较高时多次抽取血液培养。

2. 影像学检查

（1）腹部B超。为首选检查方法，诊断率较高，可明确脓肿数目、形态、部位及大小，有助于判断脓液和分隔情况及脓肿周围重要血管结构等。病灶多位于肝右叶，初期形成的肝脓肿在超声下呈分布不均的低至中等回声，随脓肿不断发展，病灶区可呈蜂窝状结构，提示组织发生坏死、液化，若脓肿迁延不愈转变为慢性肝脓肿，则可见脓肿壁回声较强，多伴有钙化。

（2）腹部X线。可见患者右侧膈肌抬高，且膈肌的活动幅度较小，偶可发现胸膜反应或积液等征象。

（3）CT扫描。可见肝内单个或多个圆形或卵圆形低密度病灶，部分病灶内可见气泡，病灶边缘多模糊，周围可出现单条或多条环状带，呈“靶征”；增强扫描下脓腔壁可有程度不等的强化，脓腔内无明显强化，呈“环月征”或“日晕征”；若脓肿内存在分隔，强化后多表现为蜂窝样改变。

3. 诊断性穿刺

可通过腹部B超、CT对脓肿进行定位，并在影像学检查的引导下穿刺肝组织内的病灶，若抽出脓液，则可确诊本病，脓液多呈黄绿色，常有恶臭味。脓液抽出后应常规行细菌培养，以明确病原菌，为后续治疗提供依据。

三、诊断要点

（1）患者若有全身或胆道感染病史并出现上述临床表现，则应考虑肝脓肿可能，结合实验室及影像学检查结果即可做出初步诊断；超声或CT引导下穿刺抽出特征性脓液，可确诊肝脓肿。

（2）发病隐匿或表现不典型的肝脓肿易被误诊为恶性肿瘤或其他系统疾病，需结合临床表现、实验室检查及影像学资料确立诊断或进行鉴别诊断，亦需动态观察病情变化。

四、鉴别诊断

（1）阿米巴肝脓肿。患者多有阿米巴痢疾史，起病较缓，病程较长，发热不规则。血清学检查可发现阿米巴抗体阳性；影像学检查示脓肿较大，常为单发；行诊断性穿刺抽液可见抽出的脓液呈巧克力色，涂片检查有助于发现阿米巴滋养体；大便检查亦可发现阿米巴滋养体。

（2）真菌性肝脓肿。本病起病慢，病程长，患者常有免疫缺陷病史，肝脏增大不明显。白细胞计数可升高；脓肿较小，多发；脓液呈豆渣样，涂片检查可发现菌丝或孢子；大便检查多无异常。

（3）胆囊炎、胆石症。常见症状为右上腹绞痛且向右背或肩胛部放射，常反复发作，患者较少出现发热、乏力等全身症状，胆囊区压痛明显，或可触及肿大的胆囊。X线检查通常无膈肌升高等异常发现，膈肌活动正常；腹部超声检查可见胆囊内结石影。

（4）膈下脓肿。胃、十二指肠溃疡穿孔或阑尾炎急性穿孔等可造成急性弥漫性或局限性腹膜炎，继而易引发本病，患者主要表现为胸痛，深呼吸时疼痛可加重，X线检查可见膈肌抬高，活动幅度减小，膈下可出现液气平面；腹部B超对鉴别诊断亦有较大价值。

（5）原发性肝癌。脓肿未完全液化时，影像学表现为占位性病变，需与肝癌鉴别，若癌肿的中心存在液化坏死，则其影像学表现类似肝脓肿，易被误诊。诊断较困难时，需结合影像资料及临床特征进行综合分析，动态随访。

（6）右下肺炎。患者常有发热、寒战等表现，多伴有咳嗽、咳痰、右侧胸痛、呼吸困难，肺部听诊可闻及湿啰音，叩诊可呈浊音，胸部X线检查有助于诊断。

【治　疗】

对于细菌性肝脓肿，应争取早发现、早治疗，治疗过程中需加强全身支持，改善患者的一般情况并增强其抵抗力。

一、非手术治疗

内科保守治疗主要适用于直径3 cm以下的小脓肿和多发性小脓肿，若患者的肝脓肿尚处于早期且未完全液化，亦可行内科保守治疗。

1. 处理原发病和并发症

若肝脓肿继发于胆道疾病、其他化脓性疾病、糖尿病等，应积极处理原发病灶，注意预防肺部并发症，有效控制血糖。

2. 抗感染治疗

抗感染治疗为处理细菌性肝脓肿的关键措施，确立诊断后应立即启动抗菌治疗，在病程早期，脓肿的直径多较小或尚未形成局限液化灶，此时即行抗感染治疗可取得较为理想的效果，治疗过程中应足量、足疗程地使用抗生素，通常首选抗菌谱较为广泛的抗生素，如喹诺酮类、三代头孢菌素和碳青霉烯类，并可联合应用抗厌氧菌药物如替硝唑、甲硝唑等，若病原菌为肺炎克雷伯杆菌，则可直接选用碳青霉烯类药物，通过穿刺抽脓或血液细菌培养，获得病原体药敏试验结果后，应及时调整使用适宜有效的抗生素。抗生素应持续使用，通常需2周以上，若行腹部超声或CT复查见脓腔消失，则可停止抗感染治疗。

3. 全身支持治疗

患者的全身状况对治疗效果影响较大，而发生肝脓肿时毒血症状通常较严重，全身状况较差，应根据患者各项检查指标，确立合理的支持治疗方案，积极补液、补充足够热量，给予患者多种维生素，改善患者的营养状况及肝功能，注意纠正水、电解质紊乱，必要时可少量多次输血或血浆。

4. 脓肿穿刺引流

超声引导下穿刺不仅为诊断提供了可靠的依据，亦可作为高效的治疗手段，穿刺操作较为简便易行，成功率较高，患者痛苦较小。置管引流术较单纯穿刺抽液治疗效果更好，有助于彻底引流脓液，适用于病灶已完全液化、病灶直径超过3 cm、凝血功能正常、未合并需手术处理的腹腔内疾病及全身状况差不能耐受手术的患者。若患者肝脓肿病灶直径>5 cm，则宜直接行置管引流术，降低反复穿刺抽液引发并发症的风险；若脓肿位于肝门区、肝裸区且患者伴有大量腹腔积液或凝血功能障碍性疾病，则禁行置管引流。置管引流术通常在B超或CT引导下进行，需尽量将引流管置于脓肿底部，持续引流，吸净脓汁，并间断用抗生素液冲洗，抗生素常用头孢噻肟钠或丁胺卡那及0.5%甲硝唑，维持脓腔内抗生素处于较高的浓度水平有助于杀灭细菌及促进脓腔愈合；若患者存在多个肝脓肿病灶，则应根据脓肿的大小依次抽吸脓液，通常先抽吸脓腔较大的脓肿，穿刺引流治疗后应每隔5～7 d复查腹部B超，必要时可多次穿刺，一般需1～4次；若脓液黏稠，可将生理盐水或α糜蛋白酶注入脓腔以稀释黏稠的脓液，促进引流。目前临床常采用多侧孔8～10F猪尾管进行置管，置管后每日应冲洗引流管，保持通畅引流。当患者症状改善、阳性的炎症指标转阴、脓腔基本消失、脓肿明显缩小时，即可拔管。

5. 糖尿病患者肝脓肿的治疗

糖尿病患者并发的肝脓肿有较为独特的表现：①患者的血糖波动范围较大；②临床症状不典型，易误诊；③常无肝肿大等体征。由于血糖较高的患者外周血白细胞趋化、吞噬和杀菌能力受到抑制，且高血糖环境有利于某些细菌的生长，故患者的感染情况通常较为严重且较难控制，针对该类患者，应及时使用胰岛素控制血糖，待其血糖得到有效控制后再行抗感染治疗可取得较为理想的效果。糖尿病患者的肝脓肿多无明显液化，绝大部分为厚壁脓肿，无法穿刺引流，病情严重者应及时手术切除脓肿。此外，糖尿病合并肝脓肿者常存在营养不良，应加强营养支持；抗感染治疗过程中需大量使用抗生素，易引发二重感染，应注意对患者的口腔清洁，防止真菌感染。

6. 中医中药治疗

可作为治疗细菌性肝脓肿的辅助手段，治疗目的以清热解毒为主，可根据患者病情选用柴胡解毒汤等方剂加减。

二、手术治疗

1. 切开引流术

适用于处理有穿破可能或已发生破溃的脓肿，胆源性肝脓肿、位于肝左外叶脓肿、慢性肝脓肿等解剖位置或性质较为特殊的脓肿亦可通过外科手术进行处理，手术方式主要有经腹腔切开引流术、经腹膜外切开引流术等，后者包括经前方腹膜外途径和经后方腹膜外途径。

2. 肝脏病灶切除术

主要适应证包括左外叶萎缩合并有肝脓肿、慢性厚壁脓肿、并发支气管瘘或形成难以修补的胆管支气管瘘等。此外，部分患者病程较长，可能存在慢性局限性厚壁脓肿、穿刺引流后脓肿壁不塌陷等情况，亦可采用病灶切除术进行治疗。

3. 腹腔镜手术

腹腔镜肝脓肿引流术及肝部分切除术安全性较高，在缩短手术及住院时间、减少术中出血量等方面优于开腹手术，且创伤较小、不易引起并发症，手术过程中可同时处理胆道疾病。

【预　后】

随着影像学技术、腹腔镜手术的不断发展及高效抗生素的应用，细菌性肝脓肿并发症发生率和病死率均显著降低，若能早期确诊，尽早给予患者足量、足疗程的敏感抗生素，加强全身支持治疗，及时引流，则预后较好；若发生合并症，则预后较差。本病患者的死亡原因主要为脓毒症或感染性休克。

第二节　阿米巴性肝脓肿

阿米巴性肝脓肿（amebic liver abscess）为溶组织阿米巴滋养体破坏肝组织后引起的脓肿，为肠道侵袭性阿米巴病的常见并发症，多发生于热带和亚热带地区。

【病因及发病机制】

阿米巴滋养体主要由阿米巴包囊发展而来，其包囊可随食物经口进入宿主的消化道，在小肠液作用下，囊内虫体可离开包囊，经二次分裂后形成8个小滋养体，在某些因素刺激下，小滋养体可侵入肠壁并吞噬红细胞，继而转变为大滋养体，称为组织型滋养体，进入肝组织后即可引起肝脓肿。若机体抵抗力及肠道屏障功能正常，则阿米巴滋养体无法侵入肠壁，继而转变为包囊随粪便排出体外；若机体抵抗力下降或肠道屏障功能出现障碍，则滋养体可侵犯肠黏膜并分泌大量溶组织酶，促进肠溃疡形成。肠壁内的溶组织阿米巴滋养体主要由肠系膜上静脉经门静脉进入肝脏，亦可经淋巴管进入肝脏，或可直接蔓延侵入，若侵入肝脏的原虫数量较少且机体抵抗力较强，则阿米巴原虫通常不易引起肝组织损伤；若机体抵抗力较弱或肝功能出现异常，则肝组织内的阿米巴原虫可促进血管内栓塞形成，导致肝组织缺血缺氧、肝内血管完整性受损，阿米巴滋养体可穿过损伤的血管进入肝组织，造成局灶性坏死液化，继而微小液化灶可不断发展并逐渐形成小脓肿，小脓肿可相互融合导致脓腔不断扩大。阿米巴感染多引起盲肠和升结肠损伤，由于病变肠道的静脉血流主要经门静脉回流入肝右叶，阿米巴滋养体进入肝右叶的可能性亦较大，故阿米巴性肝脓肿大多位于肝右叶，其脓腔内多为巧克力样坏死物质，若脓肿形成时间较长，则可继发细菌感染。

【诊　断】

一、临床表现

本病患者大多缓慢起病，有不规则发热、盗汗等症状，发热多为间歇型或弛张型。肝区疼痛为本病重要症状，呈持续性钝痛；肝脏多弥漫性肿大，病变部位有明显局限性压痛及叩击痛，部分患者肝区有局限性波动感。此外，患者常有恶心、呕吐、腹泻、食欲不良等消化道症状，病程较长的患者常有消瘦、贫血、营养性水肿等表现。本病的主要并发症为继发细菌感染，阿米巴性肝脓肿可向周围组织及器官破溃，造成各脏器阿米巴感染。

二、检 查

1. 实验室检查

处于急性期的患者可出现白细胞计数及中性粒细胞比例上升，存在继发细菌感染时白细胞计数升高更为明显。病程较长者白细胞水平可降低，亦可出现贫血、血沉增快等表现。部分患者行粪常规检查可发现溶组织阿米巴滋养体或包囊，对于粪检无阳性发现的患者，亦不能排除本病可能。

2. 免疫学检查

近年来，血清阿米巴抗体检测开展较为广泛，机体感染阿米巴1周后即可产生抗体，即使已根除体内阿米巴，抗体仍可在患者血清中持续存在多年，故抗体检测阳性可反映当前或既往阿米巴感染。

3. 影像学检查

（1）腹部B超。敏感性较高，较易发现病灶，但难以区分阿米巴性肝脓肿与其他液性病灶，反复探查有助于动态观察病灶发展情况，对确立诊断有一定价值。

（2）CT扫描。可显示肝内占位性病变，敏感性及清晰度较高，平扫下病灶呈圆形或卵圆形低密度影，边缘较模糊；增强扫描可见脓肿壁呈环形增强，病灶内可出现气–液平面。

（3）X线检查。可见患者的右侧膈肌抬高、运动受限，偶可见肝区不规则透光气–液影，该征象具有一定特征性。

4. 乙状结肠镜

内镜可发现结肠黏膜有特征性凹凸不平的坏死性溃疡或溃疡愈合后形成的瘢痕组织，内镜检查过程中取肠道组织行病理活检或可发现阿米巴滋养体。

三、诊断要点

（1）阿米巴性肝脓肿的诊断与细菌性肝脓肿大致相同，根据临床表现及特异性影像学检查结果，即可做出初步诊断；肝穿刺获得典型脓液，或脓液中发现阿米巴滋养体，或特异性抗阿米巴治疗效果较好，均可为确立阿米巴性肝脓肿的诊断提供依据。

（2）需注意询问拟诊或确诊本病的患者肠阿米巴病史、疫区接触史、居住地阿米巴病流行情况等。

四、鉴别诊断

（1）细菌性肝脓肿。常继发于败血症或腹部化脓性疾病，起病较急，寒战、高热等毒血症状显著。血常规示白细胞计数及中性粒细胞比例显著升高；脓肿较小，多发，散在分布，脓液较少，呈黄白色，细菌培养有助于发现致病菌，经抗生素治疗可取得较好疗效，但易出现复发。

（2）血吸虫病。肝血吸虫病患者可有发热、腹泻、肝肿大等表现，在血吸虫病流行区，肝阿米巴病与急性血吸虫病易误诊。在鉴别诊断的过程中需注意血吸虫病患者的肝痛通常较轻，而脾脏肿大较显著，血常规检查可发现嗜酸粒细胞数量明显增多，乙状结肠镜检查、虫卵可溶性抗原检测等有助于进一步鉴别。

（3）肝囊肿。鉴别较为困难，需仔细区分无明显临床表现的慢性阿米巴性肝脓肿与伴有感染的肝囊肿，超声显像及脓液穿刺或有助于鉴别。

【治　疗】

大部分阿米巴性肝脓肿患者经内科保守治疗后可获得较为理想的疗效。

一、非手术治疗

1. 抗阿米巴治疗

主要使用有组织内灭杀阿米巴原虫作用的药物，有助于清除肝组织内的阿米巴原虫，可联合应用肠内杀阿米巴药以根除肠道阿米巴感染。①甲硝唑：为国内外抗阿米巴首选药物。一般剂量为每次0.4 g，口服，每日3次，连续10 d为一个疗程。通常情况下，用药2 d左右患者病情即可逐渐缓解，2周左右基本恢复正常，必要时可重复用药，重症患者宜静脉用药。服药期间禁止饮酒，常见不良反应为恶心、呕吐、腹痛、皮炎、心慌等，无需特殊处理，停药即可消失；②替硝唑：与甲硝唑为同类药物，剂量为每次2 g，口服，每日1次，连续5 d为一个疗程，该药吸收较好，不良反应较少；③氯喹：硝基咪唑类药物治疗无效者，可使用氯喹治疗，该药偶可引起胃肠道反应、头晕、皮肤瘙痒等不良反应，肝肾功能不全者、存在心脏疾病的患者及儿童患者选用该药进行治疗时需慎重。

2. 支持治疗

由于本病病程较长，患者全身情况通常较差，应卧床休息，给予充分的营养支持，补充热量、维生素及蛋白质，纠正贫血，维持水电、酸碱平衡，改善患者的全身症状。

3. 肝穿刺引流

经及时内科保守治疗后，大多数阿米巴性肝脓肿患者无需行穿刺引流治疗。若患者经正规药物治疗5～7 d后临床症状无明显改善，或肝局部隆起显著、压痛明显、脓肿直径＞6 cm、溃破风险较大，则可采用穿刺引流治疗，该治疗方法可有效提高脓腔较大者的康复速度。穿刺宜于使用抗阿米巴药物2～4 d后进行，穿刺部位可为右腋前线第8或第9肋间，或右腋中线第9或第10肋间，或肝区隆起、压痛最明显处，穿刺前通过超声对病灶进行定位并利用影像学手段引导穿刺可有效提高穿刺的准确率及成功率，穿刺抽液后亦可向脓腔内注入适量抗阿米巴药物，有助于根除阿米巴感染并促进脓腔愈合。应根据患者具体情况决定穿刺治疗的次数，脓液量超过200 ml者首次抽液3 ~ 5 d后常需再次进行穿刺抽液治疗，每次穿刺应尽量抽净脓液；若多次穿刺抽液后脓腔大小仍未出现明显变化，则可将引流管置于脓腔内行持续引流治疗。目前尚无统一的判断肝脓肿是否痊愈的标准，若患者经治疗后其临床症状及体征完全消失，则可被认为已达到临床治愈，血沉亦可作为判断疗效的指标。肝脓肿病灶大多可于6个月内完全吸收，病灶较大者常残留肝囊肿。

4. 抗生素治疗

患者出现继发性细菌感染时，应及时行细菌培养，并根据细菌培养及药敏试验结果选用合适的抗生素，抗感染药物的使用需足量，疗程应适当。

二、手术治疗

出现以下情况的患者可采用切开引流术进行外科治疗：①脓肿破溃入胸腹腔或邻近器官，并发脓胸和腹膜炎；②经抗阿米巴治疗和穿刺吸脓，脓肿未缩小，临床症状改善不明显；③脓肿继发细菌感染，且通过药物治疗无法控制感染；④脓肿位于肝脏的左外叶，行穿刺治疗造成腹腔脏器损伤或腹腔污染的可能性较大；⑤脓肿位置较深，不易穿刺。肝切除术适用于脓肿迁延不愈已发生慢性化且脓腔壁较厚的患者，或置管引流后脓肿壁不塌陷、留有死腔或窦道的患者。

【预　后】

目前有针对阿米巴性肝脓肿较为特效的治疗药物和方法，若能早期诊断和正规治疗，治愈率较高；未及时正规治疗、伴有并发症或其他疾病者预后不佳，较难根除阿米巴感染。由于阿米巴原虫主要通过粪-口途径感染人体，因此，重视饮食卫生可有效预防本病，注意防止病从口入。

（陈毅丁 玉 珍）

参考文献

[1] 赵玉沛，吕毅．消化系统疾病 [M]．北京：人民卫生出版社，2016:391-397.

[2] 邹建华，陈磊，郑起，等．肝脓肿的诊断和治疗 [J]. 肝胆胰外科杂志，2009，21（5）:379-380.

[3] 马力．98 例细菌性肝脓肿临床特点分析 [D]. 沈阳：中国医科大学， 2012.

[4] 吕卉．细菌性肝脓肿患者的临床特征及预后相关因素分析 [D]. 杭州：浙江大学，2016.

[5] 肖碧．280 例细菌性肝脓肿的临床特征及诊治分析 [D]. 重庆：重庆医科大学，2017.

[6] Yu S C, Ho S S, Lau W Y, et al. Treatment of pyogenic liver abscess: prospective randomized comparison of catheter drainage and needle aspiration[J]. Hepatology, 2004, 39（4）:932 - 938.

[7] 高敬国，魏绍武，王素英．消化科疾病临床诊疗技术 [M]. 北京：中国医药科技出版社，2016:272-286.

[8] 陈孝平，汪建平．外科学 [M]．北京：人民卫生出版社，2013:428-430.

[9] 晏建军，严以群，周飞国，等．糖尿病病人肝脓肿的诊断与治疗 [J]. 中华肝胆外科杂志，2002，8（8）:506-506.

[10] 孟宪镛．阿米巴肝脓肿的治疗现况与进展 [J]. 交通医学，2003，17（2）:121-122.

[11] 王元贤，周小麟，李红，等．阿米巴肝脓肿 102 例治疗分析 [J]. 山东医药，2008，48（12）:92-92.

第二十五章　胆石病

胆石病（cholelithiasis）指发生于胆道系统的结石性疾病，胆囊内的结石被称为胆囊结石，左右肝管汇合部以下的肝总管和胆总管内的结石为肝外胆管结石，汇合部以上的为肝内胆管结石；根据胆石的化学成分可将其分为胆固醇结石、胆色素结石和其他结石（可能以碳酸钙、磷酸钙或棕榈酸钙为主要成分）。胆石病的病因较为复杂，各地区发病率差异较大，随着卫生条件的改善、生活水平的提高，我国胆石病的常见类型已由胆管结石逐渐转变为胆囊结石，结石类型以胆固醇结石为主。

第一节　胆囊结石

胆囊结石（cholecystolithiasis）指发生于胆囊内的结石，为胆石病中最常见的类型，结石成分以胆固醇类结石和黑色素结石为主，80%以上的胆囊结石属固醇类结石，结石呈白黄、灰黄或黄色，小者如砂粒，大者直径可达数厘米，呈多面体形、圆形或椭圆形，质硬。本病成人高发，女性发病率明显高于男性，40岁以上人群的发生胆囊结石的风险随年龄增大而上升。

【病　因】

易引发胆囊结石的主要危险因素包括：

一、肥胖和代谢异常

肥胖者易出现胆固醇代谢异常，常导致其胆汁中胆固醇含量过度饱和，有利于促进结石病的发生。需注意，减肥过快的患者更易发生胆囊结石，可能与低热量饮食或禁食有关。伴有代谢综合征的患者发生胆囊结石的风险明显高于正常人群。

二、性别和生育史

大量研究显示，女性较男性更易发生胆囊结石，可能与女性雌激素水平较高有关。此外，怀孕次数较多的妇女发生胆囊结石的风险亦较大，但首次怀孕与胆囊结石的发生无明显相关性，孕激素可能在此过程中发挥重要作用。

三、年龄

婴幼儿和青少年较少发生胆石病，在40岁以上的成年人群中，该病的发病率随年龄增长而不断上升。

四、饮食习惯

长期高热量饮食和不吃早餐较易引起胆囊结石的发生，素食主义者较少出现本病。

五、末端回肠疾病或末端回肠切除

伴有末端回肠疾病或末端回肠经手术切除后，由于胆盐的肝肠循环减少，胆汁内胆盐含量降低，导致胆汁中胆固醇过饱和，易形成胆结石；克罗恩病常累及末端回肠，该病患者的胆结石发生率较对照组增高。此外，过多的胆盐进入结肠后可增加胆红素的溶解度，大量胆红素被吸收入肝脏代谢，使胆汁内胆红素含量增加，有利于黑色素结石的形成。

六、全胃肠外营养

行长期全胃肠外营养的患者由于胃肠道长时间未摄入食物，胆囊运动不足，致使胆汁淤滞，增加胆囊结石发生的风险。

七、血液病

镰刀型细胞贫血和β地中海贫血等先天性溶血性疾病可引起体内胆红素含量增多，使患者胆囊结石发病率升高。该类人群的发病年龄通常较小，常需行胆囊切除术以解除症状。

八、糖尿病

有研究发现，糖尿病患者的胆石症发病率较高，可能与糖尿病患者常伴有高脂血症、肥胖和胆囊排空障碍等疾病有关。

【发病机制】

胆囊结石形成的具体机制尚未完全明确，可能与多种因素的共同作用有关。

一、脂质代谢异常

胆囊结石的形成与脂质运输、代谢、分泌等过程的功能异常密切相关，研究表明，血浆高密度脂蛋白（HDL）可抑制胆固醇合成，有助于防止胆囊结石的形成，为机体的防石因子，而低密度脂蛋白（LDL）可促进胆囊结石形成，为机体的致石因子，HDL与LDL均可影响血脂的转运及代谢。在肝脏清道夫受体（SR）2al的作用下，HDL可介导胆固醇的逆转运过程，将机体内过多的胆固醇转运至肝脏进行代谢，而胆石病患者机体内HDL的分解代谢较为活跃，LDL的合成代谢较为活跃，继而造成HDL/LDL比例失衡、机体脂代谢紊乱；此外，胆石症患者血浆内载脂蛋白A 1（ApoA 1）水平较低，载脂蛋白B（ApoB）水平较高，而ApoA、ApoB分别为HDL和LDL的主要载脂蛋白。

有研究发现，糖尿病患者多合并胆囊结石，该类患者常存在胰岛素抵抗、高甘油三酯（TG）血症等代谢紊乱，进一步加重脂代谢障碍，导致其血清TG、LDL、ApoB水平均较高，促进胆汁内胆固醇浓度过饱和及结石形成。

二、胆囊功能异常

若胆囊收缩功能出现异常，则可导致胆汁排空延迟，造成胆囊内胆汁过饱和，其形成的胆固醇结晶即可在胆汁中析出并聚集形成结石。研究表明，胆固醇结石患者的胆囊收缩功能常存在异常，而胆色素结石患者的胆囊收缩功能多正常；当胆汁内胆固醇浓度较高时，胆固醇可对胆囊平滑肌细胞膜产生毒性作用，干扰细胞膜表面缩胆囊素（CCK）受体的表达，从而抑制CCK的活性，而CCK具有促进胆囊收缩及胆汁排出的作用；此外，胆固醇可通过扩散和胞吞作用进入胆囊平滑肌细胞膜，进一步损伤胆囊平滑肌的收缩能力，该作用具有一定的浓度依赖性，胆汁内胆固醇浓度越高，则进入胆囊平滑肌的胆固醇越多。正常情况下，胆囊上皮具有脂质吸收作用，而胆石病患者的胆囊上皮细胞功能多存在异常，其吸收胆汁、胆固醇和磷脂的能力下降，导致胆汁浓缩，该过程常伴有胆汁酸化，可提高钙在胆汁中的溶解度，有利于胆囊结石的形成。

三、遗传和种族因素

研究表明，胆囊结石的发生存在明显的家族聚集性，且具有常染色体显性延迟遗传的特性，提示该病可能为一种多基因遗传性疾病，对于存在成石基因或该基因活性较高的患者，其肝脏分泌胆固醇的能力较强，易造成胆汁内胆固醇浓度较高，有利于结石的形成。此外，胆囊结石的发病率在不同种族人群间差异较大。

【诊　断】

一、临床表现

胆囊结石的典型症状为胆绞痛，但仅见于少数患者，大多数患者无任何症状，亦可表现为饱胀不适、嗳气、呃逆等。胆绞痛发作前常有饱餐、进食油腻食物等诱因，疼痛多位于右上腹，呈阵发性，或呈持续疼痛阵发性加剧，可向右肩胛部和背部放射，常伴有恶心、呕吐。多数患者无阳性体征，偶可出现轻度黄疸，若有结石嵌顿，则可伴发明显黄疸；并发急性胆囊炎的患者右上腹压痛阳性、Murphy征阳性，常可触及肿大的胆囊，触痛阳性，若发生急性腹膜炎，则腹膜刺激征阳性。

二、检　查

1. 实验室检查

（1）血常规 。一般无异常，若白细胞计数升高，则提示存在胆囊炎、胆管炎或胰腺炎等合并症，此时中性粒细胞亦明显升高。

（2）肝功能。多正常，本病反复发作或合并胆管结石、胆管炎等疾病时，可出现ALT、AST、ALP及胆红素升高。

（3）血清淀粉酶及脂肪酶测定。出现上腹疼痛（伴或不伴放射痛）的患者均应行此项检查，以明确是否并发胰腺炎，检测结果大于正常上限3倍即应考虑急性胰腺炎可能。

2. 影像学检查

（1）腹部超声。B超具有方便、无创等特点，疑有胆囊结石的患者应首选腹部B超进行检查，为有效的筛查方法，临床实践中可根据其结果决定是否需行其他影像学检查。在超声下，胆囊结石的典型表现为胆囊内强回声团块伴声影，强回声团块可随体位变化而移动，若发现胆囊壁增厚且其厚度＞3.5 mm，则提示伴发慢性胆囊炎。

（2）X线检查。部分胆囊结石内钙盐成分较多，X线下可显示结石影，若结石的主要成分为固醇，则X线下多不显影；行胆囊造影可发现游走的充盈缺损等阳性征象。

（3）CT扫描。该方法对解剖结构的显示更为清晰，在怀疑存在胆囊周围脓肿或诊断不明确时可选用。

（4）ERCP。即内镜逆行胰胆管造影，可直接观察病变、取组织活检标本并行细胞学检查，有助于结石的定位及黄疸病因的鉴别。ERCP不仅有助于确立诊断，亦可通过该方法进行治疗。

（5）MRCP。即磁共振胰胆管水成像，为一种无创性检查，在显像过程中，胆汁呈明显高信号，结合脂肪抑制技术，有助于显示胆胰管系统的形态结构，该方法成像较为清晰，分辨率较高。此外，若怀疑患者合并胆管结石，可行MRCP检查，其诊断的特异性和敏感性均较高。

（6）经皮经肝穿刺胆道造影（PTC）。怀疑患者存在肝内胆管扩张或通过其他检查未明确的病因时，可行肝组织穿刺并行直接造影，通过造影显像确定是否存在结石。该方法为有创检查，宜在患者入院后进行。

（7）胆道闪烁显像（HIDA scan）。该检查为评估胆囊排空功能的首选影像学方法，目前HIDA scan主要用于诊断B超未发现结石而疑有胆囊功能障碍的病例，可判断是否存在胆囊排空障碍，阳性表现为胆汁充盈缓慢、喷射指数降低，且对胆囊收缩素呈低反应。通常情况下，健康人群的喷射指数为70%，低于35%则提示喷射指数较低。

三、诊断要点

（1）典型的胆绞痛病史为临床诊断的重要依据，但大部分胆囊结石患者无任何症状和体征。

（2）影像学检查可确诊，首选B超检查，其诊断胆囊结石的准确率接近100%，发现胆囊内有强回声团、随体位改变而移动、其后有声影即可确立胆囊结石诊断；10%～15%的胆囊结石含有钙，可通过腹部X线确诊，行侧位摄片可与右肾结石鉴别；若诊断困难，可结合CT、ERCP、MRCP等检查进一步分析。

四、鉴别诊断

（1）消化性溃疡。典型表现为上腹部反复烧灼性疼痛，疼痛多与饮食因素有关，服用抑酸药后症状缓解。该病患者多有幽门螺杆菌感染、饮食及作息不规律、服用非甾体药物、吸烟、高龄或溃疡家族史等，行胃、十二指肠镜检查可发现消化道黏膜损伤及溃疡，^{14}C呼气试验或内镜活检有助于判断是否存在幽门螺杆菌感染。

（2）急性胰腺炎。常有上腹部疼痛，伴恶心呕吐，患者多有饮酒、近期服药或近期胆道内镜检查及手术史，急性发作时患者的血清淀粉酶和脂肪酶水平可出现明显升高，腹部B超及MRCP未发现明确胆囊及胆道结石，腹部CT可见急性胰腺炎相关表现。

（3）胆囊癌。患者可表现为无痛性黄疸或短期体重下降，部分晚期患者可出现上腹部疼痛。肿瘤标志物CEA及CA19-9可增高，腹部CT检查可见胆囊壁局部增厚、肝脏占位及肝内胆管扩张，偶可发现局部淋巴结肿大。

（4）胆囊息肉。患者通常无任何症状及体征，多为体检或检查其他疾病时偶然发现。腹部B超可见胆囊内息肉样占位。

（5）急性非结石性胆囊炎。常在伴有严重创伤、烧伤、腹部非胆道手术史或脓毒症等危重患者中发生，患者可出现腹痛、高热、寒战、右上腹压痛、肌紧张等急性胆囊炎表现，腹部B超及MRCP检查无明确阳性胆囊结石发现。

（6）Oddi括约肌功能障碍。症状与胆囊炎类似，患者常有上腹部疼痛等表现，偶可出现黄疸、恶心、呕吐，行ERCP检查可明确胆道有无狭窄或结石残余，亦可行Oddi括约肌压力测定，判断是否存在Oddi括约肌收缩功能障碍。

【治 疗】

一、无症状胆囊结石的处理

由于胆囊结石患者的症状普遍较轻，且个体对结石刺激的敏感程度不同，在临床工作中，通常难以鉴别无症状胆囊结石与有症状胆囊结石，伴发合并症的胆囊结石较易分辨，但对于有可疑上腹痛和消化道症状的患者，则难以确认其症状是否与胆囊结石有关。对于胆囊结石及慢性结石性胆囊炎的患者，应科学、低脂、低热量饮食，积极控制体重，纠正脂代谢紊乱，宜采用定量定时的规律饮食方式。

胆囊结石患者可合理应用药物进行治疗。熊去氧胆酸为一种亲水的二羟胆汁酸，具有促进胆汁分泌、细胞保护等作用，有助于改善胆囊平滑肌的收缩功能、减轻炎性浸润，对预防胆源性疼痛及急性胆囊炎的发生有较大价值；阿嗪米特可刺激胆汁合成和分泌，临床常用阿嗪米特肠溶片，其含有胰酶、纤维素酶等成分，有利于增强胃肠道的消化能力；此外，二甲硅油有利于促进胃内气体排出，可改善患者的腹胀不适等症状；茴三硫具有促胆汁分泌的作用。

对于无症状胆囊结石患者，存在以下情况应考虑行手术治疗：①胆囊结石≥3 cm；②胆囊壁钙化或演变为瓷化胆囊；③伴有胆囊息肉＞1 cm；④胆囊壁增厚（＞3 mm），伴有慢性胆囊炎；⑤老年患者（＞60岁）或伴有其他基础疾病无法耐受急性炎症发作者；⑥上腹部行其他较大手术时可一并切除。

二、内镜微创保胆手术

内镜微创保胆手术的适应证为：①B超或其他影像学检查确诊为胆囊结石；②^{99}Te ECT或口服胆囊造影证实胆囊功能正常；③^{99}Te ECT检查示胆囊未显影，但术中可取净结石，证实胆囊管通畅。

手术过程中，可在胆道镜直视下取净结石并解除胆囊管梗阻，亦可有效处理胆囊壁病变，内镜微创保胆手术的创伤较小，根除病灶的同时可保留患者的胆囊，有助于改善患者的预后，手术的安全性、可靠性较高。主要方法包括：①小切口微创保胆取石术：为最基本术式，适合于各种情况下的胆囊结石，并发症较少，目前临床较常用；②腹腔镜辅助小切口保胆取石术：适用于处理胆囊较大、胆囊较游离、与周围脏器无明显粘连的结石，术中可准确定位病灶，手术切口较小，必要时可及时改行腹腔镜胆囊切除术；③腹腔镜胆道镜双镜联合微创保胆取石术：该手术过程中可同时应用腹腔镜与胆道镜，取石、胆囊缝合等步骤可通过腹腔镜完成，较为安全可靠，可确保取净结石，适用于肥胖、胆囊位置过高、胆囊结石数目较少的患者。

术后应密切观察患者生命体征，可预防性使用抗生素，术后第2 d患者可进食清淡流食并逐渐过渡至正常饮食；自术后2周起患者宜服用牛磺熊去氧胆酸半年，坚持随访及复查B超，以评估术后恢复情况及有无结石复发。

三、胆囊切除术

有临床症状或相应并发症的患者应行胆囊切除术。目前通常采用腹腔镜胆囊切除术，腔镜手术处理胆囊结石的效果与开腹手术相比无明显差异，且术中创伤更小，患者术后恢复速度更快，无腹腔镜手术条件时亦可行小切口胆囊切除术。腹腔镜手术过程中若出现以下情况则应改行开腹手术：①建立气腹困难；②重要解剖结构损伤或怀疑有损伤时；③患者局部炎症反应严重；④存在腹腔内组织结构广泛粘连、解剖变异、腹内型肥胖及术中出血不止等情况。胆囊切除术根除胆囊结石的效果较好、安全性较高，但亦有发生胆管结石残留、胆瘘及胆道损伤等术后并发症的可能，应注意防治。

在进行胆囊切除术时，出现下列情况者应行胆总管探查：①患者伴有黄疸、反复发作的胆绞痛、胰腺炎等提示胆道梗阻的表现；②术中可扪及或造影证实存在胆总管梗阻；③胆囊结石较小，有进入胆总管的可能；④胆总管扩张1 cm以上，胆管壁明显增厚，胆管穿刺抽出液呈脓性、血性胆汁或泥沙样颗粒；⑤发现胰腺炎、胰头肿物。术中胆道探查应尽量行造影或胆道镜检查，较为直观且准确性较高，应避免使用金属胆道探子盲目探查胆道，防止并发症的发生，胆总管探查后通常需留置T管。

四、其他疗法

体外震波碎石疗法、熊去氧胆酸溶石疗法、灌注药物溶石疗法、经皮胆囊碎石溶石等方法亦有助于胆囊结石的治疗，对部分患者效果较好，但因其适应证窄、治愈力低、复发率高且某些疗法有一定危险性，故不予推荐。

【预　后】

本病通常预后较好，无症状者无需特殊治疗，有症状者及时通过手术治疗可迅速缓解病情、改善预后；长期不采取针对性措施的患者发生慢性胆囊炎、胆囊癌等并发症的风险较高，体育锻炼可有效改善肥胖患者的预后。

第二节　肝外胆管结石

肝外胆管结石包括原发性结石和继发性结石，原发性结石多为胆色素类结石，主要由游离胆色素与钙等金属离子结合而成，质地较软，易碎，多呈棕色或褐色；继发性结石主要由排入胆管的胆囊结石形成，多为胆固醇或黑色素类结石。近年来，我国原发性肝外胆管结石的发病率呈下降趋势，但继发性胆管结石的发病率逐年升高。

【病因及发病机制】

原发性肝外胆管结石的发生可能与胆道感染、胆道梗阻、胆道异物如蛔虫残体、虫卵等因素有关。继发性肝外胆管结石主要来源于胆囊，部分位于肝内胆管的结石亦可排出并停留于肝外胆管。

结石停留于胆管后主要可引起：①慢性胆管炎，结石易导致胆管狭窄及梗阻，可造成胆汁淤滞并引发感染，进而致使胆管壁黏膜充血、水肿，进一步加重梗阻和炎症，在长期炎性刺激下，胆管的管壁可发生纤维化并逐渐增厚；②全身感染，胆管出现结石及梗阻后，胆汁不易经胆管排出，大量瘀滞于结石上段的胆管内，造成胆道内压上升，并可经毛细胆管逆流进入血液循环，引发毒血症、脓毒症等全身感染的表现；③肝损害，胆管梗阻并发感染时肝细胞可出现损伤，亦有助于促进胆源性肝脓肿形成，反复感染和肝损伤可引起胆汁性肝硬化；④胆源性胰腺炎，若胆管内结石嵌顿于壶腹部，则易引发胆源性胰腺炎症。

【诊　断】

一、临床表现

患者多无症状或仅有上腹不适，若出现胆管梗阻继发感染则可导致胆管炎，出现腹痛、寒战高热、黄疸等Charcot三联征表现，腹痛常位于剑突下或右上腹，多为绞痛，常伴恶心、呕吐；约2/3患者可在病程中出现寒战高热，体温可达39℃；黄疸的轻重程度、发生和持续时间与胆管梗阻的程度、部位、是否伴有感染等因素有关。患者常无阳性体征，合并胆管炎时，可有不同程度的胆管炎征象，胆囊或可触及，常有触痛，病变严重时可出现弥漫性腹膜刺激征，肝区叩击痛阳性。

二、检　查

1. 实验室检查

患者的血液检查结果符合梗阻性黄疸特征，可发现血清总胆红素及结合胆红素水平明显上升，合并胆道感染时，白细胞及中性粒细胞计数亦可明显升高；尿检常提示尿胆红素水平升高，尿胆原水平降低或消失；粪常规检测示尿胆原减少。

2. 影像学检查

（1）超声。为该病首选的检查方法，能较快捷和准确地明确结石的部位和大小，若合并胆道梗阻，还可发现肝内外胆管扩张。B超探查胆管远端时易受胃肠道气体干扰而显示结果不清晰，造成漏诊，应用超声内镜（EUS）则不易受此影响，可精准地发现胆总管末端结石，但因其为有创检查，目前还未被用作常规检查手段。

（2）CT扫描。CT检查亦有助于肝外胆管结石的诊断，可不受胃肠道气体干扰准确显示结石的位置，对探查胆总管下段结石有较大价值。但CT

检查为断层扫描，有漏诊的可能，且CT下胆管呈负影，若结石的成分中未含有钙，则较难通过CT扫描发现。

（3）ERCP。可清楚且直观地显示结石的部位，为敏感性最高的检查肝外胆管结石的方法，并具有较高的特异性和精确性。ERCP为有创性操作，可诱发胰腺炎和胆管炎，亦可引起出血、胆瘘等并发症，选择该检查时应注意考虑患者的耐受能力。

（4）MRCP。为无创的检查方法，简便易行，可多次检查，能较为清楚地显示胆道扩张和梗阻部位，但显示结石的效果较差。

三、诊断要点

（1）对于出现单纯性胆绞痛的患者，除怀疑胆囊结石外，还应考虑肝外胆管结石的可能，若患者有典型的腹痛、寒战高热和黄疸等表现，结合影像学检查，一般即可做出诊断。

（2）需注意与其他可引起腹部疼痛、黄疸的疾病鉴别。

四、鉴别诊断

（1）肾结石或输尿管结石。右肾或右侧输尿管结石可引起右侧腹部剧烈疼痛，常伴恶心、呕吐等症状。其疼痛位于右腰肋部或肋腹部，并向右下腹放射，亦可放射至腹股沟、阴囊或大阴唇，无腹膜炎症状。尿常规常示血尿阳性，腹部平片可发现大多数泌尿系统结石。

（2）肠绞痛。常由肠梗阻引起，主要表现为呕吐、腹胀、无肛门排便排气、腹痛，疼痛多位于脐周。若引发肠梗阻的原因主要为机械性因素，则患者可出现腹部肠型、肠鸣音亢进、腹部压痛及腹膜刺激征等体征，腹部平片可显示肠胀气、气液平面等征象。

（3）壶腹癌或胰头癌。若患者出现黄疸则需仔细分析其黄疸产生的原因，尤其应注意与恶性疾病鉴别。胰腺恶性肿瘤常起病缓慢，黄疸呈进行性加重，一般不伴寒战高热及腹痛。体检时腹软，无腹膜刺激征，病程晚期可有腹水或恶病质等表现。ERCP、MRCP及CT均有助于诊断及鉴别诊断。

【治 疗】

肝外胆管结石的治疗以手术处理为主，术中应积极解除胆道梗阻，术后需注意维持胆汁通畅引流。

一、非手术治疗

嘱患者清淡饮食，戒酒，胆绞痛发作期禁食脂肪含量丰富的食物，以摄入高碳水化合物的流质、半流质饮食为主。治疗措施包括：①应用抗生素，可选用胆汁内浓度较高、主要针对革兰阴性菌的抗生素，并积极行细菌培养及药敏试验，根据试验结果合理选用针对性抗生素；②解除胆绞痛，患者宜卧床休息，疼痛较轻者可行右上腹热敷、解除胆道痉挛、促进排气等治疗，病情严重者应禁食，必要时可行胃肠减压、营养支持等；③使用硫酸镁、胆盐、去氢胆酸等药物可促进胆汁排泌并稀释胆汁，部分中药和中成药亦有利胆的作用；④纠正水电解质、酸碱平衡紊乱；⑤护肝及纠正凝血功能异常；⑦溶石及体外震波碎石可能有助于胆管结石的治疗，但其安全性、可靠性及疗效尚不明确，有待进一步验证。非手术治疗可作为手术前准备的一部分，应争取在胆道感染得到控制后再行择期手术治疗。

二、内镜治疗

研究显示，通过内镜手段取石的成功率与传统开放手术相比无明显差异，且具有手术创伤小、患者痛苦轻、术后恢复快等优势，亦可多次、反复取石，对年龄较大、一般情况不佳、基础疾病较多、手术风险较大的患者较为适用。内镜取石的禁忌证为：①上消化道狭窄、梗阻，估计内镜不能到达十二指肠降段；②有心肺功能不全等其他内镜检查禁忌；③非结石嵌顿的急性胰腺炎或慢性胰腺炎急性发作；④有胆管狭窄或梗阻不具备引流条件。

（1）内镜下乳头括约肌切开术（EST）。较为常用，大多数肝外胆管结石的患者均可通过该方法进行取石治疗。在EST过程中，切开乳头后可根据结石的大小和术者经验，合理应用球囊扩张术、网篮取石、机械碎石等方法进一步处理。

（2）内镜下乳头球囊扩张术（EPBD）。该术式无需切开乳头，主要通过球囊导管扩张乳头括约肌，从而取出胆管内的结石，可有效避免穿孔、出血等并发症，并可保留乳头的部分功能。但EPBD的乳头开口较EST更为狭窄，取石难度较高，结石较小、有出血倾向及禁忌行EST的患者可选用该方法。

（3）经内镜鼻胆管引流术（ENBD）。主要通过鼻腔向胆管内置入引流管，继而将淤滞的胆汁排出，年龄较大、体质较差、无法耐受手术治疗的患者若发生胆道梗阻及感染，则可首选该方法迅速降低胆道压力，以缓解临床症状、改善病情。

三、手术治疗

1. 胆总管切开取石、T 管引流术

可采用开腹手术或腹腔镜手术等方式，主要适用于单纯胆总管结石且未伴有胆管狭窄及其他病变的患者，若患者合并胆囊结石或胆囊炎，则可在手术过程中同时切除病变胆囊。为避免术中未取净结石，可使用胆道造影、超声或纤维胆道镜等辅助手段探查胆道，尽量防止遗漏结石，若无法行术中造影或探查，则可留置T管，术后再行进一步检查；对于残留的结

石，可通过胆道镜进行处理，放置T管后应注意：①术后胆汁引流量通常为200～300 ml/d，较澄清，若胆汁引流量较小，则应检查T管是否存在脱出或扭曲；若引流量较大，则应探查胆管下端是否存在梗阻；若胆汁浑浊，则应考虑结石或胆道炎症残留的可能；②术后10～14 d可行T管造影，造影后应继续引流24 h以上；③若造影发现存在结石残留，则应待纤维窦道形成后再行纤维胆道镜检查和取石，纤维窦道的形成通常需6周；④术后若胆道通畅且未发现结石残留及其他病变，则应夹闭T管观察有无不良反应，明确无异常表现后，可于24～48 h内拔管。

2. 胆肠吻合术

亦称胆汁内引流术。由于内引流术弃置Oddi括约肌可造成消化道功能紊乱，故而其使用逐渐减少，仅适用于：①胆总管炎症较为明显，导致胆道狭窄及梗阻难以解除；②胆胰汇合部异常，胰液直接流入胆管；③胆管因病变而部分切除无法再吻合。手术过程中，常用的吻合方式主要为胆管空肠Roux-en-Y吻合，经该术式治疗后，患者的胆囊功能多已消失，故术中应同时行胆囊切除术。

【预　后】

本病多急性起病，进展迅速，可引起全身感染、中毒等症状，若处理不及时，或可危及患者生命。应争取早确诊、早治疗，积极处理胆道梗阻、感染等病变，保证胆道通畅，以尽快缓解病情、改善预后。

第三节　肝内胆管结石

肝内胆管结石指发生于肝管汇合部以上的肝管内结石，又称肝胆管结石（hepatolithiasis）。结石的主要成分为胆色素，常含细菌，呈黑色或棕色，较易碎，肝胆管结石易进入胆总管从而导致肝外胆管结石，亦可并发原发性肝外胆管结石。肝胆管结石的发病率呈逐年下降趋势，但在我国西南地区仍高发。

【病因及发病机制】

肝内胆管结石的发生可能与环境、患者营养状态、胆道慢性炎症、胆汁淤积、寄生虫感染、胆管变异、Oddi括约肌功能失调和甲状腺功能减退等因素有关，上述致病因素通常相互联系、共同作用，促进肝内胆管结石的发生。

一、环境和生活习惯

研究显示，东亚国家的本病发病率较高，可能与该地区人群的蛋白和脂类摄入量较低有关，低脂饮食可能对胆汁排泄过程产生影响，易引发胆汁淤积及细菌感染。此外，长期低蛋白饮食可造成胆管葡糖醛酸内酯水平降低，有利于胆红素钙类结石的发生和发展。近年来，我国人民的饮食习惯逐渐发生变化，肝内胆管结石的发病率亦不断下降，但我国西南地区本病的发病率仍较东部沿海地区高，大部分患者来自农村，其经济条件多较差，且有长期饮用井水的生活习惯，提示本病的发生亦与患者的生活环境有关。

二、细菌和寄生虫感染

正常情况下，胆红素主要以结合胆红素的形式存在，而在90%以上肝内胆管结石患者的结石或胆汁内，发现存在细菌感染，研究显示，胆道内细菌可通过其产生的葡萄糖醛酸苷酶促进结合胆红素转变为游离胆红素，进而游离胆红素可与钙离子结合，有利于结石的形成。此外，儿童时期存在蛔虫、血吸虫及华支睾吸虫等寄生虫感染病史的患者，成年后发生肝内胆管结石的风险较高，其主要原因包括：①成虫或虫卵死亡过程中可引起炎症反应，易造成胆管损伤，可促进结石的形成；②死亡后的虫体可作为结石核心参与结石的形成；③若虫体阻塞胆管，则可造成胆汁淤积，从而诱发结石。

三、胆道解剖异常与胆汁淤积

胆道解剖异常易引发胆汁淤积，有利于胆石的形成，为肝内胆管结石的重要病因。解剖异常可分为先天异常和后天异常，前者包括胆管狭窄、硬化性胆管炎、胆总管囊肿等，后者主要指手术引起的胆管狭窄等。

四、基因突变和基因表达异常

基因突变和基因表达异常可导致胆固醇、胆汁酸代谢和胆汁成分改变，从而促进肝内胆管结石的形成，目前较为明确的相关基因包括法尼醇X受体（FXR）基因、三磷酸腺苷结合转运蛋白b4（ABCB4）基因和磷脂酰胆碱转运蛋白（PCTP）基因等。FXR可影响胆汁酸的代谢过程，有助于维持胆汁酸循环的稳定，若该基因活性降低或表达异常，则可导致胆汁中的胆固醇含量上升；ABCB4可发挥调节胆汁中磷脂及微胶粒代谢的过程，该基因表达异常可造成胆汁内各成分含量紊乱，易引起胆管内皮细胞损伤和胆汁淤积，从而促进结石的发生；此外，PCTP基因表达活性降低亦可导致胆汁内磷脂含量减少，有利于结石形成。

【病　理】

本病的主要病理生理改变包括：①肝胆管梗阻，结石阻塞或反复的胆管感染可引发胆管的炎性狭窄，导致梗阻的形成，长期梗阻可造成梗阻以上肝段或肝叶纤维化，可进展为胆汁淤积性肝硬化；②肝内胆管炎，结石阻塞可造成胆汁引流不畅，引发胆管感染，感染较为严重者可出现化脓性胆管炎、脓毒症等，亦可出现胆道出血，若感染反复发作，可加重胆管的炎性狭窄。本病的病理特征为：①结石在肝内呈节段性分布；②并存肝胆管瘘；③肝脏萎缩–增大综合征；④继发肝胆管癌；⑤严重者存在肝内损毁性病灶。

【诊　断】

一、临床表现

患者可长期无症状或仅有上腹和胸背部胀痛不适，多数患者因体检或其他疾病行腹部超声等影像学检查而偶然发现本病。本病常见的临床表现为急性胆管炎引起的寒战高热和腹痛，严重者可出现急性梗阻性化脓性胆管炎、全身脓毒症或感染性休克；若患者腹痛持续不缓解、进行性消瘦、感染难以控制，则应考虑发生肝胆管炎的可能。体格检查或仅可触及肿大或不对称的肝脏，肝区有压痛和叩击痛，合并肝外胆管结石或双侧肝胆管结石时可出现黄疸。

二、检　查

1. 实验室检查

无明显临床症状的患者可无异常或仅表现为转氨酶水平上升，若并发胆管炎，则可出现白细胞计数和中性粒细胞比例升高，核左移。若CA19–9或癌胚抗原（CEA）等水平明显上升，则应注意排查胆管癌。

2. 影像学检查

（1）超声。为诊断肝内胆管结石的首选方法，可见肝内胆管强回声团，回声团后方多伴有深影，若发现结石近端的胆管出现扩张等征象，则可为确立本病诊断提供依据，但B超有时难以鉴别肝内胆管结石与钙化灶。

（2）CT扫描。CT检查的敏感性不及彩超，但可更为直观且更全面地显示结石的分布和大小，对判断是否存在肝叶萎缩、肝硬化、胆管癌等其他疾病亦有较大价值，增强CT的成像效果更为清晰。

（3）ERCP、PTC。虽然近年来MRCP得到广泛开展，但在判断肝段胆管解剖结构或狭窄时，部分病例仍需行直接造影检查。ERCP和PTC既为诊断方法亦为治疗措施。

（4）MRCP。为无创性检查方法，简便易行，可较为直观地显示胆管树结构和肝脏各个层面图像，若发现胆管显影不全、某部分胆管不显影或左右胆管显影不对称等征象，则提示可能存在肝内胆管结石。该方法对结石的显示能力不如超声等检查，但可清晰显示梗阻部位及近端胆管扩张。

三、诊断要点

（1）有临床症状的患者经影像学检查提示有阳性征象，可确诊本病。

（2）部分无症状的患者可因体检或检查其他疾病时偶然发现本病。

四、鉴别诊断

（1）原发性肝癌。患者常有肝区不适、疼痛、肝功能异常等表现，肝包膜附近癌肿破溃可引起急性腹膜炎相关表现。患者血清AFP水平多升高，腹部影像学检查可见块状或散在分布的肿块，肝组织病理活检可明确诊断。

（2）肝炎。通常起病缓慢，可由病毒感染、自身免疫异常、药物等因素引起，症状较为隐匿，患者可有上腹部不适、食欲减退、乏力、凝血功能异常等表现，肝功能常受损，转氨酶等指标上升，不出现胆绞痛、寒战高热、腹膜炎等急性症状，影像学检查较少有阳性发现。

（3）胆囊结石及肝外胆管结石。症状与本病较为类似，通过临床表现较难区分，腹部超声、ERCP等影像学手段有助于明确结石部位，确立诊断。

【治　疗】

对于有症状的肝内胆管结石患者，应及时采取有效措施进行积极治疗；对于无症状患者是否需治疗的意见尚未统一，存在争议，目前原则上仅对其行定期观察和随访，但有学者认为随着病情的发展和演进，多数无症状的患者将出现明显症状且胆管有发生癌变的风险，故主张采用积极的方式处理结石。

一、口服药物治疗

对于无症状的胆固醇类结石患者，服用熊去氧胆酸及中药等药物或可有助于改善胆汁成分、促进结石溶解，其疗效有待进一步验证。

二、内镜治疗

不伴有结石所在区域肝萎缩及肝管狭窄的患者，一般无需行手术治疗，可经PTC取石或内镜下乳头切开取石。若局部肝管已有狭窄形成，可行经皮经肝穿刺胆管扩张术，狭窄若能扩张，即可经PTC取石，若不能扩张，则需改行手术治疗。十二指肠镜仅适用于治疗由胆总管向上积聚而形成的肝内胆管结石，在胆管无狭窄的情况下，可自十二指肠一侧逐渐碎石、取石，若操作仔细，则有彻底取净结石的可能性。由于切开Oddi括约肌易引起反流性胆管炎，存在其他肝胆管结石及狭窄者禁行该治疗。

三、手术治疗

手术治疗的原则及目的为取净结石、解除胆道梗阻、去除感染病灶、恢复和维持通畅的胆汁引流、防止结石复发。手术方法包括：

1. 胆管切开取石

手术过程中，可沿胆总管向上切开肝胆管，必要时可将胆管切口延长至2级胆管，进而可利用胆道镜取出结石，尽量确保无结石遗留，若无法通过该方法取净结石，则应改行肝切除术；若胆管切口位置较高，则常需同时行胆肠吻合术。

2. 胆肠吻合术

多采用肝管空肠Roux-en-Y吻合，但该术式未直接处理胆道梗阻及结石，不易彻底根除病灶，若患者的Oddi括约肌的功能仍存在，则应避免行胆肠吻合术。对于胆肠吻合术后可能出现吻合口狭窄的患者，手术过程中应于吻合口放置支架管以促进胆汁引流，支架管可采用经肠腔或肝面引出，支架支撑时间应至少维持一年，防止拔管后再次出现狭窄。

3. 肝切除术

若肝内胆管结石未根除且反复发生感染，则易引起局部肝萎缩、纤维化和功能损伤，对于出现上述病变的患者，应行肝切除术处理肝组织，切除范围包括结石病灶、感染病灶、不能切开的狭窄胆管等，该手术可有效去除结石的再发源地，对防止结石复发、预防病变肝段、肝叶癌变等亦有较大价值，肝内胆管结石的患者可合理选用。肝切除术的适应证为：①肝区域性的结石合并纤维化、萎缩、脓肿、胆瘘；②难以取净的肝叶、肝段结石合并胆管扩张；③不易手术的高位胆管狭窄伴有近端胆管结石；④局限于一侧的肝内胆管囊性扩张；⑤局限性结石合并胆管出血；⑥结石合并胆管癌变。

4. 术中的辅助措施

手术过程中可利用胆道造影、超声等检查方法明确肝内胆管结石的数量和部位，有助于取净结石及彻底根除病灶；此外，亦可使用碎石器械行术中碎石治疗。

5. 残留结石的处理

手术治疗通常不易完全清除肝内胆管结石，若术后仍存在部分结石残留，则应行进一步治疗，治疗措施包括经引流管窦道胆道镜取石、体外震波碎石、经引流管溶石及中西医结合治疗等。

四、腹腔镜手术治疗

对于肝内胆管结石，腹腔镜手术方式包括腹腔镜肝切除术、腹腔镜胆管切开+胆道镜探查和（或）取石术、腹腔镜胆管整形和（或）胆肠吻合术等，可在全腹腔镜下、手助腹腔镜下、腹腔镜辅助下或达芬奇机器人手术系统辅助腹腔镜下完成，大部分患者需通过以腹腔镜肝切除术为主导的联合手术治疗肝内胆管结石。由于肝内胆管结石通常沿病变胆管树呈节段性分布，因此，腹腔镜手术中应以肝段、肝叶为单位进行解剖性切除，最大限度清除含有结石、狭窄及扩张的病变胆管，有助于提高手术成功率、减少结石残留并防止结石复发；此外，术中可联合应用胆道镜探查预留肝叶（段）胆管及肝外胆管，若发现结石残留，则可行胆道镜下取石治疗，超声等影像学手段对引导胆道镜的探查和取石过程有较大价值。术中若存在下列情况则应改行开腹手术：①出现腹腔镜下难以控制的大出血，或患者难以耐受气腹；②术中证实合并病变胆管及受累肝段癌变，腹腔镜下无法完成根治性手术；③腹腔镜手术过程中因病变肝段萎缩、纤维化、肝门转位及周围粘连等原因导致手术视野显露不佳、手术进展困难、耗时较长。

【预　后】

本病患者积极采取措施进行有效处理后大多预后较好，治疗过程中需确保取净结石，有结石残留或病情迁延者预后不佳。

（张　虎）

参考文献

[1] 陈孝平， 汪建平 . 外科学 [M] . 北京：人民卫生出版社，2013:453–459.

[2] 刘卫，何小东，洪涛，等 . 胆囊结石发病机制及其外科治疗 [J]. 协和医学杂志，2011，02（1）:76–78.

[3] 周毅，胡亿龙，袁晟光 . 原发性肝内胆管结石的病因及外科治疗新进展 [J]. 肝胆胰外科杂志，2016，28（4）:351–353.

[4] 赵玉沛，吕毅 . 消化系统疾病 [M] . 北京：人民卫生出版社，2016:437–446.

[5] 李勇， 范立侨 . 普外科速查手册 [M]. 南京：江苏科学技术出版社，2010.

[6] 李国强， 邓家秀，方伟，等 . CT 和磁共振胰胆管造影诊断胆石症患者 86 例效果研究 [J]. 实用医技杂志，2012，19（9）:908–909.

[7] 中华消化杂志编辑委员会 . 中国慢性胆囊炎、胆囊结石内科诊疗共识意见（2014 年，上海）[J]. 胃肠病学，2015（5）:7–11.

[8] 高敬国，魏绍武，王素英 . 消化科疾病临床诊疗技术 [M] . 北京：中国医药科技出版社，2016:287–295.

[9] 中国医师协会外科医师分会微创外科医师专业委员会 . 腹腔镜治疗肝胆管结石病的专家共识（2013 版）[J]. 中华消化外科杂志，2013，12（1）:1–5.

[10] 吴一武，杨志伟，梁建深，等 . 肝内胆管结石并局部胆管炎症改变 42 例胆道镜和病理分析 [J]. 中华普通外科学文献：电子版， 2008（1）:34–36.

[11] 刘驰，万春，曾峰 . 肝部分切除术治疗肝内胆管结石 46 例疗效观察 [J]. 中国普通外科杂志，2012，21（2）:233–235.

[12] 李宇 . 肝胆管结石的外科综合治疗 [D]. 北京：中国人民解放军医学院，2014.

[13] 曹杰 . 肝胆管结石外科治疗的现状与进展 [J]. 腹部外科，2007，20（6）:326–327.

[14] 洪小丽，符建 . 超声对肝内胆管结石和肝内钙化灶的临床诊断和鉴别诊断体会 [J]. 肝脏，2017， 22（9）:857–858.

[15] 郭发刚 . 腹腔镜与开腹肝切除术治疗肝内胆管结石疗效的比较 [D]. 济南：山东大学，2017.

[16] 白卫峰 . 肝内胆管结石手术治疗 42 例效果观察 [J]. 世界最新医学信息文摘：电子版，2014（8）:60–60.

第二十六章　胆道蛔虫病

胆道蛔虫病（biliary ascariasis）指蛔虫进入胆道后引起的一系列临床表现，患者主要出现急性上腹痛及胆道感染等，多见于6～8岁学龄儿童、务农人员和晚期孕妇。本病为肠道蛔虫引起的最严重并发症，女性较男性多发，在我国仍较为常见。

【病因及病理】

蛔虫为肠道内最常见的寄生虫，主要寄生于小肠中下段。由于肠道蛔虫有钻孔习性且喜好碱性环境，当患者出现高热、腹泻、饥饿、胃液度降低等全身及消化道功能紊乱，或进食不洁食物、存在手术刺激时，可造成蛔虫异常活动，受到激惹的蛔虫可自小肠运动至十二指肠，若患者同时伴有Oddi括约肌功能失调，则蛔虫可经十二指肠乳头钻入胆道，引发胆绞痛或急性胰腺炎。此外，蛔虫可将肠道内的细菌带入胆道，造成胆道感染，并可引发严重全身并发症；若蛔虫由胆囊管进入胆囊，则可造成胆囊穿孔。进入胆道的蛔虫可为一条或数十条，但不易引起完全性胆管阻塞，故患者较少出现黄疸等胆道梗阻症状。蛔虫完全进入胆道或自行退出后，患者的症状可缓解或消失。胆道括约肌痉挛收缩可造成胆道内的蛔虫死亡，蛔虫残留的碎片、角皮、虫卵等可作为核心，促进胆系结石的形成。

【诊　断】

一、临床表现

胆道蛔虫病患者常突然发生腹痛，多为阵发性绞痛，有钻顶样疼痛感，常位于剑突偏右侧，可放射至右肩及背部，患者坐卧不安，呕吐物内可含胆汁或蛔虫；虫体完全进入胆道后，疼痛可减轻，若胆道继发化脓性感染，疼痛则由阵发性绞痛转变为持续性疼痛，合并发热、寒战、黄疸等表现。本病发作间歇期，患者无任何症状及体征，发作时多有剑突下深压痛，按压后疼痛可减轻，并发胆囊炎时或可触及肿大的胆囊；病情严重的患者若并发胆道穿孔，则可出现全腹压痛、反跳痛、腹肌紧张等腹膜刺激征的表现。

二、检　查

1. 实验室检查

血常规检查多可发现患者外周血中嗜酸性粒细胞数增多，若合并胆道感染，则其白细胞计数、中性粒细胞百分比等炎性指标可明显升高。此外，胃十二指肠液和粪常规检查常可发现蛔虫虫卵。

2. 影像学检查

（1）B超检查。超声检查对诊断胆道蛔虫病有较大价值，特征性表现包括：①胆管轻度或中度扩张，管壁增厚；②病变的胆管两侧可见光带，表明回声较强，蛔虫体腔在胆道内主要表现为条状无回声区；③偶可见卷曲、回缩或蠕动的蛔虫。

（2）X线静脉胆道造影。通常情况下，注射造影剂5 min后，胆道即可显影，45 min左右为最佳显影状态，若超过60 min则可因造影剂逐渐排出而影响诊断，故宜在造影剂注射后1 h内行X线摄片检查，以获得较佳的显影效果，该检查蛔虫发现率约为50%。

（3）内镜逆行胰胆管造影（ERCP）。在ERCP检查过程中，可通过十二指肠乳头向胆管内注入造影剂，有助于获得较为清晰的胆管内影像，对判断胆管内是否存在蛔虫等病变有较大价值。

三、诊断要点

（1）胆道蛔虫病典型表现为突发性右上腹或剑突下钻顶样疼痛，疼痛间歇期患者常无任何症状及体征。

（2）本病患者的腹部症状较为剧烈，但腹部体征较轻，主要表现为“症征不符”特征。

四、鉴别诊断

（1）急性胰腺炎。患者可出现上腹部刀割样剧痛，多呈持续性，可阵发性加剧，无疼痛间歇期。重症胰腺炎患者的病情进展迅速，若出现上腹部压痛、肌紧张、反跳痛等阳性体征，则提示可能存在弥漫性腹膜炎，早期即可出现休克症状。本病发病后实验室检查可发现血清淀粉酶及脂肪酶水平迅速升高，腹部影像学检查亦有助于明确诊断。

（2）胆石症。患者多有胆系结石史，可于高脂饮食后突然出现右上腹持续性疼痛，程度较剧烈，常向右肩或右季肋区放射，合并胆管结石及胆管炎者可有发热、寒战、黄疸等表现。若通过B超、ERCP、MRCP等影像学手段发现胆囊或胆道内结石影，则可确立本病诊断。

（3）消化性溃疡急性穿孔。患者多存在消化性溃疡病史，溃疡发生穿孔后可出现上腹部剧痛并迅速波及全腹，可伴恶心、呕吐；体检多可发现患者肝浊音界缩小、腹部压痛、反跳痛、肌紧张等体征，腹部平片可提示膈下游离气体影等溃疡穿孔典型影像学表现。

【治　疗】

大多数胆道蛔虫病患者经非手术治疗可获得较好疗效，伴有严重并发症者需手术治疗。除对症治疗外，还应重视对因治疗，积极根除患者肠道内蛔虫，预防再发。

一、内科治疗

1. 解痉镇痛

（1）药物治疗。常用药物包括阿托品、硫酸镁、硝酸甘油、山莨菪碱（654–2）等，可有效解除平滑肌痉挛引起的腹部绞痛；若患者疼痛剧烈，在明确诊断后可联合应用杜冷丁、异丙嗪、苯巴比妥等进一步解痉镇痛。

（2）中医中药治疗。处于病程初期的患者可采用传统医学中的针灸治疗，常用的穴位有足三里、上脘、太冲、鸠尾、脐俞、内关等，或可对缓解症状有一定疗效。

2. 利胆驱虫

（1）驱虫药物。可通过药物杀灭并排出蛔虫，具有驱虫作用的药物包括阿苯达唑、双羟萘酸噻嘧啶、左旋咪唑、驱虫净（四咪唑）、驱蛔灵等。

（2）氧气驱虫。通过置入的鼻胃管向患者消化道内缓慢注入氧气有助于驱虫，成人通常一次性注入氧气3 000 ml，儿童患者应根据其年龄、体重等指标合理确定注入氧气的量。

3. 内镜下取虫

若蛔虫嵌顿于患者的十二指肠乳头或滞留于胆管内，则可通过内镜方法进行取虫治疗，具有创伤较小、治疗效果较好等特点。常用的内镜治疗方式为十二指肠镜直视下圈套取虫，对于圈套取虫不成功的患者，则可内镜下切开十二指肠乳头，以利于进一步的内镜取虫操作，若虫体完全进入胆管，则可直接将网篮置入胆管进行取虫，该过程宜在X线透视下进行，有助于提高取虫的准确性及成功率；少数患者治疗前需行ERCP检查，若造影发现胆管内多条充盈缺损影或存在结石，则宜先行内镜下十二指肠乳头括约肌切开术（EST），待条件允许后再行内镜下取虫治疗。

二、手术治疗

经积极内科治疗后症状及病情未能缓解或合并胆管结石、急性重症胆管炎、肝脓肿、重症胰腺炎等并发症的患者，可通过胆总管切开探查术、T形管引流术等外科手术进行治疗，术中应使用胆道镜探查胆管，以去除蛔虫残骸，术后患者仍需坚持服用驱虫药物，彻底根除肠道蛔虫，防止疾病复发。

三、预　防

（1）肠道蛔虫病为一种传染性疾病，传染源为本病患者或带虫者，主要通过粪-口途径进行传播，应通过控制传染源、切断传播途径、保护易感人群等手段防止疾病的流行和交叉感染，应广泛开展卫生宣讲，帮助卫生条件较差地区人群建立良好的生活卫生习惯，改造环境和卫生设施，健全防病控病体系和制度。

（2）肠道有蛔虫活动的患者，需采取积极措施，防止蛔虫进入胆道，并尽可能根除蛔虫；进行驱虫治疗时患者需足量、足疗程使用药物，严格按规定服药，以期彻底杀灭蛔虫。此外，患者应提高卫生意识、改善日常卫生条件，养成饭前饭后洗手、避免不洁饮食等卫生习惯。

【预　后】

本病经严格内科治疗后预后较好，肠道蛔虫可根除，无后遗症；若处理不及时，则可造成严重并发症，或可危及患者生命。有蛔虫感染病史的患者应积极根除蛔虫及预防胆道蛔虫病。

（陈毅丁）

参考文献

[1] 陈孝平，汪建平 . 外科学 [M]. 北京：人民卫生出版社，2013:463–464.

[2] 沈雪辉，徐美东，姚礼庆，等 . 内镜治疗胆道蛔虫病的临床价值 [J]. 中国内镜杂志，2004, 10（3）:17–19.

[3] 胡品津，陈湖 . 消化系统疾病 [M]. 北京：科学技术文献出版社，2000.

[4 张永智 . 中西医结合治疗胆道蛔虫症 20 例疗效观察 [J]. 吉林医学，2011，32（30）:6458–6458.

[5] 高敬国，魏绍武，王素英 . 消化科疾病临床诊疗技术 [M]. 北京：中国医药科技出版社，2016:319–326.

[6] 赵玉沛，吕毅 . 消化系统疾病 [M]. 北京：人民卫生出版社，2016:435–436.

第二十七章　胰腺炎

第一节　急性胰腺炎

急性胰腺炎（acute pancreatitis, AP）为多种病因引起的胰腺炎性病变，多有水肿、出血及坏死等损伤，为临床常见急腹症，以急性上腹痛及血淀粉酶或脂肪酶水平升高为特点。80%～90%的急性胰腺炎属轻型水肿性胰腺炎，呈自限性过程，预后良好；10%～20%属坏死性胰腺炎，炎症常累及全身多个脏器。

【病　因】

急性胰腺炎病因包括胆道疾病、过量饮酒、高脂血症等，我国急性胰腺炎患者的病因主要为胆道疾病。

一、胆道疾病

由于胰管多与胆总管共同开口于十二指肠壶腹部，若存在胆道结石、炎症和狭窄等因素造成壶腹梗阻，则胆汁可经共同通道反流进入胰管，导致胰管内压力升高、胰液外溢、胰蛋白酶激活，从而造成胰腺组织损伤，引发胰腺炎，此外，反流入胰管的胆盐亦可激活脂肪酶，造成脂肪组织分解。

二、过量饮酒

酒精具有促进胰液分泌的作用，在酒精的刺激下，胰液可大量分泌，易导致胰管内压力上升，继而引发胰管及胰腺组织损伤，此外，酒精在胰腺内氧化代谢可产生大量活性氧，有助于炎症反应的发生及发展。引发胰腺炎的酒精量与个体对酒精的耐受能力有关，不同患者间的差异较大。酒精因素可与胆道疾病共同作用，诱发急性胰腺炎。

三、高脂因素

存在高脂血症的患者机体内甘油三酯（TG）水平较高，TG在胰脂酶的作用下可生成游离脂肪酸，而游离脂肪酸常可造成胰腺腺泡损伤。

四、高钙因素

若患者存在甲状旁腺功能亢进等病变，则可引起高钙血症，而高浓度钙离子可刺激胰液分泌，易导致胰腺组织损伤，此外，高钙因素亦可引发胰管结石，造成胰管梗阻。

五、先天性胰管阻塞

某些胰腺先天性疾病可造成胰管阻塞，如胰腺分裂患者的主、副胰管在发育过程中未能融合，导致大部分胰液经狭小的副乳头引流，故而易出现引流不畅。

六、十二指肠降段疾病

球后穿透性溃疡、十二指肠乳头周围憩室炎等疾病可直接累及胰腺，造成胰腺组织损伤，引发急性胰腺炎。

七、手术与创伤

腹部手术、腹部外伤等因素可造成胰腺组织损伤及胰腺血供障碍；内镜逆行胰胆管造影术（ERCP）过程中若造成十二指肠乳头水肿或胰胆管内压力过高，亦可引发胰腺炎症。

八、药物

服用噻嗪类利尿剂、硫唑嘌呤、糖皮质激素、磺胺类等药物亦有引发胰腺病变的可能，药物相关的急性胰腺炎症多发生于初始服药的2个月内，患者病情的发生及发展通常与服用的药物剂量无关。

九、感染及全身炎症反应

急性胰腺炎可继发于急性流行性腮腺炎、甲型流感、肺炎衣原体感染、传染性单核细胞增多症等感染性疾病，常随感染痊愈而自行缓解。此外，患者若存在其他因素引发的全身炎症反应，则炎症反应可累及胰腺，造成胰腺组织损伤。

十、其他因素

自身免疫性血管炎、胰腺血管栓塞等血管病变可影响胰腺血供，造成胰腺组织损伤，但临床较为少见；遗传性急性胰腺炎亦较为罕见，为一种常染色体显性遗传病，其发生可能与阳离子胰蛋白酶原基因突变有关；少数病因不明的病例称为特发性急性胰腺炎。

【发病机制】

胰酶活化、炎性介质、细胞因子、氧自由基大量产生等因素可引发较为剧烈的炎症反应，从而造成急性胰腺炎的早期病理损伤；在疾病的发生及发展过程中，肠道细菌移位可引起感染、内毒素血症、弥散性血管内凝血等病变，造成急性胰腺炎后期病理损伤，并可导致多脏器功能衰竭。

一、胰酶消化学说

胰腺分泌的消化酶原主要在胰腺腺泡细胞内合成，消化酶原在溶酶体的作用下可被激活，进而发挥消化功能。正常情况下，新合成的消化酶原与溶酶体水解酶在腺泡细胞内相互隔离，经高尔基体加工后可分别进入不同分泌泡，研究发现，在胰腺炎的发病过程中，消化酶与溶酶体水解酶的加工及转运功能存在异常，其隔离机制出现障碍，导致二者共处于同一吞噬囊泡，进而溶酶体酶可直接激活胰蛋白酶原，引发胰腺组织的自身消化作用；此外，过高的酸负荷可增大腺泡细胞对酶原自身消化作用的敏感性，导致胰腺炎症加重及恶化。有研究发现，间隙连接蛋白32（Cx32）可能与胰腺炎的发生有关，Cx32减少或缺乏可导致胰腺组织坏死、水肿、炎症加重等改变；人热休克蛋白27（huHSP27）可能具有抑制胰蛋白酶原活化、保护胰腺细胞的作用，但其具体分子机制尚不明确，有学者推测HSP27可通过p38丝裂原激活蛋白激酶（p38 mAPK）通路激活缺氧诱导因子1α（HIF-1α），有助于稳定F-肌动蛋白微丝多聚体，从而发挥保护细胞的作用；此外，研究表明，蛋白激酶C（PKC）激动剂TPA可间接促进消化酶原的激活，PKC抑制剂有助于抑制该效应，抗PKC相关的新药研发或可为急性胰腺炎的治疗提供新思路。

二、白细胞过度激活-炎症因子学说

胰腺分泌的消化酶原被激活后，可对胰腺内的单核巨噬细胞和胰腺腺泡产生刺激作用，促进大量炎症介质和细胞因子生成，引发一系列白细胞过度激活-炎性因子级联瀑布效应，最终可进展为全身炎症反应综合征（SIRS）和多器官功能障碍综合征（MODS）。研究发现，肿瘤坏死因子-α（TNF-α）、白细胞介素（ILs）、血小板活化因子（PAF）、磷脂酶A_2（PLA_2）等均可参与急性胰腺炎的发病过程，各炎症介质相互关联，共同介导炎症的发生及发展，其中，TNF-α、IL-1在疾病的早期阶段即可出现。

三、氧化应激学说

在急性胰腺炎的发展和胰腺损伤过程中，过氧化氢、超氧化物等氧自由基（OFRs）及其衍生物可引起脂肪酸过氧化反应，造成类脂膜及溶酶体膜损伤；血液循环中的OFRs可对毛细血管内皮细胞产生破坏作用，促进急性胰腺炎的进展；OFRs亦具有激活补体、促进白细胞黏附等作用，可造成胰腺微循环障碍，进一步损伤胰腺组织。在急性胰腺炎的炎症反应过程中，炎性介质和氧化应激反应可共同发挥作用，导致炎症范围及程度不断增大。

四、肠道细菌移位学说

在急性胰腺炎的发展过程中，下列机制可导致肠道细菌突破肠道屏障移位至肠外组织：①严重炎症反应造成患者丢失大量水分及心输出量减少，导致肠壁血液灌注减少，肠屏障功能受损；②急性胰腺炎多伴有肠道运动功能障碍，造成肠内容物在肠道内滞留，产生大量肠菌及内毒素，激活并促进炎性介质分泌，破坏肠道黏膜；③患者通常需行禁食及全胃肠外营养支持等治疗措施，导致肠道长期缺乏食物刺激，进一步加重肠道运动功能障碍；④肠黏膜缺血–再灌注损伤、氧自由基和蛋白酶类等物质的大量产生及释放可增加肠壁内血管的通透性，造成组织水肿、肠黏膜通透性增高，有利于肠道内细菌穿过肠黏膜进入肠外组织；⑤局部和全身免疫能力下降等因素可破坏肠道黏膜屏障功能。肠菌及其内毒素穿过肠道屏障后，可通过血液循环、淋巴系统、直接蔓延、逆行感染等途径转移至其他部位，进一步引发全身炎症反应，形成“第二次打击”，加重胰腺及其他脏器损伤。

五、胰腺腺泡内钙超载学说

急性胰腺炎可破坏胰腺细胞膜的结构和功能，促进细胞外Ca^{2+}经异常开放的Ca^{2+}通道大量进入细胞，造成细胞内Ca^{2+}超负荷，可导致胰腺细胞损伤；胰腺腺泡细胞钙–镁ATP酶的活性及表达显著降低亦可引起细胞内Ca^{2+}水平升高。此外，胆囊收缩素（CCK）等可激活细胞膜表面的相应受体，并通过三磷酸肌醇（IP_3）–二脂酰甘油（DAG）信号转导途径作用于细胞的钙库，促进Ca^{2+}大量释放，加重胰腺腺泡内Ca^{2+}超载。

六、胰腺微循环障碍

发生早期炎症反应的胰腺组织常出现毛细血管缺血、通透性增加、微血栓形成等微循环障碍表现，可能为启动急性胰腺炎、引发持续损伤的关键因素。由于胰腺小叶内动脉属终末动脉，故而胰腺小叶易因小动脉痉挛、栓塞等病变而出现缺血和坏死，炎症细胞的激活及炎性介质的大量产生和释放为引起胰腺微循环障碍的主要机制；此外，胰酶的释放及活化常伴有激肽和毒性物质的产生，可进一步破坏微血管功能及凝血机制，加重胰腺缺血，并造成胰腺及其他组织器官出血及血栓形成等病理改变。

【病　理】

急性胰腺炎的病理改变包括炎性水肿、充血、坏死等，胰腺周围组织可出现渗出性改变和继发性脂肪坏死，主要可分为急性水肿型及急性坏死型等病理类型。①急性水肿型胰腺炎：特点为间质性水肿和炎性反应，伴炎性细胞浸润，偶有轻度出血或局灶性坏死；②急性坏死型胰腺炎：特点为胰腺实质坏死和出血。胰腺腺体增大，为暗紫色，坏死灶呈散在或片状分布，镜下可见胰腺内脂肪坏死和腺泡严重破坏，有大片出血灶，腺泡及小叶结构模糊不清，液性坏死灶可逐渐被吸收，亦可继发感染形成胰腺脓肿，还可因分支胰管受累而形成胰腺假性囊肿。

【诊　断】

一、临床表现

患者的临床表现差异较大，轻度急性胰腺炎患者的症状和体征通常较轻，重症患者常出现全身多器官功能衰竭。

1. 病情严重程度分级

（1）轻度急性胰腺炎（mild acute pancreatitis, MAP）。不伴有器官功能衰竭及局部或全身并发症，通常于1～2周内恢复，病死率较低，大部分急性胰腺炎属MAP。

（2）中度急性胰腺炎（moderately severe acute pancreatitis, MSAP）。伴有一过性（＜48 h）的器官功能衰竭。早期病死率低，后期若出现组织坏死合并感染，则病死率明显上升。

（3）重度急性胰腺炎（severe acute pancreatitis, SAP）。常称为重症胰腺炎，占急性胰腺炎的5%～10%，伴有持续的器官功能衰竭（48 h以上），患者的早期病死率较高。

2. 症状及体征

腹痛为本病的常见症状，多累及整个上腹部，部分患者可出现向腰背部放射的束带状痛；腹胀常与腹痛同时存在，以中上腹为主，腹腔积液可加重腹胀，多伴有恶心、呕吐。MAP患者可有轻度发热，SAP患者发热较明显，在胰腺或腹腔存在继发感染时，呈弛张高热。轻度急性胰腺炎患者上腹部可有局限性压痛，中、重度胰腺炎患者腹部压痛明显，可伴有累及全腹的肌紧张和反跳痛，肠胀气显著，肠鸣音减弱或消失，可出现Grey-Turner征及Cullen征；SAP患者亦可出现脉搏增快、血压下降、呼吸困难等全身炎症反应表现。

3. 并发症

多见于SAP患者，全身并发症主要有急性呼吸窘迫综合征（ARDS）、多器官功能障碍综合征（MODS）、消化道出血、中枢神经系统异常、败血症、凝血异常、高血糖、腹腔间隔室综合征（ACS）等；常见局部并发症有急性胰周液体积聚（APFC）、急性坏死物积聚（ANC）、包裹性坏死（WON）、胰腺假性囊肿等，若ANC和WOPN继发感染则称为感染性坏死。

二、检　查

1. 实验室检查

（1）血常规。由于存在炎症反应，患者多有白细胞计数升高、中性粒细胞核左移等表现，合并感染者白细胞计数的变化更为明显；若患者出现体液大量丢失，则可发现血细胞比容增高和血红蛋白浓度降低。

（2）淀粉酶测定。为诊断急性胰腺炎最常用的指标之一，血清淀粉酶通常于发病2 h后开始升高，24 h达高峰，可持续3～5 d或更长时间，正常值为400～1 800 U/L（Somogyi法）；尿淀粉酶水平多于急性胰腺炎发作24 h后开始上升，48 h达到高峰，其下降速度较缓，可持续1～2周，正常值为800～3 000 U/L（Somogyi法）。由于其他疾病如胃穿孔、十二指肠穿孔、小肠穿孔、急性肠系膜血栓形成、高位小肠梗阻、肾功能损伤等可造成淀粉酶清除功能受损，从而使血淀粉酶水平上升，故当急腹症患者出现淀粉酶水平升高时需结合临床表现综合分析，若血、尿淀粉酶测定值升高较为明显，则应考虑急性胰腺炎的可能性，淀粉酶测定值水平越高，诊断急性胰腺炎的准确率越高。由于测定血淀粉酶的准确性较高、影响因素较少，临床应以检测血淀粉酶为主，其动态变化有助于反映病情进展及并发症等情况。

（3）脂肪酶测定。发生急性胰腺炎后，血清脂肪酶通常于24 h内升高，可持续7～10 d，超过正常上限3倍有诊断意义，其敏感性、特异性与淀粉酶相似，若血清淀粉酶水平降至正常，或存在引起血清淀粉酶水平升高的其他原因时，测定血清脂肪酶水平对诊断及鉴别诊断有较大价值，联合测定脂肪酶及淀粉酶对增加诊断的准确性有较大价值，但血清淀粉酶和脂肪酶水平的升高幅度与病情的严重程度无关。

（4）血清标志物。C–反应蛋白（CRP）对评估炎症反应的严重程度有较大帮助，若发病后72 h CRP＞150 mg/L，则表明存在胰腺组织坏死的可能；此外，若动态监测发现血清白介素–6（IL–6）水平逐渐增高，则提示预后不良。

（5）血生化。重症患者可有血糖、血甘油三酯水平升高，部分出现血钾水平下降，若血钙＜1.75 mmol/L则提示预后不佳；若胰腺炎由胆道病变引起，则可发现血清胆红素、碱性磷酸酶、转氨酶等指标水平上升。

（6）动脉血气分析。该检查可检测血液pH值、动脉血氧分压、二氧化碳分压等指标，对于判断患者是否存在缺氧、ARDS或肺水肿等有重要价值，有助于评估病情的严重程度。

2. 影像学检查

（1）腹部B超。应作为常规检查手段，可于患者入院24 h内进行，其诊断价值包括：①发现胰腺肿大，特征性表现为弥漫性胰腺低回声；②发现胰腺钙化、胰管扩张；③发现胆囊结石、胆管扩张；④发现腹腔积液；⑤发现并追踪假性囊肿。由于B超检查受肠胀气、医师经验等因素影响较大，故诊断的准确性及特异性有限。

（2）腹部平片。若发现下列征象则有助于确立急性胰腺炎的诊断：①哨兵袢征：空肠或其他肠段呈节段性扩张；②结肠切割征：结肠痉挛，近段肠腔扩张含有大量气体，远端肠腔无气体；③麻痹性肠梗阻；④胰腺区液气平面提示脓肿形成可能。此外，腹部平片对排除胃肠穿孔、肠梗阻等急腹症有较大价值。

（3）CT/MRI CT。扫描为确立急性胰腺炎诊断、判断病情严重程度的最重要手段，患者宜在就诊后12 h内行CT检查，可为评估炎症范围提供依据，亦可与其他急腹症鉴别。胰腺在CT平扫下呈增大、边缘不规则影，其内可有低密度区，周围伴炎性浸润。病情严重者均应在发作3 d内行动态增强CT扫描，可较早且较准确地发现胰腺坏死灶，疑有坏死合并感染者，可在CT引导下行穿刺检查。此外，CT检查较易发现胰腺脓肿、假性囊肿等局部并发症。MRI亦可显示胰腺的形态改变，在评估胰腺坏死、炎症范围等方面有较大价值；磁共振胆胰管造影检查（MRCP）可较为清晰地显示胆管和胰管，有助于诊断难以明确病因的胰腺炎。

三、诊断要点

（1）发病前患者多有暴饮暴食或酗酒史，我国的急性胰腺炎病例常与胆囊炎、胆石症和胆道蛔虫有关。

（2）诊断急性胰腺炎时必须重视患者的临床表现，确诊急性胰腺炎一般需满足以下3 点中的2点：①具有急性胰腺炎特征性腹痛；②血清淀粉酶和（或）脂肪酶水平升高且≥正常值上限3 倍；③急性胰腺炎特征性CT 表现。

（3）推荐将CT扫描作为诊断急性胰腺炎的标准影像学方法，并根据

CT表现对病情严重程度进行分级。

四、鉴别诊断

（1）消化性溃疡急性穿孔。患者多有较为典型的溃疡病史，腹痛突然出现，迅速加剧，腹肌紧张、压痛明显，常有反跳痛，肝浊音界消失，腹部平片可见膈下游离气体影，患者的血、尿淀粉酶水平多正常或轻度上升。

（2）胆石症和急性胆囊炎。患者常有胆绞痛史，疼痛可由进食油腻食物诱发，多位于右上腹，常放射至右肩部。Murphy征可呈阳性，B超及X线胆道造影有助于确立诊断。

（3）急性肠梗阻。腹痛多为阵发性，伴腹胀、呕吐、停止排便排气等症状，偶可见肠型和蠕动波，腹部听诊及肠鸣音亢进，有气过水声，病情严重者可有急性腹膜炎表现。腹部X线可见液气平面。

（4）心肌梗死。患者常有冠心病病史，于劳累或激动时发病，常表现为胸骨后压榨性疼痛，疼痛亦可累及上腹部。心电图显示特征性心肌梗死表现，血清心肌酶谱出现升高。

（5）急性胃肠炎。患者在发病前多有不洁饮食史，主要症状为腹痛、呕吐及腹泻等，腹部压痛可呈阳性，无反跳痛、肌紧张等腹膜炎体征，可伴有肠鸣音亢进，血常规检查可发现白细胞计数升高。

（6）肠系膜血管缺血性疾病。患者多有心脏病史，发作时腹痛较剧烈但腹部体征不明显。行增强CT可见血管阻塞改变。

（7）腹主动脉瘤。10%～50%腹主动脉瘤患者可出现腹痛，若夹层破裂，则可有腹部瘀斑，血、尿淀粉酶可升高。CT和彩色多普勒超声对诊断有帮助。

（8）过敏性紫癜。为变态反应性疾病，多见于青少年，成年人相对少见，可导致广泛的小血管病变，产生炎性渗出、水肿及出血，并可造成胰腺血运障碍，患者常有关节酸痛、皮肤紫癜、腹痛、全身不适等表现。血清学检查可发现IgA及IgM水平上升，IgG正常，部分患者血液中冷球蛋白浓度升高。

【治　疗】

确诊急性胰腺炎后，应及时开展内科及内镜治疗（包括SAP），较大的手术创伤可使重症急性胰腺炎患者全身炎症反应加重、死亡率升高；对于胆源性胰腺炎患者，应尽早根除胆道系统病灶，防止疾病复发；内镜或外科手术对处理胰腺局部并发症有较大价值。

一、监护和一般治疗

应注意对急性胰腺炎患者的监护和支持治疗，主要目的为纠正水、电解质紊乱，防治并发症，监护的内容包括：血、尿常规测定，粪便隐血、肾功能、肝脏功能测定；血糖测定；心电监护；血压监测；血气分析；血清电解质测定；胸片；中心静脉压测定；动态观察腹部体征和肠鸣音改变；记录24 h尿量和出入量变化；可根据患者的一般情况及病情选择合适的评价指标。

患者应常规禁食，轻症患者仅需短期禁食，不需肠内或肠外营养，待腹痛、腹胀减轻或消失、肠道动力恢复或部分恢复后可开始进食，初始以摄入碳水化合物为主，逐步过渡至低脂饮食。SAP患者多伴有严重腹胀、麻痹性肠梗阻者，应行胃肠减压，无胃内容物潴留时可停止胃肠减压；重症患者体内的分解代谢常较为活跃，需积极进行营养支持治疗，早期宜采用全胃肠外营养，可避免刺激胰液分泌或加重胰腺负担，但长期应用全胃肠外营养易引发多种并发症，可造成肠道屏障功能障碍及肠菌移位；有学者提出，若不存在肠梗阻，则应尽早行肠腔插管启动肠内营养，在病程的第3～4 d，即可经内镜或在X线引导下置入鼻空肠管，并予患者半量要素饮食，该方法操作方便、价格便宜、并发症较少。

二、器官功能维护

（1）液体复苏。胰腺炎病情的快速发展与胰腺周围大量渗出有关，补液不充分可加重胰腺组织损伤、引发SAP，因此应注意维持患者的血流动力学稳定、增加胰腺灌注，及时及合理的液体复苏治疗可迅速纠正组织缺氧，亦有助于维持血容量及水、电解质平衡。若患者的心功能较好，发病后48 h内的静脉补液量宜为200～250 ml/h，或维持尿量＞0.5 ml/（kg·h）。监测患者的中心静脉压可有效评估患者的血流动力学状况，有助于制定补液量及补液速度，但急性胰腺炎患者可能存在腹胀、麻痹性肠梗阻等并发症，导致其腹腔压力较高，造成其中心静脉压与真实值的偏差较大，故应结合患者的临床表现及其他多项指标确定补液量及补液速度，必要时可补充白蛋白、血浆或血浆代用品，维持患者血浆胶体渗透压稳定，伴有严重代谢性酸中毒的患者可适当补充碳酸氢钠。研究显示，高压氧治疗可抑制HIF-1α活性，对纠正胰腺微循环障碍有较大价值，有助于增加胰腺组织灌注；此外，低分子肝素可通过下调内皮素-1（ET-1）水平改善患者的胰腺和全身循环状况，亦可用于急性胰腺炎的治疗。

（2）呼吸功能支持。轻症患者可使用鼻导管、面罩给氧，尽量使动脉血氧饱和度维持于95%以上；若患者出现急性肺损伤、呼吸窘迫等病变，则应行正压机械通气，合理控制补液量及补液速度，总液量不宜超过2000 ml，必要时可适当使用利尿剂。

（3）肠功能维护。导泻及抗感染治疗有助于抑制肠腔内细菌，可有效降低发生细菌移位及相关炎症反应的风险。早期肠内营养支持对促进肠道黏膜修复、维护肠道屏障功能有重要价值，应密切观察患者腹部体征及排便情况，监测肠鸣音变化，必要时可应用硫酸镁、乳果糖等促肠道动力药物，促进肠蠕动功能恢复；积极改善肠黏膜微循环，可通过补充谷氨酰胺为肠黏膜提供营养；抑制肠道细胞因子及炎症介质释放，抑制肠上皮细胞凋亡；注意维护肠道内微生态平衡，可适当应用微生态制剂，选择性肠道去污及中药灌肠等方法有助于减少肠道细菌数量，预防肠菌移位的发生。

（4）连续性血液净化。SAP患者可因全身严重的炎症反应出现肾功能损伤，连续性血液净化有助于清除患者体内的有害代谢产物或外源性毒物，部分代替肾脏功能，可有效避免疾病进一步恶化。此外，血液净化治疗可通过清除血液中的部分炎症介质减轻全身炎症反应，对促进患者重要器官功能改善和恢复有较大价值，有条件时SAP患者可早期即进行血液净化治疗。

三、减少胰液分泌

生长抑素及其类似物（奥曲肽）具有直接抑制胰腺外分泌功能的作用，对治疗急性胰腺炎有重要价值，有助于防止疾病恶化、改善胰腺组织损伤。H_2受体拮抗剂或质子泵抑制剂抑制胃液分泌的作用较强，进而可间接抑制胰腺分泌，亦可预防应激性溃疡的发生。此外，胰腺炎患者宜早期、足量使用蛋白酶抑制剂，减轻蛋白酶对组织的自身消化作用。

四、镇痛

急性胰腺炎患者常伴有剧烈腹痛，大部分患者经静脉滴注生长抑素或奥曲肽后腹痛症状可得到显著缓解；对于症状较为严重且经常规治疗后改善不明显的患者，可肌肉注射杜冷丁以缓解疼痛不适；镇痛治疗过程中需严密监测患者的病情，且不宜应用吗啡或胆碱能受体拮抗剂，前者具有收缩Oddi括约肌的作用，或可造成胰腺炎病情恶化，后者则可诱发或加重麻痹性肠梗阻；必要时可采用硬膜外麻醉镇痛，该方法能迅速缓解疼痛、减少患者对阿片制剂的依赖、降低不良反应的发生率，亦有助于预防肠梗阻的发生。

五、急诊内镜治疗

伴有胆总管结石性梗阻、急性化脓性胆管炎、胆源性败血症等疾病的急性胰腺炎患者应尽早行治疗性ERCP，积极去除胆系病灶，解除胰腺炎的病因；此外，内镜下Oddi括约肌切开术、取石术、放置鼻胆管引流等内镜治疗手段疗效确切、创伤较小，对降低胰管内高压、控制感染等有较大价值，可迅速缓解症状、改善预后、防止复发，大部分胆源性急性胰腺炎患者经内镜治疗后均可获得较为理想的效果。泥沙样微胆石、Oddi括约肌功能障碍等疾病难以通过影像学检查明确诊断，需动态观察病程，细致收集证据。

六、抗感染及抗炎治疗

胰腺组织存在坏死等改变的患者多可伴有感染，且感染大部分发生于胰腺炎起病后2～4周内，及时的抗感染治疗有助于改善疾病的预后、降低患者的病死率。胆源性急性胰腺炎患者应常规使用抗生素，而非胆源性的轻症患者无需常规行抗感染治疗；应注意选用可有效抑制革兰阴性菌和厌氧菌的抗生素，且抗菌药物需具备较强的脂溶性，以利于穿透血胰屏障进入胰腺组织发挥作用，林可霉素、亚胺培南、甲硝唑、氟喹诺酮类和头孢菌素类可有效到达胰腺组织，均为敏感性抗生素，而氨基苷类一般为非敏感抗菌药；目前推荐将甲硝唑联合喹诺酮类作为临床一线抗感染药物，疗程通常为7～14 d，特殊情况下可延长治疗时间，若抗菌效果不理想，则可改用其他广谱抗生素，或考虑存在真菌感染的可能性，可积极行血液或体液真菌培养，并进行经验性抗真菌治疗。急性胰腺炎病程中的感染源多来自肠道，可通过导泻清洁肠道、尽早恢复肠内营养等方法促进肠蠕动，维护肠黏膜屏障。

研究发现，阻断各炎症信号转导通路的关键环节可能有助于抑制SAP的发生与发展，为急性胰腺炎的治疗提供了新思路，但大部分关于抑制炎症反应的药物及治疗方法的研究尚处于动物实验阶段，其相关进展包括：转染IL-10可明显降低急性胰腺炎动物模型的血清酶和脂酶水平，亦可减轻胰腺组织学损伤；单克隆抗TNF抗体治疗或可促进血清淀粉酶水平的恢复、改善胰腺组织的病理损伤；抗氧化剂N-乙酰半胱氨酸（NAC）、谷胱甘肽等可作为核转录因子NF-κB的抑制剂，可有效抑制炎性反应；褪黑素、硫氧还蛋白-1、乙酰-左旋-肉碱具有调节氧化-抗氧化平衡的作用，或可通过抑制氧化应激反应及减少氧自由基的产生从而改善SAP患者的预后；早期使用Ca^{2+}拮抗剂有助于减轻胰腺出血、坏死及腺泡细胞超微结构损伤；此外，抑制或阻断细胞间黏附分子-1（ICAM-1）、Toll样受体4（TLR4）、磷脂酰肌醇3-激酶（PI3K）、p38 mAPK等物质或通路可能对抑制胰腺炎症反应、缓解患者病情有一定价值。

七、中医中药治疗

传统医学药材如柴胡、黄连、黄芩、枳实、厚朴、木香、白芍、芒硝、大黄（后下）等对急性胰腺炎有一定的疗效，可随症加减，该类药物可能有助于降低血管通透性、清除内毒素、抑制巨噬细胞和中性粒细胞活化。

八、局部并发症的处理

（1）胰腺假性囊肿。若囊肿长径<6 cm且未引起临床表现，则多可自行吸收，可应用中药皮硝外敷等方法促进其吸收；若囊肿引发症状、肿块体积增大或继发感染，则需手术引流或经皮穿刺引流，若穿刺引流不畅，则应改行手术引流；囊肿长径>6 cm、经3个月仍不吸收者，宜行腹腔内引流术，术前可通过ERCP检查明确假性囊肿与主胰管的关系。对于因出现症状或囊肿体积增大而无法达到3个月观察期的患者，在进行手术治疗时，可根据术中情况决定引流方案。

（2）APFC、ANC及WON。无症状的患者无需手术治疗，症状明显、出现胃肠道压迫症状、继发感染、肠内营养障碍或禁食者，可在B超或CT等影像学方法引导下行经皮穿刺置管引流（PCD）治疗，若治疗效果不理想则需进一步手术处理。对于无菌性WON，原则上无需行手术治疗，应密切观察患者的病情变化情况，发生感染时可通过PCD或外科手术进行治疗。

九、其他并发症的治疗

SAP患者常合并腹腔间隔室综合征（ACS），当腹内压＞20 mmHg时多伴有新发器官功能衰竭，为造成患者死亡的重要原因之一，应及时采取有效措施进行处理，胃肠道减压、导泻、镇痛镇静、肌松治疗、血液滤过、腹腔内与腹膜后引流等方法均有助于缓解患者的腹内高压；胰瘘的治疗措施包括通畅引流、抑制胰腺分泌及内镜和外科手术治疗；患者并发腹腔大出血时，若条件允许，则应首选血管造影检查，有助于迅速判断及明确出血部位，同时可行栓塞治疗，止血效果较为可靠，若未能成功确定出血部位或栓塞止血，则应考虑积极行手术止血或填塞止血，并密切监测及维护患者的凝血功能；急性胰腺炎相关的消化道瘘以结肠瘘最为常见，可通过通畅引流、造口转流手术等方法处理。

十、外科治疗

大部分急性胰腺炎患者经内科保守治疗后病情可得到较好控制和改善，少数经强化治疗效果不明显者，需行腹腔引流或手术治疗。腹腔灌洗术可清除腹腔内细菌、内毒素、脓性积液、消化酶、炎性因子等有害物质，防止其进入血液循环，有助于减轻全身炎症反应及清除病灶；若患者无法耐受手术引流，可在影像学方法引导下先行置管引流术，待病情好转后再通过手术治疗清除感染的坏死组织。手术治疗的指征包括：①胰腺坏死感染，经积极治疗后坏死灶无改善，坏死区穿刺物涂片示存在细菌感染，可通过坏死灶清除术去除病灶；②出现腹腔间隔室综合征者，尤其腹腔内压持续＞35 cmH_2O*，需尽快行手术减压；③伴有胰腺假性囊肿的患者应根据胰腺假性囊肿的大小、有无临床表现等情况合理选用外科手术、经皮穿刺引流或内镜治疗处理病灶；④诊断未明确、怀疑存在腹腔脏器穿孔或肠坏死的患者可行剖腹探查术以明确诊断，亦有助于及时纠正病变。由于外科手术危险性大，术后并发症较多，急性胰腺炎的治疗应以中西医结合治疗为主，若保守治疗效果较好，则无需行手术治疗。

【预　后】

急性胰腺炎的预后与疾病严重程度密切相关，轻症患者常于1周左右康复，不留后遗症，重症患者死亡率约为15%，易出现多种并发症，其胰腺功能常有不同程度损伤。未完全去除病因的患者可反复发生急性胰腺炎，并可逐渐进展为慢性胰腺炎。

第二节　慢性胰腺炎

慢性胰腺炎（chronic pancreatitis, CP）为多种原因引起的胰腺实质和胰管的不可逆慢性炎症病变，出现反复发作的上腹部疼痛、进行性内、外分泌功能衰退等临床表现。慢性胰腺炎的发生受地理环境、经济状况、生活习惯等因素影响，不同国家和地区的致病因素存在差异，疾病亦各具特

---

*　1 cmH_2O=0.1 kPa

点。近年来，慢性胰腺炎的发病率呈上升趋势。

【病　因】

慢性胰腺炎的发病通常需前哨事件如急性胰腺炎等的刺激以启动炎症过程，此后，多种病因或危险因素维持炎症反应，导致胰腺进行性纤维化；某些由遗传变异引发的慢性胰腺炎无需前哨事件刺激即可启动，并可诱发特发性及酒精性慢性胰腺炎。慢性胰腺炎的多数致病因素既可独立引发疾病，亦可共同发挥作用，影响慢性胰腺炎的发生和发展。

一、胆道系统疾病

胆道系统疾病为我国慢性胰腺炎的常见病因，多种胆系疾病及其造成的胰液流出受阻可反复引起胰腺组织的炎症反应，并在此基础上逐渐进展为慢性胰腺炎。

二、慢性酒精中毒

伴有其他致病因素的情况下，酒精及其代谢产物可对胰腺组织产生毒性作用，引起不断进展的胰腺组织慢性损伤和纤维化。在西方国家，70%～90%慢性胰腺炎的发生与长期嗜酒有关，每日饮酒＞150 g持续5年或每日饮酒60～80 g持续10年将使慢性胰腺炎的发病率明显升高；有研究指出，长期大量饮酒亦已成为我国慢性胰腺炎的首要致病因素。

三、自身免疫性胰腺炎

自身免疫异常可导致自身免疫性胰腺炎，存在干燥综合征、硬化性胆管炎等疾病的患者可并发慢性胰腺炎。

四、急性复发性胰腺炎

部分频繁发作的酒精相关的胰腺组织急性炎症反应可逐渐进展为慢性胰腺炎，大多数遗传性胰腺炎病例的致病因素均包括急性胰腺炎的反复发作。

【发病机制】

研究表明，由不同致病因素引起的慢性胰腺炎的启动过程存在差异，但疾病的发展及组织病理改变过程较为相似，均表现为在持续的慢性炎症反应作用下，胰腺腺泡和胰岛细胞出现不可逆损伤，并逐渐被纤维组织取代，造成胰腺功能障碍。胰腺纤维化为慢性胰腺炎的特征性病理学改变，亦为疾病进展过程中的核心事件及疾病防治过程中的重要目标。

一、胰腺星状细胞（PSC）活化

研究表明，在反复的炎症反应、细胞坏死及修复作用的刺激下，细胞外基质（ECM）可在胰腺组织内过度沉积，ECM主要包括胶原、蛋白聚糖、糖蛋白及弹性蛋白等4种成分，胶原有Ⅰ、Ⅱ、Ⅲ、Ⅳ 4种表型，在纤维组织中均有表达，ECM主要由胰腺星状细胞（PSC）合成。PSC位于胰腺组织基质内，其功能与肝组织内的星形细胞类似，可分为静止和活化两种表型，在正常情况下主要为静止状态，若胰腺组织受到损伤，则PSC可转变为活化状态，其活化程度与胰腺组织的纤维化病变程度呈正相关，PSC活化过程不仅为各种致病因素作用的靶点，亦为胰腺炎症反应发生发展过程中的关键环节。

PSC活化后可发生以下变化：①PSC的胞体增大，增殖活跃；②表达α-平滑肌肌动蛋白（α-SMA），α-SMA表达阳性为PSC活化的标志；③产生ECM，主要包括Ⅰ型胶原、Ⅲ型胶原、纤维结合蛋白及纤连蛋白等。ECM的产生与分解受基质金属蛋白酶（MMP）及其抑制物金属蛋白酶组织抑制剂（TIMP）的调节，MMP主要发挥促进ECM降解的作用；TIMP为MMP的天然抑制剂，可通过抑制MMP进而抑制ECM降解，目前已发现4种TIMP，分别为TIMP-1、TIMP-2、TIMP-3及TIMP-4，TIMP-1可抑制绝大多数MMP，MMP/TIMP失衡为ECM沉积的主要机制之一。有学者指出，PSC可分泌MMP-2、MMP-9、MMP-13及其抑制剂TIMP-1、TIMP-2，当PSC受到乙醇或乙醛刺激时，MMP-2及TIMP-2的分泌增加，炎症因子的刺激作用亦可促进MMP-2的分泌，而MMP-9的表达无明显变化，表明MMP及TIMP家族成员在胰腺纤维化过程中的重要性存在一定差异。新近研究发现，在PSC培养的上清液中加入重组MMP-10后可减少纤连蛋白的产生并抑制脂多糖诱发的PSC活化，提示MMP-10可能为胰腺纤维化的潜在保护因子。

在肝硬化的发生发展过程中，亦可出现ECM及MMPs/TIMPs异常引起的纤维化，其过程与胰腺组织纤维化存在一定相似性，可详见本书“肝硬化”一章。

二、细胞因子及其他调控通路

1. 转化生长因子β（TGF-β）

研究表明，胰腺组织受到破坏后，可分泌大量TGF-β、肿瘤坏死因子-α（TNF-α）、白细胞介素-6等细胞因子，这些细胞因子使PSC活化，活化的PSC可释放TGF-β、TNF-α等进一步诱发PSC活化，胰腺损伤引发炎性细胞的旁分泌效应和PSC的自分泌机制可共同作用，促进胰腺纤维化的发生与发展。TGF-β为一种多肽类细胞生长因子，可由血小板、炎性细胞、胰腺腺泡细胞、导管上皮细胞及PSC等分泌，具有调节细胞生长及分化过程的作用，可促进间质细胞增生、抑制上皮细胞生长、促进ECM合成并抑制其降解，在组织修复过程中发挥重要作用；TGF-β_1与胰腺纤维化的关系最为紧密，为目前已知的最强效致纤维化细胞因子，但TGF-β_1引发PSC活化及胰腺纤维化的信号通路尚未完全明确，研究发现PSC的激活因子作用于PSC后主要通过Smad依赖途径和非Smad依赖途径，尤其是TGF-β/Smad途径和丝裂原活化蛋白激酶（MAPK）途径发挥作用。

2. TGF-β/Smad 途径

Smads为介导TGF-β信号通路的关键分子，可将TGF-β信号由细胞膜向细胞核内转导，根据其生理功能，可将Smads蛋白分为3类：①受体激活型Smad（R-Smad），包括Smad1、2、3、5、8，R-Smad分子C端有保守的富含丝氨酸的磷酸化位点SSXS，在转化生长因子-β_1型受体作用下可发生磷酸化，并与Smad4结合形成二聚体转入核内；②共同调节型Smad（Co-Smad），包括Smad4，由于Smad4不是受体的直接底物，故其C端无保守的SSXS基序，但Smad4蛋白为该信号通路的节点分子，可通过与其他Smads蛋白结合形成复合体，参与基因表达调控；③抑制型Smad（I-Smad），包括Smad6、Smad7，I-Smad可与Smad2或Smad3竞争结合TGF-β_1型受体或Smad4，阻断Smad2或Smad3的磷酸化过程，具有抑制TGF-β信号转导的作用。在TGF-β/Smad信号转导通路中，TGF-β_1首先与其Ⅱ型受体结合，活化的Ⅱ型受体蛋白激酶使Ⅰ型受体磷酸化，Ⅰ型受体蛋白激酶活化后直接作用于Smad2、3，使Smad2和Smad3通过磷酸化、构型改变而被激活，并与Smad4结合形成异源寡聚复合物，可进入细胞核内调节靶基因的转录，促进胶原的合成，发挥组织损伤修复等生理作用。在慢性胰腺炎患者的胰腺纤维化组织中，TGF-β_1的表达与Smad3的表达呈正相关。

3.MAPK 途径

MAPK途径亦为与PSC活化相关的细胞内信号传导通路。MAPK为一组分布于细胞质中的蛋白激酶，可通过磷酸化丝氨酸和酪氨酸发挥作用，具有介导多条信号转导通路的能力，可分为细胞外信号调节蛋白激酶（ERK）、c-Jun氨基末端激酶（JNK）和p38丝裂原活化蛋白酶（p38 mAPK）等3种亚型。MAPK被细胞因子激活后可将信号传导入核内，引发一系列增殖、转化等生物学效应，并可调节某些特异性代谢途径。ERK为MAPK家族中的重要成员，有ERK1/ERK2、ERK5、ERK3/ERK4等5个亚族，研究显示，ERK1/2通路与细胞增殖的关联最为紧密，在慢性胰腺炎的纤维化过程中可发挥重要作用，TGF-β_1促进PSC自分泌及ECM合成的过程亦受ERK1/2通路调节，此外，PSC的活化过程亦与ERK通路的活性存在相关性。

【病　理】

胰腺体积缩小、质硬，表面不规则，呈结节状，晚期慢性胰腺炎常出现胰腺萎缩，可有胰腺假性囊肿形成，以胰头、胰颈部多见。镜下病理改变主要为胰腺组织纤维化，亦可见灶状或片状脂肪坏死，纤维化早期局限于胰腺小叶，可不断进展，直至腺泡组织完全被纤维组织替代，纤维浸润区域可见慢性炎性细胞浸润。胰腺导管可出现变形、狭窄、囊状扩张等改变，可伴发胰管钙化、胰管内结石、嗜酸性粒细胞蛋白栓等。胰内神经纤维增粗，数量增多，神经束膜出现炎性损伤，周围可有炎性细胞浸润。不同病因导致的慢性胰腺炎病理改变略有不同，酒精性慢性胰腺炎首先表现为胰管阻塞，非酒精性慢性胰腺炎病变以弥漫性损伤为主，自身免疫性慢性胰腺炎则多伴有单核细胞浸润。

【诊　断】

一、临床表现

1. 症状及体征

大部分患者可出现腹痛，典型表现为发作性上腹部疼痛，可放射至背部，压痛较轻，可由进食、饮酒、高脂肪饮食诱发，疼痛剧烈时可伴恶心、呕吐；早期疼痛多为间歇性，若病情加重，则发作次数增多、持续时间延长，进而转变为持续性腹痛。由于胰腺内、外分泌功能受损，易影响营养物质的吸收和代谢，若患者的病程越长、病情越重，则体重下降越明显。患者亦可出现腹泻，典型表现为脂肪泻，大便不成形，有恶臭或酸臭，表面可见发光的油滴。本病的特异性体征少见，腹部压痛较轻，伴有胰腺假性囊肿形成时，或可扪及腹部包块。

2. 并发症

25%的患者可有假性囊肿形成，假性囊肿体积大小不等，若压迫胃、十二指肠和胆总管等邻近器官，可引起上消化道梗阻和阻塞性黄疸；胰腺内分泌腺体的破坏可引发糖代谢障碍及糖尿病；少数患者可并发胰腺癌，表现为进行性腹痛加剧、消瘦、黄疸等；此外，本病的其他并发症还有消化道出血、胰源性腹水、多发性脂肪坏死及忧郁、躁狂、性格改变等精神症状。

二、检　查

1. 实验室检查

（1）血、尿胰酶测定。慢性胰腺炎急性发作时，患者的血、尿淀粉酶水平可出现升高，常伴血清同工酶、胰蛋白酶、脂肪酶、弹性蛋白酶-1等水平升高；病程晚期时，由于胰腺组织发生广泛纤维化，患者的血清酶水平可下降。

（2）粪便显微镜检查。主要观察粪便中的脂肪滴和未消化的肌肉纤维，若脂肪滴＞100个/高倍镜视野，则可视为异常。

（3）胰腺外分泌功能检查。检测多项指标的变化情况有助于评估胰腺的外分泌功能：粪便弹性蛋白酶-1值低于200 μg/g，表明胰腺外分泌功能减退；口服试剂N-苯甲酰-L-酪氨酸-对氨基苯甲酸（NBT-PABA）后测定尿中PABA的排出量，可间接反映胰腺分泌糜蛋白酶的能力，胰腺外分泌功能不全时PABA回收率下降；此外，胰泌素试验、促胰酶素-胰泌素联合试验、Lundh试验、胰月桂基试验、乳转铁蛋白测定、葡萄糖耐量试验等均可反映胰腺外、内分泌功能的变化。由于上述检查手段的敏感度和特异度均较低，仅可发现较为严重的胰腺功能损伤，故其诊断价值有限，不常规展开。

（4）胰腺内分泌功能检查。胰腺内分泌功能异常可引起继发性糖尿病，其诊断标准为糖化血红蛋白（HbAlc）≥6.5%，空腹血糖（FBG）≥7 mmol/L，血清胰岛素、C肽等指标亦有助于判断胰腺的胰岛细胞功能，但上述指标的敏感度较低，通常在胰腺内分泌功能丧失90%以上时才可发现异常。

（5）其他。慢性胰腺炎患者的血清CA19-9水平可出现升高，但升幅通常较小，若明显升高，则应怀疑并发胰腺癌的可能；此外，通过检测患者血清IgG4、血钙、血脂、甲状旁腺素等水平有助于判断慢性胰腺炎的致病因素。

2. 影像学检查

影像学检查对确立慢性胰腺炎的诊断有重要价值，亦可为手术时机的选择、手术方式的制定等提供依据。

（1）腹部超声。阳性征象包括胰腺体积增大或缩小，轮廓模糊不规则，实质回声增强、不均质、出现钙化灶，胰管扩张或粗细不匀等，胰管内可有结石，亦可发现假性囊肿或胆总管扩张等征象。根据超声检查结果可作出慢性胰腺炎的初步诊断，但敏感度不高，且易受腹壁脂肪和肠道气体干扰而无法获得满意显像。

（2）超声内镜（EUS）。可清晰显示胰腺实质和胰腺导管结构，有助于发现胰实质回声增强、胰管结石、假性囊肿、主胰管狭窄或不规则扩张、分支胰管扩张等改变等异常。此外，在EUS检查过程中亦可行胰腺组织活检并为功能性检查收集胰液，对于发现尚处于病程早期且胰管系统正常的慢性胰腺炎，EUS的临床价值较ERCP更佳。

（3）ERCP及MRCP 。ERCP为诊断慢性胰腺炎的重要依据，可判断胰管扩张、狭窄及结石等情况，有助于评估胰腺分裂及胆管系统病变，对发现早、中期病变的胰腺主胰管或分支扩张及不规则改变有较大价值。MRCP可作为评估胰、胆管整体结构及表现的首选检查方法，但空间分辨率较低，对胰、胆管精细变化的显示能力不如ERCP。

（4）胰管镜。可直接观察胰管内病变，同时可收集胰液、行细胞刷片及组织活检等检查，对慢性胰腺炎的早期诊断和胰腺癌的鉴别诊断有一定价值。

（5）CT扫描。可发现主胰管扩张、胰管结石、胰腺钙化、胰腺肿大、胰腺囊肿等病变；胰腺钙化为晚期慢性胰腺炎的特征性改变，CT检查发现钙化灶的能力较强，对确立诊断及判断病程有重要价值。

3. 胰腺活检

组织活检为诊断慢性胰腺炎的“金标准”，但该检查为有创检查，且受多种技术条件限制，不宜常规使用，仅对鉴别胰腺癌有较大价值。胰腺活检的方法包括：CT或超声引导下经皮胰腺穿刺活检；EUS引导下胰腺活检，包括细针穿刺抽吸（EUS-FNA）及活检（EUS-FNB），与经皮穿刺活检相比，其安全性较高，但收集的组织量通常较少；手术或腹腔镜下胰腺活检，若患者存在胰头部病变，则宜使用十二指肠组织芯进行穿刺。

三、诊断要点

（1）慢性胰腺炎的临床诊断标准为：①1种及1种以上影像学检查显示慢性胰腺炎特征性形态改变；②组织病理学检查显示慢性胰腺炎特征性改变；③患者有典型上腹部疼痛，或其他疾病不能解释的腹痛，伴或不伴体重减轻；④血清或尿胰酶水平异常；⑤胰腺外分泌功能异常。

①或②任何一项典型表现，或者①或②疑似表现合并③、④和⑤中

任何两项可确诊。

（2）应注意与其他可引起腹部症状的疾病鉴别。

四、鉴别诊断

（1）胰腺癌。慢性胰腺炎应特别注意与胰腺癌鉴别，两者的临床表现较为相似，B超、CT等影像学检查亦难以区分。CA19-9为目前诊断胰腺癌最有价值的肿瘤标志物，敏感度较高，但特异度较低；影像学检查中，ERCP的敏感度和特异度较高，可同时行胰液细胞学或刷片细胞学检查，此外，EUS引导下行细针穿刺诊断胰腺癌的准确率接近100%。若通过各项辅助检查均难以确立诊断，则应考虑行剖腹探查术、病理活检或部分胰腺切除术。

（2）其他疾病。慢性胰腺炎可导致腹痛，需与其他常引起上腹部疼痛疾病鉴别，如消化性溃疡、胆道疾病等，内镜和影像学检查对确立诊断及鉴别诊断有较大价值；患者出现脂肪泻时需与可引起腹泻的良、恶性肠道疾病鉴别；胰腺假性囊肿需与其他囊性病变，如外伤后囊肿、囊性腺瘤、寄生虫性囊肿等进行鉴别，其他病变引起的腹水、胸腔积液中的淀粉酶水平通常不升高，而胰性腹水、胸腔积液中可出现淀粉酶和脂肪酶水平明显升高；慢性胰腺炎患者伴发的糖尿病较少合并视网膜病变、肾病和动脉硬化等异常，但多存在神经和肌肉病变。

【治　疗】

治疗慢性胰腺炎的主要目的为控制腹痛、防止炎症急性发作，亦应注意处理糖尿病、消化吸收障碍及各类并发症。

一、一般治疗

慢性胰腺炎患者应禁酒、戒烟，避免高脂饮食，防止加重胰腺负担；存在长期脂肪泻的患者应注意营养支持，适当补充脂溶性维生素、维生素B_{12}、叶酸、各类微量元素等物质，维持营养状况稳定，纠正电解质及酸碱代谢紊乱。

二、内科治疗

（1）急性发作期的治疗。治疗原则及方法与处理急性胰腺炎的原则及方法类似，详见本章第一节。

（2）胰腺外分泌功能不全的治疗。主要治疗方法包括：①应用外源性胰酶制剂，首选含高活性脂肪酶的胰酶胶囊，宜在进餐时服用，正餐应用含3万～4万U脂肪酶的胰酶，辅餐应用含1万～2万U脂肪酶的胰酶，治疗效果不理想时可联合应用质子泵抑制剂、H_2受体阻滞剂等药物抑制胃液分泌；使用胰酶制剂亦有助于缓解腹痛症状、改善患者的生活质量；②饮食疗法，慢性胰腺炎患者应尽量少食多餐，养成良好的饮食及生活习惯，坚持摄入高蛋白、高维生素和低脂饮食可有效减轻胰腺负担，降低炎症发作频率。

（3）糖尿病。应根据患者的血糖水平高低及病情进展情况选择治疗方案，通常首选二甲双胍类药物控制血糖，必要时可联合应用促胰岛素分泌药物；对于症状性高血糖、口服降糖药物控制血糖效果不理想的患者，应积极应用胰岛素进行治疗，通常采用强化的常规胰岛素治疗方案，有助于维持患者的最佳代谢状态。慢性胰腺炎患者通常对胰岛素较为敏感，胰岛素治疗的过程中应注意监测患者的血糖变化情况，及时调整药物剂量，预防低血糖的发生。

（4）疼痛的治疗。轻症患者可通过戒酒和控制饮食缓解腹部疼痛等症状，适当应用止痛药、胰酶制剂、生长抑素及其类似物等亦有助于减轻患者疼痛；部分患者的腹痛可能由梗阻等因素引起，该类患者可行内镜治疗解除梗阻，从而缓解腹痛，非梗阻性疼痛患者可行CT、EUS引导下腹腔神经阻滞术，对抑制疼痛有较大价值；经积极保守治疗后腹痛缓解仍不明显的患者可考虑行外科手术治疗。

（5）营养支持。慢性胰腺炎病程较长，患者多呈慢性消耗状态，且常伴有消化吸收功能障碍，较易出现营养不良等表现，可根据其一般情况及营养状况给予肠内或肠外营养。

（6）其他。自身免疫性胰腺炎患者宜首选糖皮质激素进行治疗，初始剂量通常为30～40 mg/d，2～4周后减量至2.5～5.0 mg/d，维持6～12个月；治疗过程中应及时监测患者的血清IgG4水平及影像学表现，对评估病情进展情况及治疗效果有较大价值。

三、内镜介入治疗

纤维十二指肠镜、治疗性ERCP等内镜治疗方法可有效应用于慢性胰腺炎的治疗，其主要适应证包括慢性胰腺炎引起的Oddi 括约肌狭窄（狭窄性十二指肠乳头炎）、胆总管下段狭窄、胰管开口狭窄及胰管结石等。有研究表明，经内镜治疗后，患者短期及5年的疼痛缓解率分别为77%～100%和54%～86%，内镜治疗亦有助于改善胰腺的外分泌功能。

（1）内镜下胆、胰管括约肌切开术。可解除胆、胰管开口部位的狭窄，从而通畅引流胰液并降低胰管内压力，有助于减轻患者的腹痛等症状。

（2）胰管扩张术。可采用球囊扩张或胰管支架置入等方法扩大胰管的狭窄部位，与括约肌切开术相比，可有效降低发生治疗相关并发症的风险。慢性胰腺炎的腺体较硬，狭窄段胰管难以通过单纯狭窄扩张取得满意效果，单纯扩张后，多数患者症状出现复发。胰管支架术为内镜治疗慢性胰腺炎的最主要措施，主要适用于十二指肠乳头周围及胰头部胰管狭窄伴远端胰管扩张，但由于胰管支架可导致梗阻，患者可能需频繁更换支架。胰管支架理想的放置时间、数目、支架直径及球囊扩张程度目前还未有共识，有待进一步研究。由于患者并发胰腺癌的可能性较大，内镜处理胰管或胆管狭窄时需注意判断是否存在胰腺癌等恶性病变。

（3）胰腺结石取出术。胰管结石可引发腹痛或急性胰腺炎，外科手术治疗可有效去除病灶并改善患者的症状，且治疗效果较内镜取石术更佳，但由于内镜治疗的创伤较小，仍为治疗胰管结石的首选措施，内镜治疗无效或失败时，再考虑行外科干预。内镜取石术处理主胰管内结石的效果较好，若结石较小，则可通过冲洗将其排出；若结石较大、质地较硬，则可先行体外震波碎石治疗，待结石碎裂变小后，再通过内镜取出结石。

（4）胰腺假性囊肿的内镜治疗。常用方法包括经十二指肠乳头的间接引流和经胃或十二指肠壁的直接引流，前者适用于处理与主胰管相通的假性囊肿，后者适用于处理向胃或十二指肠腔内突出、与消化道紧密相贴或粘连且二者间无大血管的囊肿。

（5）胰瘘的内镜治疗。若胰液从假性囊肿或破裂的胰管漏出，则易引起胰内瘘等并发症，可通过内镜置入胰管支架或鼻胰管进行引流治疗，引流管的尖端应置于瘘口远端。

四、外科治疗

手术治疗分为急诊手术和择期手术。

急诊手术适应证为：慢性胰腺炎并发症引起的感染、出血、囊肿破裂等。

择期手术适应证包括：①内科和介入治疗无效；②并发的腹腔肿块压迫邻近脏器导致胆道、十二指肠梗阻；③出现假性囊肿、胰瘘或胰源性腹水；④不能排除恶性疾病；⑤并发门脉高压伴出血。手术治疗的原则为通过尽可能简单的手术方法缓解疼痛、控制并发症、延缓胰腺炎症进展并保护胰腺内、外分泌功能。

选择手术方式时需综合考虑胰腺炎性包块状况、胰管梗阻程度及有无并发症等因素：存在主胰管扩张但无胰头部炎性包块者，可采用胰管-空肠侧侧吻合术；胰头部有炎性包块、多发性分支胰管结石，合并胰管、胆管或十二指肠梗阻者，可考虑行标准胰十二指肠切除术或保留幽门的胰十二指肠切除术；保留十二指肠的胰头切除术包括Beger手术、Frey手术和Beme手术，可有效切除胰头部炎性包块并解除胰、胆管的梗阻；炎性病变或主胰管狭窄主要位于胰体尾部者，可采用胰体尾切除术，必要时手术过程中可切除脾脏；对于胰腺组织内炎症反应较为广泛且胰管结石数量较多的患者，若通过切除部分胰腺或切开胰管等方式进行治疗的效果不理想，则可考虑切除患者的全部胰腺组织，并行自体胰岛移植，有助于预防术后糖尿病的发生。

【预　后】

本病的预后主要取决于病因是否去除、发病时胰腺的受损程度、并发症及其严重程度、治疗方案选择和治疗效果等因素，患者的10年生存率为70%，20年生存率为45%，约25%患者因本病死亡。患者应积极进行治疗，内科治疗有助于减轻慢性胰腺炎并发症的损害作用、改善患者的营养状态，外科治疗对提高患者的生存质量有较大价值。

（张　虎）

参考文献

[1] 林旭红， 李永渝 . 急性胰腺炎发病机制及相关治疗的研究进展 [J]. 中国病理生理杂志，2010，26（5）:1029-1032.

[2] 中华医学会外科学分会胰腺外科学组．急性胰腺炎诊治指南（2014）[J]. 中华外科杂志，2015，14（1）:1–5.
[3] 余文，吴伟，张少辉，等．急性胰腺炎发病机理的研究进展 [J]. 中国普外基础与临床杂志，2006，13（6）:733–736.
[4] 盛颖，刘清华，潘曙明．急性胰腺炎临床特点现状研究 [J]. 中国医师进修杂志，2013，36（17）:28–30.
[5] 段东峰，莘玮．60 例酒精性胰腺炎的临床分析 [J]. 中国伤残医学，2012（12）:98–98.
[6] 李良仁，王治安．肥胖、高脂血症与急性胰腺炎的相关性研究进展 [J]. 临床内科杂志，2006，23（7）:503–504.
[7] 葛均波，徐永健．内科学 [M]．北京：人民卫生出版社，2013:439–448.
[8] 赵玉沛，吕毅．消化系统疾病 [M]．北京：人民卫生出版社，2016:491–500.
[9] 崔云峰，屈振亮，齐清会，等．重症急性胰腺炎中西医结合诊治指南（2014 年，天津）[J]. 中国中西医结合外科杂志，2014，31（4）:460–464.
[10] 勾承月．胰腺疾病内镜治疗进展 [J]. 中国中西医结合外科杂志，2007，13（3）:314–315.
[11] 高敬国，魏绍武，王素英．消化科疾病临床诊疗技术 [M]．北京：中国医药科技出版社，2016:336–352.
[12 张晓芹，刘芳，张红．慢性胰腺炎发病机制研究进展 [J]. 新乡医学院学报，2014, 31（2）:142–145.
[13] 夏绪东．慢性胰腺炎 153 例临床分析 [D]. 长沙：中南大学，2009.
[14] 李嘉，刘爽，孙海晨，等．胰腺纤维化后结缔组织生长因子的表达及意义 [J]. 中华胰腺病杂志，2011，11（4）:278–280.
[15] 宋敏敏，陈尼维．胰腺纤维化与 TGF–β 1/Smad 信号转导机制的研究进展 [J]. 国际消化病杂志，2016，36（4）:218–220.
[16] 马利杰，王胜．重症患者胰腺外分泌功能不全的研究进展 [J]. 中华临床医师杂志（电子版），2014，8（2）:265–269.
[17]《中华胰腺病杂志》编委会．慢性胰腺炎诊治指南（2012, 上海）[J]. 中华内科杂志，2012，51（11）:922–924.
[18] 苗毅，刘续宝，赵玉沛，等．慢性胰腺炎诊治指南（2014）[J]. 临床肝胆病杂志，2015，21（3）:322–326.

第二十八章　胰腺癌和壶腹周围癌

第一节　胰腺癌

胰腺癌（carcinoma of pancreas）指来源于胰外分泌腺的恶性肿瘤，其发病率呈逐年上升趋势。本病多见于40岁以上患者，男性的发病率较高，癌肿多位于胰腺头部，少数可为多中心性癌肿。胰腺癌恶性程度较高，发病隐匿且进展迅速。

【病　因】

胰腺癌的发生可能为基因和环境等多种因素共同作用的结果。

一、吸烟

为胰腺癌的重要致病因素之一，与非吸烟者相比，吸烟者因胰腺癌死亡的风险明显较高，且与吸烟量呈正相关。研究显示，吸烟或可造成胰腺组织氧化损伤及原癌基因K-ras突变，提示烟草导致的DNA异常可能为胰腺癌发生的重要基础。

二、饮酒因素

饮酒与胰腺癌的关系尚不明确，有研究指出，酒精与胰腺癌的发生无相关性，亦有学者认为不同种类的酒精制品对胰腺癌发病率的影响作用存在差异。

三、饮食因素

胰腺癌的发病可能与饮食因素有关，进食纤维、维生素、水果及蔬菜等有助于预防胰腺癌，而长期摄入高热量、高饱和脂肪酸、高胆固醇、富含亚硝胺的食物者发生胰腺癌的风险较高，其中，胆固醇可在机体内转变为环氧化物从而诱发胰腺癌；高脂肪饮食可刺激胃泌素、胰泌素、胆泌素等胃肠道激素大量释放，进而促进胰腺组织细胞增生并可增大其对致癌物质的敏感性，使患者发生胰腺癌的风险上升；此外，某些亚硝胺类化合物可能具有针对胰腺组织的直接致癌能力。

四、职业暴露

研究发现，在从事煤矿及天然气开采、化学、金属、皮革、纺织等工业的工人中，胰腺癌的发病率较高，提示胰腺癌的发生可能与职业暴露有关，其工作中长期接触的β-萘酚胺、联苯胺、甲基胆蒽、N-亚硝基甲胺、烃化物等化学制剂或具有一定致癌性。

五、内分泌因素

糖尿病、多次流产、卵巢切除或子宫内膜增生的患者发生胰腺癌的风险较高，其中，有学者认为糖尿病可能为胰腺癌的高危致病因素，性激素水平异常亦可能与胰腺癌的发病存在一定相关性。

六、遗传因素及基因突变

目前已发现多种遗传综合征与胰腺癌的发生有关，如家族性胰腺癌、遗传性非结节性结肠癌、林岛综合征（VHL综合征）、家族性腺瘤样息肉病、遗传性胰腺炎、家族性非典型性多发性黑色素瘤、家族性乳腺癌、珀-耶综合征、囊性纤维性病变、共济失调-毛细血管扩张综合征、里费综合征、Fanconi贫血等，与上述遗传综合征相关的基因包括P16、P53、BRCA2、STK11/LKB1、hMSH2、hMLH1等，但与遗传综合征相关的胰腺癌较为少见。

【发病机制】

研究表明，胰腺癌的发生为多步骤、多阶段的进展过程，相关基因异常包括原癌基因的激活或过度表达（K-ras等）、抑癌基因的失活（p16、p53、DPC4等）和DNA错配修复（MMR）异常等，此外，某些生长因子及其受体、组织金属蛋白酶等因素的异常亦与胰腺癌的发病有关。

一、原癌基因

1.K-ras

K-ras蛋白为一种 GTP 结合蛋白，可介导细胞生长、增殖和分化等过程，属于RAS原癌基因家族。K-ras基因突变与多种肿瘤的发生均存在相关性，主要通过MAPK信号传导通路促进肿瘤血管生成。研究发现，胰腺癌患者中的K-ras突变发生率最高，K-ras基因突变可能为胰腺癌发生的早期事件，于细针抽吸（FNA）提取物及胰液、十二指肠液内均可发现，或为胰腺癌的早期诊断提供了新思路，但其敏感性及特异性有待进一步验证。

2.c-myc 和 c-fos

c-myc主要在细胞核内表达，具有调控细胞生长及分化的能力，其与胰腺癌的相关性尚不明确，有研究指出，在胰腺癌组织中c-myc呈高表达，亦有学者认为c-myc在胰腺癌组织及正常组织内的表达无明显差异。此外，在80%的胰腺癌病例中c-fos mRNA呈过度表达。

3. HER-2/neu-EGF

癌基因人类表皮生长因子受体-2（HER -2/neu）由ErbB2基因编码，为表皮生长因子受体家族成员，与生长因子结合后，可通过PI3/Akt-MAPK信号转导通路促进细胞的生长和分化，若HER-2出现异常扩增或过度表达，或其受体发生永久性激活，则可引起细胞无限增殖并可进展为肿瘤。有研究发现，胰腺癌组织中存在HER-2/neu基因扩增，且HER- 2/neu基因为影响胰腺癌预后的独立危险因素，该基因的过度表达提示预后不良。

4.MUC4

黏蛋白-4（MUC4）基因具有抗黏附、抗免疫识别及促进肿瘤增殖等功能，胰腺癌组织中存在 MUC4 基因的过度表达，MUC4可通过HER2/ErbB2信号转导通路发挥功能，具有抑制细胞凋亡、促进细胞增殖及浸润的作用。此外，检测MUC4水平有助于胰腺癌的早期诊断与病情监测，研究发现，通过检测细针穿刺活检提取物中MUC4诊断胰腺癌的敏感性为91%、特异性为100%，MUC4黏蛋白或可作为较好的肿瘤标记物。

5. Notch1

Notch1可与Wnt、Hedge-hog等信号通路及基因共同发挥作用，可调控细胞的分化、增殖和凋亡等过程，有助于维持内环境的稳态。有学者指出，Notch1和Hedge-hog在胰腺癌的发生过程中可发挥重要的作用，Notch1表达异常或可影响NF-κB及其下游的MMP-9与VEGF基因，从而减弱其对肿瘤侵犯和转移的抑制作用。

6.ATDC

研究发现，毛细血管扩张性共济失调细胞互补基因（ATDC）在侵袭性胰腺癌和癌前病变组织中表达明显增高，具有促进胰腺肿瘤细胞生长和扩散转移的作用，并可增强肿瘤细胞对现有疗法的耐受能力。ATDC的高表达与胰腺癌组织中β-连锁蛋白累积密切相关，二者可共同发挥作用，促进胰腺癌的发生。

二、抑癌基因

1. p53

p53为突变较为频繁的抑癌基因，其编码的蛋白质可通过抑制CDK4调节蛋白或激活抑制蛋白p21/WAF1，从而抑制一系列基因并阻断G-S检验点，具有调节细胞周期的作用。p53基因失活为胰腺癌发生过程中的常见事件，但p53基因的突变率明显低于K-ras基因，研究显示，p53基因突变与吸烟的关系较为密切，其在胰腺癌发病过程中的作用及临床诊断价值有待进一步验证。

2. DPC4/smad4

DPC4基因的编码产物为与TGF-β信号通路有关的转录因子，与肿瘤侵犯及转移存在密切相关性。正常情况下，TGF-β可通过使细胞周期停滞于G1期从而抑制上皮细胞增殖，但在肿瘤的晚期阶段，TGF-β可促进肿瘤细胞的生长及上皮与间质细胞间的转导。TGF-β与其受体TGF-βRⅡ结合后可激活TGF-βRⅠ，进而磷酸化胞内smad2和smad3，活化的smad2和smad3可与smad4结合形成复合物，该复合物可直接作用于DNA或通过其他DNA结合蛋白调节目的基因的转录。DPC4/smad4基因失活的机制包括点突变和杂合子缺失等，约50%的胰腺癌患者存在DPC4基因丢失或失活，而其他肿瘤患者的DPC4基因失活率通常小于10%，表明DPC4基因的丢失或失活与胰腺癌的关系较为密切，或可作为一种新型的胰腺癌标志物。

3. p16/INK

p16/INK抑癌基因编码的p16蛋白可通过抑制细胞周期蛋白依赖性激酶

（CDK）4调控细胞增殖过程，其突变和缺失可导致CDK4对细胞周期的抑制效应减弱，有利于肿瘤的发生。研究显示，p16/INK4a功能性失活为胰腺癌发生过程中的环节之一，约95%的胰腺癌患者存在p16基因失活。

4. BRCA2

正常情况下，乳腺癌基因2（BRCA2）可参与DNA的修复过程，亦可调节细胞生长和基因转录，若细胞缺失BRCA2基因，则在其分裂时可出现中心体扩增和多极纺锤体形成，造成染色体结构异常，有利于肿瘤的发生。BRCA2基因的突变失活在家族性胰腺癌中较为常见，早发胰腺癌和遗传性乳腺癌或卵巢癌患者的家族成员应积极行BRCA1/2基因检测。此外，有研究表明，存在BRCA2突变的胰腺癌细胞对丝裂霉素C和聚腺苷二磷酸核糖聚合酶（PARP）抑制剂的敏感性较高，为胰腺癌治疗提供了新思路。

5. STK11

丝氨酸/苏氨酸蛋白激酶11（STK11）或可与p53共同发挥功能，有助于调控特殊的p53依赖性凋亡通路，具有抑制G1细胞周期、促进细胞凋亡的作用，研究发现，出现STK11基因缺失的患者发生胰腺癌的风险较大。

6. MKK4

丝裂原活化蛋白激酶的激酶（MKK4）被称为肿瘤转移抑制基因，为MAPK家族的成员，约4%的胰腺癌患者存在该基因突变和纯合性缺失，其缺失与胰腺癌的远处转移关系密切。

三、DNA错配修复

DNA 错配修复（MMR）常出现于细胞增殖过程中，为细胞纠正复制错误的重要手段，可识别并及时纠正错配的碱基对，有助于确保复制的准确性并维持基因的稳定性，目前已发现MutS家族的hMSH2、hMSH3、hMSH6和MutL家族的hMLH1、hPMS1、hPMS2和hMLH3等基因均属于错配修复基因，其中以hMLH1和hM-SH2最为重要。错配修复基因表达异常主要表现为微卫星不稳定性（MSI）或复制错误，可导致基因组整体的不稳定性增加，有利于肿瘤的发生。目前胰腺癌与MSI的关系尚不明确，有学者认为大部分胰腺癌均具有MSI，亦有学者认为MSI在胰腺癌组织中可能较为罕见，或与地域及种族等因素有关。此外，胰腺癌组织中的基因甲基化频率通常较高，而基因甲基化为重要的表观遗传变异，发生甲基化的基因的表达活性明显降低，若抑癌基因出现甲基化，则可导致细胞分化、凋亡等机制受损，从而进展为肿瘤。

四、端粒酶

端粒酶为DNA依赖的RNA聚合酶，有助于维持端粒稳定、基因组完整、细胞长期活性等。研究发现，通常情况下，正常体细胞内的端粒酶均无活性，且在良性胰腺疾病中端粒酶处于抑制状态，发生胰腺癌后端粒酶则可被重新持续激活，端粒呈高度活化状态，导致细胞增殖能力增强。

五、多肽生长因子及其受体

恶性肿瘤的发生发展与生长因子及其受体的过度表达关系密切，正常胰腺组织中表皮生长因子受体（EGFR）表达水平较低，而胰腺癌组织内EGFR高表达率为95%，可能与其基因的转录活性增强有关；此外，胰腺癌患者可出现纤维母细胞生长因子（FGFs）及其受体（FGFRs）异常，FGFs及FGFRs对各类体细胞和上皮细胞的有丝分裂过程具有促进作用，亦可促进血管形成，该作用在神经组织中表现较为显著，提示FGFs及FGFRs异常可能为胰腺癌患者易出现神经受累的原因之一。

【病　理】

90%以上的胰腺癌为导管腺癌，主要来源于导管的立方上皮细胞，呈致密的纤维性硬癌或硬纤维癌，肿瘤硬实，浸润性较强而无明显界限，切面常呈灰白色。胰腺与十二指肠、胆总管下端、胃、横结肠、门静脉等结构及器官毗邻，故胰腺癌易侵犯上述组织，由于胆总管下段走行于胰头内，早期胰腺癌常浸润胆道，约80%的胰头癌病例可有黄疸；除直接累及胆总管下端外，癌细胞亦可通过胰内淋巴管转移至胆管周围，形成“围管浸润”现象；随着肿瘤发展，瘤体可阻塞胰管导致慢性胰腺炎，癌细胞腹膜播散或门静脉回流受阻亦可引起腹水等表现。

胰腺癌转移常见方式有：①直接蔓延，累及胰腺周围结构及器官，如胆总管、十二指肠腹膜后组织、肠系膜上血管、门静脉等；②淋巴结转移，胰腺内毛细淋巴管网较为丰富，可由局部淋巴结最终汇入腹腔淋巴主干，不同部位的胰腺癌可经不同的淋巴途径进行转移；③血行转移，多经门静脉至肝，亦可远处转移至肺、胸膜、骨骼、脑等处；④种植转移，脱落的肿瘤细胞直接侵袭大小网膜、盆底腹膜等部位。

【诊 断】

一、临床表现

胰腺癌早期无特异性症状，当肿瘤发展增大至一定程度时，患者即可出现典型症状；腹痛为胰腺癌的主要症状，多位于中腹、左上腹或右上腹部；黄疸亦较为多见，通常为梗阻性黄疸，伴小便深黄及陶土样大便，呈进行性；消化道症状以食欲不振最为多见，其次为恶心、呕吐，部分患者可有腹泻或便秘，亦可出现上消化道出血；本病患者常在病程初期即有消瘦、乏力，绝大多数患者均可有不同程度的体重减轻，其发生频率甚至高于腹痛和黄疸，应予以足够重视；焦虑、急躁、抑郁、个性改变等精神症状亦较为多见，部分患者在出现腹部临床症状之前即已有精神紊乱，以抑郁最为常见。体格检查常可于患者右上腹扪及表面光滑并可推移的巨大胆囊，称为Courvoisier征；胰腺肿块多见于上腹部，位置通常较深，活动度较差；腹水多出现于胰腺癌晚期，常由癌组织扩散、浸润腹膜引起，可呈血性或浆液性。

二、检　查

1. 实验室检查

（1）血、尿、粪常规检查。患者早期血、尿、粪检查多无异常发现，部分病例可出现贫血、尿糖阳性、粪便隐血试验阳性，伴有梗阻性黄疸者尿胆红素呈强阳性。

（2）血、尿淀粉酶和脂肪酶测定。若癌组织阻塞胰管，则血、尿淀粉酶和脂肪酶水平可出现升高，有助于胰腺癌的早期诊断；肿瘤晚期由于胰管梗阻时间较长使胰腺组织萎缩，血、尿淀粉酶水平可降至正常。

（3）血糖和糖耐量检测。由于癌肿破坏胰岛细胞，胰腺癌患者中约40%出现血糖升高和糖耐量异常。

（4）肝功能检测。处于病程早期的患者肝功能多正常，肿瘤组织阻塞胆管后可造成血胆红素水平升高，常伴有ALT、AST、碱性磷酸酶水平升高等表现。

（5）胰腺外分泌功能检测。约80%胰腺癌患者可出现外分泌功能低下，由于胰头癌患者常伴有严重胰管阻塞，其胰腺外分泌功能障碍亦更为明显。

（6）血清肿瘤标志物检测。检测血清肿瘤标志物水平有助于胰腺癌的诊断，临床常用的标志物包括癌胚抗原（CEA）、CA19-9、CA50、CA242、胰胚抗原（POA）、CA195、胰腺癌相关抗原（PCAA）、胰腺癌特异抗原（PaA）、SPAN-I、Dupan-2和白细胞黏附抑制试验（LAIT）、K-ras基因突变的检测等，其中以CA19-9升高和K-ras基因第12密码子突变的阳性率较高。CA19-9可异常表达于多种肝胆胰疾病及恶性肿瘤，其诊断胰腺癌的特异性不高，但对鉴别胰腺癌与其他良性疾病有较大价值，

CA19-9诊断胰腺癌的敏感性为79%～81%，特异性为82%～90%，监测其血清水平可有效判断治疗效果及肿瘤复发等情况。目前推荐多种检测方法联合应用，以提高诊断率，并有助于评估治疗效果、监测肿瘤转移和复发等。

2. 影像学检查

（1）腹部B超。为诊断胰腺癌的首选方法，可较好地显示胰腺内部结构及胆道梗阻情况，但视野较小且易受胃肠道内气体影响。

（2）CT扫描。可发现＞2cm的肿瘤，显示胰腺形态变异、局限性肿大、胰周脂肪消失、胰管扩张或狭窄、大血管受压、淋巴结或肝转移等阳性征象，诊断准确率较高，亦有助于胰腺癌的分期。在检查过程中，应设置针对胰腺肿瘤的扫描参数，并可进行全腹增强扫描，包括薄层（＜3 mm）、平扫、动脉期、实质期、门静脉期及三维重建等，对准确判断肿瘤大小、部位、有无淋巴结转移等情况有较大价值。

（3）MRI与MRCP。MRI检查可作为CT的有益补充，若患者对CT增强扫描的造影剂过敏，则可应用MRI进行诊断和临床分期，参数要求同CT；MRCP评估胰、胆管梗阻情况的能力较强，且其安全性较ERCP、PTC更高。

（4）正电子发射计算机断层成像（PET-CT）。主要利用核素标记的单克隆抗体进行胰腺癌的放射性免疫显像，有助于胰腺癌的诊断，但不可替代胰腺CT或MRI。该方法可判断肿瘤是否存在远处转移，对原发病灶较大、疑有区域淋巴结转移及出现CA19-9水平显著升高的患者有较大诊断价值。

3.ERCP

为诊断胰腺癌最有价值的检查方法，可见主胰管及其主要分支狭窄、扩张、扭曲、充盈缺损、造影剂渗出、排空延迟等征象，诊断胰腺癌的准确率可达90%。ERCP检查的过程中可收集胰液并行脱落细胞学检查、癌基因突变及肿瘤标记物检测，有助于胰腺癌的早期诊断。

4. 经皮细针穿刺诊断

穿刺可在B超、CT引导下进行，亦可于ERCP检查时进行，通常无危险性及严重并发症。该方法主要适用于无法行切除后活检的胰腺肿瘤的诊断及鉴别诊断。

三、胰腺癌分期

1. 原发癌 T

Tx：原发肿瘤无法评估；T0：未发现原发肿瘤；Tis：原位癌；T1：肿瘤局限于胰腺，最大径≤2cm；T2：肿瘤局限于胰腺，最大径＞2cm；T3：肿瘤扩展至胰腺外，但未累及腹腔动脉和肠系膜上动脉；T4：肿瘤侵犯腹腔动脉和肠系膜上动脉。

2. 区域 N

Nx：淋巴结转移不能判断；N0：局部无淋巴结转；N1：有区域淋巴结转移。

3. 远处转移 M

Mx：远处转移不能判断；M0：无远处转移；M1：有远处转移。

4. 胰腺癌的 TNM 分期（AJCC 第 7 版）

表 28-1　胰腺癌的 TNM 分期

分期	TNM	分期	TNM
0	Tis，N0，M0	Ⅱ B	T1~3，N1，M0
Ⅰ A	T1，N0，M0	Ⅲ	T4，任何 N，M0
Ⅰ B	T2，N0，M0	Ⅳ	任何 T，任何 N，M1
Ⅱ A	T3，N0，M0		

四、诊断要点

（1）本病早期诊断困难，以上腹部不适或腹痛、食欲减退及体重下降等为首发症状的40岁以上患者，应考虑胰腺癌的可能。

（2）体检可发现患者上腹部肿块、无痛性胆囊肿大等阳性体征；若影像学检查提示胆道梗阻、胰腺占位等征象，则可确立胰腺癌诊断。

（3）针穿刺活检结果阴性的患者，需注意与肿块型慢性胰腺炎及自身免疫性胰腺炎鉴别。

五、鉴别诊断

（1）慢性胰腺炎。发病缓慢，病史长，常反复发作，主要病理改变为胰腺组织广泛性纤维化，患者可表现为腹部疼痛、恶心、呕吐、脂肪泻、体重下降等，较少出现黄疸。急性发作时血、尿淀粉酶水平可上升，胸部CT检查可见胰腺轮廓不规整，胰腺实质密度不均，有结节样隆起及钙化点。

（2）壶腹癌。多发生于胆总管与胰管交汇处，最常见症状为黄疸，十二指肠低张造影可显示十二指肠乳头部充盈缺损及提示黏膜破坏的“双边征”，B超、CT、ERCP等影像学检查可见胰管和胆管扩张及壶腹部位占位病变。

（3）黄疸型肝炎。患者多有肝炎既往史，出现黄疸时血清转氨酶水平常较高，碱性磷酸酶水平多正常，黄疸可在2～3周后逐渐消退。

（4）胆石症、胆囊炎。部分患者可无症状，有症状的患者主要表现为腹痛或腹部不适，腹痛呈阵发性绞痛。急性发作时患者常有发热及白细胞计数增高，可伴有黄疸，多呈波动性或可在短期内自行消退。通过B超、ERCP等影像学检查手段可发现胆囊内结石影。

【治　疗】

胰腺癌的治疗方式主要包括手术治疗、放射治疗、化学治疗及介入治疗等，应根据患者身体状况、肿瘤部位、累及范围、肝肾功能等情况，合理制定治疗方案，尽量根治或控制肿瘤、防治并发症，积极提高患者的生活质量。

一、外科治疗

应首先通过影像学手段判断胰腺癌肿是否可被切除，对于可被切除的癌组织，则应首选根治性手术治疗，可能有助于彻底根除胰腺癌。

（1）胰十二指肠切除术（Whipple手术）。主要适用于胰头和钩突部肿瘤，切除范围包括远端胃、胆囊、胆总管、十二指肠、胰头（钩突）和空肠上段，若肿瘤侵犯门静脉、肠系膜上静脉，则可行包括血管的大切除；手术过程中需清扫区域淋巴结并重建胃肠道。

（2）保留幽门的胰十二指肠切除术（PPPD）。主要适用于胰头及其周围良性病变，恶性程度不高的胰头部肿瘤、幽门及十二指肠未受累且不伴第5及第6组淋巴结转移的患者亦可选用该术式。应严格把握手术适应证，手术过程中可保留全胃、幽门及十二指肠球部，有助于缩短手术时间、减少术中出血，患者术后恢复较快。

（3）扩大的胰十二指肠切除术。包括联合血管切除（门静脉、肠系膜上静脉或肝动脉）和区域性扩大的胰十二指肠切除术。

（4）胰体尾切除术。适用于胰体尾部肿瘤，常需同时切除患者的脾脏并进行相应淋巴结清扫。

（5）全胰切除术。适用于多中心性胰腺癌或全胰腺癌，术后患者生活质量较差，需严格掌握适应证。

二、姑息性治疗

对于不可切除的胰腺癌，可行姑息手术以缓解临床症状，有助于预防或减轻患者疼痛并解除黄疸及十二指肠梗阻，改善患者生活质量，晚期胰腺癌患者应积极行姑息治疗。对于不可切除、合并梗阻性黄疸的胰腺癌患者，可通过内镜置入支架以改善胰、胆管的梗阻程度从而缓解黄疸，通常可使用金属支架或塑料支架，其中，塑料支架的价格较为低廉，但堵塞胆管及诱发胆管炎的风险较高，需定期更换支架，可根据患者预计生存期及经济条件合理选用；若患者存在十二指肠梗阻，则较难通过内镜置入支架，可采用经皮肝穿刺置管外引流术（PTCD）以缓解胰胆管梗阻，亦可将引流管经乳头置入十二指肠内，或将支架置入十二指肠，有助于改善十二指肠的梗阻情况；开腹手术可有效解除黄疸，常用术式包括胆囊空肠吻合、胆总管十二指肠吻合、胆总管Roux-en-Y吻合及胃空肠吻合等，无条件引流者可行PTCD或胆囊造瘘；此外，开腹手术治疗的过程中亦可行无水乙醇腹腔神经丛封闭术，有助于减轻疼痛、改善患者的症状，亦可利用B超、CT、MRI等影像学手段引导腹腔神经丛封闭术，可获得较好的止痛效果。

三、辅助治疗

胰腺癌术后辅助化疗对预防肿瘤复发有较大价值，可显著改善患者预后，胰腺癌术后患者应积极进行辅助治疗，宜尽早启动并坚持治疗6个周期，常用辅助化学疗法包括联合化疗及局部灌注给药，宜选用氟尿嘧啶类药物或吉西他滨单药治疗，若患者一般情况较好，亦可联合应用多种药物进行治疗；放射治疗包括术前、术中和术后放疗，术后辅助放疗延缓复发、改善预后的临床应用价值尚不明确，有待进一步研究。

对于不可手术切除的局部进展期或转移性胰腺癌，积极的化学治疗有助于缓解患者症状，延长其生存期及改善生活质量。根据患者的基本情况，可选择的方案包括：吉西他滨单药，氟尿嘧啶单药、吉西他滨+氟尿嘧啶类药物，吉西他滨+白蛋白结合型紫杉醇，FOLFIRINOX方案等，亦可选用吉西他滨联合分子靶向治疗，肿瘤进展期患者可应用奥沙利铂等替代药物，若患者的一般情况较好，则可采用以吉西他滨或氟尿嘧啶类药物为基础的同步放化疗或诱导化疗后放疗，其改善预后的效果较为理想，同步放化疗治疗过程中的放疗剂量为50～54 Gy，每次分割剂量为1.8～2.0 Gy。

其他辅助治疗方法包括射频消融、冷冻、高能聚焦超声、γ-刀、放射性粒子植入等，但其临床价值仍不明确。此外，应用RAS多肽疫苗或可特异性抑制RAS通路，从而发挥治疗胰腺癌的作用，研究显示，该类药物具有较好的有效性、安全性和耐受性，其发展和应用前景较大。

【预　后】

由于胰腺癌通常转移早、发现晚，手术切除率较低，术后远期疗效不理想，患者术后5年生存率不足20%，预后较差。早期诊断和综合治疗或可改善预后，应重视胰腺癌高危人群的筛查，争取尽早发现胰腺癌，以提高手术切除率和远期生存时间，改善患者的生活质量。

第二节　壶腹周围癌

壶腹周围癌（periampullar carcinoma）指发生于壶腹及其周围组织的肿瘤，包括壶腹癌、胆总管下端癌及十二指肠腺癌，恶性程度较胰头癌低，多见于男性。

【病因及病理】

壶腹周围癌的发生可能与饮食习惯、饮酒、环境、胆道结石或慢性炎症等因素有关，亦可能由壶腹周围良性病灶恶性变引起。壶腹周围癌以腺癌最为常见，其次为乳头状癌、黏液癌等，肿块型肿瘤以乳头状腺癌和高分化管状腺癌多见，溃疡型肿瘤以中低分化的管状腺癌为主。壶腹周围癌可通过淋巴、血液等途径进行转移，淋巴转移较为常见，最易转移至胰头后淋巴结，晚期肿瘤亦可累及肝脏及远隔脏器。

【诊　断】

一、临床表现

壶腹周围癌常阻塞胆总管下端，导致胆汁排出障碍，引起黄疸等症状，为本病最主要的临床表现，若肿瘤组织出现坏死、脱落，则可暂时解除胆道梗阻，故黄疸常时轻时重，呈波动性；随着肿瘤的进展，黄疸进行性加深，波动性消失，患者可出现全身瘙痒、大便颜色变浅甚至呈陶土样、胆囊胀大、肝脏肿大等表现；胆管下段癌的特点为进行性加重性黄疸及白陶土样大便；十二指肠癌特点为胆道不全梗阻，黄疸出现较晚，进展较慢，常合并有十二指肠梗阻。早期癌肿可因扩张胆总管而引发疼痛，进食后较明显，可逐渐加剧并出现腰背部痛。此外，患者常有上腹部饱胀不适、消化不良等表现，与胆汁、胰液不能正常参与消化过程有关，病情进展至晚期时可出现腹水、恶病质、肿瘤远处转移等表现。

二、检　查

1. 实验室检查

生化检查可发现胆红素的显著升高及肝酶的轻度升高，血清胆红素升高前常可出现血清碱性磷酸酶（ALP）、γ–谷氨酰转移酶（GGT）水平升高，可较早反映胆道梗阻。研究显示，通过CA19–9、CA242、CA50及CA125糖蛋白诊断壶腹周围癌的敏感度为90.2%，特异性度93.5%，有助于诊断的确立，但目前尚未发现针对壶腹周围癌的特异度较高的标志物。此外，十二指肠引流液及粪便隐血试验等检查亦有助于恶性肿瘤的诊断。

2. 影像学检查

（1）B超检查。若肿瘤处于进展期，则B超检查可发现胆囊增大、肝内外胆管扩张及胰头和壶腹部包块等征象，早期的壶腹包块体积较小，较难通过腹部B超发现病灶。癌肿阻塞胰胆管时可造成胰胆管代偿性扩张，B超探查胰胆管扩张的能力较强，若有腹部不适等表现的患者行B超检查有阳性发现，则应高度怀疑发生壶腹周围癌的可能性。

（2）CT检查。可发现十二指肠内类圆形充盈缺损、壶腹部软组织包块、胆总管末端管壁不规则增厚、下端狭窄、包块强化不均匀等提示壶腹周围癌的直接征象及胰胆管扩张、胆总管末端中断、胆囊病理性增大等间接征象，均有助于壶腹周围癌诊断的确立，但患者的病情多处于晚期，较难通过CT扫描早期发现壶腹周围癌。

（3）MRI与MRCP。壶腹周围癌在MRI检查中的T1WI和T2WI均表现为中等信号，信号常不均匀，但早期病灶较小、周围组织的解剖结构较为复杂，较难通过常规MRI检查明确肿瘤的位置及形态等情况，应用低张力MRI检查有助于减少胃肠蠕动对检查结果的影响，薄层扫描可准确探查肿瘤的形态及信号特点。MRCP检查可发现胆总管远端呈锥状或鼠尾状狭窄，主胰管常明显扩张，胆总管狭窄及主胰管扩张共同表现为“双管征”，可作为诊断壶腹周围癌的重要依据。MRCP联合T1WI、T2WI检查结果诊断恶性肿瘤引起的胆总管梗阻的敏感性可达100%，特异性为97%，有助于早期诊断壶腹周围癌，临床应用前景广阔。

（4）ERCP。对壶腹周围癌的早期诊断有重要价值，检查过程中可直接观察十二指肠内侧壁和壶腹乳头区，判断是否存在新生物，并可取组织行病理活检以明确新生物性质，亦可评估胰胆管狭窄程度和肿瘤大小，必要时可切开十二指肠乳头进而探查深部肿瘤组织。研究显示，ERCP、B超、CT检查可发现的最小壶腹周围癌直径分别为0.6 cm、1.0 cm和1.5 cm，提示ERCP定位及定性诊断壶腹部微小肿瘤的能力较强，其诊断壶腹部早期原位癌的准确率（63%）亦较高。

（5）超声内镜。该检查发现壶腹周围小病灶的能力较强，并有助于判断肿瘤浸润胰胆管管壁的程度，壶腹周围恶性病变在超声内镜下表现为壶腹部低回声包块及正常壶腹结构破坏，伴或不伴周围组织浸润。有研究表明，超声内镜诊断直径≤2 cm壶腹周围癌的准确率明显高于B超和CT，超声内镜引导下细针抽吸活组织检查的准确性亦较高（84%）。

三、壶腹周围癌分期

1. 原发癌 T

Tx：原发肿瘤无法评估；T0：未发现原发肿瘤；Tis：原位癌；T1：肿

瘤局限于壶腹或Oddi括约肌；T2：肿瘤侵犯十二指肠壁；T3：肿瘤侵犯胰腺；T4：肿瘤侵犯胰周软组织或其他邻近器官或结构。

2. 区域 N

Nx：淋巴结转移不能判断；N0：局部无淋巴结转；N1：有区域淋巴结转移。

3. 远处转移 M

Mx：远处转移不能判断；M0：无远处转移；M1：有远处转移。

4. 壶腹周围癌的 TNM 分期

表 28-2 壶腹周围爱的 TNM 分期

分期	TNM	分期	TNM
0	Tis，N0，M0	Ⅱ B	T1-3，N1，M0
Ⅰ A	T1，N0，M0	Ⅲ	T4，任何 N，M0
Ⅰ B	T2，N0，M0	Ⅳ	任何 T，任何 N，M1
Ⅱ A	T3，N0，M0		

四、诊断要点

（1）若患者出现无法用其他病因解释的无痛性黄疸，则应考虑发生壶腹周围癌的可能，通过实验室检查和影像学检查常可确诊。

（2）注意与其他可引起黄疸等症状的疾病鉴别。

五、鉴别诊断

（1）胰头部炎性肿块。主要表现为反复发作的上腹部疼痛，患者常伴有厌油、腹泻、黄疸等，可出现炎症急性发作。增强CT扫描可发现动脉期呈低等、中等密度影，静脉期及延迟期逐渐强化。

（2）胆管癌。肝内胆管癌的临床表现与原发性肝细胞癌类似，患者常有腹部不适、乏力、黄疸等症状，就诊时多为晚期；肝外胆管癌患者常表现为逐渐加深的持续无痛性黄疸，大便灰白，尿色深黄。若通过超声检查发现肝内胆管扩张而肝外胆管及胆囊正常，则提示胆管癌病灶可能位于肝门部；若发现肝内外胆管均出现扩张且胆囊异常增大，则应考虑胆管中下段癌可能。

（3）胆囊癌。患者可有食欲减退、消化不良、恶心等消化道症状，常伴有黄疸、皮肤瘙痒、消瘦等表现，上腹部疼痛较为多见，右上腹或可扪及肿块，提示胆囊肿大。腹部B超为诊断胆囊疾病的首选检查方法，胆囊癌在B超下常表现为毛刺状胆囊；CT检查可发现胆囊壁增厚、结节形成、胆囊实变等阳性征象，亦有助于胆囊癌的诊断。

【治　疗】

一、外科治疗

可根除壶腹周围癌的常用手术方式为胰头十二指肠切除术，目前保留幽门的胰头十二指肠切除术（PPPD）亦可用于治疗壶腹周围癌，其有效性、可靠性等临床应用价值有待进一步验证。若患者难以耐受胰头十二指肠切除术，则可行经十二指肠乳头的局部切除术，但术后患者的局部复发率较高，应严格把握手术适应证。

二、姑息性治疗

针对病变广泛、无法切除者，可仅行胆肠吻合和（或）胃肠道短路手术以解除其胆道及消化道的梗阻与疼痛，但有研究显示，行姑息性手术的患者3年生存率几乎为0。

三、辅助治疗

研究表明，辅助化疗对延长壶腹周围癌患者的生存时间无较大价值，但对于根治性手术治疗后的患者，化疗联合放射治疗或有助于改善预后并延长其生存时间。

【预　后】

壶腹周围癌患者5年生存率可达50%，明显高于胰头癌患者，若肿瘤局限于Oddi括约肌，则患者的5年生存率可达80%，若胰腺受累，则5年生存率仅为20%；就诊或手术时肿瘤发生肝脏等远隔脏器转移的患者多于1年内死亡。

（张　虎）

参考文献

[1] 赵玉沛，吕毅 . 消化系统疾病 [M] . 北京：人民卫生出版社，2016:504–511.
[2] 李兆申， 潘雪 . 胰腺癌的流行病学、病因学和发病机制 [J]. 胃肠病学，2004，9（2）:101–103.
[3] 叶尔买克， 张明鑫， 王健生 . 胰腺癌发病分子机制研究进展 [J]. 北京联合大学学报，2010， 24（3）:23–28.
[4] 葛均波， 徐永健 . 内科学 [M] . 北京：人民卫生出版社，2013:449–451.
[5] 王芹秀， 雷成功 . 胰腺肿瘤的超声诊断及临床评价 [J]. 中国医学影像技术，2004， 20（z1）:56–57.
[6] 刘，田霞 . 胰腺癌早期诊断及其筛查 [J]. 医学新知，2014（2）:87–89.
[7] 李岩 . 消化系统与疾病 [M]. 上海：上海科学技术出版社，2008.
[8] 傅德良 . 胰腺癌淋巴结转移的特性及手术治疗 [J]. 上海医药， 2014（8）:3–7.
[9] 傅成斌， 黄鹤光，陈燕昌，等 . 胰腺癌预后的多因素分析 [D]. 福州：福建医科大学，2010.
[10] 陈孝平， 汪建平 . 外科学 [M] . 北京：人民卫生出版社，2013:489–493.
[11] 赵玉沛 . 壶腹周围癌早期诊断和鉴别诊断 [J]. 中华消化外科杂志，2008，7（6）:401–403.
[12] 聂霞林 . Vater 壶腹癌的临床特征分析与危险因素研究 [D]. 长沙：湖南师范大学， 2012.
[13] Bockhorn M, Uzunoglu F G, Adham M, et al. Borderline resectable pancreatic cancer: A consensus statement by the International Study Group of Pancreatic Surgery（ISGPS）[J]. Surgery, 2014, 155（6）:977.
[14] 中华医学会外科学分会胰腺外科学组 . 胰腺癌诊治指南（2014）[J]. 中国实用外科杂志，2014，52（11）:1240–1245.

第二十九章　消化道出血

消化道出血（gastrointestinal bleeding）为消化系统常见病症，根据出血部位可将其分为上消化道出血和下消化道出血。上消化道出血指Treitz韧带（屈氏韧带）以上的食管、胃、十二指肠和胆胰等病变引起的出血；Treitz韧带以下的消化道出血即为下消化道出血。消化道短时间内大量出血称为急性大出血（acute massive bleeding），严重者可危及患者生命。部分消化道出血症状隐匿，较难发现出血病灶，称为隐源性消化道出血（occult gastrointestinal bleeding, OGIB）。

第一节　上消化道出血

上消化道出血（upper gastrointestinal hemorrhage）常表现为急性大出血，病情变化迅速，临床表现危重，病死率可达25%～30%，应高度重视。

【病　因】

上消化道出血的病因较多，以消化性溃疡、急性胃黏膜损害、食管胃底静脉曲张、胃癌等较为常见。

一、上消化道疾病

1. 食管疾病

食管炎、食管癌、食管消化性溃疡、食管贲门黏膜撕裂综合征、食管物理及化学损伤（器械检查、异物或放射性损伤、强酸或强碱等化学物质损伤）、食管憩室等。

2. 胃十二指肠疾病

消化性溃疡、急性糜烂出血性胃炎、慢性胃炎、胃黏膜脱垂、胃癌、其他肿瘤（平滑肌肉瘤、平滑肌瘤、神经纤维瘤、壶腹周围癌等）、急性胃扩张、胃血管异常（血管瘤、动静脉畸形等）、十二指肠炎、卓-艾综合征、胃或十二指肠克罗恩病、胃或十二指肠结核、胃手术后病变等。

二、门静脉高压

1. 肝硬化失代偿期

肝硬化引起的门静脉高压可造成食管胃底静脉曲张破裂或门静脉高压性胃病。

2. 门静脉或肝静脉阻塞

门静脉炎、门静脉血栓形成、门静脉受邻近肿块压迫、肝静脉阻塞综合征等疾病可导致门静脉和（或）肝静脉阻塞，形成门脉高压，从而引起上消化道出血。

三、上消化道邻近器官或组织的疾病

1. 胆道出血

胆管或胆囊结石、胆囊或胆管癌、术后胆总管引流管造成的胆道受压坏死、肝癌或肝动脉瘤破入胆道等胆系疾病均可引起胆道出血。

2. 胰腺疾病

累及十二指肠的胰腺癌、急性胰腺炎并发脓肿溃破等亦可引起上消化道出血。

3. 其他疾病

若动脉瘤破入食管或胃十二指肠、肝或脾动脉瘤破裂、纵隔肿瘤或脓肿破入食管等，则可造成消化道组织损伤进而引起出血表现。

四、全身性疾病

1. 凝血功能障碍

白血病、血小板减少性紫癜、血友病、弥散性血管内凝血、尿毒症及其他可引起凝血机制障碍的疾病常致使发生消化道出血的风险上升。

2. 血管性疾病

动脉粥样硬化、过敏性紫癜、遗传性出血性毛细血管扩张或其他血管炎等亦为消化道出血的危险因素。

3. 应激性溃疡

创伤、烧伤或大手术后、休克、肾上腺糖皮质激素治疗后、脑血管意外或其他颅脑病变、肺气肿及肺源性心脏病等可引发应激性溃疡，进而导致上消化出血。

【诊 断】

一、临床表现

呕血和（或）黑便为上消化道出血的特征性表现。出血量较大、速度较快者可呕鲜红色血，若血液在胃内潴留时间较长，呕血即呈咖啡色；粪便多呈黑色，典型表现为柏油样大便，出血量较大时，血液在肠道内停留时间短，粪便可呈暗红色。出血量若在400 ml以内，患者可无症状；出血量中等时可有贫血或进行性贫血、头晕、乏力等表现；出血量达全身血量30%～50%即可引起休克。消化道大量出血后，部分患者数小时内可出现发热，多不超过38.5 ℃，持续数日后降至正常。体检多无阳性发现，有活动性出血者肠鸣音亢进。

二、检　查

1. 实验室检查

（1）血常规。上消化道大出血后可引起急性失血性贫血，出血早期，血红蛋白浓度、红细胞计数及红细胞压积多无明显变化，3～4 h后可发现贫血，贫血程度与失血量关系较为紧密。急性出血患者多为正细胞正色素性贫血，慢性失血者常为小细胞低色素性贫血，网织红细胞计数于出血后24 h内可增高，出血停止后逐渐恢复正常。肝硬化食管胃底静脉曲张破裂引起的出血常伴有脾功能亢进，部分患者可出现白细胞及血小板计数降低。

（2）粪常规。患者可有黑便，出血量较少、速度较慢者黑便多不明显，可仅表现为隐血试验阳性。

（3）肝功能检测。伴有肝硬化的患者行该项检查可发现肝功能异常。血胆红素定量增高者，应考虑合并胆系疾病的可能。

（4）血氮及肾功能。上消化道大出血后患者可出现肠源性氮质血症，通常出血后数小时内血尿素氮即开始上升，24～48 h后达到高峰，一般不超过14.3 mmol/L，出血停止后3～4 d内可降至正常。若活动性出血已停止，且血容量基本纠正而尿量仍较少并伴有尿素氮水平较高，则应考虑由于休克时间过长或原有肾脏基础病变而继发肾功能衰竭的可能，电解质检查有助于判断病情。

2. 内镜检查

胃、十二指肠镜检查可明确出血原因及病灶部位，并根据病灶情况采取及时的止血措施，直观性较好，准确率较高。行纤维内镜检查时应注意以下几点：①内镜检查宜在出血后24～48 h内进行；②针对出现外周循环衰竭表现的患者，如心率＞120次/min，收缩压＜90 mmHg或基础收缩压降低＞30 mmHg、血红蛋白（Hb）水平＜50g/L等，应首先采取补液治疗，待患者血压稳定且一般情况良好后再行内镜检查；危重患者内镜检查时应进行血氧饱和度和心电、血压监护；③内镜检查前通常不需行洗胃准备，若出血过多、估计血块对内镜视野有影响时，可先使用冰水洗胃后再进行检查；④应仔细检查贲门、胃底部、胃体小弯、十二指肠球后壁及球后等较易遗漏病变的区域，若检查至十二指肠球部未能发现出血病变，则应深插内镜至乳头部。内镜检查时应对溃疡出血进行Forrest分级，根据溃疡基底特征判断患者发生再出血的风险（百分数为再出血率）。Ⅰ：活动性出血；Ⅰa：喷射样出血，55%；Ⅰb：活动性渗血，55%；Ⅱ：近期出血病灶；Ⅱa：血管显露，43%；Ⅱb：附着血凝块，22%；Ⅱc：黑色基底，10%；Ⅲ：基底清洁，5%。

3. 影像学检查

（1）选择性动脉造影。当患者上消化道出血量较大、一般情况不佳、病情较为紧急时，胃镜检查常受积血影响而无法准确判断出血灶，贸然使用胃镜亦有加重出血的风险，此类情况下，行选择性肠系膜动脉造影可迅速发现出血病灶，安全性及准确率较高，亦有助于后续栓塞治疗。

（2）X线钡剂造影。对消化性溃疡等可引起上消化道出血的某些消化系统病变的检出率较高，出血活动期进行X线钡剂造影可加重出血，应待患者出血停止或病情稳定数日后再行该项检查；由于浅小的消化性溃疡或急性胃黏膜病变可在短期内愈合，若检查时间过迟则易遗漏病变，故行该项检查时应注意时机的选择。上消化道气钡双重造影对消化道黏膜的显像较好，有助于发现细小病变。

（3）放射性核素扫描。对于内镜及X线检查未发现异常的患者，可行放射性核素扫描。该项检查利用核素（例如^{99m}Tc）标记患者的红细胞，有活动性出血时，通过影像学方法检测患者体内核素分布及活动情况即可明确出血部位。

三、诊断要点

（1）根据呕血、黑便、失血性周围循环衰竭等临床表现，呕吐物或粪便隐血试验呈强阳性，血红蛋白浓度、红细胞计数及血细胞比容下降等实验室检查结果，排除其他可引起上述表现的疾病后，即可确立上消化道出血的诊断。

（2）出血程度的评估和周围循环状态的判断：①成人每日消化道出血＞5 ml，粪便隐血试验即为阳性；每日出血量＞50 ml，可出现黑便；胃内积血量＞250 ml可引起呕血；②一次出血量＜400 ml时，多无全身症状；出血量＞400 ml时，患者可出现头昏、心悸、乏力等全身症状；短时间内出血量＞1 000 ml，可有周围循环衰竭表现。

患者消化道内积血未及时排除时，可通过观察其皮肤黏膜色泽、颈静脉充盈程度、神志及尿量等状况判断血容量减少程度，评估循环状态的客观指标包括中心静脉压与血乳酸水平。若患者出现体位性低血压表现，即由平卧位调整为坐位时，血压下降幅度＞15～20 mmHg、心率增快＞10次/min，常提示早期循环容量不足；若收缩压＜90 mmHg、心率＞120次/min，伴有面色苍白、四肢湿冷、烦躁不安或神志不清，则表明进入休克状态，应积极抢救。

（3）上消化道出血经对症治疗，大多可于短时间内停止，肠道内积血通常需3 d才可排净，故不能以黑便作为判断是否存在继续出血的指标。

出现下列情况应考虑存在消化道活动性出血：①反复呕血或黑便（血便）次数增多、粪质稀薄，腹部听诊闻及肠鸣音活跃；②周围循环不稳定，经充分补液、输血后仍有脉率快、收缩压及中心静脉压低等状况；③血红蛋白浓度、红细胞计数与血细胞比容持续下降；④在补液与尿量充足的情况下，血尿素氮水平持续或再次增高；⑤胃管抽出物含有新鲜血。

（4）患者的既往史、临床表现为判断出血病因的重要参考，内镜检查为明确出血的原因与部位的关键手段。

四、鉴别诊断

（1）消化道以外的出血。对于出现呕血的患者，需排除其呕吐物内血液来自口、鼻、咽喉部及呼吸道等非消化道部位的可能；对于出现黑便的患者，应注意排除黑便由进食引起的可能，若食物中包含动物血、碳粉、铁剂、铋剂等物质可使大便呈黑色，大便隐血试验阴性即可排除消化道出血。

（2）下消化道出血。通常情况下，患者出现呕血及黑便等症状即应主要考虑上消化道出血可能，若患者出现血便，则提示下消化道出血的可能性较大，上消化道短时间内大量出血亦可表现为暗红色甚至鲜红色血便，于患者病情稳定后立即行急诊胃镜检查有助于鉴别诊断。

【治　疗】

上消化道出血患者的病情较急、变化较快，应积极采取措施进行治疗。

一、一般急救措施

上消化道大出血的患者宜取平卧位，下肢抬高，头侧位，避免大量呕血时血液反流引起窒息，必要时吸氧、禁食。加强护理，监测意识状态、心率和血压、肢体温度、皮肤和甲床色泽、周围静脉（尤其是颈静脉）充盈情况、尿量等，意识障碍和排尿困难者需留置导尿管；记录呕血、黑便和便血频率、颜色、性质、次数和总量，定期复查红细胞计数、血红蛋白水平、血细胞比容及血尿素氮水平等；保持静脉通开放，危重大出血者必要时进行中心静脉压、血清乳酸水平测定。

二、补充血容量

尽快建立有效的静脉输液通道补充血容量，常用液体包括0.9%NaCl溶液、平衡液、全血或其他血浆代用品。补液需以维持组织灌注为目标，可先使用平衡液或葡萄糖盐水甚至胶体扩容剂，根据患者情况合理确定补液量，注意避免因补液过快、过多而导致的肺水肿、门脉高压食管静脉曲张继续出血或再出血。患者病情危急时输液、输血可同时进行，下列为输血的适应证：①收缩压＜90 mmHg，或较基础收缩压降低幅度＞30 mmHg；②心率＞120次/min；③血红蛋白＜70 g/L或血细胞比容＜25%。有研究显示，对于上消化道出血的患者，采取限制性输血（Hb＜70 g/L时输血，目标为Hb浓度达70～90 g/L）较开放性输血（Hb＜90 g/L时输血，目标为Hb浓度达90～110 g/L）改善预后的效果更好，有助于降低再出血率和病死率；若患者存在缺血性心脏病等疾病，输血目标可适当提高。对于严重出血和需内镜下止血的患者，为维持血小板计数＞50×10^9/L，可考虑血小板输注治疗。积极补液的同时，适当选用多巴胺、去甲肾上腺素等血管活性药物有助于改善重要脏器的血液灌注。

液体复苏及输血治疗需达到以下目标：收缩压90～120 mmHg；脉搏＜100次/min；尿量＞40 ml/h；血Na^+＜140 mmol/L；患者意识清楚或好转；无显著脱水貌。血乳酸盐水平变化可提示组织缺氧的程度，敏感性较高，与严重休克患者的预后及病死率密切相关，有助于评估休克的严重程度，亦可用于判断复苏治疗的效果，若血乳酸水平恢复正常则可适时停止复苏治疗。

三、止血处理

1. 食管胃底静脉曲张出血

（1）药物。可使用血管活性药物如生长抑素、奥曲肽、特利加压素、垂体加压素等减少门静脉血流量、降低门静脉压。生长抑素及奥曲肽因不易引起全身血流动力学改变，短期使用无不良反应，为治疗食管胃底静脉曲张破裂出血的常用药物。生长抑素用法为首剂250 μg静脉缓注，继以250 μg/h静脉滴注，由于本药半衰期较短，应注意维持滴注的持续进行；此外，使用生长抑素可有效预防内镜治疗后肝静脉压力梯度的升高，有助于提高内镜治疗的成功率。与生长抑素相比，奥曲肽的半衰期较长，用法为首剂100 μg静脉缓注，继以25 ~ 50 μg/h持续静脉滴注。静脉使用血管升压素有助于控制静脉曲张出血，但无法降低病死率，且不良反应较多，临床上多联合应用硝酸酯类药物以减轻其副作用，静脉持续应用高剂量血管升压素的时间不应超过24 h。特利加压素起始剂量为2 mg/4 h，出血停止后可改为每次1 mg，每日2次，维持5 d。垂体加压素剂量为0.2 U/min静脉持续滴注，可逐渐增加剂量至0.4 U/min，该药可引发腹痛、血压升高、心律失常、心绞痛、心肌梗死等不良反应。对于肝硬化急性静脉曲张破裂出血者，预防性使用抗菌药物可改善其胃及食管黏膜的炎性水肿，有助于止血、降低早期再出血及感染率。

（2）内镜治疗。包括内镜下静脉结扎治疗（EVL）、硬化剂及组织黏合剂注射治疗等，主要目的为控制急性食管静脉曲张出血及尽可能消除静脉曲张或防止其再出血。①内镜下食管曲张静脉套扎术：并发症主要包括发热、胸骨后疼痛、食管狭窄、梗阻等；②内镜下硬化剂注射治疗：常用硬化剂为5%鱼肝油酸钠、1%乙氧硬化醇，可使静脉管壁增厚，促进静脉内血栓形成及静脉周围黏膜凝固坏死纤维化，从而防止曲张静脉破裂出血；③组织黏合剂注射治疗：静脉注射组织黏合剂后可与血液接触发生聚合反应、硬化，有助于闭塞血管，常见并发症为局部黏膜坏死和异位栓塞，部分患者可有胸骨后疼痛、恶心、呕吐、发热、白细胞计数增高等表现。内镜下止血后再次出血的预测指标包括：血流动力学不稳定；胃镜检查有活动性出血；血红蛋白＜100 g/L；需要输血等。

（3）介入治疗。病情较为危急、出血量较大且难以控制的患者应尽早考虑行介入治疗，持续滴注生长抑素及质子泵抑制剂有助于控制出血、提高介入治疗成功率，介入治疗的方法主要包括选择性血管造影及栓塞（TAE）、经颈静脉肝内门体分流术（TIPS）。TAE通过选择性胃左动脉、胃十二指肠动脉、脾动脉或胰十二指肠动脉造影可发现出血灶，进而利用血管导管滴注血管升压素或去甲肾上腺素使小动脉和毛细血管收缩以达到止血目的，止血效果不理想者可使用明胶海绵栓塞；对于大出血和估计内镜治疗成功率较低的患者应在72 h内行TIPS，止血率可达95%，通常择期TIPS要求患者的肝功能为Child–Pugh B级以上，但由于该治疗的创伤较小、并发症较少，患者出现食管胃底静脉曲张破裂急性大出血时，对肝功能的要求可放宽至Child–Pugh C级。

（4）气囊压迫止血。可暂时应用于药物治疗无效的大出血患者，为实施后续止血治疗前的过渡性措施。三腔二囊管可经鼻腔插入，通过向胃囊注气（囊内压50 ~ 70 mmHg）及向外牵引以压迫胃底止血；若出血仍未停止，则可再向食管囊内加压（囊内压35 ~ 45 mmHg）以压迫食管曲张静脉。为防止黏膜损伤，通常情况下气囊持续压迫时间不应超过24 h，必要时可重复充气压迫；解除气囊压迫后24 h内若无继续出血，则可拔管。气囊压迫止血效果确切、作用迅速，但患者痛苦较大，不宜长期使用，可引起吸入性肺炎、窒息、食管炎等多种并发症，停用后早期再出血发生率较高。合并充血性心力衰竭、呼吸衰竭、心律失常及不能肯定为曲张静脉破裂出血的患者不宜使用该治疗。

（5）手术治疗。急诊手术适应证：①患者有大出血既往史，或本次出血发作迅速、出血量大，或经短期积极止血治疗仍有反复出血；②严格内科治疗48 h后仍无法控制出血，或短暂止血后又复发。急诊手术的首选术式为贲门周围血管离断术，手术治疗有助于防止再出血及出现肝性脑病。肝脏储备功能为Child C级患者不宜行急诊手术。

2. 急性非静脉曲张出血

消化性溃疡引起的出血最为常见，服用NSAIDs、阿司匹林或其他抗血小板聚集药物亦为非静脉曲张性上消化道出血的重要病因，其他病因包括

Mallory-Weiss综合征、上消化道血管畸形、急性胃扩张或扭转、胆胰管结石、胆管肿瘤等。

（1）抑制胃液分泌。由于血小板聚集及血浆凝血功能介导的止血作用在酸性条件下效果较差，故临床上常使用抑制胃液分泌药物改善胃内酸性环境，有助于促进血小板聚集和纤维蛋白凝块的形成，以发挥止血作用。常用药物为PPI或H_2受体拮抗剂，研究表明，PPI起效较快，其止血效果显著优于H_2受体拮抗剂，应尽可能早期应用；内镜检查前应用PPI可改善出血病灶的内镜下表现，从而降低内镜下止血的需要；溃疡再出血高危患者在内镜止血治疗后，静脉应用大剂量PPI（埃索美拉唑80 mg静脉推注+8 mg/h持续输注72 h）有助于降低再出血率和病死率，且药物的安全性较好；对于低危患者，可采用常规剂量PPI治疗（埃索美拉唑40 mg静脉输注，2次/d）；此外，PPI为预防出血和促进由内镜治疗引发的人工溃疡愈合的首选药物，具体治疗标准可参照消化性溃疡的治疗。

（2）内镜治疗。约80%的消化性溃疡出血可自行止血，通过急诊胃镜评估出血灶的Forrest分型，有助于判断消化道出血的危急程度及预后，推荐对Forrest分级Ⅰa～Ⅱb的患者行内镜下止血治疗。内镜治疗前使用红霉素（250 mg静脉输注）可减少胃内积血量，必要时可应用于严重大出血或急性活动性出血的患者，有助于改善内镜视野。内镜止血方法包括注射药物、电凝、激光、微波及使用止血夹等，可根据具体情况选择上述方法进行止血治疗。药物注射可选用1：10 000肾上腺素盐水、高渗钠-肾上腺素溶液等，较为简便易行；热凝止血包括高频电凝、氩离子凝固术、热探头、微波等方法，止血效果常较为稳定，但对仪器设备及操作技术要求较高；机械止血主要通过各类止血夹夹闭活动性出血灶，处理特殊部位的病灶时难度较大。有研究表明，在药物局部注射治疗的基础上，联合热凝或机械止血方法，可进一步提高对局部病灶的止血效果。此外，喷剂Hemo-spray或Over-The-Scope-Clip（OTSC）系统有助于处理常规方法难以控制的出血，该疗法具有较高的止血率和较低的再出血率，其临床价值还有待深入研究。

（3）选择性血管造影及栓塞治疗。内镜治疗不成功时，可行选择性胃左动脉、胃十二指肠动脉、脾动脉或胰十二指肠动脉血管造影及血管栓塞治疗，超选择性血管介入治疗可降低组织坏死的风险。

（4）止血药物。治疗非静脉曲张性上消化道出血的效果尚未得到证实，不宜作为一线药物，对于无凝血功能障碍者，应避免滥用该类药物。

（5）手术治疗。药物和介入治疗止血效果不理想的患者，若无禁忌证，可考虑行手术联合术中内镜进行止血。

（6）病因治疗。针对出血病因明确的患者应采取积极措施去除病因，如*H.pylori*根除治疗、抗溃疡治疗等。

【预 后】

应积极寻找消化道出血的病因，若及时针对病因开展治疗，则可有效止血，患者预后较好；若患者出血量较大且未能得到及时治疗，则可危及患者生命。

第二节 下消化道出血

下消化道出血（lower gastrointestinal hemorrhage）指Treitz韧带以下的消化道出血，约占消化道出血的15%，病因较为复杂，90%以上的下消化道出血来自大肠，小肠出血较为少见。

【病 因】

下消化道出血的病因较多，国内资料显示，最常见的病因为恶性肿瘤、息肉病、各类炎症性疾病等，约有5%患者下消化道出血原因不明。

一、肿瘤性疾病

恶性肿瘤如癌、类癌、恶性淋巴瘤、平滑肌肉瘤等；良性肿瘤如平滑肌瘤、脂肪瘤、血管瘤、黏液瘤等；息肉主要包括腺瘤性息肉、幼年性息肉病、Peutz–Jeghers综合征等。

二、血管性疾病

毛细血管扩张症、血管畸形（结肠血管扩张等）、静脉曲张等。

三、炎症性疾病

可引起下消化道出血的感染性肠炎包括肠结核、肠伤寒、细菌性痢疾及其他细菌性、寄生虫性肠炎等；非特异性肠炎包括溃疡性结肠炎、克罗恩病、结肠非特异性孤立溃疡等；此外，抗生素相关性肠炎、出血坏死性小肠炎、缺血性肠炎、放射性肠炎等亦可导致下消化道出血，偶可见NSAIDs引起的小肠溃疡。

四、机械性疾病

如肠扭转、肠套叠等可造成肠道损伤，从而引发出血。

五、先天性疾病

Meckel憩室、肠重复畸形、肠气囊肿病（多见于高原居民）等。

六、全身性疾病累及肠道

白血病和出血性疾病；风湿性疾病如系统性红斑狼疮、结节性多动脉炎、Behcet病等；恶性组织细胞病；尿毒症性肠炎。腹腔邻近脏器恶性肿瘤浸润或脓肿破裂侵入肠腔亦可引起出血。

七、不明原因性消化道出血

不易查明出血病灶的主要原因有：①出血病灶位于一般检查方法难以探查的部位，如小肠与胃空肠的吻合口等；②检查者对罕见病灶缺乏认识，或某些病灶较小，易被遗漏；③未进行必要的内镜重复检查；④检查中发现病变，但无法确定该病变是否为出血来源，或检查中发现一个以上病变，无法唯一确定出血病灶。随着胶囊内镜及小肠镜等检查技术的发展，约80%的不明原因消化道出血的病因最终可被明确，最常见的出血部位为小肠。

【诊　断】

一、临床表现

血便为下消化道出血的主要症状，血便的颜色与出血部位、出血量及速度、积血在肠道内停留时间等因素有关；若血色鲜红且附于粪便表面，多提示病变位于肛门、直肠、乙状结肠等部位；右半结肠出血时粪便呈暗红色，若粪便在肠道内停留时间较长，可呈柏油样，小肠出血多为柏油样便。此外，肠道炎性疾病多可引起发热，由血液系统疾病、结缔组织疾病等引起的肠出血亦多伴发热。部分患者的腹部可触及肿大的淋巴结或腹部包块；皮肤黏膜有皮疹、紫癜、毛细血管扩张等病变者应考虑全身性疾病的可能；急性出血坏死性肠炎、感染性肠炎、炎症性肠病患者腹部常有局限性压痛；便血量较大者可有四肢湿冷、血压下降、神志异常、尿少或无尿等表现；有肛周、直肠病变的患者行直肠指检或可有阳性发现。

二、检　查

1. 实验室检查

（1）血常规。患者血红蛋白水平多有不同程度下降，急性出血期白细胞计数可代偿性升高。

（2）粪常规。粪便可呈黑色、暗红色或鲜红色，合并细菌性痢疾、溃疡型结肠炎、直肠癌等疾病的患者粪便中可有脓细胞或黏液。

2. 内镜检查

（1）结肠镜检查。为下消化道出血最常用的检查方法，可检查结直肠全段及末端回肠，灵敏度较高，有助于发现活动性出血灶并进行内镜下治疗，结合病理学检查可评估病变性质。在结肠镜检查过程中应注意判断出血部位，内镜应推进至末端回肠，检查末端回肠是否存在病变；易被遗漏的病变有血管扩张、息肉、Cameron糜烂等，初次检查无阳性发现的患者可重复行内镜检查，有助于提高诊断率。

（2）胶囊内镜（CE）。该检查已成为小肠疾病的一线检查技术，对于不明原因性消化道出血的检出率为62%，重复检查可提高检出率，对持续性出血患者的诊断率高于间歇性和隐性出血者。CE为非侵入性检查，其主要的缺点有：①无法进行常规内镜检查时的充气、冲洗、局部反复观察、活组织检查及治疗等操作；②肠内容物残留和动力障碍可影响其对消化道的全面观察；③肠道内出血量较多或有大量血凝块时，CE的视野常受到干扰，易遗漏病灶；若肠道较为狭窄，则有发生嵌顿的风险；④无法控制CE的移动速度，且无法在局部停留。目前各类新型CE正在研发中。

（3）小肠镜。该检查与CE在消化道出血的诊断过程中具有协同作用，当CE发现可疑病灶或患者存在CE检查禁忌证时可行小肠镜检查以明确诊断或进行治疗。①双气囊小肠镜（DBE）对于不明原因性消化道出血的诊断率为43%～75%，可在直视下行小肠黏膜活组织检查，亦可开展如电凝、息肉摘除、气囊扩张、异物取出等治疗；②单气囊小肠镜（SBE）为一项较新的小肠镜技术，操作较DBE简便，安全性较高；③螺旋式小肠镜（SE）由螺旋形外套管和内镜组成，内镜可使用DBE或SBE等，其临床应用价值有待进一步研究；④推进式小肠镜的插入深度在幽门下端50～150 cm，为一种较为传统的小肠镜检查技术，主要用于近端小肠病灶的检查和治疗；⑤探条式小肠镜利用肠道蠕动推进内镜，可观察深部小肠，但由于检查时间较长且常导致患者不适，目前已较少使用。

3. 影像学检查

（1）X线钡剂造影。多使用双重气钡造影，可用于诊断大肠、回盲部及阑尾病变，但易遗漏病灶，有时无法确定病变性质，该检查结果阴性的患者仍需行结肠镜检查。X线小肠钡剂造影为诊断小肠病变的重要方法，但灵敏度较低，小肠气钡双重造影有助于提高检出率。

（2）核素扫描或选择性血管造影。适用于内镜检查（尤其是急诊内镜检查）及X线钡剂造影无法确定出血部位或因其他原因无法行内镜检查的患者，必须在活动性出血时进行，对判断出血部位有较大价值，定位准确性较高，可为止血治疗提供重要依据。

（3）CT/MRI扫描。行CT血管成像不仅可显示血管形态，亦可明确胃肠道内外情况及周围其他脏器改变，对明确病因及指导治疗有较大优势。通过鼻–空肠管灌肠法或口服法将对比剂注入小肠后，行CT平扫及增强扫描，可显示小肠肠腔、肠壁、肠系膜、腹腔内实质脏器等组织结构，对评估腹腔脏器病变有较大价值，该检查为一项发展前景较为广阔的小肠检查方法。CT小肠灌肠对不明原因性消化道出血的诊断准确率较高，可提示消化道出血的来源，有助于明确出血的部位及原因，但诊断浅表溃疡、糜烂及血管病变的可靠性不高。MRI亦可用于该项检查，MRI无X线射线，软组织分辨率较高，但较为费时，且目前其空间分辨率不及CT检查。

三、诊断要点

1.患者多有血便等下消化道出血的表现，隐性出血时可无肉眼血便，但大便隐血试验阳性。患者可伴腹痛、腹胀、发热、头晕、出冷汗等症状。

2.行消化道内镜、X线钡剂造影、选择性动脉造影、放射性核素扫描等检查有助于明确出血灶及出血原因，为进一步治疗提供依据。内镜检查时需特别注意易被遗漏的病灶，初次内镜检查（包括胃镜检查和结肠镜检查）未能发现或明确出血病因时，重复内镜检查或有助于发现遗漏的出血病灶。

3.多次胃镜和结肠镜检查均未能发现出血病变者，多为小肠出血；小肠出血中，最常见的病因为血管异常，其次为肿瘤和Meckel憩室。胶囊内镜和小肠镜检查可显著提高小肠病灶检出率；显性出血时，应及时行^{99m}Tc标记的红细胞核素扫描或选择性腹腔动脉造影，以期发现出血灶；持续出血危及患者生命时，应进行剖腹探查，探查时可辅以术中内镜检查。

四、鉴别诊断

主要与上消化道出血鉴别。下消化道出血的主要症状为血便或暗红色大便，通常不伴呕血；高位小肠出血及右半结肠出血时，若血液在肠腔内停留时间较长，可使大便呈柏油样。寻找病因时，应常规行内镜等检查以判断出血原因及部位。

【治　疗】

存在血流动力学障碍的患者应及时行补液、抗休克治疗，待其基本情况稳定后，积极寻找病因，尽快开展对因治疗，防止复发、改善预后。

一、一般急救措施及补充血容量

详见本章第一节上消化道出血急救措施及补液处理。

二、止血治疗

1. 凝血酶保留灌肠

对左半结肠以下部位出血可有较好疗效。

2. 内镜下止血

急诊结肠镜检查若能发现出血病灶，则可试行内镜下止血，内镜下高频电凝或氩离子凝固器烧灼治疗可使黏膜下层小血管残端凝固，为处理肠血管发育不良的有效的方法，适用于血管扩张出血等病灶较局限的病例；憩室出血宜采用内镜下金属钛夹止血，较接触性电凝止血安全性更高，尤其适用于右半结肠病变，具有简便易操作、止血效果佳等优势；肾上腺素注射治疗（1∶10 000或1∶20 000盐水稀释）可用于活动性出血病灶的初始控制，有助于改善视野，需与其他止血方式结合应用以实现确切止血；对于息肉摘除术后出血可使用钛夹或接触性电凝止血治疗，亦可联合应用肾上腺素注射治疗。

3. 血管活性药物

血管加压素、生长抑素静脉滴注亦有助于止血，动脉造影检查后即可动脉滴注血管加压素0.1 ~ 0.4 U/min，对右半结肠及小肠出血的止血效果优于静脉给药。

4. 动脉栓塞治疗

若内镜下止血效果不理想，则可行选择性肠系膜上、下动脉血管介入栓塞治疗，通常使用吸收性明胶海绵颗粒或弹簧圈进行血管栓塞。栓塞治疗过程中应注意精确选择栓塞的部位，防止血运障碍引发肠坏死。对于弥漫性出血、血管造影检查无明显异常发现或无法行超选择性插管的消化道出血患者，可通过导管直接向动脉内注入止血药物以收缩小动脉，达到减少血流量、阻断出血的目的。

5. 紧急手术治疗

内科保守治疗止血失败且病情严重可能危及患者生命时，无论是否明确出血病变，均应行紧急手术治疗。

三、病因治疗

应针对不同下消化道出血的病因选择药物治疗、内镜治疗或择期外科手术等治疗方式。

【预　后】

本病预后与患者的出血量大小及治疗是否及时等因素有关，经积极对因及止血治疗，患者多预后较好。对于无法明确出血部位者，可采取多种检查方法，争取尽快明确病因，部分患者或需长期随访。

（张　虎）

参考文献

[1] 中国医师协会急诊医师分会 . 急性上消化道出血急诊诊治流程专家共识 [J]. 中国急救医学，2015（10）:865–873.
[2] 刘文忠 . 消化道出血概述 [J]. 胃肠病学，2015（9）:513–516.
[3] 葛均波， 徐永健 . 内科学 [M] . 北京：人民卫生出版社，2013:452–456.
[4]《中华内科杂志》《中华医学杂志》《中华消化杂志》，等 . 急性非静脉曲张性上消化道出血诊治指南（2015 年，南昌）[J]. 中华医学杂志， 2016，96（4）:793–798.
[5] 中华医学会肝病学分会 . 肝硬化门静脉高压食管胃静脉曲张出血的防治指南 [J]. 中华内科杂志，2016，55（1）:220–222.
[6] 周光文，杨连粤 . 肝硬化门静脉高压症食管、胃底静脉曲张破裂出血诊治专家共识（2015）[J]. 中国实用外科杂志， 2015（10）:1086–1090.
[7] 王绪言，程龙生，李伟英 . 66 例急性消化道出血的临床病因分析 [J]. 医药前沿，2013（19）:117–118.

[8] 王萍， 王芳婷， 郭雪艳，等．胶囊内镜在小肠疾病诊断中的临床应用 [J]. 陕西医学杂志，2013，42（7）:825-826.

[9] 何雨芩，陈东风．消化道出血限制性输血策略的新认识 [J]. 胃肠病学，2017，22（7）:432-434.

[10] 赵玉沛，吕毅．消化系统疾病 [M]．北京：人民卫生出版社，2016:590-599.

[11] Strate L L, Gralnek I M. ACG Clinical Guideline: Management of Patients With Acute Lower Gastrointestinal Bleeding[J]. American Journal of Gastroenterology, 2016.

[12] 刁文秀， 沈磊．不明原因消化道出血临床诊治进展 [J]. 胃肠病学和肝病学杂志，2017，26（9）:1052-1056.

[13] 中华消化杂志编辑委员会．不明原因消化道出血诊治推荐流程 [J]. 中华消化杂志，2012， 32（6）:361-364.

第三十章　急性弥漫性腹膜炎

急性腹膜炎指腹膜在细菌、化学、物理或异物损害等因素作用下发生的急性炎症反应，主要分为原发性腹膜炎和继发性腹膜炎，若腹膜炎症累及整个腹腔则称为急性弥漫性腹膜炎。

【病　因】

一、原发性腹膜炎

原发性腹膜炎（primary peritonitis）较少见，指腹腔内无原发病灶，病原菌通过血液、淋巴或女性生殖系统等途径引起的腹膜炎症，常见致病菌包括溶血性链球菌、肺炎双球菌或大肠埃希菌。细菌进入腹腔的途径一般为：①血行播散，肺炎双球菌和链球菌等位于呼吸道或泌尿系统病灶的致病菌可通过血行播散感染腹膜，婴幼儿发生的原发性腹膜炎多属此类；②上行性感染，淋球菌等常定植于女性生殖道的细菌可通过输卵管直接向上扩散至腹腔；③直接扩散，腹腔内等器官或系统出现感染时，细菌可通过腹膜直接扩散至腹腔；④透壁性感染，正常情况下，肠腔内细菌无法透过肠壁，当患者出现肝硬化并发腹水、肾病等疾病致使机体免疫能力下降时，肠腔内细菌即可穿透肠壁进入腹腔进而引起腹膜炎。

二、继发性腹膜炎

继发性腹膜炎（secondary peritonitis）为最常见的腹膜炎类型，多继发于腹腔脏器病变及损伤。引起继发性腹膜炎的细菌主要为胃肠道内的常驻菌群，以大肠埃希菌最为多见，其次为厌氧拟杆菌、链球菌、变形杆菌等，通常为混合感染，毒性较强。

1. 腹内脏器穿孔

发生腹腔内脏器穿孔时，消化液外漏进入腹膜腔，引发腹膜炎性反应。急性阑尾炎穿孔、胃十二指肠溃疡穿孔等较为常见，胃癌穿孔、结肠癌穿孔、胆囊穿孔、炎症性肠病和伤寒溃疡穿孔等亦可造成腹膜炎。

2. 肠道及腹内脏器炎症

如阑尾炎、憩室炎、坏死性肠炎、胰腺炎、女性生殖器官化脓性炎症等。此外，手术后腹腔污染或吻合瘘亦可引起腹腔内炎症，导致腹膜炎的发生。

3. 腹部外伤

腹部若遭受钝性或穿透性损伤，可造成腹内脏器破裂或穿孔，从而引起腹膜炎。

4. 肠梗阻及肠道血运障碍

机械性绞窄性肠梗阻和血运性肠梗阻，如肠扭转、肠套叠、闭襻性肠梗阻、肠坏死等，常可引起肠道严重充血水肿，致使大量炎性介质渗入腹膜腔。肠系膜血管栓塞或血栓形成等常造成肠道血运障碍，受累肠段可发生缺血性坏死。

5. 医源性损伤

行诊疗操作时，若操作不慎，或可损伤患者脏器，引发继发性腹膜炎，如结肠镜检查可造成结肠穿孔，腹腔穿刺可损伤小肠，肝活检或经皮肝穿刺胆管造影可导致胆汁瘘等。

【发病机制及病理】

消化道内容物和细菌进入腹腔后即可引起炎症反应，腹膜充血、水肿，产生大量渗出液，渗出液中含有大量的巨噬细胞、中性粒细胞等炎症细胞及多种细胞因子、纤维蛋白原等。腹膜间皮细胞受损后可释放凝血活酶，纤维蛋白原经凝血活酶作用转变为纤维蛋白，逐渐沉积。死亡的白细胞、损伤及脱落的腹膜间皮细胞、沉积的纤维蛋白原及细菌可使渗出液浑浊，最后呈脓性。

急性腹膜炎的发展与患者的免疫力、细菌感染的严重程度和感染持续时间等因素有关，若患者免疫力较强、原发病灶较轻、细菌毒力较弱、感染时间较短，渗出液可由肠管和大网膜包裹并被纤维素粘连而局限化；若渗出物逐渐被吸收，则炎症消退；若渗出物化脓，则可于腹膜腔内形成脓肿。反之，若患者免疫力较弱、原发病灶较重、细菌毒力较强、感染时间较长，渗出物可广泛弥漫，引起弥漫性化脓性腹膜炎。

急性弥漫性腹膜炎较严重时，患者易发生低血容量性休克及感染性休克。腹膜受刺激后可通过神经反射刺激延髓呕吐中枢引起恶心、呕吐，呕吐、腹腔内炎性渗出、腹膜及肠管水肿可造成大量消化液、炎性渗出液等液体丢失或潴留，导致细胞外液量显著减少，循环血量不足，心排出量减少，末梢灌注不足，继而引发低血容量性休克及组织缺氧；此外，肠管广泛淤肿使膈肌上移可进一步影响患者心肺功能，加重休克。有效血液循环不足可导致反应性尿量减少、抗利尿激素及醛固酮分泌增加，引起水、电解质紊乱及代谢性酸中毒。肠管浆膜（脏腹膜）充血水肿常影响肠道蠕动功能，与低钾血症、内脏反射受抑制等病理生理改变共同作用，可使急性弥漫性腹膜炎患者出现麻痹性肠梗阻。肠管病变可导致肠道屏障功能受损，造成肠道细菌移位，细菌、内毒素及由巨噬细胞等炎症细胞释放的细胞因子进入血液循环后可引起严重的毒性反应，继而引发SIRS、感染性休克、MODS等重症病变。

【诊　断】

一、临床表现

急性腹膜炎患者早期主要表现为腹膜刺激症状，后期由于感染和毒素吸收，多出现全身感染中毒。腹痛为腹膜炎最主要的症状，疼痛程度与病情严重程度有关，通常较剧烈，呈持续性，以原发病灶部位最为明显，恶心、呕吐亦较为常见。发病较迅速的腹膜炎患者早期体温多正常，随病情发展而逐渐升高，合并全身中毒时，患者常有高热、大汗、脉快、呼吸浅促，后期由于大量毒素吸收，患者可出现表情淡漠、肢体湿冷、血压下降、休克等表现。腹部压痛、腹肌紧张和反跳痛为本病的标志性体征，腹肌紧张的程度与病因及患者全身状况有关，可呈“木板样”强直；腹膜炎患者多表现为腹式呼吸减弱或消失，若腹胀进行性加重则提示病情恶化；胃肠道穿孔时，平卧位叩诊可发现肝浊音界缩小或消失；腹腔积液较多时，移动性浊音阳性；听诊常发现肠鸣音减弱或消失；直肠指诊时，若触及直肠前窝饱满、触痛阳性，则提示存在盆腔感染。

二、检　查

1. 实验室检查

血常规常示患者白细胞计数及中性粒细胞百分比升高，炎症累及范围越广、感染越严重，白细胞升高越显著，常高于14×10^9/L；病情危重或机体反应低下的患者可仅出现中性粒细胞百分比增加，多大于0.85。其他实验室检查结果有助于判断病因，如血淀粉酶升高提示急性胰腺炎、尿胆红素阳性则应考虑胆道系统疾病等。

2. 影像学检查

（1）B超。可显示腹腔内有不等量的液体，并可观察是否存在胆囊增大、胆管扩张、胰腺水肿、肝脾脏器病变等。

（2）腹部平片。若发现膈下游离气体，多提示存在胃十二指肠穿孔；发现肠管充气，则应考虑伴有麻痹性肠梗阻。此外，还可见肠间隙增宽、腹膜外脂肪线模糊等表现。

（3）CT检查。可显示腹腔内实质性器官病变，有助于明确病变部位及病理变化，并可评估腹水量。

3. 腹腔穿刺

为重要的诊断方法，在B超引导下或叩诊定位后穿刺腹水，并根据抽出液的性质判断病因。腹膜炎患者的腹水多呈脓性，镜下可见大量白细胞或脓细胞，必要时可于患者腹部不同部位用细针行无麻醉下穿刺，有助于进一步明确腹腔内病变情况。诊断性腹腔穿刺的敏感性较高，但对腹腔内出血（指标为穿刺液内红细胞计数$>0.1\times10^{12}/L$）过于敏感，可出现假阳性结果，诊断时应结合临床和其他检查结果综合判断。

4. 诊断性腹腔灌洗

若腹腔穿刺结果为阴性而临床怀疑存在腹膜炎，则可行诊断性腹腔灌洗。在检查过程中，可经脐下小切口或直接用套管针将多孔导管插入腹腔20～30 cm并注入1 000 ml生理盐水，进而根据回收液性状和实验室检验结果判断腹腔内病变情况。白细胞计数为最重要的检测指标，若回收液内白细胞数达$0.2\times10^{9}/L$，则提示存在急性腹膜炎的可能性>90%；若白细胞数$\geq0.5\times10^{9}/L$，则可确立诊断。

5. 诊断性腹腔镜检查

一般情况下无需通过腹腔镜检查诊断腹膜炎，但当腹膜炎病因不明、患者因年迈、体衰、出现伴发疾病或其他原因难以耐受剖腹探查时，可考虑使用腹腔镜检查进一步明确诊断。过去认为急性腹膜炎的患者不宜接受腹腔镜检查，CO_2气腹可使腹膜炎病情恶化，但目前尚无证据表明进行腹腔镜检查有加重病情的风险。研究表明，在使用其他检查方法难以确诊的急腹症病例中，尤其是针对老年、肥胖、危重、免疫低下等特殊患者，腹腔镜检查有较高诊断价值，其诊断准确率可达88%以上。必要时腹腔镜可作为治疗手段，在检查的同时开展腹腔内治疗，及时处理病灶。

三、诊断要点

（1）结合患者病史及典型体征、白细胞计数及分类、腹部X线检查、超声或CT扫描等综合分析，可确立急性腹膜炎诊断。

（2）注意明确腹膜炎的病因及累及范围，为后续治疗提供依据。

四、鉴别诊断

（1）急性胃肠炎。主要症状为腹痛、呕吐、腹泻等，腹部压痛可为阳性，无反跳痛，腹水少见，多伴有肠鸣音亢进，发病前患者常有不洁饮食史。

（2）急性胰腺炎。胰腺炎患者可有轻重不等的腹膜刺激症状与体征，病情严重者全身症状明显，血清、尿液、腹腔穿刺液淀粉酶水平升高及腹部CT对鉴别诊断有重要意义。

（3）急性肠梗阻。患者多有腹痛、呕吐、腹胀、停止排便排气等症状，有时可见肠型和蠕动波，腹部听诊可及肠鸣音亢进；若梗阻未解除，肠蠕动则可由亢进转为麻痹，肠鸣音减弱或消失，需注意与腹膜炎引起的肠麻痹鉴别。诊断时需详细询问患者病史，并通过腹部平片等辅助检查仔细分析，必要时需行剖腹探查。

（4）腹腔内或腹膜后积血。多种病因均可引起腹内或腹膜后积血，导致腹痛、腹胀、肠鸣音减弱等临床表现，但患者常缺乏压痛、反跳痛、腹肌紧张等腹膜刺激体征。腹部X线摄片、腹腔穿刺等检查手段有助于鉴别诊断。

（5）其他。肺炎、胸膜炎、心包炎、冠心病等均可引起反射性腹痛，患者可出现上腹部肌紧张，易被误诊。此外，泌尿系结石症、腹膜后炎症、部分妇科疾病等亦可出现类似腹膜炎的症状，但以上疾病均有其特异性表现，详加分析，不难鉴别。

【治　疗】

应积极去除引起腹膜炎的病因、彻底清除腹腔内的脓液及渗出液，根据患者病情及一般状况采取个体化的治疗措施。

一、非手术治疗

病情较轻、病程较长超过24 h且腹部体征已减轻、不宜接受手术者，可行非手术治疗。非手术治疗亦可作为手术前的准备工作，改善术前患者的基本情况，提高手术的治疗效果。

1. 体位

采用半卧位可促进炎性渗出物向盆腔流动并使渗出液局限于盆腔，有助于减轻中毒症状。此外，半卧位可促使腹腔内脏器下移进而松弛腹肌，缓解腹胀对呼吸和循环系统的影响。

2. 禁食及胃肠减压

伴有胃肠道穿孔的患者应严格禁食，可通过胃管进行胃肠减压，防止胃肠道内容物漏入腹腔加重病情；腹膜炎合并肠麻痹者应待肠蠕动功能恢复正常后才可进食，避免进食使肠道内积液积气加重。

3. 纠正水、电解质及酸碱平衡紊乱

腹膜炎患者易出现水、电解质、酸碱平衡紊乱，应根据患者情况合理补充液体和电解质，病情严重者可输注血浆及白蛋白，贫血者可输全血；应根据患者的病情严重程度及其脉搏、血压、尿量、中心静脉压、血常规、血气分析等指标，调整补液的成分和速度，尿量宜维持于每小时30～50 ml；若患者全身中毒症状严重且出现休克，可适当应用糖皮质激素，必要时亦可选用血管收缩剂或扩张剂等血管活性药物，多巴胺较为安全有效。

4. 抗生素

抗感染治疗为急性腹膜炎最重要的内科治疗手段。继发性腹膜炎一般为需氧菌与厌氧菌的混合感染，宜采用广谱抗生素或使用多种抗生素联合治疗，通常可应用第三代头孢菌素，抗感染效果较好且不易出现耐药。对于重症患者，应首先选用碳青霉烯类等抗菌谱较广、作用较强的药物，以快速控制感染、改善患者预后，继而降阶梯使用其他抗生素；若可明确病原菌，则应根据药敏试验结果选用针对性抗生素。需注意，抗感染治疗不能替代手术治疗或引流。

5. 补充热量和营养支持

急性腹膜炎患者的代谢水平较高，其代谢率约为健康人的140%，通常每日需热量可达12 550～16 740 kJ（3 000～4 000 kcal）。若患者未获得足够的热量补充，则可导致机体内蛋白质大量消耗，进而损伤免疫力及愈合能力。通过静脉输入脂肪乳剂及葡萄糖补充热量的同时应积极补充白蛋白、氨基酸、支链氨基酸等，有助于改善患者全身情况及预后。长期不能进食的患者应考虑行肠外营养支持。

6. 镇静、止痛、吸氧

疼痛剧烈或烦躁不安者，若已明确诊断，可酌情使用哌替啶、地西泮等镇静止痛药物；诊断不明或需进一步观察患者病情时，暂不宜使用止痛剂，避免干扰诊断。

二、手术治疗

大部分继发性腹膜炎患者需及时行手术治疗。

1. 手术适应证

①非手术治疗6～8 h后（一般不超过12 h），腹膜炎症状及体征未缓解或进一步恶化；②腹腔内原发病较为严重，如胃肠道或胆囊坏死穿孔、绞

窄性肠梗阻、腹腔内脏器损伤破裂、胃肠手术后吻合口漏等；③腹膜腔内炎症反应较重，有大量积液，合并严重肠麻痹、中毒、休克等表现；④腹膜炎病因不明，持续弥漫性加重，无局限趋势。

2. 手术方法

（1）病灶处理。应尽快清除腹腔内原发病灶，越早清除感染源则预后愈好。原则上手术切口应靠近病灶的部位，宜采用直切口，必要时可延长切口。探查腹腔时应注意避免因操作不当导致感染扩散。需仔细判断原发病灶情况后再行处理，通常情况下，发现坏疽性阑尾炎和胆囊炎应立即予以切除，若患者局部炎症较重或手术操作较困难，则可仅行病灶周围引流或造瘘术，再择期行胆囊切除或阑尾切除术；若腹腔探查时发现坏死肠段，则必须切除，条件不允许者可行坏死肠段外置术，在积极抗休克治疗的同时争取尽快切除坏死肠段，以去除原发病灶，改善患者预后；对于胃十二指肠溃疡穿孔的患者应考虑行胃大部切除术，若病情严重则仅可行胃穿孔修补术，待患者一般情况改善、炎症缓解后3～6个月再择期进行手术切除。

（2）清理腹腔。去除病灶后应尽可能清除腹腔内脓液及污染物等，宜采用负压吸引。若患者的腹腔内污染较为严重，则可使用大量生理盐水进行冲洗直至冲洗液清亮，同时应不断吸引，防止液体残留及积聚；为避免冲洗时脓液污染膈下组织，可适当将患者的体位调整为斜坡卧位，若腹腔内脓液被纤维组织等分隔，为通畅引流，须将假膜和纤维蛋白等组织清除；若患者体温较高，可使用4～10 ℃生理盐水冲洗，有助于降低体温。

（3）引流。腹腔引流可将患者腹腔内的渗出液排出，有助于控制炎症进展并使其局限或消失。手术过程中腹腔清洗彻底者通常无需引流。术后若患者的每日引流量小于10 ml、引流液为非脓性液体、无发热及腹胀等表现，则提示腹膜炎已得到有效控制，可适时拔除腹腔引流管。

3. 术后处理

密切观察患者病情变化，注意监测其重要脏器的功能，若出现异常则应及时采取针对性措施。继续禁食、胃肠减压、补液和营养支持治疗，促进患者胃肠道功能及机体基本状况的恢复。此外，应根据手术时脓液细菌培养及药物敏感性试验结果，选用有效的抗生素，待患者全身情况改善、临床感染消失后，可停用抗生素。

近年来，随着相关理论和技术的日益成熟，腹腔镜手术在弥漫性腹膜炎的诊治中得到广泛应用，尤其适用于病因不明的腹膜炎病例。此外，腹腔镜手术亦具有清洗腹腔彻底、创伤小、恢复快、并发症少等特点。

【预　后】

急性腹膜炎的患者经积极有效治疗后预后通常较好，存在其他基础疾病的患者若并发腹膜炎则病死率较高，此外，因诊断延误而未得到及时治疗者、小儿、老人等特殊患者预后较差。腹膜炎治愈后，患者腹腔内常有不同程度的粘连，多无不良后果，部分可致肠管扭曲或锐角形成，引发粘连性肠梗阻。

（陈毅丁）

参考文献

[1] 陈孝平，汪建平 . 外科学 [M] . 北京：人民卫生出版社，2013:344-348.

[2] 崔波 . 简析急性腹膜炎的诊疗 [J]. 世界最新医学信息文摘 : 电子版，2013（27）:33-34.

[3] 梁伟灿 . 急性继发性腹膜炎的临床研究 [D]. 汕头：汕头大学， 2011.

[4] 张玫 . 临床消化科医师速查手册 [M]. 北京：科学技术文献出版社，2010.

[5] 王培戈，彭新刚 . 急性腹膜炎的早期诊治 [J]. 中华胃肠外科杂志， 2011，14（7）:561-563.

[6] 周永坤，张云杰，朱勇，等 . 急性化脓性腹膜炎的临床与实验研究进展 [C]// 中华中医药学会外科分会、山东中医药学会外科专业委员会 2008 年中医外科学术年会， 2008.

[7] 王家林， 陆函修 . 腹部损伤急救策略和处理 [J]. 2010 年上海市危重病急诊学术年会，2012.
[8] 赵玉沛，吕毅 . 消化系统疾病 [M] . 北京：人民卫生出版社，2016:565–569.
[9] 刘智伟 . 急性化脓性腹膜炎临床诊治探索 [J]. 中国卫生产业，2011（20）:90–90.
[10] 高敬国， 魏绍武，王素英 . 消化科疾病临床诊疗技术 [M] . 北京：中国医药科技出版社，2016:361–368.

第三十一章　过敏性紫癜

过敏性紫癜（anaphylactoid purpura）又称亨–舒综合征（Henoch-Schonlein syndrome），为一种以小血管炎为主要病理改变的系统性血管炎。本病多发生于2～8岁儿童，男孩的发病率高于女孩。临床上本病可以胃肠道症状为首发或主要表现，常被误诊为消化系统疾病，近年来关于过敏性紫癜伴发胃肠道症状的报道日益增多。

【病　因】

过敏性紫癜的病因目前尚不明确，在多种致敏因素的作用下，敏感性较高的机体较易发生变态反应，产生大量免疫复合物并沉积于全身小血管壁，从而诱发血管炎。

一、微生物感染

1. 病毒感染

研究显示，EB病毒、甲型及乙型肝炎病毒和微小病毒B19感染后均可引起过敏性紫癜。

2. 细菌感染

部分患儿可出现血清抗链球菌溶血素O（ASO）滴度升高，亦有研究显示，约30%患儿的肾小球系膜内有A族溶血性链球菌抗原沉积，提示A族溶血性链球菌感染为诱发过敏性紫癜的重要原因。其他可能与过敏性紫癜的发生相关的细菌包括幽门螺杆菌、金黄色葡萄球菌、结核杆菌和肺炎球菌等。

3. 寄生虫感染

寄生虫的代谢产物及其死后的分解产物均可导致机体发生变态反应，多见于蛔虫感染，其次为钩虫感染。

二、药　物

研究显示，抗生素、磺胺类药物、解热镇痛药、镇静剂、激素类、抗结核药、碘化物、砷、铋、汞等药物及物质，均可诱发变态反应，或为过敏性紫癜的致敏原。

三、食　物

易引起超敏反应的食物多为动物性食物，如鱼、虾、蟹、牛奶、蛋、鸡等，研究显示，食物过敏引起的过敏性紫癜占全部病例的22%，有学者通过皮肤试验方法发现过敏食物以淡水鱼、蟹最为多见，其次为豆谷类。此外，有研究采用体外血清放射过敏原吸附试验发现，过敏性紫癜患者的食物过敏原检测阳性率由高至低排序为海产品类、蔬菜类、豆谷类、水果类、肉蛋奶类、调味剂类等。

四、遗传因素

过敏性紫癜的发生存在家族聚集现象，家族成员常同时发病或先后发病，提示遗传因素可影响该病的发生。目前认为与过敏性紫癜存在相关性的基因包括人类白细胞抗原HLA-DQA1、HLA-B35、家族性地中海基因等，部分患者可出现HLA-DRB1*07、HLA-DW35等基因表达增强或C2补体成分缺乏。

五、其　他

寒冷、外伤、昆虫叮咬、接触花粉、疫苗接种、结核菌素试验、更年期、精神状况等因素亦与机体的超敏反应有关，可导致部分患者出现变态反应性疾病。

【发病机制】

研究发现，过敏性紫癜的发生与IgA介导的免疫反应及凝血功能异常有关，多种免疫因素与凝血机制可参与过敏性紫癜的发生和发展过程。本病的发病机制以B淋巴细胞多克隆活化为特征，患者T淋巴细胞和单核细胞CD40配体（CD40L）过度表达，促使B淋巴细胞分泌大量IgA和IgE，部分患者血清IgA浓度升高；病情处于急性期时，患者外周血IgA^+ B淋巴细胞数、IgA类免疫复合物或冷球蛋白浓度等均可明显升高。

一、免疫因素

1. Th1 和 Th2 失衡

辅助性T细胞（Th细胞）为$CD4^+$T淋巴细胞的一个亚群，正常情况下，Th1与Th2的数量和功能保持相对稳定并形成Th1/Th2平衡，有助于维持免疫调节功能，若该平衡被破坏，则可造成机体免疫失调，进而引发疾病。有研究发现，过敏性紫癜组的患儿机体内Th2水平明显升高，而Th1水平较低，表明在疾病的急性期，Th1/Th2失衡主要表现为Th2的优势活化；优势活化的Th2可分泌大量IL-4、IL-6等细胞因子，有助于促进B细胞活化，在增生过程中大量合成、分泌特异性IgE抗体，产生的循环免疫复合物可沉积于血管壁，从而引发炎症反应；由于Th1水平下降，其分泌的IL-2等细胞因子相对减少，导致CTL和NK等免疫细胞的功能减弱、清除外来抗原的能力下降，造成免疫异常及免疫损伤。

2. 自身免疫性抗体

①抗中性粒细胞胞质抗体（ANCA）：ANCA为一种针对多形核白细胞胞质颗粒蛋白酶的自身免疫性抗体，可诱导黏附分子的表达，促使中性粒细胞与血管内皮紧密接触，进而引起血管炎症反应。研究显示，患儿血清中ANCA阳性率为72.7%，无肾脏损伤者阳性率为15.8%，两者间存在显著差异，提示ANCA的定性检测有助于判断过敏性紫癜是否伴有肾脏受累，IgA-ANCA或可作为过敏性紫癜的诊断指标。②抗内皮细胞抗体（AECA）：AECA可黏附于内皮细胞，通过MEK/ERK途径刺激内皮细胞分泌IL-8，增强中性粒细胞与内皮细胞的黏附作用，促使中性粒细胞、T淋巴细胞浸润受累组织并引发炎症反应。有研究显示，过敏性紫癜患者处于急性期时，血清IgA-AECA水平可明显升高。

3. 黏附分子

黏附分子有助于启动和增强血管的病理免疫反应及组织损伤，发生血管炎时，黏附分子可辅助白细胞黏附并穿越血管内皮细胞。研究显示，急性期过敏性紫癜患者的细胞间黏附分子1（sICAM-1）和血管细胞间黏附分子1（sVCAM-1）水平较高，表明slCAM-1和sVCAM-1表达异常与过敏性紫癜的血管炎症反应存在一定相关性。slCAM-1在正常情况下较少表达或不表达，受到炎性细胞因子、内毒素等因素刺激后，可表达于血管内皮细胞、T细胞、B细胞等多种细胞表面，促进血管周围多形核白细胞（PMNs）移动，血管周围slCAM-1与PMNs可共同作用，诱导白细胞紧密黏附于内皮细胞层，并促使PMNs在内皮细胞间聚集；sVCAM-1主要表达于血管内皮细胞，可参与淋巴细胞、单核细胞等由血管内移动至炎症灶的过程。

4. 细胞因子

多种炎性细胞因子如IL-1、IL-4、IL-2、IL-6、IL-8、TNF-α等在过

敏性紫癜急性期水平升高，参与免疫反应，其中，IL-8和TNF-α较为重要。IL-8具有中性粒细胞趋化作用，主要由单核细胞产生，可趋化并激活中性粒细胞及T淋巴细胞等炎症细胞，引发一系列炎症反应；活化的中性粒细胞亦可产生IL-8，促使中性粒细胞聚集，导致炎症性损伤进一步加重。TNF-α具有杀伤肿瘤细胞的作用，亦可参与机体炎症与免疫应答反应的调节，有助于增强中性粒细胞的吞噬和黏附功能，进而损伤血管内皮细胞；血管内皮细胞在炎症因子、黏附分子、趋化因子的共同作用下，炎症性损伤不断加重，导致过敏性紫癜的发生和发展。新近有研究显示，IL-10可参与机体炎症反应负反馈调节过程，在过敏性紫癜的发病过程中可发挥一定的保护作用，减轻相关炎症因子介导的血管内皮损伤。

二、凝血机制

近年的研究表明，凝血因素对过敏性紫癜的发生和发展有重要影响。发生过敏性紫癜时患者的血液常处于高凝状态，多由凝血和纤溶因子异常表达引起。有学者发现，过敏性紫癜患儿存在纤溶障碍，血浆纤溶酶原、纤溶酶原激活物抑制因子-1（PAI-1）及纤维蛋白原水平明显升高。PAI-1为一种组织型和尿激酶型纤溶酶原激活物的抑制因子，可有效阻止纤溶酶原激活，进而抑制纤维蛋白水解和细胞外基质降解，导致纤维蛋白和细胞外基质在组织内沉积，引发器官硬化及纤维化。

三、腹型过敏性紫癜相关因素

过敏性紫癜为由上述因素引起的抗原-抗体复合物反应，复合物沉积于血管壁后可激活补体并促进炎症因子等炎性介质释放，引发广泛的血管炎。胃肠道有丰富的毛细血管，血管炎性病变可累及胃肠道，在各种刺激因子的作用下，促进B细胞克隆扩增和血管炎发展，导致血管壁通透性和脆性增高，胃肠道黏膜充血、水肿，进而出现相应的胃肠道症状。有学者认为腹型过敏性紫癜属速发性变态反应，大量IgE吸附于肥大细胞，致使后者分泌相关刺激因子。研究显示，38%～76%的过敏性紫癜患者血浆因子ⅩⅢ水平降低，可造成凝血功能异常，对腹痛、消化道出血等表现有一定影响，患者血浆内血管内皮生长因子水平升高亦与胃肠道功能损害关系密切。此外，长期定植于胃窦部黏膜和黏膜下层的幽门螺杆菌（*H.pylori*）可加重过敏性紫癜的胃肠道病变，造成不同程度的消化道黏膜损伤，可能与*H.pylori*的黏附能力、多种细胞毒素、蛋白酶、过氧化氢酶等存在一定相关性。

【病　理】

过敏性紫癜的病理特征为IgA免疫复合物诱导的白细胞碎裂型小血管炎，以毛细血管炎为主。病变的血管壁可见胶原纤维肿胀和坏死、中性粒细胞浸润，周围散在核碎片；间质水肿，有浆液性渗出；内皮细胞肿胀，可有血栓形成。病变常累及皮肤、肾脏、关节及胃肠道，荧光显微镜下可见皮肤、肾脏及胃肠道组织内存在以IgA为主的免疫复合物沉积。

在病变胃肠道组织中，由于血管炎性病变，血管壁发生纤维素样坏死，血管管腔缩小，周围大量淋巴细胞、中性粒细胞浸润，导致胃肠道黏膜血流障碍，黏膜屏障功能逐渐减弱，造成黏膜糜烂、出血、溃疡形成；此外，在炎症相关因子的作用下，小血管通透性和脆性增加，胃肠道黏膜可出现渗出性充血、水肿等病理改变。

【诊　断】

一、临床表现

过敏性紫癜常为急性起病，可有多种临床表现，首发症状以皮肤紫癜多见，少数病例首先出现腹痛、关节炎或肾脏损伤，发病前患者多有1～3

周上呼吸道感染史。根据本病临床表现的差异，可将其分为单纯型、关节型、肾型、腹型等类型。

（1）其他类型的过敏性紫癜。单纯型紫癜常突然发病，损害局限于皮肤，表现为分批出现的针头至黄豆大小的瘀点、瘀斑，高出皮面，压之不褪色，主要发生于下肢。约1/3患者可出现膝、踝、肘、腕等大关节肿痛、活动受限，关节腔内多有浆液性积液，可于数日内消失，不留后遗症。30%～60%的病例有肾脏受损的临床表现，个别患者以肾炎为首发症状。本病患者偶可发生颅内出血，出现惊厥、昏迷等症状；若病变累及循环系统，则可引发心肌炎和心包炎；呼吸系统受累则发生喉头水肿、哮喘、肺出血等。

（2）腹型过敏性紫癜。本型可见于2/3的病例，患者以儿童及老年人为多，特征性表现为症状与体征分离。常见胃肠道症状有腹部阵发性绞痛、呕吐、便血等，腹痛多为首发症状，常呈绞痛性质，部位通常不固定，腹部体征轻微，无固定压痛点；消化道出血常与腹痛同时出现，较为隐匿，主要症状为黑便；呕吐多发生于进食、饮水后，症状严重者呕吐物内可含有十二指肠液、胆汁、咖啡样或暗红色血液；肠套叠为儿童腹型过敏性紫癜最常见的并发症，临床表现与肠梗阻类似，部分患者有明显腹部肿块。此外，肠道长期缺血可造成十二指肠或回肠的梗阻及狭窄形成。

二、检　查

1. 实验室检查

（1）血常规及凝血功能。白细胞计数正常或升高，中性粒细胞和嗜酸性粒细胞可增多；若出血严重，可有贫血表现。血小板计数多正常或升高，出血及凝血时间正常。

（2）尿常规及粪常规。患者尿液内可出现红细胞、蛋白质、管型等物质，肾脏病变严重者可有肉眼血尿；大便隐血试验多为阳性。

（3）血清学检查。血沉轻度增快；血清IgA水平升高，IgG水平和IgM水平多正常，亦可轻度升高；C3、C4正常或升高；病情较重者血浆黏度增高。

2. 影像学检查

（1）超声。对过敏性紫癜消化道损伤的早期诊断有重要价值。高频超声诊断急性期肠道病变的特异性较高，可显示病变肠壁对称或不对称增厚，回声均匀减低，肠腔向心性或偏心性狭窄，小肠病变较为明显。彩色多普勒超声可见增厚肠壁的血流信号增强，亦可判断肠系膜淋巴结是否增大。有研究显示，超声诊断过敏性紫癜肠道损伤的敏感性为86%，特异性为100%，有助于早期发现肠套叠等并发症，并与其他急腹症鉴别。

（2）X线及CT。过敏性紫癜腹部症状急性发作时，X线检查可见小肠胀气伴有多个液气平面，黏膜折叠增厚、肠袢间增宽；CT可显示多发节段性肠管损害，受累肠壁水肿增厚，肠管较为狭窄。X线及CT检查亦可发现肠套叠、肠穿孔、肠梗阻等并发症。

（3）内镜检查。过敏性紫癜患者的胃肠道黏膜病变多呈节段性，可有紫癜样改变、糜烂和溃疡，小肠尤其是末段回肠受累较重。典型的紫癜样斑点为孤立性出血性红斑，糜烂及出血灶广泛性分布，呈圆形或椭圆形，病灶间黏膜水肿，溃疡多较为浅表。内镜检查不仅可用于腹型过敏性紫癜的诊断，亦有助于评估治疗效果，但本病的内镜下表现缺乏特异性，需结合临床症状仔细鉴别。

3. 组织学检查

皮肤活检可见真皮层小血管周围中性粒细胞聚集、血管壁灶性纤维素样坏死、上皮细胞增生和红细胞渗出等病理表现。免疫荧光检查有助于发现真皮层血管壁内的IgA和补体C3沉积。

4. 其他

头颅MRI可判断患者是否伴有中枢神经系统病变；肾脏损伤较为严重或病情迁延者可行肾穿刺活检以明确诊断，为后续治疗提供依据。

三、诊断要点

（1）结合典型临床表现及实验室检查结果较易确立过敏性紫癜诊断，诊断标准为可触性皮疹伴以下至少一项表现：①无固定性的腹痛；②任何部位活检显示明显的IgA沉积；③关节炎（急性起病，任何关节）或关节痛；④肾脏受累（任何表现的血尿、蛋白尿）。

（2）若患者临床表现不典型，易被误诊为其他疾病，注意与可引起紫癜样皮损、胃肠道症状、关节病变、肾脏损伤等疾病鉴别。

四、鉴别诊断

（1）其他紫癜性疾病。感染性及药物性紫癜通常为无固定好发部位，皮损无批次性及对称性，患者常有感染病史或使用药物史，多无其他部位病变及症状。血小板减少性紫癜患者的皮损呈散在小点状或片状，无融合倾向，不突出于皮表，分布不对称，血常规示血小板计数显著降低。

（2）急腹症。胃肠型紫癜需注意与急腹症鉴别，后者起病较急，病程初期疼痛多位于原发病灶部位，随病情不断加重，患者常出现腹部压痛、反跳痛、肌紧张等腹膜刺激征，血常规多可发现血白细胞计数及中性粒细胞百分比显著升高，腹部B超、平片、CT等影像学检查常有阳性发现。

（3）风湿性关节炎。本病患者可出现关节红、肿、热、痛，常呈游走性，多伴有心内膜炎、环形红斑、结节性红斑、舞蹈症等病变。血清学及免疫学检查对诊断有较大价值。

（4）原发性肾小球肾炎及肾病综合征。可有血尿、蛋白尿、高血压、水肿、低蛋白血症、代谢紊乱等症状，部分患者出现少尿、无尿等急性或慢性肾功能衰竭表现，紫癜等皮损少见。肾穿刺活检有助于明确诊断。

（5）败血症。患者多有感染病史，除感染灶病变外，常伴有高热、寒战、精神萎靡、乏力、食欲不振、皮肤瘀点瘀斑等表现，病情严重者可发生感染性休克。血常规检查多可见患者血白细胞计数及中性粒细胞百分比明显升高，血涂片或血培养可明确致病菌，抗生素治疗有效。

【治 疗】

应积极寻找并除去致病因素，合理选用对症治疗措施缓解临床症状，改善患者预后。

一、一般治疗

嘱患者卧床休息，积极寻找致病因素，控制感染，补充维生素。若患者存在荨麻疹或血管神经性水肿等过敏表现，则应使用抗组胺药物和钙剂，如扑尔敏4 mg每日3次口服、苯海拉明或异丙嗪25 mg每日3次口服、息斯敏10 mg每日1次口服等。

患者腹痛较重时可应用解痉剂，注意是否伴有肠套叠等并发症，禁行腹部热敷，以避免肠道出血；消化道出血时应禁食，可静脉滴注西咪替丁，每日20～40 mg/kg，亦可使用普鲁卡因（过敏试验阴性者可用）行静脉封闭治疗，普鲁卡因8～15 mg/kg加入10%葡萄糖200 ml静滴，7～10 d为1个疗程，必要时可行输血治疗。患者应注意控制饮食，宜摄入无动物蛋白、无渣的流质饮食，若病情较严重则应禁食；紫癜消失1个月后可逐步恢复动物蛋白的摄入，恢复饮食的原则为：每3 d添加一种动物蛋白，若无过敏反应，则继续添加另一种，该方法既可保证安全，亦有助于确定过敏原种类。过敏原明确的患者若条件允许可进行脱敏治疗，逐步增强对过敏物质的耐受性。脱敏治疗与常规治疗的近期疗效无显著差异，但可有效降低疾病复发率，应根据致敏原性质、患者的过敏程度、耐受程度等制定脱敏治疗方案，通常为3～5年，不应少于2年。

二、糖皮质激素和免疫抑制剂

急性期患者可使用糖皮质激素及免疫抑制剂，有助于缓解腹痛等临床症状，但免疫抑制治疗预防肾脏损害的疗效尚不确切，亦无助于改善预后。激素使用的方案为泼尼松每日1～2 mg/kg（最大剂量60 mg），分次口服1～2周，1～2周后停药；亦可使用地塞米松或甲泼尼松龙，每日5～10 mg/kg，静脉滴注，症状缓解后即可停药。肾损伤较严重的患者可联合应用雷公藤多苷、环磷酰胺、硫唑嘌呤等免疫抑制剂。

对于腹型过敏性紫癜的患者，若常规药物治疗效果不理想，则应尽早使用肾上腺皮质激素，可有效减轻肠壁水肿及出血，并改善腹痛和出血等症状，对预防肠套叠亦有较大价值。使用激素时应注意其不良反应，有研究显示，肾上腺皮质激素治疗可导致患者发生肠穿孔的风险增大。对于激素治疗无效的伴有胃肠道症状的患者，使用麦考酚酸吗乙酯等免疫抑制剂有助于迅速改善症状。

三、抗凝治疗

（1）阻止血小板聚集和血栓形成的药物。阿司匹林，每日3～5 mg/kg，或每日25～50 mg/kg，每日1次；双嘧达莫，每日3～5 mg/kg，分次服用。

（2）肝素。每次0.5～1 mg/kg，首日3次，次日2次，之后每日1次，持续1周。

（3）尿激酶。每日1 000～3 000 U/kg，静脉滴注。

四、其他治疗

血浆置换或血液灌流可有效清除患者体内炎性介质，包括IL-2、IL-6、IL-8等因子，有助于迅速缓解病情，对单纯型、腹型、关节型过敏性紫癜均有效。丙种球蛋白具有封闭吞噬细胞FC受体的作用，适当补充丙种球蛋白有助于抑制炎性介质释放，减轻炎性反应造成的血管壁损伤，对缓解消化道症状亦有较大价值，但尚缺乏其适应证及使用剂量等相关循证医学证据，有待进一步研究。此外，非甾体抗炎药，如吲哚美辛，每日2～3 mg/kg分次服用；钙拮抗剂，如硝苯地平，每日0.5～1.0 mg/kg分次服用，均有利于促进血管炎的恢复。贞芪扶正冲剂、复方丹参片、银杏叶片等中成药对本病亦有一定疗效。

五、手术治疗

经规范内科治疗后腹痛症状未得到明显缓解，或转为持续性腹痛的腹型过敏性紫癜患者，应注意合并肠梗阻、肠套叠或肠穿孔等并发症的可能，宜尽早通过影像学检查明确诊断，必要时可行外科干预。患者出现下列情况时应及时剖腹探查：①腹痛进行性加重伴明显腹膜炎体征；②腹腔穿刺抽出血性或脓性液体，有肠坏死或肠穿孔可能；③梗阻症状无减轻，怀疑存在绞窄性肠梗阻；④消化道出血经对症治疗无缓解，并伴有休克症状或腹膜炎体征加重。

【预　后】

本病预后一般较好，患者大多可痊愈，病程通常为1～2周，部分患者病情可持续数月或1年以上；个别重症患者预后较差甚至病情不断恶化直至死亡，死亡原因主要为肠出血、肠套叠、肠坏死或神经系统损害等严重并发症。本病的远期预后与肾脏是否受累及其受累程度有关，少数肾脏损伤可进展为持续性肾脏疾病。

（陈毅丁）

参考文献

[1] 王卫平 . 儿科学 [M] . 北京：人民卫生出版社，2013:190–192.

[2] 马传贞，王智侠， 侯树平，等 . 过敏性紫癜病因及发病机制研究近况 [J]. 医学研究杂志，2008，37（1）:100–102.

[3] 曹良玉 . 儿童过敏性紫癜 56 例临床分析 [J]. 热带病与寄生虫学，2012，08（1）:41–42.

[4] 白玉梅 . 过敏性紫癜病因及发病机制研究进展 [J]. 中国民族医药杂志，2011，17（12）:58–61.

[5] 陈思迁,吴捷. 儿童腹型过敏性紫癜研究进展[J]. 国际儿科学杂志,2016,43(1).

[6] 郭彬芳 . 腹型过敏性紫癜的临床进展 [D]. 河北医科大学， 2009.

[7] 张可仞，贾慧敏，范国光，等 . 小儿过敏性紫癜并发急腹症的影像学表现及临床意义 [J]. 中国当代儿科杂志，2004，6（4）:313–314.

[8] 郭彬芳，王新良 . 过敏性紫癜胃肠道症状研究进展 [J]. 中华实用儿科临床杂志，2009，24（21）:1689–1690.

[9] 中华医学会儿科学分会免疫学组 . 儿童过敏性紫癜循证诊治建议 [J]. 中华儿科杂志， 2013，51（7）:502–507.

[10] Blanco R, García - Fuentes M, Gonzalez - Gay M A. Henoch - Schönlein purpura in adulthood and childhood. Two different expressions of the same syndrome[J]. Arthritis & Rheumatism, 2014, 40（5）:859–864.

[11] 宗晔，吴咏冬， 冀明，等 . 成人腹型过敏性紫癜的临床和内镜特征 [J]. 胃肠病学， 2011，16（11）:676–678.

[12] 王宁，钱林学. 儿童腹型过敏性紫癜[J]. 世界华人消化杂志，2010(32):3436–3442.